主编 张昕贤　　主审 何立群

清化祛瘀防治肾病

理论创建与临床实践

上海市名中医何立群临床经验集

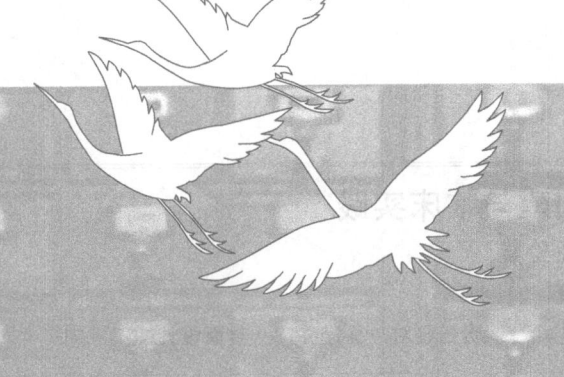

同济大学出版社
TONGJI UNIVERSITY PRESS
·上海·

图书在版编目(CIP)数据

清化祛瘀防治肾病理论创建与临床实践：上海市名中医何立群临床经验集 / 张昕贤主编. -- 上海：同济大学出版社，2024.12. -- ISBN 978-7-5765-1493-3

Ⅰ．R256.5

中国国家版本馆 CIP 数据核字第 2024BL4830 号

清化祛瘀防治肾病理论创建与临床实践
——上海市名中医何立群临床经验集

张昕贤 **主编**　何立群 **主审**

责任编辑　朱涧超　　**助理编辑**　徐艺峰　　**责任校对**　徐逢乔　　**封面设计**　王　翔

出版发行	同济大学出版社　www.tongjipress.com.cn
	(地址：上海市四平路1239号　邮编：200092　电话：021-65985622)
经　销	全国各地新华书店、网络书店
排版制作	南京展望文化发展有限公司
印　刷	上海新华印刷有限公司
开　本	787 mm×1096mm　1/16
印　张	29.25
字　数	537 000
版　次	2024 年 12 月第 1 版
印　次	2024 年 12 月第 1 次印刷
书　号	ISBN 978-7-5765-1493-3
定　价	118.00 元

本书若有印装质量问题，请向本社发行部调换　　　版权所有　侵权必究

编委会名单

主　审　何立群

主　编　张昕贤

副主编　孙　曦　胡　静　李　屹

编　委　（按照姓氏笔画排序）

马晓红　王　杰　王云满　孙　曦

孙蓓蓓　李　屹　杨晓萍　吴　锋

何文姬　邹　赟　张　翼　张昕贤

张新志　陈　刚　陈　建　陈　晛

陈文浩　武　渊　胡　静　段连香

侯阳波　夏　嘉　顾　君　郭　玥

唐　英　曹和欣　麻志恒　章诚杰

章谙鸣　蒋宇峰　储　瑾　熊艳文

序

肾纤维化是各种病因所致慢性肾脏病(chronic kidney disease，CKD)进展至终末期肾病(end-stage renal disease，ESRD)的关键病理过程，其多因素、多步骤的复杂性使其难以通过单一靶点的治疗实现逆转。

上海中医药大学附属曙光医院何立群教授具有科学的精神与前瞻的眼光，他领衔的团队历经 40 余年实践，并通过对 IgA 肾病、CKD、血尿患者的临床资料进行数据挖掘分析，提出"瘀血湿热"是加重慢性肾脏病肾纤维化进展的核心病机，并贯穿于疾病全过程。团队创立了疗效确切的慢性肾脏病中医辨治优化方案，研发了抗纤灵方、健脾清化方、肾衰冲剂、四蚕方及固本通络方系列方药，创建了"病、证、理、法、方、药"完备的"清化祛瘀防治肾病"学术思想体系，完善和丰富了中医药防治慢性肾脏病肾纤维化理论，为提高慢性肾脏病临床疗效奠定了坚实的基础。何立群教授团队用现代科学研究方法解读清化祛瘀法防治肾病中医药学原理，用高质量循证证据明确中医药防治肾病的临床疗效，用现代科学语言阐述中医药防治肾病的作用机制，在中西医药防治慢性肾脏疾病的临床研究和科学研究方面取得显著的成绩。

《清化祛瘀防治肾病理论创建与临床实践——上海市名中医何立群临床经验集》一书清晰呈现了何立群教授团队 40 余年的研究成果，追根溯源详细论述了清化祛瘀防治肾病理论的渊源、历史沿革和发展，并与现代中医肾病大家及流派的理论进行比较，体现清化祛瘀防治慢性肾脏病学术思想的系统性与创新性。"清化祛瘀防治肾病"学术思想基于临床实践及科学研究凝练出理论体系，再进一步指导临床，且提供了资料详尽、分析透彻的医案。书中记录整理的大部分医案涉及各种病因所致慢性、长病程肾衰，在长期的患者随访观察中体现了中医治疗的显著优势。书中所载医案不仅体现了中医学的辨证施治思想和西医学的诊断思路，也提炼了亮点及治疗的关键点，既强调中医的整体观，又侧重个体的特殊性，既有临床治疗经验，又有慢性肾脏病相关共识进展，对清化祛瘀防治肾病理论作了科学评价与疗效验证。

清化祛瘀防治肾病学术思想薪火相传，团队成员深入临床及基础研究，系统阐释清化祛瘀理论科学内涵：具有活血化瘀作用的抗纤灵方通过抑制巨噬细胞系统，减轻炎症反应，减轻肾组织纤维化；具有健脾益气化湿通络的固本通络方可明显降低 IgA 肾病大鼠的尿蛋白水平，减轻系膜细胞及基质增生，改善足突融合，修复足细胞损伤；具有益气活血、健脾化痰作用的糖肾宁衍生方能够减少糖尿病肾病蛋白尿，调节 AGEs－RAGE 信号通路介导的氧化应激；具有活血化瘀、温经通络作用的肾俞灸和膈俞灸联合灸法，可调整肾络郁滞状态来改善肾小球滤过功能、干预肾纤维化进程。

  综上，本书全面展示了"清化祛瘀防治肾病"学术思想体系的构建历程，是从临床出发进行科学研究，上升到理论，进而指导临床实践的现代中医理论发展典范，在目前现代医学针对慢性肾脏病肾纤维化尚缺乏有效治疗方法的情况下，提出治疗慢性肾脏病肾纤维化的新方药、新机制和新策略，为延缓肾病进展提供了重要的科学指导和临床应用参考。本书内容详实，点面结合，可以作为广大医务工作者及肾病患者的工具书和参考资料。我推荐本书，希望本书能够推动中医药防治慢性肾脏病的理论与实践的发展，为更多的肾病患者带来福音。

中国科学院院士 仝小林

2024 年 8 月

前　言

慢性肾脏病(CKD)是我国公共卫生领域的一大难题,CKD的高患病率和低预防率在过去的20年中已成为威胁人类健康的隐形杀手。据中国肾脏疾病数据网络(CK-NET)年度报告,我国CKD患病率为10.8%,CKD患者的中位住院费用比非CKD患者高30%。大多数肾功能受累的CKD患者将发展为终末期肾脏疾病(end-stage renal disease,ESRD),透析和肾脏移植给家庭和社会带来沉重的经济负担。

何立群教授从医40余年,长期从事中西医结合治疗肾脏病,学贯中西,博采众长,依托其丰富的中西医学知识和临床实践,始终坚持走求实创新之路。经过40余年的临床经验,以及通过对慢性肾脏病的病因、病机、病理特点,结合现代科学技术手段等进行深入研究,逐渐形成了病、证、理、法、方、药完备的"清化祛瘀防治慢性肾脏病"学术思想体系。

在清化祛瘀理论中,"化"是灵魂,"化"体现在通过一系列药物和治疗手段作用于病理状态的转变,使慢性肾脏病的进程得到控制或部分逆转。"化"在具体的治疗过程中不但体现在祛邪,比如清热化湿、清热解毒、活血化瘀,还体现在扶正,比如健脾化湿、益气化瘀、补益肝肾、养血祛风,进行辨证论治,圆机活法。抓住"瘀血湿热"是贯穿慢性肾脏病发病全程的核心病机,促进慢性肾脏病干预重点从"治"到"防"的转变,站点前移,防治结合。

本书上编从理论渊源、理论创新、理论实践三方面,用翔实的资料说明以清化祛瘀法治疗慢性肾脏病的理论与实践,整合了中医"湿瘀、瘀血"理论和现代医学对慢性肾脏病的认识,提出瘀血湿热是加重慢性肾脏病进展的重要理论,明确"瘀血湿热"是贯穿慢性肾脏病发病全程的核心病机。中编围绕"清化祛瘀"的理论,对慢性肾脏病常见病种分别进行特色诊治方法的论述,并列举验案进行分析和阐述。下编是工作室主要传承人的简介和研究成果及发展。

本书是何立群上海市名老中医学术经验研究工作室团队在何立群名中医带领下40余年的临床及科研工作总结,以清化祛瘀法治疗慢性肾脏病的理论与实践,整合了中医

"湿瘀、瘀血"理论和现代医学对慢性肾脏病的认识,提出了一个独特且具有疗效优势的治疗方法。有理论渊源,有创新,有科研数据支撑,有病案验证。本书诸多研究成果首次集结发布,材料来源主要为研究报告、临床验案总结及相关文献。

  本书的编纂得到了何立群教授的悉心指导与审阅指正,恩师高屋建瓴、指点迷津。何立群上海市名老中医学术经验研究工作室全体成员共同努力,孙曦博士作出了较大贡献,感谢所有参加编纂的同仁,大家的辛勤付出让书稿得以付梓,供中医爱好者参考。由于编著者的学识局限,纰谬之处还望前辈及同道批评指正,以期再版时得以修正。

何立群上海市名老中医学术经验

研究工作室执行主任　张昕贤

2024 年 5 月

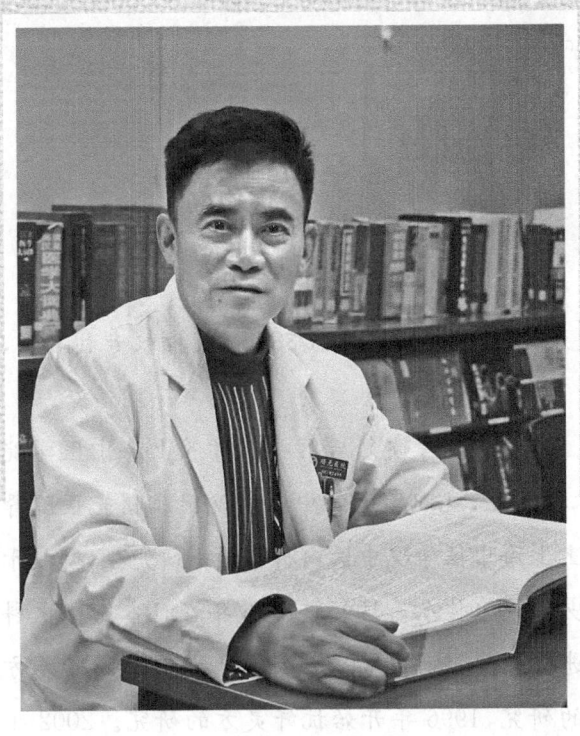

何立群教授从医经历和学术成就

  何立群教授,上海市名中医,主任医师,二级教授,医学博士,博士研究生导师,博士后合作导师,全国卫生系统优秀工作者,上海市劳动模范,上海市卫生系统先进工作者,上海市优秀学科带头人,上海市科技人才创新能手,上海市医学领军人才,上海市领军人才。

  现任中华中医药学会内科分会副主任委员,世界中医药联合会医案专业委员会和临床用药安全研究专业委员会副会长、肾病分会常务理事,中国民族医药学会肾病分会副会长,中国中西医结合学会肾病分会常委,上海中医药学会肾病分会主任委员,上海市中西医结合学会肾病分会副主任委员。入选上海市卫生系统百名跨世纪优秀学科带头人培养计划,获首届上海市"董廷瑶中医药基金"一等奖和第七届上海市卫生系统"银蛇奖",原上海市卫生局行政记大功一次。获原上海市卫生局"对上海市中医药事业发展、弘扬传统中医特色作出突出贡献"的荣誉称号。自2000年以来主持国家自然基金、国家"十五"攻关计划、国家"十一五"支撑计划、科技部中医药行业专项、上海市重点研

何立群教授从医经历和学术成就

目等18项,以第一作者或通讯作者发表论文430余篇、SCI 38篇,获授权专利8项,主编著作8部,已培养硕、博士80余名。

何教授出生在中华人民共和国成立后,为高考恢复后第一批考入上海中医学院中医系的考生。1982年上海中医学院本科毕业,就职于上海中医学院附属曙光医院肾病科,专注于中医肾病研究。1986年考上上海中医学院中医内科学硕士研究生,受教于钟念文教授,获得海派中医丁氏内科童少伯流派传承。1995—1996年在日本富山医科药科大学和汉药研究所任客座研究员,进行大黄、麻黄等中药和降氮汤、温脾汤等复方治疗慢性肾功能衰竭、糖尿病肾病作用的研究,1996年开始抗纤灵方的研究。2002年考入上海中医药大学,攻读中医内科学博士学位,受教于全国名中医蔡淦教授。2005年博士研究生毕业,从事慢性肾脏病中医诊治及科研工作,擅长慢性肾炎、慢性肾衰竭、糖尿病肾病等慢性肾脏疾病诊治。2006年以高级访问学者身份到美国Baylor医药院进行中医中药对慢性肾衰抗纤维化疗效及机制的研究。

何教授长期从事临床肾脏疾病治疗工作,同时还坚持从事大量临床肾脏病实验研究。何立群教授热爱科学,自幼便立"不为良相,宁为良医"的鸿鹄之志。何教授刻苦钻研中医经典,废寝忘食,坚持奋战在临床一线,强调"读经典,做临床"的重要性,同时何教授兼收并蓄,重视学习现代医学。早年留学海外,让他深深体会到西方医学技术发展之快。何教授放弃海外优越条件,回国后,毅然决然投身祖国医疗发展建设中,是中西医结合治疗的先驱典范,同时积极提倡发掘海派中医的重要性。数十年如一日的临床工作,使何教授对肾脏疾病中医治疗积累了大量宝贵经验。

何教授悬壶数十载,在治疗慢性肾炎、肾病综合征、早中期慢性肾功能衰竭、慢性尿路感染、肾盂肾炎等方面取得了显著的成绩,根据自己的临床经验研制出治疗肾病综合征蛋白尿的经验方四蚕汤和治疗慢性肾衰的中成药制剂,以及创制治疗瘀血、热毒、湿热证的抗纤灵方、肾衰颗粒、健脾清化方等系列方药,并经临床试验和动物实验,在治疗肾病蛋白尿、改善肾功能及肾纤维化方面已取得明显的临床及实验疗效。何教授发现肾小管损伤对于肾脏疾病的进程、转归及预后,有重要的影响。持续性蛋白尿不仅是肾小球损伤严重程度的指标,在激活肾小管结构损伤和功能障碍中也发挥重要的病理生理作用。何教授通过大量临床观察,建立起完善的中医治疗肾小管损伤理论体系及遣方用药的方法,认为中医药对于肾小管损伤的治疗具有重要作用,能极大地延缓患者病情进展,保护肾脏整体功能,提高生存质量,减轻经济负担。

目录

序

前言

何立群教授从医经历和学术成就

1 【上 编】
清化祛瘀防治慢性肾脏病理论创建与实践

2 第一章 清化祛瘀法的理论渊源
22 第二章 清化祛瘀法的理论创新
56 第三章 清化祛瘀法的理论实践

187 【中 编】
清化祛瘀防治慢性肾脏病治疗验案

188 第一章 慢性肾炎诊治经验
221 第二章 IgA肾病诊治经验
239 第三章 糖尿病肾病诊治经验
264 第四章 高血压肾病诊治经验
279 第五章 尿酸性肾病诊治经验
302 第六章 过敏性紫癜性肾炎诊治经验

313	第七章　狼疮性肾炎诊治经验
320	第八章　慢性肾盂肾炎诊治经验
330	第九章　慢性梗阻性肾病诊治经验

335 **【下　编】**

传承何立群名中医学术思想临床及实验研究

336	第一章　应用补益肝肾治法治疗 IgA 肾病的临床研究（博士生张昕贤）
342	第二章　抗纤灵治疗肾纤维化的基础研究（硕士生陈刚）
362	第三章　应用针灸药结合治疗慢性肾脏病实验研究（博士生李屹）
370	第四章　应用益气活血、健脾化痰治疗糖尿病肾病实验研究（博士生曹和欣）
376	第五章　基于玄府理论治疗 IgA 肾病的实验研究（博士生唐英）
382	第六章　应用抗纤灵方对阿霉素肾纤维化的 miRNA 表达谱的作用研究（硕士生蒋宇峰）
391	第七章　应用中药复方治疗肾间质纤维化及糖尿病肾病实验研究（博士生张新志）
410	第八章　应用健脾清化方治疗慢性肾衰竭体内外实验研究（博士生邹赟）

418	**附录**
418	一、论文(1995—2024 年)
451	二、获奖(1995—2024 年)
452	三、专利(1995—2024 年)

【上 编】

清化祛瘀防治慢性肾脏病理论创建与实践

第一章 清化祛瘀法的理论渊源

第一节 慢性肾脏病的概念及流行病学

慢性肾脏病(chronic kidney disease,CKD)患病率在全球范围内呈增长趋势,已成为 21 世纪影响健康和生活质量的最主要原因之一。1999—2017 年,全球 CKD 相关死亡率增加了 41.4%,预计全球 CKD 患病率为 9.1%。2023 年 4 月 1 日,*JAMA Internal Medicine* 发布了我国第六次 CKD 流行病学调查报告,最新数据报告显示,目前我国 CKD 患病率为 8.2%。CKD 通常定义为肾脏结构或功能异常>3 个月。出现以下任意一项指标,持续时间超过 3 个月,即可诊断 CKD:① 白蛋白尿[尿白蛋白排泄率(urinary albumin excretion rate,UAER)≥30 mg/24 h 或随机尿蛋白/肌酐(urinary protein/creatinine ratio,UACR)比值≥30 mg/g];② 尿沉渣异常;③ 肾小管相关病变;④ 组织学异常;⑤ 影像学所见结构异常;⑥ 肾移植病史 eGFR(肾小球滤过率)下降,eGFR<60 mL/(min·1.73 m^2)。CKD 与多种不良健康结局相关。最突出的包括心血管疾病(cardiovascular disease,CVD)和高血压的风险增加;然而,矿物质和骨骼疾病、贫血和感染、代谢异常在 CKD 3~5 期的患者中也很常见。预计到 2040 年,CKD 将成为全球第五大常见死因。在我国,CKD 独特的病因特征,加上持续的流行病学转变和巨大的社会文化多样性,使得其治疗越发具有挑战性。因此,识别、监测和管理慢性肾脏病,并实施针对 CKD 的预防和治疗措施至关重要。

第二节 清化祛瘀法防治慢性肾脏病的理论渊源

中医药在 CKD 的诊治中有独特的优势,上海中医药大学附属曙光医院何立群教授团队收集了 2 771 例大样本,通过对中医证候和临床资料的数据挖掘分析,提出"湿热、瘀血"是加重 CKD 进展的核心病理机制,肾脏纤维化是 CKD 发展的必经途径,创建了清化祛瘀法治疗CKD的理论思想,团队同时针对研究成果开发新方药、新技术,为延缓肾病进展提供了重要的指导和临床应用价值。

清化祛瘀法治疗CKD理论思想的创建经历了漫长的历史发展。何立群教授从医40余年,长期从事中西医结合治疗肾病,学贯中西,博采众长,依托于丰富的中西医学知识和临床实践,始终坚持走求实创新之路。经过40余年的临床经验,以及通过对CKD的病因、病机、病理特点,结合现代科学技术手段等进行深入研究,逐渐形成了病、证、理、法、方、药完备的"清化祛瘀防治慢性肾脏病"学术思想体系,完善和丰富了中医药防治CKD理论,为提高CKD疗效奠定了坚实的基础。

清化祛瘀法治疗慢性肾脏病的理论源流可以追溯到古代。两千两百年前先贤圣手对湿热及瘀血思想进行了阐述,探索了从湿热瘀血论治CKD的理论源流。随着时间的推移,这一理论得到了不断的发展和完善,现代医学技术的应用也为其提供了更多的支持和验证。

1. 先秦两汉——萌芽时期

基于湿热、瘀血病理机制论治CKD在先秦、两汉时期开始萌芽,此时期主要以"水""水病""水胀""水气病"等为主要病名。在此时期,清化祛瘀治疗水肿的理、法、方、药始具雏形,为后世研究奠定了基础。

《黄帝内经》是我国现存最早的医学典籍,分《灵枢》《素问》两部分,《黄帝内经》对于病因的认识具有超前的思维和开阔的视野。它十分注重自然气候的变化对人体产生的影响,其中蕴含了深刻的系统医学及医疗气象学的思想。"湿热"一词首见《素问·生气通天论》"因于湿,首如裹,湿热不攘,大筋緛短,小筋弛长,緛短为拘,弛长为痿",讲述了湿邪致病的临床表现。《素问·至真要大论篇》言"少阴司天,其化以热;太阴司天,其化以湿",论述了自然界湿热的产生条件。而《素问·阴阳应象大论篇》言"中央生湿,湿生土,土生甘,甘生脾,脾生肉,肉生肺,脾主口。其在天为湿,在地为土,在体为肉,在脏为脾,在色为黄,在音为宫,在声为歌,在变动为哕,在窍为口,在味为甘,在志为思。思伤脾,怒胜思;湿伤肉,风胜湿;甘伤肉,酸胜甘",讲述了湿邪的形成及与脾土生克的关系。《素问·至真要大论篇》言"太阴司天,湿淫所胜,则沉阴且布,雨变枯槁,胕肿骨痛,阴痹。阴痹者,按之不得,腰脊头项痛,时眩、大便难,阴气不用,饥不欲食,咳唾则有血,心如悬。病本于肾,太溪绝",均属湿邪伤肾的例证。《素问·至真要大论篇》又言"诸湿肿满,皆属于脾""诸痉项强,皆属于湿""诸热瞀瘛,皆属于火""诸胀腹大,皆属于热""诸转反戾,水液浑浊,皆属于热""诸呕吐酸,暴注下迫,皆属于热",讲述了湿热的病因病机。

《素问·阴阳应象大论篇》有"热胜则肿""湿盛则濡泻"讲述了湿热的病理表现；《素问·六元正纪大论》云"四之气，溽暑湿热相薄，争于左之上，民病黄疸而为胕肿"，此为湿热相搏出现的黄疸及水肿病证。《素问·六元正纪大论》戊辰、戊戌岁："上太阳水，中太徵火运，下太阴土。寒化六，热化七，湿化五，所谓正化日也。"《素问·异法方宜论》："南方者，天地所长养，阳之所盛处也，其地下，水土弱，雾露之所聚也。其民嗜酸而食胕，故其民皆致理而赤色，其病挛痹……中央者，其地平以湿，天地所以生万物也众。"表述湿热与四时季节、气候、地理、疾病的关系。《素问·六元正纪大论》"适气同异，多少制之，同寒湿者燥热化，异寒湿者燥湿化，故同者多之，异者少之，用寒远寒，用凉远凉，用温远温，用热远热，食宜同法"，讲述了湿热证的治疗原则。

先秦两汉医家有关"血瘀"与肾病的论述主要阐述"气""血""水"的相互关系。中医学认为，血液循经而行，环流不息，周而复始，濡养全身，"血脉流通，病不得生"，而血与气关系密切。若气滞血行不畅或气虚推动血行无力，均可致瘀血内停。

在肾病的反复发作中，正气受损，久病多虚而致瘀血产生。感受外邪，血脉失和；水湿壅盛，气滞血瘀；湿热下蕴，伤及肾络；气机郁滞，血脉瘀阻；病久缠绵，深入血络；肾阳虚弱，血失温运等都是导致肾脏病血瘀证的病因。《素问·调经论》云："瘀血不去，其水乃成。""因瘀致水"主要是瘀血形成后作为重要致病因素影响气血运行，使脏腑功能失调而致。气存血中，血为气母，当经脉壅塞则气机升降出入功能失常，而津液的输布、排泄依赖于肺、脾、肾及三焦、膀胱的气化作用。因此，当瘀血内停，气机受阻，必然影响脏腑功能，气化行水之功失权，导致水液失常而形成水肿。

在水肿的治疗上，《素问·汤液醪醴论》提出："平治于权衡，去宛陈莝，微动四极，温衣，缪刺其处，以复其形。开鬼门，洁净府……故精自生，形自盛，骨肉相保，巨气乃平。"其中后世多侧重以"开鬼门，洁净府"为基本治则，"去宛陈莝"的治法多认为从瘀血论治水肿。从广义上讲，治则整体上与湿瘀互结的病机相符合，因而亦当适用于水肿湿瘀互结之证。由此可窥见，《黄帝内经》中有关水肿的理论认知虽未明确提出水肿湿瘀互结之证，但根据对津血及水肿治法的论述，大体构建了此证的基本框架。

另一部医学巨著《难经·五十八难》曰："伤寒有五，有中风，有伤寒，有湿温，有热病，有温病……湿温之脉，阳濡而弱，阴小而急。"湿温在此当属"外感湿热"概念，并首次提出湿热的脉象。《神农本草经》虽没有记载湿热、瘀血有关理论，但大量记载了治疗"湿热""瘀血"相关的药物，如清热祛湿的滑石，清热燥湿的黄芩、黄连等，清热利湿的猪苓、茵陈等，活血化瘀的王不留行、丹参、川芎、红花、大黄、水蛭等，其性能、功效记载十分详细，从而为湿热、瘀血学说奠定了药物学基础。

到东汉末年,我国伟大的临床医学家张仲景,用丰富的临床经验,创造出理法方药完备、理论与实践结合的经典医学巨著《伤寒杂病论》。《伤寒杂病论》首创瘀血的辨证论治。张仲景是血瘀理论的奠基人。他在《金匮要略·惊悸吐衄下血胸满瘀血病脉证治》中总结前人的经验,首先提出了"瘀血"这个名称,并首创了瘀血的辨证论治和方剂,制定了桂枝茯苓丸、下瘀血汤、桃仁承气汤、抵当汤、鳖甲煎丸、大黄䗪虫丸、旋覆花汤、温经汤、当归芍药散等方剂。张仲景所用活血化瘀诸方,可谓用药精当,法度严谨,配伍巧妙,旨在"五脏元真通畅,人即安和"。其指导临床遣药组方意义深远。开拓了杂病、伤寒和妇科瘀血论治的新领域,为后世应用活血化瘀药树立了典范。在《伤寒论》中指出"太阳病,身黄,脉沉结,少腹硬,小便不利者,为无血也,小便自利,其人如狂者,血证谛也,抵当汤主之"及"太阳病,发汗后,大汗出,胃中干,烦躁不得眠,欲得饮水者,少少与饮之,令胃气和则愈。若脉浮,小便不利,微热消渴者,五苓散主之"。这是太阳蓄水和太阳蓄血的辨证。而在《金匮要略·水气病脉证并治》:"寸口脉沉而迟,沉则为水,迟则为寒,寒水相搏,趺阳脉伏,水谷不化,脾气衰则鹜溏,胃气衰则身肿;少阳脉卑,少阴脉细,男子则小便不利,妇人则经水不通,经为血,血不利则为水,名曰血分。"张仲景指出血与水之间相互转化。"血不利"与"水肿"的关系密切,"血不利"指的是血行不畅,导致瘀血的形成,最终导致水肿的产生。人体的津液和血液都源于饮食水谷精微化生,通过全身气机的气化作用出入于脉道内外,维持体内的水液平衡。当血行不畅时,瘀血阻塞了脉络,使津液无法正常转输,导致水液潴留形成水肿。同时,瘀血的存在也影响了津血的转化和脏腑的养护,导致脏腑功能失调和水液代谢障碍,进一步加重水肿。因此,血不利是导致水肿的主要原因,血不利的存在贯穿了疾病的发展过程,对水肿病的转归和预后产生影响。

《伤寒论》中治湿热六大法:① 宣畅上焦法:湿热为患,随其病变部位之异,而有治法之别,治者必审病于何经何脏何腑,采取相应之法。外感湿热之初,病于肌表,症见头痛,身重疼痛,恶寒,午后身热,面色淡黄,胸闷不饥,舌白不渴,脉浮而濡。由于肺主皮毛,且主一身之气,故治当宣畅上焦肺气,肺气得降,肌表疏达,气机化行则湿化热散。《伤寒论》的麻黄连轺赤小豆汤证,虽言治疗"伤寒瘀热在里,身必发黄",乃湿热内蕴,外不得汗越,下无小便渗泄,遏阻胆汁,外渍肌肤所致。黄疸病属湿温范畴,以麻黄、杏仁宣肺以畅上焦,连翘、赤小豆、生梓白皮清热利湿,姜枣调和营卫。因此,对湿热在表、壅闭肺气者,可以轻宣上焦,畅通气机,外透湿浊,兼清里热,使内外分解。近人治疗皮肤湿疹亦常应用。或问:湿温有忌汗之禁,"汗之则神昏耳聋,甚则目瞑不欲言",何以更用汗法?湿温禁汗乃忌纯用辛温,因辛温助热,蒸腾湿浊,蒙蔽清窍,故当禁用。然在表之湿热,又必以"微微似欲汗出"方能解除,不得微汗,病必不除,对于湿热在表,既有不可纯用辛温发汗之禁,又有得汗始解之治,临证当知变通。《金匮要略》麻杏苡甘汤治风湿在表,"一身尽痛,发热,日晡所剧者",亦用宣肺化湿之法,与《温病条辨》治上焦湿温之三仁汤实有相似之处。轻宣肺气,畅达上焦,乃治疗湿热初期,在上、在表之大法,故吴鞠通指出:"凡通宣三焦之方,皆扼重上焦,以上焦为病之始入,且为气化之先。"② 升降中焦法:湿热之邪,由上焦下传,最易迫及脾胃,使中焦升降失司,气机滞塞。湿热为病,中焦居多,其由上焦下传中焦的过程中,可以阻遏胸膈气机,出现心中懊憹。治疗虚烦不眠之症,《伤寒论》用栀子豉汤,用栀子之寒以清热、苦以燥湿泄降,豆豉芳香化湿、辛散宣达、透湿外出,乃可行之方。《温病条辨》之三香汤,在本方基础上,加郁金、降香、瓜蒌皮、桔梗、枳壳宣上清热,化湿开郁,治疗湿热之邪,"由募原直走中道,不饥不食,机窍不灵",既能宣畅上焦,使"邪从上焦来,还使上焦去",又可升降中焦,调理脾胃。湿热之邪,阻于中焦,滞于胃肠,中轴失运,可致心下痞满,胃气失降而呕,脾失健运而泻。半夏泻心汤、生姜泻心汤、甘草泻心汤,辛开苦降,调理气机,寒热并用,以寒清热,苦温燥湿,而达恢复脾胃健运之功,对于湿热中阻,症见心下痞满为主者,均可酌情选用。其他如黄连汤、干姜黄芩黄连人参汤均可用于中焦湿热交阻,或为腹痛、或为下利、或为呕吐。湿痰同类,湿热郁阻,水不运行,亦可痰热互结。治疗痰热互结,症在心下,按之则痛,脉见浮滑之小陷胸汤,亦可用于湿热结聚心下之证。王旭高曰"胃居心下",故心下属中焦。除此以外,临床上可用小陷胸汤加味治疗湿热黄疸,尤其对重症黄疸,常可取得较好的退黄效果,可知其治疗湿热的作用不可忽视。③ 渗利下焦法:湿热为病,有偏于热重者,有偏于水湿为甚者。湿为阴邪,其性重浊,易趋下焦,此时治当渗利膀胱,使水湿下泄而安。所谓五苓散治太阳蓄水,症见小便不利,微热消渴,汗出,脉浮,或渴欲饮水,水入即吐,或呕吐而利,兼头痛、身痛者,即是湿热之证初期偏于湿重者的表现。凡外见太阳表证,内有水湿停留者,皆可用五苓散以通阳化气、淡渗利湿,亦可用桂枝去桂加茯苓白术汤治之。在湿热病中,五苓散常与他药加减用之,如仲景治诸黄疸,见小便短者,以茵陈五苓散主之,即以是方加茵陈而成,宣通表里,清利湿热,具有退黄之功。水肿为病,可由湿热引起,刘河间曰:"诸水肿者,湿热之相兼也。"我们在临床上治疗湿热水肿,用大橘皮汤,即由五苓散加木香、槟榔、滑石、甘草、陈皮、生姜组成,常可取得较好的疗效。④ 疏达三焦法:三焦为水液代谢的通道,三焦与胆分属于手足少阳。疏达少阳有利于三焦水道之畅通,为治疗湿热、注重宣通气分的又一重要方法。《伤寒论》第230条提到服小柴胡汤后,可致"上焦得通,津液得下,胃气因和,身濈然汗出而解",就提示了这一问题。对于"阳明中风,脉弦浮大而短气,腹部满,肋下及心痛,久按之气不通,鼻干,不得汗,嗜卧,一身及目悉黄,小便难,有潮热,时时哕,耳前后肿",则有先用针刺,继用小柴胡汤之法,以疏达少阳,调畅气机,使气化复,腠理开,小便通,湿化热解。另外,柴胡桂枝干姜汤常用于湿温之证,已有案例报道。⑤苦寒清燥法:痢疾及黄疸多属湿热为病,《伤寒论》对下利及黄疸的治疗,亦为湿热证治提供了有效的方法,苦寒清燥则是其一。"太阳病,桂枝证,医反下之,利遂不止,脉促者,表未解也,喘而汗出者,葛根黄芩黄连汤主之",为湿热下利初期兼表热之常用方,乃苦寒清燥兼解肌之法。治"太阳与少阳合病,自下利者",予黄芩汤,用黄芩清热燥湿,白芍敛阴和血,草、枣调中。后世治湿热痢疾,常在此基础上加减化裁而用,如张洁古之芍药汤即是。⑥刚柔相济法:《伤寒论》所载乌梅丸,可治"蛔厥"之证,为人们所熟知。是方"又主久利",既有大苦大寒之味清热燥湿,又有大辛大热之品温阳化湿,兼以益气补血,酸敛收涩,对于泄泻日久,虚实并见,寒热错杂,兼有湿热未尽者甚宜。

仲景在《金匮要略·痉湿暍脉证治》中也有治疗湿热病的方药相关记载,对后世医家、学者探索湿热理论影响很大。《金匮要略》中常佐用白术、人参、大枣等健脾益气的药物治疗脾虚湿热型湿热,另有"黄疸病,茵陈五苓散主之",茵陈五苓散以白术、茯苓健脾利湿,湿去脾健则热邪无以依附而湿热得去。湿热之邪易阻碍气血运行,导致瘀血的产生,湿热入于血分则可以表现为"目赤如鸠眼""小便不利""发黄""热利下重",针对此湿热夹血瘀型的治疗,《金匮要略》中主要以清利湿热为主,同时兼用入血分的中药如当归、蒲黄、血余炭、大黄、白头翁等,以达到清血分热、凉血行血的功效。《金匮要略》中此类方剂还有赤豆当归散、蒲灰散、滑石白鱼散、茵陈蒿汤、栀子大黄汤、硝石矾石散、大黄硝石汤、白头翁汤,此八方均治湿热兼有瘀血,虽然在病情初起为本虚,但是在疾病发展的阶段以标实为主,若补益则易碍邪,所以治疗均偏于"泻实",清利湿热为主并用行血之法。这是清热化湿和活血祛瘀理论的初步结合。

先秦两汉时期的医学理论发展,湿热与瘀血在慢性肾脏病的病机阐述中初步崭露头角,为后续时期的理论发展奠定了基础。

2. 晋隋唐时期——成长阶段

隋至金元时期,医药事业繁荣,以湿热、瘀血论治慢性肾脏病的病机阐述处于成长阶段,论治水肿治方丰富,在沿袭前代的基础上多有发挥。

西晋王叔和在《脉经》卷七提出"湿热相搏,则发湿温"。认为湿温是先伤湿邪,再与热邪相搏的一种外感伤寒,虽与后世温病学中的湿温概念不一样,但湿温病的病因病机是湿热。《褚氏遗书·审微》中记载:"春瘟夏疫,内证先出中湿、中暑,诚以苓术投之。"

使湿随热邪从表而解，而且可使内湿由脾运化而下渗，湿去热孤，病则易愈。这种表里双解法对后世颇有影响。

《诸病源候论·水肿病诸候》专篇是对水肿病机的阐发，其中尤重于脾、肾二脏，即"水病者，由肾脾俱虚故也"。在《诸病源候论·水肿候》一章中，写到："肾者主水，脾胃俱主土，土性克水……脾得水湿之气，加之则病，脾病则不能制水，故水气独归于肾。三焦不泻，经脉闭塞，故水气溢于皮肤而令肿也。其状：目窠上微肿，如新卧起之状，颈脉动，时咳，股间冷，以手按肿处，随手而起，如物里水之状，口苦舌干，不得正偃，偃则咳清水；不得卧，卧则惊，惊则咳甚；小便黄涩是也。"描述了水肿与脾肾的关系。此外，在《诸病源候论·小便不利候》一章提到："肾与膀胱为表里，俱主水。水行小肠，入胞为小便。热搏其脏，热气蕴积，水行则涩，故小便不利也。"在《诸病源候论·小便数候》中提道："肾与膀胱为表里，俱主于水，肾气通于阴。此二经虚，而有热乘之，热则小便涩，虚则小便数，热涩数也。"此外，巢元方对"湿热"论述较多，但所主病机相对局限于湿热成疮，如"渴利虽瘥，热犹未尽，发于皮肤，皮肤先有风湿，湿热相搏，所以生疮""其腑脏虚，为风邪湿热所乘，气发于脉，与津液相搏，则生疮，恒湿烂有汁，世谓之肥疮，亦名燕口疮""肺主气，候于皮毛，脾主肌肉，气虚则肤腠开，为风湿所乘，内热则脾气温，脾气温则肌肉生热也。湿热相搏，故头面身体皆生疮""腑脏有热，热气上冲于头，而复有风湿乘之，湿热相搏，折血气而变生疮也"。此阶段虽无典籍对"湿热"进行诠译，但通过对"湿""热"邪气的特性、病因、病机的描述，仍为湿热理论的形成奠定了基础。

同时《诸病源候论》记载了不少瘀血有关理论。血水既并，气血俱涩，运行郁滞，加之脾气本弱无力克消水浆，水液进一步流溢停聚，循环往复则水瘀互结。即《诸病源候论·妇人杂病诸候》专篇记载"胎间水气子满体肿者，此由脾胃虚弱，腑脏之间有停水而挟以妊娠故也。妊娠之人，经血壅闭……若挟有水气，则水血相搏""血水相并，壅涩不宣通……脾气衰弱，不能克消，故水气流溢，浸渍肌肉，故肿满也"。

南宋严用和亦注重助养脾胃，其云："脾实则能摄水，土得其政，面色纯黄，江河通流，肾水行矣，肿水自消。"在此基础上，严用和在水肿治疗上强调："然肿满最慎于下，当辨其阴阳。"水肿需辨阴阳，《济生方·水肿门》云："阳水为病，脉来沉数，色多黄赤，或烦或渴，小便赤涩，大腑多闭，此阳水也，则宜用清平之药，如疏凿饮子、鸭头丸是也。又有年少，血热生疮，变为肿满，烦渴，小便少，此为热肿。"他以赤小豆汤治疗"年少血气俱热，遂生疮疖，变为肿满，或烦或渴，小便不利"，组方即为炒赤小豆、炒当归、商陆、泽泻、连翘仁、赤芍药、汉防己、木猪苓、炙桑白皮、泽漆各半两，生姜五片。治方在活血化瘀基础上予连翘仁清热散结，实为活血清热散结法治疗水肿湿热瘀互结证提供借鉴。

此后,孙思邈在《备急千金要方》中提到了湿热与地域气候的关系。文中指出"江南岭表,其地暑湿,其人肌肤薄脆,腠理开疏",虽以"暑湿"名之,"湿热"自在其中,且与地域气候有关。又称"若暑月久坐久立湿地者,则热湿之气蒸入经络,病发必热,四肢酸疼烦闷",虽季节仍为"暑月",却未明言地域,可知"湿热"与地域有关,又应不限于地域。至于暑湿伤后见"四肢酸疼烦闷",则已突破"湿热生疮"的范围,可知当时对"湿热"病因病机的认识有所拓展。此外,书中写道:"五脏不和,则九窍不通,阴阳俱盛不得相营,故曰关格。关格者,不得尽期而死也。"认识到肾脏病关格预后差。《千金方》还创立了大黄汤、蒲黄汤、破血下瘀汤等数十首活血化瘀的方剂,成为治疗温病血瘀、热入血分之主方,推动了瘀血学说的发展。孙思邈在运用活血祛瘀之品时,多同时配伍清热之品。如《千金要方》载"治膀胱石水,四肢瘦,腹肿方"及"治妊娠体肿,有水气,心腹急满,汤方"中皆以黄芩清热;"治水肿利小便方"的徐王煮散中配伍黄连。可见,在水肿瘀血证的演变过程中伴有化热之象。

葛洪晚年居住在岭南地区,在其著作《肘后备急方》中写到"瘴气、湿热"是当地气候特点,书中大量记载湿热病因导致的传染疾病,如恙虫病(沙虱)、虏黄病(传染性黄疸型肝炎)、溪毒(血吸虫病)、疟疾、脚气病等,这些内容对于后世研究岭南地区的湿热特点具有重要的历史价值。

唐代王焘的《外台秘要》在治法上有所补充,他搜罗了许多治湿热证验方,如大黄汤、知母汤、知母解肌汤、大青消毒汤、香豉汤等多种清热解毒方剂,为后世医家治疗湿热病证提供了许多借鉴。如《外台秘要·消中消渴肾消方》"病源内消病者。不渴而小便多是也。由少服五石。热结于肾。内热之所作也。所以服石之人。小便利者。石性归肾。肾得石则实。实则消水浆故利。利多则不得润养五脏。脏衰则生诸病焉。由肾盛之时……故不渴而小便多也",描述了肾消的病因病机。关于湿热及瘀血的论述多引征前人之书,如《伤寒杂病论》《诸病源候论》《千金要方》等,关于湿热、瘀血的内容相对单薄。

由此可见,晋隋唐时期医学理论的宝贵经验和治疗方法,为后世的中医肾病发展提供了重要的参考和借鉴。

3. 宋金元时期——形成阶段

在两宋金元时期,气候异常、战争频繁及瘟疫四起,导致外感伤寒理论不能满足对当时瘟疫疾病的解释和治病需求。于是,医家开始逐渐将注意力转向对外感和内伤的讨论,并展开了湿热、瘀血理论的研究。与此同时,学术上的争鸣也推动了对外感与内伤理论的进一步探讨。在这一时期,许多医学大家和医学流派相继涌现,学术的多元性和争鸣的激烈程度使得对湿热、瘀血的认识得到了前所未有的发展,也奠定了湿热、瘀血理论的重要地位。尽管北宋时期关于湿热证的研究相对较少,多是承袭前代的论述,如《太平圣惠方》《圣济总录》等医学著作,但在南宋、金元时期,医家们开始注重湿热、瘀血的内伤致病机制。湿热、瘀血的病机和证候得到了进一步的研究和广泛的临床应用。

在外感湿热方面,南宋·陈言撰著《三因极一病证方论·卷七》叙论:"夫人之筋,各随经络结束于身,血气内虚,外为风寒湿热之所中则痉。"《三因极一病证方论》治湿用五苓散加炙甘草,"春分以后,秋分以前,天气合湿热,忽有清寒之气折之,则民病寒疫。治之各有法,不可拘以日数汗下"。《三因极一病证方论·卷九》:"病者眩晕。颠倒。目反。口噤。瘛纵。吐沫。作牛吼声。多因少小湿热伤肺。涎留肺系……手太阴湿土主之。故其病生于肺经。"致病不外三因,外因、内因、不内外因,描述了湿热病邪外感发病,仍注重湿热外感致病。

南宋医家杨士瀛对脾胃学说和湿热理论进行了深入研究,并在临床实践中加以应用。他强调脾胃的重要性,指出脾胃运化失调是引发疾病的根本原因之一。他还提出了针对脾胃失调和湿热的治疗方法,并记录一些方剂和治疗方案。这些理论和治疗策略对后世的医学发展产生了积极的影响。其中在《仁斋直指方论·卷一》指出:"是湿则燥之,是火则泻之,是湿而生热则燥湿而兼清热。"指出湿热病证"燥湿而兼清热"的治疗原则。其在火湿分治论提到:"夫以人形分寒湿热燥,此得之于外,然其中脏腑为病,亦有寒湿热燥之殊,不可不知。"认为按人形体胖瘦分为寒湿热燥,而其中的脏腑也会受到寒湿热燥的病变影响,因此需要根据具体情况进行治疗。他还提到了肾热的治疗,"肾热用五苓散""肾气内虚,邪热流入于肾经,其脉洪大,小便频数,所出涩少,赤浊而痛,此不可以牵牛行。"此外,在诸贤论提到:"湿为土气,火热能生湿土,故夏热则万物湿润,秋凉则万物干燥。湿病本不自生,因热而怫郁,不能宣行水道,故停滞而生湿也。"他强调湿病本来不自生,而是因为热而发生,指出湿郁久而生热,水液不能宣通,导致湿郁而发生湿热。"湿热证多,湿寒证少,当以脉证明辨之。如脉滑数,小便赤涩,引饮,为湿热证";《仁斋直指方·卷三》:"天气下降,地气上腾,二气熏蒸,此即湿也……况夫湿能伤脾,脾土一亏,百病根源发轫于此矣……湿淤热则发黄,湿遍体则重着,湿入关节则一身尽痛,湿聚痰涎则昏不知人……湿家不可汗……治湿之法,通利小便为上,益脾顺气次之,半夏、茯苓、苍术、白术、官桂、干姜皆要药耳。其若小便挟热不利,则赤茯苓、防己辈,自有奇功。"强调了湿与脾的内在关系,明确提出了治湿之法,当"通利小便"和"益脾顺气"。此外,书中还附上一些湿热证的治疗方法和方剂,如茵陈汤、神芎导水丸。《仁斋直指方》论述了内伤湿热病证清热祛湿的治疗原则及机制,从理论上明确了内伤湿热病证的治疗原则。此外《仁斋直指方》使用活血利水法治疗瘀血水肿。

《四库全书·提要》曰:"儒之门户分于宋,医之门户分于金元。"中国医学发展到金元,形成了医学流派"四大家",即刘完素(守真)、张从正(子和)、李杲(东垣)、朱震亨(丹溪)争鸣的局面。

河间派刘完素《黄帝素问宣明论方》对于湿热为病的病机,认为多由"湿热兼化、阳热怫郁"所致。他在《黄帝素问宣明论方·伤寒门》道"湿本土气,火热能生土湿……湿病本不自生,因于火热怫郁,水液不能宣行,即停滞而生水湿也",提出"火郁生湿"的理论,认为湿病可由火热引起的,火热郁积在人体中阻碍了气机的运行,导致水液不能正常运行,而停留在体内形成水湿。此外,他道"凡病湿者,多自热生,而热气尚多,以为兼证,当云湿热,亦犹风热义同……及夫寒热吐泻,因得湿而成也",首先提出"积湿成热""湿自热生"的理论,详细阐述了湿与热相互转化的病理机制,认为湿邪不去,蕴郁积聚,即可化热,而为湿热。患者若湿气闭郁,阳气不得宣通,亦可以内生火热,形成湿热病证。此外,他还指出寒热、吐泻等病证在得到湿邪的加持下也会发展成湿热病。湿与热二者之间互相影响,形成了非常密切的关系。另外,对水肿的病机也认为"诸水肿者,湿热之相兼也。如六月湿热太甚而庶物隆盛,水肿之象,明可见矣"。由上可见,刘完素认识到湿热常相兼为病,而其病机关键阳热怫郁,气机不畅,水液停滞而生湿。对湿热为病的治疗,刘完素主要针对湿热互结、阳热怫郁的病机,运用宣上通下的治疗大法,药多采用辛苦寒之剂,苦以燥湿,寒以清热。常用如葶苈、茯苓、猪苓、滑石、泽泻等药物清热利湿,如以"葶苈木香散治湿热内外甚,水肿腹胀,小便赤涩,大便滑泄"。方中以葶苈泻肺消痰、下气逐水,以茯苓、猪苓、泽泻利水渗湿,木通、滑石清热利水,以木香、辣桂辛散宣上、开郁理气,全方宣上通下,共奏"开鬼门、洁净府"之功效,又如以"大橘皮汤治湿热内甚,心腹胀满,水肿,小便不利,大便滑泄",以及治"湿热相搏而身发黄疸……宜茵陈汤调下五苓散"均是此意,而对于湿热甚者则可用极苦寒之剂峻下逐水,分消二便,如以三花神佑丸、牵牛丸治一切湿热肿满等,"诸湿热内余,小便赤涩,大便溏泄,频并少而急痛者,必欲作利也,须宜黄连解毒汤"。他的理论观点和治疗方法对于肾病水肿的湿热病机阐述提供了重要指导,并留下一些经典方剂,为后世慢性肾脏病湿热理论的临床实践积累了宝贵经验。

金朝末年,战乱频仍,民病饥饱失调,李杲继承其师张元素"古方今病不相能也"的革新思想和扶养脾胃的学术观点,结合自己的临证经验,创立脾胃学说,著成《脾胃论》一书。如在《脾胃论》中所说"夫脾胃虚,则湿土之气溜于脐下",以及在《内外伤辨惑论》

中云："肾间受脾胃下流之湿气，闭塞其下，致阴火上冲。"而对于内生湿热，李东垣则认为其病理基础是脾胃元气不足，健运失司，水谷不化精气，不得上输于肺而反下流，成为湿浊，郁结于内而生热，也就是所谓的"阴火"。此外，还多处论及脾胃气虚，则下流于肾肝，阴火乘其土位之说。可见，李东垣认为脾胃元气虚损是湿热内生的关键因素。阐释湿热与脾肾的关系。论湿热为病的治疗以益气升阳、健脾化湿为主。李东垣针对湿热为病的病机多因脾胃内虚所致的特点，主张在益气升阳、健脾化湿的基础上虚实兼治、补泻兼施，用药多以"清燥之剂""寒凉以求之"。他还提出了"治湿九法"，包括祛风胜湿法、散寒祛湿法、渗利除湿法、上下分消法等，这些治法均以脾胃为中心，强调了脾胃在人体健康中的重要性。例如，他使用风药如羌活、独活、防风等来胜湿，同时配合利水渗湿的药物，如泽泻、茯苓、猪苓等，以达到治疗湿热的目的。《脾胃论·饮食劳倦所伤始为热中论》中代表方补中益气汤指出："黄芪（病甚劳役，热甚者一钱），甘草（以上各五分，炙），人参（去芦，三分，有嗽去之），以上三味，除湿热、烦热之圣药也。"《脾胃论·长夏湿热胃困尤甚用清暑益气汤论》中说道："时当长夏，湿热大胜，蒸蒸而炽，人感之，多四肢困倦，精神短少，懒于动作，胸满气促，肢节沉疼。"《脾胃论·湿热成痿肺金受邪论》中说道："六七月之间，湿令大行，子能令母实而热旺，湿热相合，而刑庚大肠，故寒凉以救之。燥金受湿热之邪，绝寒水生化之源，源绝则肾亏，痿厥之病大作，腰以下痿软瘫痪不能动，行走不正，两足欹侧。以清燥汤主之。"可见其谨守病机、重点突出、辨证周密的特点。此外，"不渴而小便自利，妄见妄闻，乃瘀血证，用炒黄柏、知母，以除肾中燥热"是东垣对于瘀血与肾中燥热的认识。李东垣的这些理论和方法对后世中医治疗湿热疾病产生了深远的影响，他的学术思想和处方用药在中医界具有重要的地位。

朱丹溪在前人基础上，对湿热的治疗有着深刻的见解。他认为"六气之中，湿热为患，十之八九"，并将湿热发病与地域、气候、饮食联系起来。朱丹溪在《黄帝内经》湿热病因学说的基础上，首次提出湿热二邪相合致病的理论，并创立了二妙散，这是治疗湿热的经典名方。二妙散由黄柏和苍术两味药组成，黄柏苦寒清下焦湿热，苍术苦温燥中焦寒湿。这个方剂体现了朱丹溪治疗湿热的学术思想和临床实践，至今仍被广泛应用。并且他重视解郁散结，创立气、血、湿、痰、食、热六郁之说，其中以气血之郁尤为重要，他认为"气血冲和，万病不生，一有怫郁，诸病生焉"。他认为所谓的郁，可看作血瘀的早期或轻症，扩大了湿热为病的证治范畴。在《脉因证治》一书中，强调了湿热作为多种疾病的致病因素，并提出了一些针对湿热的方剂和治疗方法。朱丹溪对湿热的认识来源于他居住的东南地区气候湿热、土壤潮湿的实际情况。他在《格致余论·自序》中提到，湿热与火热相关的疾病很多，"六气之中，湿热为病，十居八九"。他认为痢疾、黄疸、滑精、白浊、带下、水肿、淋证和中风等几十种疾病多由湿热引起，他在《丹溪治法心要》一书中指出："赤痢乃小肠来，白痢自大肠来，皆湿热为本""疸不必分五种，同是湿热""滑精专主乎湿热""浊主湿热"等。在治疗方面，他主张对于外感湿热要散表，对于内伤湿热要淡渗。对于湿热杂病的治疗，在基于专病专方和专药的基础上，根据具体证候进行加减和辨证施治。朱丹溪创制了一些治疗湿热的方剂，如二妙散、大橘皮汤等。他还主张三焦分治湿热。此外，论述了湿热、瘀血腰痛的治疗，"腰痛主湿热、肾虚、瘀血、挫闪、有痰积。脉大者肾虚，杜仲、龟板、黄柏、知母、枸杞、五味之类为末，猪脊髓丸服；脉涩者瘀血，用补阴丸加桃仁、红花；脉缓者湿热，苍术、杜仲、黄柏、川芎之类"。在饮食方面，他也警告人们要适度注意湿热性质的食物，如羊肉、面食和马乳等。又如治吐酸，丹溪为补东垣"无治热湿郁积之法"的缺憾，以炒黄连为君，反佐炒吴茱萸，顺其性而折之，亦即著名的左金丸。可见朱丹溪对湿热、瘀血为病的治疗甚为精当，值得后世学习。通过朱丹溪的研究和实践，丰富了对湿热、瘀血理论的认识，为湿热、瘀血相关疾病的防治提供了重要的理论依据。

张从正在《儒门事亲》中记载了肾风的表现，"肾风之状，多汗恶风，脊痛不能正立，其色炱，面庞然水肿。今公之病，肾风也"，以及湿邪导致肾水为病的进程，"夫湿者，为太阴湿土之主也。诸湿肿满，霍乱泄注，胕肿骨痛，及腰膝头项痛，风痹痿厥，唾有血，心悬如饥，热痛始作。三阳受之，一日太阳，二日阳明，三日少阳，可汗而已。如四日太阴，五日少阴，六日厥阴，可下而已。或七日不愈，再传至十三日，大邪皆去，六经悉和则愈矣，肾水为病"。列举如五苓散、葶苈木香散、白术木香汤、益元散、大橘皮汤、神助散、桂苓白术丸等方剂。还记载了虫类活血药的用法，"血积，打扑䐃瘀，产后不月，桃仁、地榆之类，甚者虻虫、水蛭"。

宋金元时期医家的经验和成就，为后世的中医肾脏病发展提供了重要的理论基础与治疗经验。为慢性肾脏病的治疗提供了多元化的理论。

4. 明清时期——发展阶段

随着医学的发展，人们对湿热、瘀血的认识不断深入，明清诸家在继承前贤的基础上，提出了"久病入络"观点，对湿热、血、水的关系进一步阐述，有关湿热、瘀血与水肿间的病理演变规律进一步完善。大量的医学全书、丛书及类书的编撰集成，丰富和发展了中医肾病治疗的理论体系。

明代医家张景岳全面总结了前贤的理论，是医学之集大成者，他指出"大人小儿，素无脾虚泄泻等证，而忽尔通身水肿，或小水不利者，多以饮食失节，或湿热所致，宜廓清饮加减主之，或四苓散、胃苓汤之类皆可用""凡水肿等证，乃脾肺肾三脏相干之病。盖水为至阴，故其本在肾；水化于气，故其标在肺；水惟畏土，故其制在脾""凡素禀阳盛，三焦多火，而病为水肿者，其证必烦渴喜冷，或面赤便结，或热而喘嗽，或头面皆肿，或脉见滑实，此湿热相因，阴虚之证也"。张景岳对湿热导致水肿的认识、临床表现、辨证要点、治疗大法及禁忌，以及水肿与肺脾肾的关系，论述得系统而精辟，使人读之如成竹在胸，纲举目张。张景岳提出"治湿之法，古人云宜理脾、清热、利小便为上。故曰治湿不利小便，非其治也，此固然矣。然湿热之症宜清利，寒湿之症多不宜利也"。

明代吴昆在《医方考》言："下焦之病，责于湿热。"肾气不足，湿热蕴结下焦，肾与膀胱气化不利，血络受损，则见血尿。外邪袭肺，下及肾络，或是先天不足，肾之封藏失司，不能固摄精微，则见蛋白尿。肾在下焦，在慢性肾脏病过程中，无论是早期还是晚期，湿热都贯穿肾病的整个病程。

清代王清任《医林改错》对活血化瘀治法尤有心得，创制了诸多良方，从而使活血方得到了极大的丰富与发展。王氏在医学上另一项重要贡献是他的气血理论。他很重视气血病机，强调"治病要诀，在明白气血"。王氏创制的血府逐瘀汤、膈下逐瘀汤、少腹逐瘀汤、补阳还五汤等已成为调理气血的名方，广泛应用于临床。在王氏所创活血方中，代表性的当为五逐瘀汤：血府逐瘀汤、通窍逐瘀汤、膈下逐瘀汤、少腹逐瘀汤、身痛逐瘀汤。这些方药对后世医家临床治疗瘀血病证具有重要的指导意义。

继王清任之后，清代唐容川倡"阴阳水火气血论"，谓"人之一身，不外阴阳，而阴阳二字，即是水火，水火二字，即是气血，水即化气，火即化血"。他认为气、血、水互相影响，相因为病，"水病则累血，血病则累气"。对痰瘀互结论治水肿多有发挥。若"瘀血流注，亦发肿胀者，乃血变成水之证"，总宜从水治之，再予琥珀、三七、当归、川芎、桃仁、蒲黄等理血之品加减；血结痰凝者，若"血热而水凝为痰"，药用栀子、黄芩之类以泻火；若"水凝湿滞而不化"，则"血分有寒"，当"以温水者温血，水温则气和，气和则血和"，药用吴茱萸、细辛、桂枝、艾叶等温水；若"血虚痰凝不散"，属阴虚火旺者，治法宜清火泻水。《血证论》中有很多关于由血成水的论述，他认为气、血、水互相影响，相因为病，"失血家往往水肿，瘀血化水，亦发水肿，是血病而兼水也""血积既久亦能化为痰水"，若"瘀血流注，亦发肿胀者，乃血变成水之证"，总的来说血液运行不畅，阻滞气机，气机不畅，不能行血，营血郁阻不能流通，营血溢出脉外就变成了水肿，水液聚集聚而病生也，宜从水治之，再予琥珀、三七、当归、川芎、桃仁、蒲黄等理血之品加减。

李用粹在《证治汇补》中曰："脾主水谷，虚而失运，水湿停留，大经小络，尽皆浊腐，津液与血，悉化为水，故面目四肢水肿""瘀肿皮肤光亮，现赤痕血缕，乃血化为水也"。

指出血水的转化。治法中提到分治六法：湿热宜清，"湿者土之气，土者火之子。故湿每生热，热亦成湿。母子相感，气之变也。故湿热太盛，火势乘脾而肿者，宜清心火，降肺金。俾肝木有制，脾无贼邪之患。清浊运行，湿热气化，而渗道又且开通，其败浊之气，清者复回而为气、为血、为津液，浊者在上为汗，在下为溺以渐去矣"。

宋元之后，政治经济发展中心逐渐往南推移，因为气候、地理环境之不同，江南的医家对湿热之邪的认识更加细致。明代龚信在《古今医鉴》说："夫湿之为病，所感不同。有从外感而得之者，有从内伤而得之者。若居处卑湿之地，与夫道途冲斥风雨，或动作辛苦之人，汗出沾衣，皆湿从外感者也。或恣饮酒浆醇酪，多食柑橘瓜果之类，皆湿从内伤也。"居住在江南的医者，可能对湿气致病作了更精细的描述，苏州吴县的医者如沈颋、马俶等人，谓"脾土脆弱之人，易为感冒，岂必水不流而后为湿哉？人只知风寒之威严，不知暑湿之炎暄，感人于冥冥之中也"，已经指出了"湿"在外感病中被忽略的情况，也说明湿气中人速度较慢，不似风寒暴病来得严重、快速。

叶桂是清初具有开创性的江南医者，他除了继续提出体质"里湿"的论证外，如叶天士门人所记的《外感温热篇》中，发出"且吾吴湿邪害人最广"之感叹！因此，他在长期临床实践中作了深入细致的观察和探索，提出了不少新的见解。首先提出"酒客里湿素盛，外邪入里，里湿为合，在阳旺之躯，胃湿恒多，在阴盛之体，脾湿亦不少"的创见。这里所说的胃湿，我们应理解为湿热，脾湿当是寒湿，与《伤寒论》中的从化规律基本一致。湿热便结用下法，主张宜轻。大便溏为湿邪未尽，须大便硬，始为无湿之征。对体丰面白患者，用清热祛湿法，但到十分之六七，即不可过用寒凉，以湿热去则阳气亦微；体瘦色苍，须顾护其津液，清凉到十分之六七，热退身凉，也不应就认为虚寒，而投补剂，恐炉烟虽熄而灰中有火，一补又炽。舌诊是中医重要望诊内容之一，具有悠久的历史，明清以降，随着温病学派的兴起，特别是叶氏对湿热病的舌质、舌苔色泽荣枯等均作了较详细的叙述，又将验齿、温热发疹等作为望诊内容，对了解机体的病理变化，鉴别真伪方面有所创新，不愧为温病大家。叶氏辨治湿病，主张用三焦分化法："若湿阻上焦者，用开肺气，佐淡渗，通膀胱，是即启上闸，开支河，导水势下行之理也。若脾阳不运，湿滞中焦者，用术、朴、姜、半之属，以温运之；以苓、泽、腹皮、滑石等渗泻之。亦犹低洼湿处，必得烈日晒之，或以刚燥之土培之，或开沟渠以泄之耳。"叶氏治疗湿病，强调气化作用，重视肺、脾、肾三脏及膀胱的气化正常在湿病治疗中的地位，"肾阳充旺，脾土健运，自无寒湿诸证；肺金清肃之气下降，膀胱之气化通调，自无湿火、湿热、暑湿诸证"。

关于瘀血的认识，叶天士认为初病在经，久病入络，经主气，络主血。他说"大凡经主气，络主血，久病血瘀"，提出"久病入络"的理论，倡导"通络"之说。在多种疾病中广泛应用活血化瘀通络的药物,对瘀血严重及有干血内结者,还常使用蛴螬、䗪虫、水蛭等虫类逐瘀药。针对慢性肾脏病顽固性水肿久病及肾、久病多瘀、久病多虚的病机,根据叶天士络病理论,"久病必治络,其所谓病久气血推行不利,血络之中,必有瘀凝,故致病气缠延不去,疏其血络而病气可尽也",提出运用活血利水法治疗慢性肾脏病顽固性水肿血瘀水停证。

与叶氏齐名的江南医家薛雪,在其著作《湿热病篇》中丰富了对湿热病的理论探讨,他认为"湿热之病,不独与伤寒不同,且与温病大异""湿热之证,脉无定体",所以"难以一定之脉,拘定后人眼目也"。薛氏提出,湿热病多由脾虚失运,湿饮停聚,再受客邪,内外相引而成,随着人之体质不同,而有湿多热少、热多湿少、湿热俱盛等热化、寒化之异,即所谓实则阳明、虚则太阴是也。《湿热病篇》从因、机、证、治进行了系统的总结,是关于湿热证候的里程碑式文献。

薛雪对湿热病的研究,突出了湿邪与热邪相合为病的特点,抓住了湿热二邪轻重不同的要害,并结合脏腑、三焦、表里等辨证方法,使之融为一体,解决了湿热病的证型辨析,有利于临床应用。在治疗上,虽然有温化、清泻、清热祛湿诸大法,同时又有补阳、益气、养阴、生津诸法的配伍,然其用药时注意到清热不碍湿,祛湿不助热,扶正不碍祛邪,祛邪当注意扶正等方面。治疗不拘泥于固定成方,体现了湿热病治疗的特点,成为后世治疗湿热病的规矩,影响深远。

明清时期,常州成为文风兴盛的地方,涌现了一批有影响力的文人和学派。这一时期,孟河医派在孟河地区兴盛起来,逐渐成为中医学的重要流派。孟河医派起源于明代的朝官费尚,费氏家族在孟河地区开创了医学传统。孟河医派经历了初创期、鼎盛期和外传期三个发展阶段。在鼎盛期,费氏家族的第七世孙费伯雄和费绳甫成为代表人物。此外,马氏、巢氏等家族的医学家也逐渐崭露头角。

孟河医派成为近代中医名家的摇篮,培养了许多全国知名的医学家。孟河四大家的代表人物包括费伯雄、费绳甫、马培之、巢崇山、巢渭芳、丁甘仁。从清道光、咸丰年间起至清末民国初期,孟河医家陆续向外发展,马培之晚年去苏州,巢崇山、费绳甫、丁甘仁迁上海,成为当地的名医或医学流派,并带出众多弟子,代有发展,并遍布世界各地。

5. 近现代——继承与创新

孟河医派的丁甘仁是海派中医流派"丁氏内科"创始人。海派中医是近代上海特定经济文化背景下形成的一派地域性中医学派。上海地处长江口,地理位置优越,历来是东方文化和商贸交流的重要城市。近代工商业的迅速发展吸引了大量医学人才前往上海,形成了繁荣的医学环境,这为海派中医的兴起提供了得天独厚的地理位置和历史背景。

海派中医的形成也与西医学的传入和交流密不可分。作为开埠城市,19世纪中叶以来,上海开始引进西医,形成了中西医并重的格局。中医学者与西医学者之间的相互交流促进了中西医的融合,使得海派中医注重借鉴和结合现代医学理论和技术。

医学学府的兴起是海派中医发展的又一重要因素。上海建立了多所医学学府,为海派中医的培养和发展提供了重要的平台。这些学府汇集了众多中医名家和学者,推动了中医学术的研究和传承。中医名家通过临床实践和教学传承,将自身的经验和理论传承给后人,这些临床经验和独特的治疗方法形成了海派中医的重要特色。海派中医在中医领域的研究和应用上取得了显著成就,为中医学的发展作出了重要贡献。

丁甘仁注重中西医结合的研究和实践,提出了"中西医结合论",通过整合中医理论和西医科学知识,推动中医学术的现代化进程。他通过引进西方医学教育模式,改革中医教育,培养了一批具有丰富中医理论与临床经验的医学人才,并提出了创新性的辨证论治方法。他注重疾病的病机,丁甘仁认为,湿温之邪常表里兼受,其势弥漫,蕴蒸气分的时间最长,湿与温合,或从阳化热,或从阴变寒,与伤寒六经之传变多相符合,治以宣气化湿、表里双解法为主。概括言之,其治法为:邪在卫分、气分,按三阳经治法;湿胜阳微,按三阴经治法;邪热从阳入阴,按温病热传营血治法。他大胆采用伤寒和温病两学说统一的方法,搭建了辨证施治的框架。在湿温类病证的治疗上,运用伤寒辨六经和温病辨卫气营血相结合的方法。此外,在方药运用上突破传统,采用伤寒、金匮方论结合马绍成、汪莲石等经验。他在治疗内科杂病时,根据辨证准则,灵活运用麻黄连轺赤小豆汤、茵陈五苓散等方剂,打破陈规,开创了新的方剂运用模式。

《丁甘仁医案》中关于水肿从湿热、瘀血论治的医案,如女子刮痧后,因谷食不谨,积滞生湿,湿郁化热,阻于募原,脾失健运,遂致脘腹膨胀,小溲不利,咳嗽气喘,面目虚浮,身热肢肿,苔干腻而黄,脉弦滑,右甚于左,肿胀之势渐著。急拟疏上焦之气机,通中宫之湿滞,去其有形,则无形之热自易解散。另有女子肺有伏风,痰气壅塞,脾有湿热,不能健运,以致咳嗽气逆,面浮四肢肿,食入腹胀有形,小溲不利,苔薄腻,脉浮滑,势成肿胀。以急拟疏风宣肺,运脾逐湿,避免病情加重。产后两月余,遍体水肿,颈脉动时咳,难于平卧,口干欲饮,大腹胀满,小溲短赤,舌光红无苔,脉虚弦而数。由于营阴大亏,肝失涵养,木克中土,脾不健运,阳水湿热,日积月聚,上射于肺,肺不能通调水道,下输膀胱,水湿无路可出,泛滥横溢,全身水肿。急拟养肺阴以柔肝木,运中土而利水湿,避免病情加重。还有患者曝于烈日,暑气内逼,居处潮湿,湿郁滞阻,三焦决渎无权,遂致脘腹胀满,泛泛呕恶,面浮肢肿,里热口干,二便不通,皮色晦黄,苔灰腻,脉弦滑而数,此属热胀。先拟苦辛通降,泄上中之痞满。以及有患者初病春温寒热,经治已愈,继因停滞,引动积湿,湿郁化水,复招外风,风激水而横溢泛滥,以致遍体水肿,两目合缝,气逆不能平卧,大腹胀满,囊肿如升,腿肿如斗,小溲涩少,脉象浮紧,苔白腻,此为风水重症。急拟开鬼门,洁净府。一患者形瘦色苍,木火体质,抑郁不遂,气阻血瘀,与湿热凝聚募原,始则里热口干,继而大腹胀硬,自夏至秋,日益胀大,今已脐突,红筋显露,纳谷衰少,大便色黑,小溲短赤,舌灰黄,脉弦数,此血臌之重症也。"气为血之先导,血为气之依附,气滞则血凝,气通则血行。先拟行气去瘀,清热化湿,然恙根已深,非旦夕所能图功者也"。五脏六腑,都可导致水肿。"脾胀者,善哕,四肢烦悗,体重不能胜衣,卧不安。脾为太阴而主四肢,脾弱生湿,湿阻中宫,真阳不运,土德日衰,寒邪乘之,浊阴凝聚而为哕,为体重,为烦悗也。脾与胃为表里,脾病胃亦病,胃不和则卧不安。宜温运太阴,而化湿浊"。

此外,《丁甘仁医案》中曰:"湿温四天,身热有汗不解,胸痞泛恶,口干不多饮,舌苔薄腻而黄,脉濡滑而数。伏邪湿热,漫布三焦,气机不宣,痰浊交阻,胃失降和。治宜宣气淡渗……湿热为黏腻之邪,最难骤化,所以身热久而不退也。宜以宣化"。丁甘仁医案提供了关于孟河医派的实践和贡献的具体案例,突显了该流派在疾病辨证论治方面的应用。这一案例描述了孟河医派治疗慢性肾脏病的治疗方法。其中强调了湿热为黏腻之邪,最难骤化,需要采用宣化的治疗方法。

丁氏内科流派童氏内科传承人童少伯,是全国著名的中医专家,是上海中医药大学附属曙光医院中医肾病科的创始人之一。他出身于中医世家,对慢性肾脏病具有广泛而深入的经验和认识。他特别注重对"正邪"问题的辨析,在治疗肾功能衰竭时提出了联合应用补剂和泻剂的策略,通过扶正祛邪的治疗方式来解决疾病的复杂性。他的学术思想强调从实践出发,而且重视研究历代医家的经典著作,将其知识运用于临床实践。此外,他对热病的治疗非常熟悉,通过深入研究六经和卫气营血辨证,他将伤寒与温病的治疗进行了融合,从而更好地运用于临床。他擅长应用仲景方药,尤其在治疗慢性肾衰时,他通过辨证施治和借鉴《千金要方》中的方剂,取得了显著的疗效。此外,他还擅长治疗疑难杂症,通过深入疾病根源,综合运用不同的治疗方法来解决复杂的病情。童少伯的学术思想和治疗方法的独特性,为中医的发展作出了重要贡献。他的学术思想对肾脏疾病的治疗具有重要意义,也为其他疑难病症的治疗提供了宝贵经验。

童老认识到在慢性肾脏病的发展过程中,血瘀贯穿疾病的发生始终,因此活血祛瘀这一治则,也体现在疾病的治疗过程中,在补益脾肾的同时,兼加少许活血化瘀之品,尤其对慢性肾脏病早期患者,常起到非常明显的治疗效果。

何立群教授是童氏内科第三代传人,主任医师,博士,博士生导师,上海市名中医,上海中医药大学附属曙光医院肾病科主任医师,长期致力于中医肾病的研究,尤善治疗慢性肾脏病。何教授于1982年毕业于上海中医学院,随后就职于上海中医学院附属曙光医院肾病科,并专注于中医肾病的研究。受教于钟念文教授,获得了海派中医丁氏内科童少伯流派的传承。

何教授从医40余年,研制了辨证治疗慢性肾脏病的中药系列方药:抗纤灵冲剂从瘀血,肾衰冲剂从热毒,健脾清化合剂从湿热,不同治疗角度的方剂均取得显著的临床疗效,体现了传统的中医辨证施治与现代医学辨病论治的完美结合;提出肾病治风当辨病位,病在卫表,治宜疏风宣散;病入气血,应重顺气理血。治表亦分虚实。慢性肾炎、IgA肾病等初期都有感冒发热等肺卫表实证,遵"风者,木也,辛凉者,金气,金能制木故也,故治以辛凉"的原则,故投以金银花、连翘,或加荆芥、防风加强祛风之功,使风邪从外而解。若在表之邪未解而入气血,当顺气理血。临床除用理血祛风之品荆芥炭外,善用陈皮、佛手解中焦之郁。至于养血活血,常以熟地黄、枸杞、白芍、制首乌、当归等滋养肝血。熟地黄为养血补虚之要药,枸杞为平补肾精肝血之品。白芍养血敛阴柔肝,常与赤芍共奏养血活血柔肝之效,重视脾肾虚损在慢性肾脏病发病中的核心地位;立足于中医学中"清""浊"二字,在慢性肾脏病早期,表现为蛋白尿、血尿,乃气血精微与人体内的废物一并经膀胱水道泄出,所谓的"清气不升""气虚不能固摄",为脾肾功能失常;而慢性肾脏病后期,体内废物排出减少或完全不能通过膀胱水道排出,所谓的"浊气不降",乃脾的"降浊"功能失权的表现,在健脾补肾之时增加固摄之药;重视湿热二邪在加重慢性肾脏病中的关键因素,湿热证在慢性肾脏病患者中普遍存在,湿、热二邪是脾气受损的关键因素;创制扶正温阳活血方药结合中医内外同治法治疗慢性肾衰大量蛋白尿,应用中医内外同治的方法,在益气温阳活血的抗纤灵2号方基础上,配合针刺、穴位注射能显著改善大量蛋白尿,从而改善肾功能;明确"瘀血湿热"是贯穿慢性肾脏病发病全程的核心病机,何教授认为慢性肾脏病的水肿、血尿、蛋白尿等主要临床表现均与湿、瘀有密切联系。湿和瘀互为因果,痰湿、血瘀既是始动因素,又是病理产物,湿瘀互结是慢性肾脏病缠绵难愈的主要原因,慢性肾脏病属慢性虚损性疾病,先天禀赋不足、外邪久羁损伤人体阴阳,导致肺、脾、肾功能失调,致使水湿内停,泛溢肌肤,发为水肿。何教授根据长期的临床观察发现,蛋白尿病程较长者常兼血瘀之象。由此可见,湿、瘀作为水液代谢异常的病理产物,影响着慢性肾脏病的方方面面。促进慢性肾脏病干预重点从"治"到"防"的转变,创建了病、证、理、法、方、药完备的"清化祛瘀治肾病"学术思想体系,完善和丰富了中医治疗慢性肾脏病理论。该理论的创立和发展得到了广泛的关注和认可,目前已经成为中医药治疗慢性肾脏病的重要理论体系之一。

参考文献

[1] Wang L, Xu X, Zhang M, et al. Prevalence of chronic kidney disease in China: results from the sixth China chronic disease and risk factor surveillance[J]. JAMA Intern Med, 2023, 183(4): 298-310.

[2] 王冰. 黄帝内经素问[M]. 沈阳:辽宁科学技术出版社,1997.

[3] 王冰. 黄帝内经素问[M]. 北京:人民卫生出版社,1963.

[4] 郭霭春. 八十一难经集解[M]. 天津:天津科学技术出版社,1984.

[5] 顾观光. 神农本草经[M]. 北京:学苑出版社,2007.

[6] 刘建平. 伤寒杂病论[M]. 石家庄:河北科学技术出版社,1994.

[7] 王叔和. 脉经[M]. 北京:人民军医出版社,2005.

[8] 褚澄. 褚氏遗书[M]. 郑州:河南科技出版社,2014.

[9] 巢元方. 诸病源候论[M]. 沈阳:辽宁科学技术出版社,1997.

[10] 严用和. 重订严氏济生方[M]. 北京:人民卫生出版社,1980.

[11] 孙思邈. 备急千金要方[M]. 长春:吉林人民出版社,1994.

[12] 王焘. 外台秘要[M]. 沈阳:辽宁科学技术出版社,2007.

[13] 陈言. 三因极一病证方论[M]. 北京:人民卫生出版社,1957.

[14] 杨士瀛. 新校注杨仁斋医书 仁斋直指方论[M]. 福州:福建科学技术出版社,1989.

[15] 刘完素. 黄帝素问宣明论方[M]. 上海:上海科学技术出版社,2000.

[16] 湖南省中医药研究所.《脾胃论》注释.[M]. 北京:人民卫生出版社,1976.

[17] 朱震亨. 丹溪心法[M]. 沈阳:辽宁科学技术出版社,1997.

[18] 张子和. 儒门事亲集要[M]. 沈阳:辽宁科学技术出版社,2007.

[19] 张介宾. 景岳全书概要[M]. 沈阳:辽宁科学技术出版社,2006.

[20] 吴昆. 医方考[M]. 南京:江苏科学技术出版社,1985.

[21] 王清任. 医林改错[M]. 上海:上海科学技术出版社,1966.

[22] 唐容川. 血证论.[M]. 上海:上海人民出版社,1977.

[23] 李用粹. 证治汇补.[M]. 上海:上海卫生出版社,1958.

[24] 林可华. 叶天士《外感湿热篇》浅释.[M]. 福州:福建科学技术出版社,1989.

[25] 叶天士. 临证指南医案[M]. 北京:华夏出版社,1995.

[26] 杨进. 温病条辨[M]. 北京:中国医药科技出版社 1998.

[27] 丁甘仁. 丁甘仁医案[M]. 上海:上海科学技术出版社,1962.

[28] 麻志恒,钟利平,余柯娜,等. 海派名医童少伯论治肾脏病经验撷要[J]. 江苏中医药,2015,47(10): 13-15.

[29] 盛广宇,张亚亨,徐子灵.何立群运用清化祛瘀法治疗慢性肾脏病经验[J].上海中医药杂志,2022,56(5):19-21.
[30] 张昕贤,陈刚,何立群.何立群教授从瘀论治慢性肾脏病经验撷菁[J].中医药信息,2011,28(5):2.
[31] 张长明,周家俊,何立群.抗纤灵方治疗慢性肾脏病3期患者110例临床研究[J].中医杂志,2013,54(3):4.
[32] 沈烨渠,孙悦,黄迪.何立群教授治疗肾脏病常用药对举隅[J].中国中西医结合肾病杂志,2012,013(012):1043-1045.
[33] 陈晛,李祥炜,张昕贤.何立群教授治疗慢性肾脏病韬略[J].中华中医药杂志,2015,30(3):3.
[34] 吴锋,何立群.何立群教授治疗慢性肾脏病学术思想及经验浅析[J].中国中西医结合肾病杂志,2013,(7):8-9.

第二章 清化祛瘀法的理论创新

第一节 中西医学对肾的认识

在中医和西医理论中,"肾"的概念存在差异。中医对肾的生理、病理,以及肾系疾病的诊断和治疗经过历代医家的不断发展,逐渐形成了较为系统的认识。中医肾病学起源于古代医家对肾的认识。肾的生理功能至关重要,主要体现在藏精、主水、主纳气等方面。肾主水指的是在肾的调控下,与肺、脾、膀胱、三焦等脏腑协同完成人体水液代谢。无论是原发性还是继发性肾脏病,都以水液代谢紊乱为主,其根本原因在于肾。肾与其他脏腑在生理上密切联系,有"肾为先天之本,脾为后天之本"的说法。肾能够激发和维持全身各系统的正常生理功能,同时,各个系统活动的异常也会影响到肾。中医对肾的认识还包括主藏精,主生殖、生长、发育,主骨生髓充脑等。肾的主要病机有肾气不固,封藏固摄之权减弱,精关不固或膀胱失约,出现滑精,或尿频遗尿;肾阳虚衰,温煦失职,气化无权,因而发生畏寒肢冷及水邪泛滥等;肾与膀胱相表里,膀胱湿热,阻碍气化,则小便滴沥不畅;热盛则尿赤,湿盛则尿浊,湿热伤及阴络则尿血。西医所说的慢性肾脏病包括原发性肾病和继发性肾病。原发性肾病包括各种病理类型的肾小球肾炎。继发性肾病包括糖尿病肾病、高血压性肾损害、淀粉样变肾损害、过敏性紫癜性肾炎、狼疮性肾炎、系统性硬皮病肾损害、多发性骨髓瘤肾损害、原发性干燥综合征肾损害、血管炎性肾损害、流行性出血热肾损害、类风湿性关节炎肾损害及乙型肝炎病毒相关性肾损害等。虽然中医古籍中没有西医肾脏病的名称,但可以总结出与之相关的症状和证候,如水肿、尿浊、淋证、尿血、溲血、癃闭、小便闭、腰痛、虚损、虚劳、肾风、肾热、肾积、肾劳、溺毒、关格等。

根据古代医家对肾的理解,中医肾病学涵盖了西医的肾脏病和泌尿系统疾病,其范围不仅限于西医肾脏科,还涉及生殖系统疾病、遗传性疾病,以及部分心血管、内分泌和免疫系统疾病等。在中医学中,肾的外延主要指向下丘脑-垂体-肾上腺皮质轴、下丘脑-垂体-性腺轴及西医肾脏的部分功能。

第二节 中医对慢性肾脏病病因的认识

中医无慢性肾脏病病名,依据临床症状历代医家将其归属于"水肿""癃闭""关格""虚劳""肾劳"等。中医多认为慢性肾脏病为本虚标实之证,本虚为五脏气血阴阳亏损,以脾肾为主;标实为痰饮、水湿、浊毒、瘀血、湿热等。发病原因则包括素体禀赋不足,复感外邪;饮食、劳倦、房事、情志等内伤因素;此外,病理产物形成的因素和药邪致病的因素等在肾病发生、发展过程中起着重要的作用。

(一) 外感因素

由于人生活在自然界中,任何疾病的发生均会受到自然界各种气候的影响。风、寒、暑、湿、燥、火是自然界六种不同的气候变化,在正常情况下称为六气。人类对六气的变化具有较强的调节与适应能力,所以正常的六气情况下,人体不易发生疾病。当气候异常急骤变化或人体抵抗力下降时,六气就成为致病因素,侵犯人体导致或诱发疾病的发生。此时的六气,就称为"六淫"。六淫致病从今天的临床实践看,包括了生物(如细菌、病毒等),物理、化学等多种致病因素作用于机体而引起的病理表现。由于六淫致病往往是两种或两种以上因素联合作用于人体,因此,在临床上我们常常见到风与寒、寒与湿、湿与热、燥与热兼邪合犯人体而导致肾病的发生。

1. 风寒之邪

风为百病之长,六淫之首,凡寒、湿、燥、热诸邪多依附于风而侵犯人体,故风为外邪致病的先导。"寒气通于肾",肾为寒水之脏,寒邪致病,与肾有一定的亲缘性,二者同气相求,故有"寒喜中肾"之说。当冬春之交,或遇气候异常变化之际,风邪夹寒,或寒邪夹风而成风寒之邪,若遇体质虚或防护失慎之时,则可引起肾风等病证。如《黄帝内经素问·风论》说:"以冬壬癸中于邪者,为肾风""肾风之状,多汗恶风,面庞然水肿,脊痛不能正立,其色炲,隐曲不利。"肾风的发病是由肾气虚而风寒之邪外袭。风邪为阳邪,其性主动,"善行而数变",其致病特点为发病迅速、变化无常,易于侵犯人体高位和肌表,成为外感病的始作俑者。因此,外感病多表现为风证,并常与其他病邪共同致病,如风寒、风热、风湿、风燥等。在临床诊治中,许多慢性肾炎患者容易出现病情反复,其复发原因常常与外感风邪相关,导致病情波动、症状加重或恶化,如风邪引发的感冒、咽喉肿痛、皮肤湿毒疮疡等,都可能是慢性肾炎复发的原因。

2. 寒湿之邪

寒邪为阴邪，其性收引，易伤阳气。寒邪外束时，与卫气相搏，导致阳气无法宣泄，从而出现恶寒发热、无汗等症状。内寒则是由于阳气虚弱，脏腑功能衰退，引起水液运化障碍，浊阴潴留导致水肿。阴寒内盛可能导致脾肾阳虚，表现为吐泻腹痛、手足逆冷、水肿痰饮等症状。寒为阴气盛的表现，其性属阴，即所谓"阴盛则寒"。湿邪重浊黏滞，其性类水，故寒湿皆为阴邪，二者同气相求，易相兼合犯人体，导致阳虚阴盛，造成一些肾病的发生。临床上，如寒邪夹湿，或者湿邪化寒而成寒湿之邪，侵袭肾脏，以致肾阳虚衰，而汪蕴谷在《杂证会心灵》中指出："阳虚则真火内败，寒湿更积蓄不消。"遂成肾着、肾泄、水肿、痰饮、痞满等病变。张仲景在《金匮要略》中说："其人身体重，腰中冷，如坐水中，形如水状，反不渴，小便自利，饮食如故，病属下焦，身劳汗出，衣里冷湿，久久得之，腰以下冷痛，腹重如带五千钱。"究其原因，属"肾受冷湿，着而不去"（尤在泾《金匮要略心典》）之寒湿伤肾无疑。从条文中可推知，寒湿伤肾具有以下特点：一者寒湿之邪易伤阳气，阻遏气机，障碍气化，则见身重腰冷，小便自利；二者寒邪稽留不散，湿性黏腻停滞，寒湿伤肾，多缠绵难祛，"久久得之"，病证难愈。

3. 湿热之邪

湿邪为阴邪，其性重浊、黏腻，阻碍气机活动，妨碍脾的运化，外感湿邪时，患者常见恶寒发热、汗出但热不退、头重如裹、胸闷腰酸、口不渴、关节疼痛固定、四肢困倦等症状。湿邪在肠胃内阻滞时，可引发食欲不振、胸闷不适、小便不利、大便溏泻等。内湿是指体内水湿停滞，主要由脾肾阳虚和运化水湿功能障碍所致。临床表现包括纳呆、腹泻、腹胀、尿少、面黄、水肿等。湿邪与热相结合称为湿热，为下焦疾病常见病因。湿热之邪致病，多在长夏之时，以其正当夏秋之交，阳热下降，氤氲熏蒸，水气上腾，潮湿充斥，每多湿热之邪侵人体或由居处潮湿，涉水淋雨，水湿作业，汗出沾衣等，湿邪袭人，入里化热而成湿热之邪，常常导致一些肾病的发生。吴昆在《医方考》中说："下焦之病，责于湿热。"刘完素《黄帝素问宣明论方》云："其湿热之邪伤肾，湿气先伤人之阳气，阳气伤不能通调水道，如水道下流淤塞，上流泛滥必为水灾。一旦水退，干旱从之，亦能使人真阴不能生长，而耗阴液。"故在一些肾病的病变过程中，先以湿热伤肾，气化失常，水液潴留为临床特点，此时体内水液代谢受到障碍，则气不化津而化水，食不化精而成浊。湿浊郁结化热，则湿中之热进一步灼伤阴液，导致阴液亏损，酿成阴虚兼夹湿热之变。

下焦之病，多属肾病一类。如淋、浊、肿胀、遗精、阳痿、强中、血精等，都可以表现出上述之病因病理。一些与淋浊、肿胀密切相关的肾脏疾病如泌尿系感染、肾小球肾炎等,其发病过程多由湿热之邪所致。并且湿热未伤阴者,病情易于控制,而一旦湿热伤及气阴,则湿热之邪在体内就不易祛除。大多数泌尿系感染及肾小球肾炎患者每因湿热久羁而极易转成慢性。其发病之初,湿热之邪常表现十分明显,然后转成气阴亏损,病情缠绵不解,及至后期湿热伤及气阴之象仍然十分突出。因此,有的医家认为在肾小球肾炎发生与发展过程中,湿热是贯穿始终的病邪。也有人报道,慢性肾炎用温肾利水或用激素治疗效果不显著或无效者,应考虑温郁化热与湿相合成湿热,改用清热解毒利湿法后有效。因而给予肾病患者以积极的清利治疗,可望获得较好的治疗效果。

4. 燥热之邪

燥热之邪源于秋金,具有肃杀之气,肺脏首当其冲。故燥邪袭人先伤及肺,鉴于肾主液而恶燥,故燥邪又易伤肾。燥性干枯,易于损伤津液,因此燥邪的特征表现为体液缺失。内燥主要由肾阴亏损所致。燥邪还可导致水液凝聚,引发水肿。由于燥邪易于伤肺,肺为水之上源,燥邪伤肺将导致津液输布失常,进而凝聚成水肿。燥邪致病的主要特点在于"燥胜则干"(《素问·阴阳应象大论篇》),其皮肤皱结,咽鼻焦干为燥伤肺津所致,精血枯涸,便溺闭结系燥灼肾液而成。临床上燥热合邪致病则热助燥势,燥增热威,更增其伤津耗液之性。此时,可见筋燥、骨痿、爪枯、便结等症,无不伤及肾而为病。沈金鳌《杂病源流犀烛》说:"喘咳、痿、厥、三消、噎膈之萌,总由此致。"故在治疗上离不开滋阴益肾、增液润燥等法。

(二) 内伤因素

内伤因素包括先天不足、情志失调、劳逸过度、饮食不节等方面。它可以导致人体脏腑功能失调,气血亏损,阴阳失衡等,是引起肾脏疾病的根本内在因素。

1. 先天不足

慢性肾脏病是在多种病因共同作用下发生的,其中脾肾两虚占主导地位,也是慢性肾脏病发生发展的基础,肾为先天之本,主水,脾为气血生化之源,肾分清泌浊,脾升清降浊,脾失固摄,肾封藏失司,则血液、精微物质下泄,临床多见血尿、蛋白尿。

2. 七情内伤

七情即喜、怒、忧、思、悲、恐、惊七种情志变化,是人的精神思维活动,也是人体对外界环境的生理反应。若七情过于剧烈,可能成为内伤致病因素。肾主藏精,肾气受损,精气怯弱,可能导致惶恐不安、骨酸痿弱、精滑或小便失禁等症状。若情志过于剧烈,可能导致体内气机逆乱,影响水液代谢,导致膀胱气化不利,进而引发小便失禁、遗精滑泄等正气下陷病证。情志失调常引起肾的功能障碍。《素问·阴阳应象大论篇》说:肾"在志为恐,恐伤肾。"情志失调引起的肾病主要表现在两方面,一是长期恐惧,"恐则气下",以致肾气受伤,造成遗精、阳痿等症;二是情志失调,造成气机逆乱,气郁化火,灼伤肾阴,导致肾阴不足。情志失调不仅是一些肾病发生的原因,也是诱发肾病加重的一个要素。如遗精、阳痿等性功能低下的患者,由于精神过度紧张,常导致病情反复不愈,甚至日趋加重。水肿、肾劳等病,每因迁延不愈,导致患者情志不舒,气机郁滞,三焦水道壅塞而使病情加重或恶化。因此,近年来有人提出肾病从肝论治,其治法之要旨在通过疏肝理气、调畅情志以达到气机条达、三焦通调而使某些肾病趋于缓解。

3. 劳逸过度

劳逸过度主要指房劳过度和闲逸过度两方面。房劳过度指性生活过度,多由形体未盛而早婚,或由性欲过度,或由素体本虚而房事不节,或由思念未遂、手淫恶习等原因,皆可因肾精流失过多而致虚。《灵枢·邪气脏腑病形篇》说:"入房过度,汗出浴水,则伤肾。"肾精亏耗,可引起腰膝疲软,眩晕耳鸣,精神萎靡,记忆力减退,以及男子阳痿早泄、睡梦遗精,女子月经不调,流产难孕,崩漏带下等病证。闲逸过度则意志消沉,精神衰退,食少乏力,脏腑失调,气血运行不畅,机体抵抗力降低,久则肌肤松弛、筋骨痿软,则易导致一些肾病的发生,如形体虚胖,痰浊壅盛,女子月经不行、带下浊腻,男子性功能低下等。

4. 饮食不节

饮食不节也是一些肾病发生的重要因素。包括暴饮暴食、过食生冷、过多食用肥甘厚味及饮食偏嗜等。这些因素不仅直接损害脾胃,导致疾病,还可能成为其他脏腑的发病原因。脾胃作为后天之本,气血生化之源,若受损,可能导致正气不足,引发各种疾病。肾作为先天之本,需要依赖脾胃生化气血来滋养。若脾胃受损,气血生化之源受阻,可能导致肾脏发病。因此,《灵枢·口问篇》曰:"中气不足,溲便为之变。"这就是脾胃受损导致小便异常的原因。《素问·痹论篇》说:"饮食自倍,肠胃乃伤。"指出饮食过量会导致脾胃功能的损伤。日久可导致脾的运化功能失常,从而引起气血生化匮乏,及水液运化失司。若气血亏虚不能归藏于肾,先天之精缺少后天之精的补充,则导致肾脏精气不足,此即后天不能奉养先天之意。若水液运化失司,则水津不能转输于肺,如雾露之溉全身,势必导致水液在体内停滞,而产生湿、痰、饮等病理产物,甚则水湿下流,聚于下焦,伤及肾中阳气,阻碍肾脏气化功能导致水肿发生。另外,长期过食肥甘,醇酒厚味,辛辣煎炸之物,易造成肾中积热,从而导致消渴、湿热淋等症。如《丹溪心法·消渴》阐述消渴的发病机制说:"酒面无节,酷嗜炙博……于是炎火上熏,脏腑生热,燥热炽盛,津液干焦,渴饮水浆,而不能自禁。"由于炽热内盛,肾水受劫,故《丹台玉案·三消》说:"惟肾水一虚,则无以制余火,火旺不能扑灭,煎熬脏腑,火因水竭而益烈,水因火烈而益干,阳盛阴衰构成此症而三消之患始剧矣。"可见,消渴的发病与肾至关紧要。《石室秘录·内伤门》说:"消渴之症,虽分上中下,而肾虚以致渴,则无不同也。"

5. 房劳过度

《灵枢·邪气脏腑病形篇》提到:"入房过度,汗出浴水,则伤肾。"由于过度房事,肾精耗伤过多,导致下元亏损。伤阴者,可能形成相火偏旺;伤阳者,则可能出现命门火衰。

(三) 病理产物形成的因素

病理产物是指外感、内伤诸多病因作用于人体,导致脏腑阴阳失调所形成的水湿、痰饮、瘀血等,这些病理产物一经形成之后,就成为新的致病因素,反过来作用于脏腑,引起多种病理变化,表现为各种证候。尤其在肾病的发生与发展过程中具有一定的意义。

1. 水湿痰饮

水湿、痰饮同出一源,均为津液不归正化而形成的病理产物。其产生与肺、脾、肾三脏功能的失常密切相关,尤其与肾的功能失调关系最大。如《明医杂著》说:"痰之本水也,原于肾。"《类证治裁·痰饮》说:"若夫肾阳虚,火不制水,水泛为痰,则饮逆上攻,故清而澈……肾阴虚,火必灼金,火结为痰,为痰火上升,故稠而浊。"上述可见,这些病理产物是在肾的功能失调以后形成的。既成之后,又可导致一些肾病的产生或者加剧原有的肾病病情。痰饮,本质上是病理产物,源于肾脏。肾脏功能失调会导致津液蒸聚,从而形成痰饮。尽管痰饮与肾脏关系密切,但五脏疾病都可能引发痰饮现象,并非肾脏所独有。正如《景岳全书》指出:"脾主湿,湿动则为痰;肾主水,水泛亦为痰。"因此,痰的生成与脾肾两脏密切相关。在肾脏方面,痰的产生主要与虚损有关。

若湿浊内聚可以导致水肿,如《素问·水热穴论篇》说:"肾者,胃之关也,关门不利,故聚水而从其类也。"《景岳全书·肿胀》也说:"肾虚则水无所主而妄行,水不归经,则逆而上泛。"水饮犯肺可以导致喘疾。如《景岳全书》中说:"水病为喘者,以肾邪干肺也,然水不能化而子病及母。"临证之中,水湿痰饮停留体内一则可导致气机升降失常,二则可引起气机阻滞血脉不畅,进一步加重原有疾病或出现新的证候。如慢性肾功能衰竭常由于湿浊内聚上逆犯胃而出现恶心、呕吐,水邪凌心射肺则出现心悸、气喘等症。

2. 瘀血

瘀血是凝滞和离经之血,不仅失去了滋养作用,还成为多种疾病的诱因。瘀血可分为内伤和外伤,外伤主要由闪挫、跌仆等导致局部出血,久积而成瘀。内伤则是气郁血滞,日久成瘀,甚至积聚成形。《金匮要略》中指出:"血不利则为水。"《血证论》也提道:"瘀血化水,亦发水肿。"因此,瘀血在肾病发病中具有重要地位。在肾脏疾病过程中导致瘀血形成的原因不外虚实两端,因虚致瘀者,临床常见的证候有气虚血瘀、阳虚寒瘀、阴虚内热和气阴两虚、瘀阻等;因实致瘀者,湿热血瘀、湿浊血瘀、气滞血瘀、水阻血瘀等证候常见。但是无论何种原因导致的血瘀,一旦其形成之后,就会反过来加重原有的肾病,致使肾病的病因更为复杂。如瘀血与水湿互结,致使肿胀难以消除,同时瘀血可以产生一些并发症,从而导致整个病情日趋严重。如瘀伤脉络,造成各种出血、疼痛等。在肾病后期发生水肿则较难痊愈。

(四)药邪致病因素

对于肾病的发生发展,药邪致病是一个很重要的因素。产生药邪的主要原因大致有两个方面:一是误用补益药,肾病多虚证,临床上常见肾阴虚、肾阳虚、肾精亏损、肾气不足等证,在治疗上当辨其阴虚、阳虚,恰当用补药。若以温补药用于肾阴虚患者,或以滋阴药用于肾阳虚患者,以填精补髓药用于体虚而胃纳不佳者,以及滥用、过用补益之品,则常常产生一些变证。这种由误补导致的药邪,不仅于病无益,反而加剧原来病情的进展。二是误用祛邪药,在肾病发生发展过程中,常出现正虚邪凑或因虚致实之本虚标实证候,须用攻邪之品,或以清热之药,或以渗利之剂,或以逐饮蠲饮之物,或以活血化瘀之味等,这些攻邪之品的运用,如若配伍不当,或者攻邪过猛,可致正气受其戕伐。这种由攻邪之品投之不当而产生的药邪,主要导致人体正气及肾气的虚损。

第三节　中医对慢性肾脏病病机的认识

肾左右各一，命门附焉，内藏真阴而寓元阳，为水火之宅，其经脉络膀胱，与膀胱互为表里。肾主藏精，为人体生长、发育、生殖之源，为生命之根，故称先天之本。肾主五液以维持体内水液代谢的平衡。肾主骨，生髓，以使肾坚齿固，脑充发荣，精力充沛。肾与其他脏腑的关系密切，肾主纳气，气根于肾而归于肺，故能助肺之吸气与肃降；肾水上济于心，心火下煦于肾，水火既济，阴阳平衡；肾为先天之本，脾为后天之本，脾之健运，有赖于肾阳之温煦，而肾中精气之充沛，则依靠脾胃之补给；肝肾同居下焦，肝藏血，肾藏精，精血互化，乙癸同源。膀胱主蓄津液，化气行水，但膀胱之气化，需肾气之蒸腾。

若禀赋薄弱、劳倦过度、久病失养、饮食不节及外感六淫之邪，均可损伤肾脏精气，而产生多种疾病。常见病机有肾精不足、封藏失职、开阖失度、纳气无权等方面。

（一）肾精不足

《灵枢·本神篇》说"肾藏精"，精气禀受于父母，靠水谷精微的滋养，而由肾脏化生。它是人体活动的源泉，并有促进生长发育和繁衍生殖等重要功能。故称肾为先天之本。若先天不足，后天失调，或久病耗伤，肾脏藏精不足，"水亏其源，则阴虚之病叠出，火衰其本，则阳虚之证迭生"（《类经附翼·求正录·真阴论》）。不育不孕、阳事异常、作强不能等病变也由之而生。

（二）封藏失职

《素问·六节藏象论篇》说："肾者，主蛰，封藏之本，精之处也。"精来源于肾，其储藏和排泄由肾主管，精气宜藏不宜泄。若肾失封藏之职，则可导致生殖之精外泄，全身精微漏出。

1. 精关受扰

多由心肝之君相两火内动，或湿热邪气下注，或风热邪气侵袭，扰动精关影响肾之封藏功能，以致封藏失职而精液及全身精微物质外泄。故《类证治裁·遗泄》说："凡脏腑之精，悉输于肾，而恒扰于火，火动则肾之封藏不固。"

2. 精关不固

《格致余论》曰"主闭藏者,肾也",肾之闭藏全在于肾气充足,才能发挥其藏精之作用。若肾气虚损,则失其固藏之用,则精液、精微物质外溢而流失。

(三) 开阖失度

《素问·逆调论篇》曰:"肾者水脏,主津液。"人体摄入水液之后,经过胃之游溢,脾之转输而上归于肺,再由肺之通调水道以下输膀胱,其间赖以肾的气化功能,使清者上升,浊者下降膀胱,排出体外。尿量排出的多少,由肾气的开阖作用进行调节、控制。故有"肾为胃关"之说。

《医门法律·水肿论》曰:"肾气从阳则开,阳太盛则关门大开,水直下而为消;肾气从阴则阖,水不通则为肿。"就是指开阖失度的病变。

1. 关门不利

《素问·水热穴论篇》曰:"肾者,胃之关也。关门不利,故聚水而从其类也。上下溢于皮肤,故为胕肿。胕肿者,聚水而生病也。"多因肾阳衰微,气化失职,水液不能下输膀胱而排出体外所致。即《医门法律·消渴论》所谓:"关门不开,则水无输泄而为肿满。"有时肾阴不足也可导致关门不利,是因阳无阴则无以化之故。

2. 关门失阖

与关门不利相反,若关门失阖,肾虚失于气化升清之功能,则水液由肾直趋膀胱。正如《医门法律·消渴论》说:"关门不闭,则水无底止而为消渴。"多系肾精亏乏,精不化气所致。久则损及肾阳。

(四) 纳气无权

纳气无权是指肾不纳气的病变。呼吸虽由肺之所主,但吸入之气,必须靠肾气的摄纳,方可下沉丹田,从而保持呼吸的正常进行,故有"肺为气之主,肾为气之根"之说。肾气不足,不能纳气归元,气不下行而浮逆于上,可发生肾不纳气之喘促;若肺脏虚损,病穷及肾,亦可导致喘证的发生。

第四节 现代中医肾病理论

近年来,一批现代中医肾病领域专家在中医理论、临床实践和科学研究方面作出了突出的贡献,为中医药防治慢性肾脏病的创新发展奠定了坚实的基础。

1. 国医大师张琪教授

国医大师张琪教授主张以脾肾论治慢性肾脏病。张琪教授从中医学术理论体系入手,总结大量临床经验,认为肾病之水肿、蛋白尿、血尿与脾肾相关,其病机关键为脾、肾功能失调,三焦气化失司,尤其是慢性肾脏病,脾肾阴阳失调贯穿疾病的始终,提出从脾肾论治慢性肾脏病理论。

张琪教授还主张辨证与辨病相结合,借助西医诊断手段,以开阔辨证论治、立方遣药的思路。他认为不必拘泥于中西医学门户之争。一是在中医辨证的基础上,借助西医诊断手段,以开阔辨证论治、立方遣药的思路;二是针对某些疾病中西药有机地合用,相互协同,增效减毒。辨证与辨病相结合是取长补短,相互资助。

此外,张琪教授主张运用大方复治法治疗肾病。他认为慢性肾脏病日久大多正虚邪实、寒热错杂,补正则碍邪,祛邪则伤正,必须辨证精细,正邪兼顾,温清并用,攻补兼施,切中病机,方能收效。以慢性肾衰竭为例,本病为慢性肾脏病发展的终末期,病情进行性受损加重,发病机制复杂,兼并症状多而缠绵,寒热虚实,病机错综复杂,更非一方一法所能奏效。因此,必须采用重剂复方才能达到寒热并用、攻补兼施、扶正祛邪,各方面兼顾的多重作用。

张琪教授提出以多元化思想论治肾脏疾病。张琪教授多年来对肾病的治疗创立了多元化理论,针对病机之错杂的慢性肾衰竭,善用作用相反或性质对立的药物以应对其复杂的发病机制,如散与敛、寒与温并用,消与补兼施,气与血、阴与阳互补。张琪教授常用补脾益肾、清热泻浊、活血化瘀诸法多元化治疗,多法合用体现多元化的思想。

2. 张佩青教授

张佩青教授继承张琪教授学术思想,提出慢性肾衰竭早期治疗以扶正为主,临床应用参芪地黄汤疗效显著;继承张琪教授经验研制的具有补脾肾化浊活血作用的肾衰保肾胶囊,广泛应用于早中期慢性肾衰竭患者;提出益气养阴清热凉血法治疗过敏性紫癜性肾炎、补肾活血法治疗早期糖尿病肾病、从湿热论治慢性肾衰竭等。她认为脾肾两虚是慢性肾脏病的发病基础,湿热痰瘀是其病理产物,临证注重调补脾肾、清化湿热、活血化瘀,张佩青教授尤其强调内科疾病多与湿瘀痰阻、气机不畅密切相关,临证注重祛湿化瘀、调理气机。

3. 国医大师邹燕勤教授

国医大师邹燕勤教授在继承孟河医派学术思想的基础上,提出虚劳内伤皆气血,补益培本重脾肾,提出"补肾必用健脾";宗扶正祛邪之原则,倡"和法缓治",用药平淡轻灵,善于"轻药重投";同时注重食疗及药膳。以维护肾气为核心,认为肾气不足是肾病发生的内因,肾气充足是预防和治疗肾病的根本。维护肾气的方法包括根据辨证佐以益肾之品,运用阴阳互根之理,禁用苦寒辛凉之品等。创立并倡导"保肾气"为核心的治肾学术思想体系,立足维护肾气,辨证精准,治法和缓,用药轻灵,疗效卓著。

兼顾五脏,见肾不泥肾,对肾炎水肿的治疗,邹燕勤教授多从肺、脾、肾着手,以宣肺利水、补气行水、健脾利水、温肾利水、活血利水等为常法。她根据活血化瘀法治疗水肿的论点,提出"温肾、行血、宣瘀,佐以通畅行气的药物,使肾脏血流不发生障碍",对"各种慢性肾炎,都用补气养血,化瘀温肾予以整体的根本治疗,以增强抵抗力",并提出五脏中肺与肾最为娇嫩与柔脆,凡是气候变化、物理刺激、情绪波动,外因与内因各方面,都能影响到肺脏与肾脏。邹燕勤教授指出 IgA 肾病多因禀赋异常、体质虚弱,或感受外感六淫之邪所致,故提倡预防为先;其最常见证型为气阴两虚夹湿、夹热、夹瘀,西医治疗有其局限性,进行积极的中医药干预,疗效显著;在平稳期加以中医药养护,可明显延缓患者进入尿毒症的进程,故提出了从"防治养"整体观论治 IgA 肾病。

4. 国医大师张大宁教授

国医大师张大宁教授提出"心-肾轴心系统学说"及"肾虚血瘀论和补肾活血法"等,张大宁教授认为治疗慢性肾衰竭要紧紧抓住三个主要病机,即肾虚、血瘀与湿毒,而肾虚从肾气不足到肾阳虚损,至肾元衰败;血瘀从血瘀气滞到瘀血内积,至瘀毒互结;湿毒从湿毒内蕴到湿毒上逆,至湿毒四泛,是慢性肾衰竭病机发展的重要过程。也就是说,"虚、瘀、毒"的逐渐加重,是慢性肾衰竭从轻到重的根本病因病机。张大宁教授提出肾虚血瘀论与补肾活血法。张教授认为临床上出现的肾虚与血瘀不是孤立存在的,肾虚必兼血瘀。肾虚是本,血瘀是标;肾虚为因,血瘀为果。反过来血瘀又构成新的致病因素,从多方面加重肾虚的程度,形成恶性循环,而产生各类疾病。补肾活血法是张大宁教授针对"肾虚血瘀论"的病理机制,结合中医治则(异病同治、扶正祛邪的原则)提出的治疗大法。补肾活血法是具有中医理论中"异病同治"和现代医学理论中"非特异性治疗"作用的一个基本治疗大法。张教授早在20世纪80年代即提出"肾衰竭系列方治疗慢性肾衰竭"的方法，即"补肾活血为本，祛湿降逆为标；整体局部相结合，理论治疗相结合，多种治法相结合"的全方位治疗方剂，并研制了健肝补肾汤、滋补肝肾汤、活血汤、补肾扶正方剂和活血化瘀方剂5个治标方剂；以及化湿汤、降浊汤、利水汤、平肝汤和清热防感饮等多个治标方剂，标本并治，取得一定的效果。近20年来，张教授在上述研究的基础上，进行了大量临床实践与基础实践，无论在临床疗效上，还是对疾病认识的深度上，都有了进一步的提高。明确地提出了治疗慢性肾衰竭的基本大法，即补肾活血排毒法，为所有治疗方法的基础。补肾法中以平补为基础，偏于补气，如冬虫夏草、生黄芪、白术、补骨脂等；活血法中，以辛温为主，如丹参、川芎、五灵脂、蒲黄等；排毒法中以降逆祛湿排毒为主，如大黄、大黄炭等。

5. 陈以平教授

上海中医药大学附属龙华医院陈以平教授是我国中西医结合肾脏病学科的奠基人之一，在国内率先将肾脏病理诊断引入中医辨证论治中，形成病理分型肾病中医诊治规律；首倡"斡旋三焦论治慢性肾脏病"的学术理论。她以"斡旋三焦"为总体辨证指导思想贯穿CKD各阶段的治疗，根据患者的不同证型，"斡旋三焦"治则可以分别以"调畅气机""和解少阳""清热化湿"等不同治法，在具体治疗中灵活地、有选择地联合运用，并结合有关西药，以达到最佳治疗效果。她认为，肾病虽然病位在肾，但受全身脏腑功能影响，尤其是三焦及其所属脏腑的水火失调、气机郁滞是本病的根本病理。古代医家把人体划分成上、中、下三个生理病理区域，将人体重要内脏器官分别辖于这三个区域之中，简而言之，上焦包括心肺，中焦包括脾胃，下焦包括肝肾。三焦是上焦、中焦和下焦的合称，是人体水液代谢的通道，也是气血津液升降出入的关键。三焦的主要生理功能是通行元气、运行水液、传化水谷。如果三焦水道不利，脾、肺、肾等脏腑调节水液的功能将难以实现，引起水液代谢的失常，水液输布与排泄障碍，产生痰饮、水肿等病变。陈以平教授"斡旋三焦"治肾理论是中医"整体观念"的具体应用：治肾不独在肾，治取三焦。斡旋者治理、调节之意，即针对上述病机认识，采用多种治疗手段如"通调水道，调畅气机，益气活血，清热利湿"等，促使三焦气化归常，最终达到治疗肾病的目的。陈以平教授总结出一系列肾病的中医治疗规律，形成了完整的陈氏肾病系列方。比如，IgA肾病临床表现复杂多样、肾脏病理变化多端，早期病及上、中二焦脾肺两脏，病深者渐入下焦损及肝肾。采用"疏利三焦"，形成肾平、肾安等系列专方；糖尿病肾病确立了"始上焦，终下焦"为其病机传变规律,早期治疗重在清利上焦,重用清热养阴;中晚期治当调和中、下二焦,尤需温补脾肾,益气活血贯穿始终,确立了"黄芪牛蒡子"系列专方。她的学术思想和临床实践,为中医药治疗慢性肾脏病提供了新的理论和方法,受到国内外的广泛认可和赞誉。

6. 王永钧教授

浙江中医药大学附属广兴医院(杭州市中医院)王永钧教授是我国著名的中西医结合肾病专家,长期从事肾脏病的临床和研究,对中医经典和历代名家学术思想有深入的研究。他提出了肾病从风湿论治的创新理论,阐述了肾病风湿证候的病因、病机,规范了肾病风湿证的辨证指标和微观指标,为临床应用祛风胜湿中药治疗肾病提供了依据。应用治虚、治瘀、治风湿的中药组方,以及中西医结合、联合、序贯、个体化的用药方案,治疗肾科常见的难治病——IgA 肾病。

王永钧教授在长期的临床实践中,发现 IgA 肾病的发病机制与中医的风湿病理有密切关系,提出了"风湿致肾病"学说,认为风湿证候既是 IgA 肾病的始作俑者,亦是病情加重的危险因素,若能早期进行干预和治疗,可阻抑疾病的进展,肾虚为 IgA 肾病的基础,瘀痹为重要病机,肝风为危险因素,溺毒为终末表现。创建了 IgA 肾病从虚、瘀、风湿辨治体系,首创了 IgA 肾病五型辨证:风湿型、肾虚型、瘀痹型、肝风型和溺毒型。

风湿型:本型以风湿为主要病因。表现为反复发作的血尿,可伴有关节疼痛、肌肉酸痛、皮肤瘙痒等风湿症状,风湿证候反映了 IgA 肾病在慢性病程中寓有急性加重的活动性病变。风湿证是 IgA 肾病进展的重要原因,是疾病的关键证候。

肾虚型:本型以肾虚为基础,疾病早期,王教授认为最关键的是肾的气阴两虚。常用当归、黄芪、女贞子、旱莲草、金樱子、芡实、生地黄等益气养阴、养血活血、固肾涩精。疾病中期,当激素从较大剂量撤减至半量以下时,许多 IgA 肾病患者会出现肾阳虚表现。此时王教授将激素撤减速度放缓,并适当加用淫羊藿、杜仲等温补肾阳(气)药物,以改善证候、摆脱激素依赖、提高临床缓解率。疾病晚期,虽然也存在肾阳虚证候,但王教授考虑此时"因虚致实""虚实夹杂",故建议脾肾同治、标本兼顾、补泻兼施。

瘀痹型:本型以瘀痹为重要病机,王教授发现 IgA 肾病的瘀痹证作为独立证型较少见,一般都以兼证出现。他结合肾脏病理,将肾络瘀痹分为三个层次:肾络不和(毛细血管袢开放不良、包氏囊断裂)、死血凝着(微血栓形成)、微癥积形成(基质增加、球囊粘连、纤维性新月体、局灶节段或球性硬化、小管肾间质纤维化),使用微观辨证来评估瘀痹证。

肝风型：本型以肝风为危险因素，王永钧教授认为，肝风证导致的"内风"是 IgA 肾病病情进展的另一重要病机。若肝风内动证肾气太过，则进一步加重肾失封藏，导致尿中泡沫增多。肝风证宏观辨证包括头晕头胀、视物模糊、震颤抽搐、脉弦、尿泡沫增多、血压升高等，微观辨证包括肾小动脉硬化、玻璃样变，肾小动脉内膜增厚、管腔狭窄，肾间质动脉弹力层增厚、分层等。王教授喜用知母、黄柏相伍，以滋肝肾之阴，降龙雷相火。若出现肝风内动，方选镇肝熄风汤加减，常用药包括玄参、龙骨、牡蛎、牛膝、白芍，以镇肝熄风、滋阴潜阳。

溺毒型：本型以溺毒为终末表现，此时肾衰败，浊毒内停，累及他脏，导致虚实夹杂、阴阳错乱。肾衰早期，王教授重视益肾消癥，常用药包含黄芪、当归、女贞子、杜仲、虎杖、黄芩、白花蛇舌草、积雪草、桃仁等；肾衰晚期，他注重调理脾胃，多以健脾护胃、通腑泻浊为主，强调给邪以出路。

王永钧教授将中西医融会贯通，总结出了慢性肾脏病临床演变规律，发展了肾脏病中医辨证理论，提出"风湿致肾病"学说和"肾脏微癥积"的肾微观辨证法，完善肾病中医微观辨证体系，应用中华文化的"象思维"，结合"审病—辨证—治病/证"的临床思维方法，拓展了"四诊"视野，在此指导下形成了一套分阶段辨证治疗的方案和系列组方，并在临床、科研与实践中得以运用。

7. 聂莉芳教授

中国中医科学院西苑医院聂莉芳教授认为在慢性肾脏病的发展过程中，中医辨证以气阴两虚证最为多见，提出了益气养阴法治疗慢性肾脏病的学术观点。其认为益气养阴法来源于古代的"精气学说"，在临床理解及运用益气养阴法时，应扶正祛邪，辨病与辨证相结合，进一步辨病位、辨类证，同时思维不能局限化。在疾病治疗过程中，重视疾病发生与发展的正邪关系，倡导慢性肾脏病的扶正疗法，先后提出慢性肾衰竭和肾病综合征的调理脾胃法，IgA 肾病的益气滋肾法等。在国内率先提出了气阴两虚证是 IgA 肾病最常见证候的学术观点。在此基础上，提出了益气养阴治法为核心的 IgA 肾病中医治疗方案。提出了肾病综合征以调理脾胃为先，以治疗水肿为先，以治疗突出症状为先的治疗原则。同时在肾病的治疗中强调配合运用食疗方。

8. 于俊生教授

山东中医药大学于俊生教授，着力于仲景学说、水气学说、痰瘀相关及毒邪学说的研究，提出"慢性肾炎从毒论治""动脉粥样硬化从痰瘀毒论治"的学术观点，在肾病中西医诊治方面积累了丰富的临床经验。于俊生教授善于运用六经辨证理论治疗肾脏疾病,认为"少阳枢机不利"在慢性肾衰竭的病机演变中发挥了重要作用,是加重脾肾亏虚、浊毒瘀血蕴阻的关键环节,也是单纯应用健脾补肾法治疗本病收效欠佳的原因之一。治疗运用和解少阳法,使邪有出路,枢机运转,有利于脾肾同补,延缓肾衰进展。于教授认为肾络瘀滞证贯穿于慢性肾脏病全程,因正气虚推动无力,湿滞瘀血阻于肾络,治宜和络渗湿,泄浊解毒,以当归芍药散为主加减养血和络,临证收效颇佳,由此提出了"慢性肾衰关乎少阳病变""慢性肾衰治从和法"的新理论、新方法。总结出慢性肾衰和解三法:和解少阳,泄浊解毒;燮理升降,和中解毒;和络渗湿,泄浊解毒。于教授认为慢性肾衰竭在发展过程中病情变化快,累及脏器多,病机错综复杂,临证宜辨病、辨证相结合,须重视专病专方、专药应用,如减轻并发症以苏叶为主,与砂仁、黄连、苏梗配伍,凌霄花与防风配伍,延缓肾衰进展以柴胡(银柴胡)与黄芩,水蛭与砂仁,蝉蜕与僵蚕,苏叶与蝉蜕、金银花,玄参与麦冬,芦根与白茅根配伍等。

9. 孙万森教授

西安交通大学第二附属医院孙万森教授从风论治慢性肾脏病,首倡"风伏肾络"病机学说,以"风为百病之长"立论,认为在肾病治疗中,风是主因,风的主动性,善变性使风成为六淫之邪的主导者,风可携带寒、湿、火、燥等邪成为肾病的复合病因,如风寒、风湿、风热、风燥等。风邪进入人体导致肾病,可从皮毛而入,可从太阳经而入,也可从五脏六腑而入,虽风邪进入人体途径各异,但致病相同,由于风邪所夹六淫之邪的不同,风邪及各邪中人的程度、时间、地域、季节的不同,其邪有在表、在血脉、在脏腑之络之异,但最终风伏于肾络而致肾病。孙教授认为慢性肾脏病的"风伏肾络"的病机演变依据病情的发展变化和虚实转化可以大致分为以下几个阶段:① 初感外风阶段;② 肾络亏虚阶段;③ 风伏肾络阶段。提出治风五法:首先为御风之法,其功在于把风邪等六淫外邪御挡于体外;其次为祛风之法,其功为祛除皮毛肌表之风邪;第三是搜风之法,若风邪入留血脉,则须搜通血脉之风;第四是剔风之法,若有风邪驻留肾络,寻常之法难以奏效者,则须剔除脏络之风;最后当风邪传变形成风动之象时,便是熄风之法,如此肾病治风五法就呈现在眼前:御风法、祛风法、搜风法、剔风法和熄风法。

此外,孙万森教授提出辨治慢性肾脏病应该参合当时五运六气。五运六气学说是关于木火土金水五运及风寒暑湿燥火六气运行规律,及其对自然、生物包括人体影响的学说。而五运六气对人体的先天体质和后天体质的形成均有密切的影响,孙教授认为慢性肾脏病的发生和发展与人体的体质特点、免疫功能状态及自然界的气候变化亦密切相关,故研究慢性肾脏病在临床辨证中结合五运六气的特点亦能加强疗效。临床辨治肾病时参合当时气候的五运六气特点,仔细分析患者发病时的运气特点和自然气候特点,适当加以化裁,亦是辨证之特色。

10. 邵朝弟教授

湖北中医药大学邵朝弟教授认为,慢性肾脏病以虚证为主,尤以阴虚常见;发病与脾胃气机升降失调及气血失和、久病入络密切相关。邵教授擅长运用养阴法、调理脾胃法、活血化瘀法治疗慢性肾脏病,取得较好疗效。邵教授强调补益肾阴的重要性,对于肾阴已虚者,则重在补益肾阴,同时兼顾五脏,调和气血,以达到培元固本、扶正祛邪的目的。而对易阴虚者,要防其肾阴虚之变,如使用大剂量激素和清热利湿、燥湿之剂有伤阴伐液之弊,在祛邪之时可加入少许滋阴之品,以防阴虚之变。

11. 王小琴教授

湖北中医药大学王小琴教授,认为糖尿病肾病发病多与禀赋不足、饮食不节、劳欲太过、情志失调相关,病位在脾肾,与肺、肝相关。基本病机为本虚标实,脾肾亏虚为本,水湿、热毒、瘀血、痰浊为标,脉络瘀阻贯穿疾病始终。早期补肾精为本、平衡阴阳气血,中晚期扶正固本、对症治疗。膜性肾病的病机总属本虚标实,病程中可见一般规律:由脾肾气虚逐步发展为脾肾阳虚、气阴两虚,最终致阴阳失衡。其中本虚以脾肾阳虚、气阴两虚为主,邪实包括湿、热、瘀、毒。脾肾阳虚者多兼湿、瘀;气阴两虚者多兼热、毒、瘀。王小琴教授认为对其治疗主要可分为以下三个阶段:早期疾病初起,病情较轻,病位在肺脾,临床症见颜面部及双下肢轻度水肿,肢体困重,易感冒,自汗。治疗予防己黄芪汤以益气固表、祛风除湿。中期针对此期脾肾气虚、湿热瘀血胶着的病机,治疗当益气养阴、活血利水,以参芪膜肾方为主方加减用药。后期患者在长期应用激素及免疫抑制剂后出现一系列阴阳失衡的证候,治疗当注意平衡阴阳,以气阴两虚为主证者,予参芪地黄汤以健脾益肾、益气养阴;以阴阳失调为主者,予二仙汤合肾气丸以调和阴阳、补肾填精。

12. 岭南医家

岭南医家对肾病治疗重视清利湿热,岭南属热带、亚热带气候,春夏多雨,天热地湿,故《岭南卫生方》提出:"岭以外号称炎方,又濒海,气常燠而地多湿,与中州异。气燠故阳常泄,而患不降;地湿故阴常盛,而患不升。"肾系疾病又多因脾肾功能失调。脾主运化,肾主水。脾肾功能失调,则外湿易感而内湿易生。湿郁化热或湿热相熏蒸,故成湿热之候。岭南医家基于当地气候特点,认为湿邪或湿热之邪是慢性肾脏病最重要的实邪之一,故临证治病无不强调祛湿药的运用,其中尤以清利湿热之药为多。张阶平治疗肾炎蛋白尿提出"湿热不除,蛋白难消"的理论,足见其对清利湿热之重视。黄春林治疗慢性肾脏病的"调脾七法"中有清热利湿和温阳化浊二法以治疗湿热及寒湿之邪。杨霓芝治疗慢性肾炎也十分重视湿热之邪的致病作用,认为湿热是慢性肾脏病发病的一个重要因素,故临证强调清热利湿之法的运用。此外,杨霓芝教授认为慢性肾脏病是本虚标实、虚实夹杂之证。本虚为肺脾肾气虚,标实为风邪、湿热、水湿、湿浊、浊毒、血瘀等,认为慢性肾脏病的主要病机为"气虚血瘀证",提出以"益气活血法"为主防治慢性肾脏病。益气活血法将补气和活血化瘀两大治疗法则结合,重视气虚不忘血瘀,立足气虚血瘀这一根本,善用重用黄芪、人参;多途径活血化瘀,常用丹参、桃仁等。再依瘀血病因论治,气虚血瘀者补气活血,如黄芪、党参;阴虚血瘀者养阴活血,如生地黄、玄参;气滞血瘀者理气活血,如延胡索、艾叶。杨霓芝教授还根据湿热、气滞、水湿、湿浊、浊毒等兼杂证,创制出肾病随证四法——益气活血,清热利湿;益气活血,利水渗湿;益气活血,化湿泻浊;益气活血,泻浊蠲毒,力求调气血阴阳之平衡。对慢性肾炎综合征、IgA肾病等以益气活血、清热利湿法为主治疗;对肾病综合征、膜性肾病等以益气活血、利水渗湿法为主治疗;对慢性肾衰竭3期至4期以益气活血、化湿泻浊法为主治疗;对慢性肾衰竭4期或部分5期以益气活血、泻浊蠲毒法为主治疗,疗效显著。治疗慢性肾脏病时,既要顾护先天之本"肾"气的充沛,也要重视后天之本"脾胃"的健运。杨霓芝强调,辨证要精准,用药要"平正轻灵"。"轻"指药量不宜大,药味不宜多,药性不宜杂。"灵"指性味宜甘、宜淡、宜平,避免味厚质浊黏腻之品,以免闭塞气机,助湿生痰;避免大苦大寒之性,以免败坏脾胃克伐肾阳。肾病患者中慢性病占多数,往往需长期服药,而苦寒滋腻的药不宜长久服用。

这些专家治疗慢性肾脏病,有主张补益脾肾为主,有益气养阴为主,有祛风通络为主,有清热化湿为主,有活血化瘀为主,有主张和解少阳为主,而何立群教授认为,"湿热瘀血"是贯穿慢性肾脏病发病全程的核心病机,提出了清化祛瘀法治疗慢性肾脏病的新理论和新方法。在清化祛瘀法中,"化"是灵魂,"化"体现在通过一系列药物和治疗手段作用于病理状态的转变,使慢性肾脏病的进程得到控制或部分逆转。"化"在具体的治疗过程中不但体现在祛邪,比如清热化湿、清热解毒、活血化瘀,还体现在扶正,比如健脾化湿、益气化瘀、补益肝肾、养血祛风等,并非单指运用清热化湿、活血祛瘀的药物,而是指诸药合用,达到清化祛瘀的目的。为中医药防治慢性肾脏病提供了理论指导和实践依据,也为中医药的传承和创新提供了典范和榜样。

第五节　清化祛瘀治疗慢性肾脏病的理论创新

慢性肾脏病是由多种原因引起的慢性肾脏结构和功能障碍的疾病,严重影响人们的健康和生活质量。中医对慢性肾脏病有着独特的认识和治疗方法,但传统的中医理论往往过于强调脾肾亏虚的病机,忽视了实邪的作用,导致治疗效果不佳。何立群教授通过几十年临床实践,总结出"湿热瘀血"是贯穿慢性肾脏病发病全程的核心病机,并进行了深入的研究,提出了清化祛瘀法治疗慢性肾脏病的新理论和新方法,为慢性肾脏病的中医防治提供了新的思路和依据。这一观点突破了传统中医对肾病以肾虚为主的固有认识,提出了清化祛瘀在治疗慢性肾脏病中的重要原则。

何立群教授团队通过对2 771例大样本临床资料的分析,发现了慢性肾脏病的关键病机为"瘀血湿热"。他进一步创立了疗效确切的慢性肾脏病中医辨证优化方案与系列方药,包括抗纤灵方、健脾清化方、肾衰冲剂、矢志方、四蚕方、固本通络方及糖肾宁。

何立群教授的学术思想体系在治疗慢性肾脏病方面也取得了理论创新。他创建了病、证、理、法、方、药完备的"清化祛瘀防治肾病"学术思想体系。该体系通过对慢性肾脏病的病因、病机及患者具体病情的辨证施治,提供了精细化和个体化的方案。这一体系的建立丰富和完善了中医药防治慢性肾脏病的理论体系,为进一步提高慢性肾脏病的疗效和治疗效果奠定了坚实的基础。

这些优化方案和系列方药的创立,使得慢性肾脏病的中医治疗更加精准和有效。具体的方案和方药的使用,通过临床实践得到了广泛地肯定和推崇。许多患者在这些方案和方药的治疗下,病情明显改善甚至康复。

（一）湿热、瘀血是慢性肾脏病的致病因素

何立群教授突破了传统中医肾虚的观点,明确提出了"湿热瘀血"是贯穿慢性肾脏病发病全程的核心病机,提出了清化祛瘀治疗慢性肾脏病的重要法则。并创立了健脾清化方、抗纤灵方等有效验方用于治疗慢性肾脏病,临床效果显著。

何教授认为"湿热伤脾"至关重要,因为对于脾而言,"火与元气不两立",故湿热最易造成脾气虚耗,另外,脾喜燥恶湿,湿邪盛则脾运不健,中气自弱,由此可见,湿热是脾气受损的关键因素。在正虚及湿热的基础上,日久可逐渐形成血瘀,导致病情进展。在

临床中,湿热、瘀血证在慢性肾脏病中普遍存在,且贯穿始终。

(二) 湿热、瘀血形成的原因

1. 外感风寒湿或风湿热

久居潮湿之地或冒雨涉水,导致风寒湿邪伤表,郁久化热。或夏秋季节,天暑下逼,地湿上腾,人处于气交之中,感受湿热之邪则成湿热之证。或因肺、脾、肾等脏腑正气虚损产生湿邪,复感风寒或风热之邪,外邪与内湿互结,郁久而成湿热。

2. 湿热疮毒内侵

嗜食肥甘酒酪或辛辣之品,从而酿成湿热疮毒,进一步损伤正气形成慢性肾脏病。水湿之邪可以郁而化热,或者与外感火热之邪、内生热毒相合,形成湿热之证,或内外相引,感受湿热疫毒。正如薛生白说:"太阴内伤,湿饮停聚,客邪再至、内伤相引,故病湿热,此先有内伤,再感客邪。"这种先有湿邪为患,然后外邪入侵所致的湿热证在肾病中较为常见。

3. 饮食及药源性湿热

湿热之证的形成,除了外感热毒的影响外,还与阴亏阳亢之脏腑之火有关,这种火热可以由药物或饮食的偏性所致。

对于肾病的发生发展,药邪致病是一个很重要的因素。产生药邪的主要原因大致有两个方面:一是误用补益药,对于慢性肾脏病患者,临床医师多施以补肾助阳之剂,但何教授认为此类药物属辛热之品,过用极易损伤真阴,加重患者湿热之证,最终导致气血阴阳俱损,因此在治疗时不能盲目使用温补剂,当与清热化湿之法同用。并且在治疗上当辨其阴虚、阳虚、气虚,恰当用补药。若以温补药用于肾阴虚患者,或以滋阴药用于肾阳虚患者,以填精补髓药用于体虚而胃纳不佳者,以及滥用、过用补益之品,则常常产生一些变证。这种是由误补导致的药邪,不仅于病无益,反而加剧原来的病情进展。二是误用祛邪药,在肾病发生发展过程中,常出现正虚邪凑或因虚致实之本虚标实证候,须用攻邪之品,或以清热之药,或以渗利之药,或以逐饮蠲饮之物等,这些攻邪之品的运用,若配伍不当,或攻邪过猛,可致正气受其剋伐。这种用药不当可产生药邪。

现代医学治疗肾病运用的激素、免疫抑制剂、抗生素等也可成为药邪致病因素。长期使用激素可导致真菌感染,氨基糖苷类抗生素常造成肾小管及间质损害。这些药邪引起的反应,一方面使原来的肾病更趋加重和复杂,另一方面还可产生一些并发症。慢性肾脏病的发病机制复杂,与免疫、遗传、感染、代谢、药物等多种因素有关。临床表现多样,常见的有水肿、尿量减少、尿蛋白、尿血、高血压、贫血、尿毒症等。药物治疗是治疗肾病的基础,常用的药物有激素、免疫抑制剂、降压药、利尿药、抗凝药、抗生素等。激素是肾病治疗的重要手段之一,主要用于治疗由免疫反应引起的肾病,如肾病综合征、急性肾炎、慢性肾炎、狼疮性肾炎等。激素的作用机制是通过抑制免疫细胞的活化、增殖和分泌,抑制炎症介质的释放,减少肾小球毛细血管壁的通透性,减少尿蛋白的渗漏,保护肾脏的功能。然而,激素并非万能的,也并非无害的。激素的使用也会带来一系列的不良反应,包括感染、消化道出血、骨质疏松、股骨头坏死、高血糖、高血压、肥胖、皮肤紫纹、精神障碍、白内障、青光眼等。这些不良反应的发生与激素的种类、剂量、疗程、个体差异等因素有关。激素的不良反应不仅影响患者的生活质量,也增加了治疗的难度和费用,甚至危及患者的生命。从中医的角度来分析激素的作用和不良反应,糖皮质激素应属于寒凉药物,且属大寒之品,作用主要是清热解毒,抑制炎症,调节免疫。激素的不良反应主要是耗伤正气,损伤阴液,导致湿热内生。长期使用会损伤阴液,导致水火失调,阳气亢奋而化为火毒,再与水湿之邪相合,形成湿热证。以及大量使用抗生素、免疫抑制剂,继发真菌感染等,均会出现湿热证候。因此,临床上配合中药治疗可以起到增效减毒的作用。

(三)湿热、瘀血是慢性肾脏病的核心病机,贯穿疾病的始终

湿热易犯肾脏,是多种肾脏病的主要病理因素。肾的生理特性及湿热易伤于下焦的致病特点是湿热伤肾的理论基础。《灵枢·百病始生篇》言:"清湿袭虚则病起于下。"湿为阴邪,易伤于下。《医方考》云:"下焦之病,责之湿热。"肾为水脏,位居下焦,主司津液代谢。湿热下注,阻滞下焦气机,致津液代谢不利而致水湿内停,与肾性相悖而伤肾。再者,许多慢性肾脏病变,以脾肾亏虚为根本,脾失运化,肾失主水,导致水液代谢异常,水湿内停,蕴久化热,最终造成湿热内蕴。因此,外感或内生湿热病邪常作为诱因,导致肾脏疾病发作或者进展加重。如湿热浸淫肌表,诱发急性肾小球肾炎;湿热外感导致慢性肾脏病急性加重;饮食偏嗜,内生湿热加速糖尿病进展为糖尿病肾病等。另外,因湿热阻滞气血、损伤正气的致病特点,导致气血津液代谢异常,故而又常是血瘀、痰饮、浊毒等病理邪气产生的间接因素,共同参与肾脏病理损害。

慢性肾脏病湿热蕴结证的特点在于湿中生热,热处湿中,二者相互裹结,难解难分,每致慢性肾脏病不易速愈,疗效难以巩固。湿热之邪耗气伤阴,滋阴不当反助湿邪,补气过温助热为虐,清热则苦寒生湿,利湿易伤阴助火,从而导致湿热证反复发生与恶化,

湿热蕴结贯穿慢性肾脏病之始终。

瘀血是脏腑功能失调的病理产物。在肾病过程中瘀血形成的原因不外虚实两端，因虚致瘀者，临床常见的证候有气虚血瘀、阳虚寒瘀、阴虚内热和气阴两虚、瘀阻等。因实致瘀者，湿热血瘀、湿浊血瘀、气滞血瘀、水阻血瘀等证候常见。但是无论何种原因导致的血瘀，一旦形成之后，就会反过来加重原有肾病，致使肾病的病因更为复杂。如瘀血与湿热互结，致使肿胀难以消除，同时瘀血可以产生一些并发症，从而使整个病情日趋严重。如瘀伤脉络，造成各种出血、疼痛等。在肾病水肿后期则较难痊愈。

湿热瘀血胶结日久，易耗伤正气，导致各脏器功能衰退。慢性肾脏病的正虚涉及气、血、阴、阳，病位涉及肺、脾、肾三脏。正气耗伤后，又会加重湿热瘀血胶结而为害。

瘀血、湿热是水液代谢失常的病理产物。水液代谢是人体生命活动的重要基础，涉及多个脏腑的协调功能。何立群教授认为，"湿热"邪是慢性肾脏病的重要致病因素，是体内的津液代谢异常形成的病理产物。慢性肾脏病的湿热之邪多因脏器功能的失调而产生，尤其与肺、脾、肾等脏器的功能失调密切相关。因为肺居上焦，主气司呼吸，为水之上源，主宣发肃降，具有通调水道的功能；脾胃居中焦，主运化水谷精微，升降相济，受承并运化水液；肾属下焦，肾主水液，与膀胱相表里，主水液输布与排泄。脾主运化，是体内津液正常运行及输布的关键；肾主水，肾与膀胱的蒸腾气化是水液代谢的动力；若脾肾亏虚，脾虚则不能制水，水湿运化失常，容易导致水湿内停；若脾胃虚弱，失其运化，水谷精微则不能运化，容易导致湿阻中焦，枢机不利，升降失和，致清气不升，浊阴不降，加重湿毒化生；脾肾受损，肾的开阖失司，水液内聚，湿为阴邪，易伤肾之阳气，肾阳受损，命门失其温煦、蒸化，导致下焦气化不利，水液内停不行；水湿内聚上泛于肺，导致上焦肺气不利，宣降失司，通调水道失职，加重水湿的停滞。

此外，何教授指出，慢性肾脏病的关键临床表现，如水肿、血尿和蛋白尿，都与湿和瘀有紧密关联。《金匮要略》中曰"血不利则为水"，揭示了水病与血瘀之间的联系。在这里，"血不利"表示血液运行受阻，"水"则是"血不利"导致津液运行和输布障碍所产生的病理产物。《血证论》中表示："病血者未尝不病水，病水者未尝不病血。"这说明瘀血内停、脉道受阻，血液外溢则为水；水受气推动而周身运行，若气滞导致水湿内停，日久化热，进而形成湿热，蒸炼血液而成瘀，正如《丹溪心法》所描述的"血受湿热，久必凝浊"。此外，湿热也可能灼伤血络，使离经之血成为瘀血。因此，湿与瘀互为因果，痰湿、血瘀既是发病因素，也是病理产物，湿瘀互结是慢性肾脏病病程漫长、难以治愈的关键原因。

慢性肾脏病作为一种慢性消耗性疾病，源于先天禀赋不足和外邪长期侵袭，损伤人体阴阳平衡，导致肺、脾、肾脏功能失调。这种失调使水湿在体内停滞，并进一步泛溢肌肤，形成水肿。《医方考》中指出："下焦之病，责于湿热。"肾气虚，湿热在下焦蕴结，导致肾与膀胱气化不利，血络受损，从而出现血尿。外邪侵犯肺部，循经下行至肾脏，或先天禀赋不足，导致肾脏封藏失司，不能固摄精微，进而出现蛋白尿。《素问·痹论》阐述："病久入深，营卫之行涩，经络失疏，故不通。"说明久病易导致血瘀。何教授根据长期临床观察，发现蛋白尿病程较长者往往伴有血瘀症状。

瘀血湿热是慢性肾脏病的共同病机。慢性肾脏病是多种原因引起的慢性肾脏结构和功能障碍的疾病，其病因病理各异，但其病机却有着共同的特点，即瘀血湿热。慢性肾脏病多属久病脏腑虚损，气虚、气滞、阴虚、阳虚都可致血流障碍，血液凝滞致瘀；肾小球硬化、肾间质纤维化、血管内微血栓形成等均与血瘀密切相关。

由此可见，湿、瘀作为水液代谢异常的病理产物，由于水液代谢失常，清浊不分，而产生的湿热、瘀血等致病因素，这些邪气在体内滞留、互结、相生、相克，阻滞水道，损伤肾脏，导致慢性肾脏病的发生和发展。瘀血湿热是贯穿慢性肾脏病发病全程的核心病机，不仅与慢性肾脏病的临床表现、病理变化、实验指标等密切相关，而且与慢性肾脏病的危险因素、并发症、预后等相关，是连接各种病因病理的纽带，是导致慢性肾脏病的发生和发展的关键因素。因此何教授提出以清化祛瘀法治疗慢性肾脏病。

（四）慢性肾脏病湿热、瘀血的临床表现

身重困倦，面目或肢体水肿，汗出黏腻，皮肤疖肿疮疡，咽喉肿痛，口苦、口甜腻、口臭，胸闷纳呆，腹胀，恶心呕吐，小便黄赤、泡沫多、混浊或血尿，大便溏垢或滞涩不爽，苔黄腻，脉濡数或滑数。这一系列症状均反映了湿热之邪壅滞浊腻的特点。同时，慢性肾脏病迁延反复，也反映了湿热之邪缠绵难愈的特性。血瘀证的主症：面色晦暗，腰痛。次症：肌肤甲错，肢体麻木，或舌有瘀点瘀斑、脉涩或细涩。

（五）湿热、瘀血蕴结贯穿慢性肾脏病始终的临床依据

何教授根据中医血瘀理论，对慢性肾衰竭患者做了大样本临床观察，发现血瘀证在慢性肾脏病中所占比例约为67.5%，在病程的各个阶段均能见到，提示瘀血贯穿慢性肾脏病发生发展始终。何教授结合肾小球弥漫性增生、肾小球细胞外基质积聚、血管襻闭塞、球囊粘连、局灶或节段性肾小球硬化与肾间质纤维化、肾盂肾盏的炎性增生、瘢痕狭窄、肾实质纤维增生等微观病理改变，提出在早中期慢性肾衰，即使没有血瘀证的典型表现(症见面色晦暗，或黧黑，或口唇紫暗；腰痛固定不移，或呈刺痛，肌肤甲错，或肢体

麻木,舌质紫暗,或有瘀点瘀斑,脉涩或细涩),也要给予活血抗纤的治疗。在多年临床实践的基础上,何教授创制抗纤灵颗粒剂,主要由丹参、桃仁、当归、牛膝、大黄等组成,丹参养血活血,桃仁祛瘀活血,当归补血活血,牛膝益肾活血,大黄泄浊活血。

何教授认为,不论是脾肾气虚、脾肾阳虚、肝肾阴虚、阴阳两虚、气血双虚还是气血阴阳之不足,均可造成气血阻滞,瘀血内生;或湿、热、毒、瘀病理产物久留不去,湿热互结,郁滞三焦为毒为瘀;若情志郁结,气机不畅,或者痰饮等积滞体内,阻遏脉络,都可造成血运不畅,形成瘀血。何教授将活血祛瘀之法贯穿治疗慢性肾脏病的全过程,早期多运用活血逐瘀药物,如桃仁、红花、三棱、莪术、川芎等,重者可予地龙、水蛭等通络破血之品;晚期则用丹参、当归等养血活血之类,能缓中补虚,逐瘀而不伤正,控制慢性肾脏病进一步恶化。何教授根据血瘀的原因和症状,血瘀伴热象者予凉血活血之品,如生地黄、赤芍、牡丹皮;伴寒象者予川芎、红花、鸡血藤、淫羊藿温阳活血;伴气阴不足者予益气养阴活血之品,如黄芪、制何首乌、女贞子;气郁血瘀者予郁金、延胡索行气开郁,活血止痛;伴血虚者,予当归、赤芍养血活血;伴蛋白尿者加鬼箭羽破血通经,清热解毒;伴水肿者予活血利水之品,如泽兰、益母草等;伴纳差者予生山楂消积化滞,活血散瘀;伴腰膝酸软者加牛膝补肾活血通脉。以上活血之剂与健脾补肾、利湿解毒之品配合,极大增强了其治疗效果。

何教授认为湿蒙上焦头目,导致头身困重,头重如裹,眩晕耳鸣等症;湿阻中焦,使人产生脘腹胀闷,痞胀纳呆,不欲饮食,昏昏欲睡等症;湿犯肌肤,出现颜面水肿,肢体肿胀,绷急光亮等症;湿困下焦,使人出现小便不利,下肢水肿等症;同时湿邪易与寒邪或热邪兼夹,产生寒湿或湿热之证,使肾脏病缠绵难愈,反复发作。

何教授针对慢性肾脏病兼夹湿邪出现的病证,常常仔细辨别寒湿为主还是湿热为主,湿蒙上焦、湿困中焦还是湿阻下焦为主,选用不同的组方药物,辨证施治。对于口苦黏腻,口干口渴,脘痞纳呆,尿黄尿赤,舌红苔黄腻,脉濡数者,辨证为湿热内蕴,治以清利湿热,多选用苍术、炒白术、薏苡根、白茅根、茯苓、小石韦、车前子、炒芥子、王不留行、冬葵子等;对于如面色萎黄,乏力,肢体水肿,脘痞纳呆,便溏,苔腻等脾虚湿盛之象,治宜健脾化湿,药选炒白术、淮山药、茯苓、陈皮、薏苡仁、黄芪、党参、藿香、佩兰等。针对头身困重,头重如裹,眩晕耳鸣等湿蒙上焦为主者,何教授选用紫苏叶、浮萍、防风、藿香梗等通窍之品;对于脘腹胀闷,痞胀纳呆,不欲饮食等湿困中焦为主者,何教授多选用陈皮、佛手、藿香、佩兰、苍术、白术等芳香化湿之品;针对小便不利,下肢水肿等湿阻下焦为主者,何教授多选用车前子、王不留行、小石韦、萹蓄、瞿麦等利湿通便之品,给湿邪以出路。祛湿之药多有耗伤阴津表现,因此要注意使用的剂量,可适当配合滋阴之品使用。

（六）慢性肾脏病湿热瘀血证的客观依据

现代相关研究也验证了何教授对肾病湿、瘀病因病机的认识。如实验室检查，患者的尿常规可见尿蛋白、尿红细胞、尿白细胞等异常，血常规可见血红蛋白降低、血细胞比容降低、血小板数升高等，血生化检查可见血清肌酐升高、血尿素氮升高、血钾升高等，凝血功能检查可见凝血酶原时间延长、纤维蛋白原升高、D-二聚体升高等。现代研究证实，慢性肾脏病中各种感染的发生，水肿、蛋白尿、血尿的出现，与湿热蕴结都有一定的关系。在肾病过程中反复发作的主要因素是感染，诸如上呼吸道感染、肺部感染、口腔感染、皮肤感染、尿路感染、真菌感染患者中多数呈现不同程度的湿热证候的表现。肾功能指标、尿生化指标、免疫功能指标等的异常，以及氧化和抗氧化因子、血管收缩和舒张因子、细胞因子等的改变，血液流变学指标和微量元素的异常变化，也都与湿热病理有直接或间接的关系。这些均为慢性肾脏病存在湿热蕴结证提供了客观依据。

组织病理学特点。盛梅笑等在观察中医证候与肾脏病理积分关系时发现，湿热证肾小管上皮细胞变性、系膜细胞增生、间质细胞炎性浸润积分高于非湿热证，血瘀证肾间质纤维化、肾小管萎缩积分高于非瘀血证，说明湿热、瘀血可能导致肾脏病理改变。

药理学依据。药理研究也表明，清利湿热和活血化瘀中药具有抑制系膜细胞增殖、抑制肾小球内炎性细胞(如中性粒细胞和淋巴细胞)浸润、抑制多种炎症因子的释放，进而有效抑制肾脏炎症性损害的作用。此外，活血化瘀中药能够抑制血小板聚集和血小板源性生长因子释放，抑制细胞外基质积累，从而发挥抑制肾小球硬化和肾间质纤维化的作用，说明清热利湿和活血化瘀中药能够延缓肾脏的病理损害进程，而清化祛瘀法正是辨证运用此类药物的治疗方法，这些研究结果在一定程度上为清化祛瘀法治疗慢性肾脏病提供了微观依据。

湿热蕴结日久，会导致痰瘀互结、络脉阻滞：慢性肾脏病日久，临床多见舌质暗淡或有瘀斑瘀点、脉涩、面色晦暗等血瘀证候。随着肾功能衰竭的发展，血瘀兼证发生率进行性上升，衰竭期及尿毒症期血瘀兼证发生率显著高于代偿期和失代偿期，符合"久病入络"的特点。湿热瘀血互结是造成慢性肾脏病病情恶化的根本病理。现代医学研究也从某种意义上反映了慢性肾脏病中瘀血的存在：① 无论是否伴有全身性高血压，慢性肾脏病肾活检标本中常可见到微小血管壁增厚、管腔狭窄、血管硬化等病理改变。② 伴有全身性高血压的肾病可出现毛细血管凝血功能亢进、纤溶活性低下、血小板黏附与聚集增加的改变，从而导致血栓形成及纤维蛋白沉积，同时，也可出现血流动力学的紊乱和肾血流量的增高，这是加重慢性肾脏病的危险因素之一。③ 慢性肾脏病多数都伴有血液流变学的异常、血浆纤维蛋白原及胆固醇增高,形成黏、浓、凝、聚的血液改变。

近年来研究表明,肾小球疾病过程中患者机体内普遍存在血瘀的病理状态,瘀血影响着肾病的发生发展和转归。现代医学已证明,在高凝(瘀血)状态下,肾脏局部发生血瘀可致肾血流量减少,肾小球滤过率下降,从而引起及加重肾脏功能的衰竭。因此,在临床上依据辨证论治的原则,积极采取辨证论治活血化瘀的治疗,使机体摆脱瘀血的病理状态,从而有利于疾病的缓解。

湿热留恋不去,也易酿痰阻络。湿热痰瘀胶结,是导致慢性肾脏病不断走向肾衰竭的根本原因。如当慢性肾脏病发展到肾脏纤维化时,大量细胞外基质(extracellular matrix,ECM)成分清除减少,堆积在组织内,引起组织器官增生、变性,现代医学视其为进展至后期的一种不可逆的组织学改变。

慢性肾脏病日久可导致脏腑功能衰竭,气虚和气滞均可能使血液瘀积于肾络,肾络瘀阻是慢性肾脏病病变过程中的主要病机之一。有研究认为,慢性肾脏病中肾小球毛细血管腔阻塞、球囊腔内纤维蛋白沉积、肾组织缺血缺氧、纤维组织增生等病理现象与中医血瘀证相符。同时,由于代谢产物和毒素在体内大量积聚以及酸中毒、高血压等因素,加剧了血管内皮细胞的损伤,内皮素(endothelin,ET)水平升高,激活了凝血系统,使血流呈高凝状态,这些也与中医瘀血内阻相一致。有医家认为,肾病血瘀证有以下病理学特征:原发性肾小球疾病的病变,包括局灶增殖性肾炎等疾病,其病理特征常为血管袢增殖、血管壁纤维蛋白原样物沉积;血管袢发生僵直、皱缩、玻璃样变;细胞增殖、足突肿胀变形;晚期肾小球纤维化,缩小变硬。继发性肾小球疾病如狼疮性肾炎等,其病理特征为增殖、硬化性、类纤维变化、水肿变性、肉芽肿组织形成,血栓形成,梗塞性、血管闭塞性等病变所致慢性肾脏病与中医血瘀证病理相似。近年来血小板在原发性肾小球疾病(primary glomerular disease,PGD)免疫炎症损伤中的作用日益受到人们的关注。血浆颗粒膜蛋白140(GMP-140)是近年来发现的血小板活化的特异分子标志,血浆GMP-140含量改变一定程度上反映了体内血小板活化、释放、破坏程度,对判断血栓前状态、体内凝血倾向具有重要意义。有学者认为GMP-140可以作为评价中医血瘀证诊断的早期敏感指标。

(七) 清化祛瘀是治疗慢性肾脏病的重要法则

何立群教授创建了病、证、理、法、方、药完备的"清化祛瘀治肾病"学术思想体系,创立了治疗慢性肾脏病1~4期中医辨证优化方案与系列方药,如四蚕汤、抗纤灵方、健脾清化方、矢志方、肾心宁方、糖肾宁方等，显著延缓慢性肾脏病的进展，改善患者的生活质量。

何教授指出，清化祛瘀法并非单指运用清热化湿、活血祛瘀的药物，而是指诸药合用，达到清化祛瘀的目的。既要祛除实邪，又要兼顾正气，既要清化祛瘀，又要兼顾脾肾，从而调整脏腑功能，恢复肾脏结构，延缓慢性肾脏病进展。

瘀血、湿热是损伤肾脏的原因。肾脏是人体的重要器官，具有分清泌浊、固摄津液、调节水液平衡等功能。肾脏的结构和功能与中医的肾气、肾阴、肾阳、肾精等密切相关。当瘀血、湿热等实邪在体内滞留，阻滞水道，损伤肾脏时，就会导致肾脏的结构和功能的障碍，表现为肾气、肾阴、肾阳、肾精等的虚损。如水湿阻滞，使肾失固摄，而致肾气虚；湿热炽盛，使肾阴耗伤，而致肾阴虚；瘀血阻滞，使肾阳不振，而致肾阳虚。这些肾脏的虚损，又会加重水液代谢的失常，促进瘀血、湿热的形成和发展，形成了恶性循环。

瘀血、湿热是影响慢性肾脏病预后的因素。慢性肾脏病的预后，除了与肾脏的结构和功能的损害程度有关外，还与瘀血、湿热等实邪的存在与否有关。瘀血、湿热等实邪，不仅会加重肾脏的损伤，而且会引起炎症反应，系膜细胞和基质增生，血尿、蛋白尿加重，血液流变学异常，不利于病情控制。因此，清除瘀血、湿热等实邪，是改善慢性肾脏病预后的重要措施。

清化祛瘀以清除瘀血、湿热等实邪为目的，是治疗慢性肾脏病的重要法则，既能恢复肾脏的结构和功能，又能改善全身的病理状态，既能延缓肾脏病的进展，又能提高患者的生活质量。清化祛瘀的治疗法则，可以从以下几个方面进行阐述。

清化祛瘀以瘀血、湿热为治疗对象。瘀血、湿热是慢性肾脏病的核心病机，是标本之邪，是病理基础。清除瘀血湿热，是治疗慢性肾脏病的关键和目的。清化祛瘀，就是要针对瘀血、湿热的不同表现，选用相应的药物和方法，如清热利湿，以清除湿热、浊毒等热邪；化瘀通络，以消散瘀血、通畅血脉等血邪；利水渗湿，以祛除水湿、湿浊等湿邪。清化祛瘀，不仅能直接作用于肾脏，改善肾脏的局部病理状态，而且能间接作用于全身，改善全身的水液代谢，从而达到治疗慢性肾脏病的目的。

对于慢性肾脏病患者，临床医师通常会采用补肾助阳的药物，但何教授认为这类药物属于辛热之品，过度使用容易损伤真阴，加重患者的湿热症状，最终导致气血阴阳俱损。因此，在治疗过程中不能盲目使用温补剂，应与清热化湿的方法共同使用。何教授认为，治疗慢性肾脏病湿热证时，需要区分病位和湿热程度。病位不同，治疗方法也有所不同，需要因势利导。湿、热二邪是使慢性肾脏病加重的关键因素，故清热祛湿，乃诸邪治疗中的重点，应湿热分消以救正气。清热当分上、中、下，慢性肾脏病之热邪，有上焦肺热、心火,湿蒙上焦时,选用紫苏叶、浮萍、防风、藿香梗等清湿通窍的药物;中焦湿热及下焦阴虚火旺不同,故治疗上亦有上中下之分别。上焦肺热,可投以金银花、连翘等疏风清热之品,阴虚时可参以麦冬、沙参滋养肺阴;心火偏旺者,可予淡竹叶、莲子心清心除烦;湿阻中焦时,选用陈皮、佛手、藿香、佩兰、苍术、白术等化湿的药物;中焦湿热偏盛者,黄连、黄芩、虎杖则在必用之列;湿阻下焦时,选用车前子、王不留行、石韦、萹蓄、瞿麦等利湿药物,使湿从小便排出;下焦阴虚火旺者,应加用女贞子、旱莲草,滋肾阴清浮火。

祛湿同用渗、利、燥。慢性肾脏病之湿邪,多为脾虚内生之湿,故健脾渗湿之品乃祛湿上品;因病位在下焦,应因势利导,使湿邪从下而走,且"治湿不利小便,非其治也",故亦应予以利尿通淋之品;湿邪壅滞中焦,非温燥之品不能除之,故脾胃湿盛者应予以芳香燥湿之品。如此,则治疗慢性肾脏病时,需渗、利、燥同用,何教授常以茯苓、薏苡仁根健脾淡渗利湿,车前子、白茅根、冬葵子利尿通淋,苍术、草果燥湿运脾,配伍用之,其效甚宏。

何教授强调,祛湿药物应适量使用,以免损伤阴液,并可搭配少量滋阴药物。他认为慢性肾脏病湿热证的加重与风邪有关,风常与湿结合,侵袭人体,风邪常与热邪相互促进,使湿热更甚,损伤脾肾功能。因此,在慢性肾脏病急性加重期加入祛风药物能增强清热化湿效果,常用药物包括防风、蚕茧壳、荆芥等,以祛风助清热化湿。

何教授认为,瘀血伴随着慢性肾脏病的整个病程,湿邪日久,阻碍气机,导致气血运行不畅,容易形成瘀血,这也是慢性肾脏病的另一个重要病理因素。以肾虚为核心的脏腑精气亏虚及湿邪、瘀血三者相互作用是病情逐步恶化的主要原因。因此活血化瘀也是治疗本病的重要方法之一。通过对肾脏病理的观察,何教授发现,早中期慢性肾衰竭患者,即使没有血瘀证的临床表现,也常见肾小球弥漫性增生、肾盂肾盏的炎性增生、肾小球细胞外基质积聚、局灶或节段性肾小球硬化与肾间质纤维化等与血瘀相关的微观病理改变,因此也应将活血化瘀法应用于慢性肾脏病治疗的早中期。

慢性肾脏病是一种本虚标实的疾病,在采用活血化瘀法治疗时,应防止祛邪过度损伤正气。对于伴有贫血症状的慢性肾脏病患者,宜加入补血、止血的药物,以减轻贫血症状。在临床治疗中,应根据患者具体情况随证治之。对于肾病日久,痰瘀胶结于肾络者,一般的活血药物难以消除瘀血,可用地龙、水蛭等血肉有情之品,通络破血。对于晚期正气虚衰者,可用丹参、当归补血养血,缓中补虚,逐瘀而不伤正,防止病情恶化。何教授在治疗慢性肾脏病瘀血证时,还经常使用一些经典药对,如桃仁与红花,二者具有活血祛瘀、消肿止痛的功效。桃仁祛瘀力强,红花行血力胜,相须为用,共奏活血通经、祛瘀生新之功。在破血祛瘀时,药量宜重;在调血和血时,药量宜轻。此外,如当归与赤芍,当归补血活血兼散寒,赤芍凉血散瘀入肝经。慢性肾脏病日久往往累及肝,二药合用,可在凉血活血的同时补血柔肝,达到补养行通之效。

多种慢性肾脏病均以脾肾亏虚为基础,脾阳虚衰,无法运化,或者肾气、肾阳衰微,无法蒸腾水液,都容易导致水湿、瘀血内停,正如《临证指南医案》所说:"至虚之处,便是留邪之地。"因此,对于正虚较严重的患者,应在补益脾肾的基础上,加入清热化湿、活血祛瘀的药物。正气充足,则气血运行畅通,湿瘀自化。

何教授经常将太子参、玄参等益气滋阴药物与清热化湿的药物相结合,应用于素体湿热但脉细弱的患者,以清补为主,在扶助正气的同时又不会加重湿热,或将淫羊藿、菟丝子等温肾纳气的药物与健脾助阳的药物相结合。何教授常在健脾温阳益气的方药中加入活血化瘀的药物,一方面有助于气机通畅,加强温阳补气之功,另一方面精血同源,有助于有形之血转化为肾之阴精。对于慢性肾脏病血尿患者,何教授除了使用收涩止血药物外,还会加入藕节、牡丹皮等活血化瘀的药物,何教授认为旧血不去,新血不生,不能一味收涩,否则容易导致湿热蓄积。

清化祛瘀是以健脾益肾为基础的。它是本病的治本之策,是本病的关键之法。健脾益肾就是要用一些能够同时调节脾肾两脏功能的药物,如白术、茯苓、山药、泽泻、牡丹皮、桂枝等。健脾益肾,不仅能改善水液代谢的失常而清除湿浊,而且能增强肾的分清泌浊而固摄津液,从而为清化祛瘀创造了条件。清化祛瘀要以健脾益肾为基本手段,根据不同的病证,加减相应的药物,如水肿者加茯苓、泽泻、车前子等利水渗湿之品;瘀血者加桃仁、红花、丹参等化瘀通络之品;湿热者加黄芩、黄连、栀子等清热解毒之品,才能达到治疗慢性肾脏病的目的。

清化祛瘀是以补肾为基础的。补肾是治疗慢性肾脏病的基本法则,是本病的本质之治,是本病的根本之策。补肾,就是要根据肾气、肾阴、肾阳、肾精等的虚损情况,选用相应的补肾药物,如肾气虚者用六味地黄丸、肾阴虚者用知柏地黄丸、肾阳虚者用金匮肾气丸等。补肾,不仅能恢复肾脏的结构和功能,而且能增强正气,抵抗邪气,从而为清化祛瘀提供了基础。清化祛瘀,要在补肾的基础上,根据瘀血湿热的不同程度,适当调整清化祛瘀的力度,如瘀血湿热较重者,要重在清化祛瘀,辅以补肾;瘀血湿热较轻者,要重在补肾,辅以清化祛瘀。清化祛瘀与补肾相配合,相互协调,达到治疗慢性肾脏病的效果。

清化祛瘀是以辨证论治为指导的。辨证论治是中医治疗的基本原则,是本病的个体化之策,是本病的精髓之法。辨证论治,就是要根据患者的具体情况,如病因、病机、病证、病程、体质、年龄、性别、季节、地域等，综合分析，制订个体化的治疗方案。辨证论治，不仅能针对瘀血湿热的不同表现，选用相应的清化祛瘀的药物和方法，而且能针对肾气、肾阴、肾阳、肾精等的不同虚损，选用相应的补肾药物和方法，从而达到治疗慢性肾脏病的目的。清化祛瘀，要以辨证论治为指导，根据患者的具体情况，灵活运用清化祛瘀的法则，才能达到治疗慢性肾脏病的效果。湿热蕴结是形成慢性肾脏病的始动因素且贯穿始终。慢性肾脏病往往是既有湿热蕴结，又有瘀血胶结为患，更有正气的亏虚。因此，对于慢性肾脏病的治疗，绝非单一清利湿热，或活血化瘀，或补益正气所能奏效，同时从清热利湿、调畅气机、活血化瘀通络、补益正气入手，进行综合治疗才能取得良好疗效。

何立群教授在长期临床工作中发现，慢性肾脏病病因除肾脏本身原因之外，与五脏关系密切，常常相互影响。肾病日久，可累及脾脏及胃，影响胃之腐熟、脾之升清，出现恶心呕吐、脘腹胀满、食欲不振等症状；肾病日久，累及心肺，影响心主血脉、肺之宣发肃降，出现心悸胸痛，咳喘难卧等症状；肾病日久，累及肝，影响肝之疏泄，出现情绪烦躁，郁闷不舒等症状。反之，五脏受损日久亦会累及肾脏。临证中，补益肾脏的同时，需兼顾调理五脏，肾病及肺者，可辛温宣肺，固表祛邪，辛凉肃肺，泻肺理气，滋养肺肾等；肾病及心者，可交通心肾，益气复脉；肾病及肝者，可柔润益肾，酸缓补肝；肾病及脾者，可健脾化湿，兼顾清热，温阳。

以慢性肾脏病3～5期患者为例，何立群教授认为，其病位主要在肾，尤以脾肾亏虚为本，日久出现水湿、痰浊、血瘀等实邪，这些实邪反过来继续作用于机体，导致机体五脏功能失常。肾病日久，影响脾胃功能，出现恶心呕吐、脘腹胀满、食欲不振等症状，采用健脾益肾，化湿和胃，用药多以党参、黄芪、淮山药、茯苓、炒白术等；影响肺之宣发肃降出现水肿、咳喘难卧等症状，采用泻肺理气，滋养肺肾，用药以桔梗、茯苓、大腹皮等，严重者可用葶苈子等药；肾病日久，影响心主血脉，出现心悸胸痛，夜寐不安等症状，何教授采用交通心肾，益气复脉法，多用酸枣仁、首乌藤、柏子仁、远志等；影响肝之疏泄，出现情绪烦躁，郁闷不舒等症状，多柔润益肾，酸缓补肝，疏利肝气，用药以广郁金、香附、川楝子、山茱萸、枸杞子、女贞子、墨旱莲等，何教授认为，肾病日久，五脏多有不同程度虚损，或相兼为病，多五脏并调，每获良效。

清化祛瘀治疗慢性肾脏病的理论和方法，是在中医经典理论的基础上，结合现代医学的研究成果，对慢性肾脏病的病因病机进行了创新性的阐释和总结，突破了传统中医以肾虚为本的观点，提出了清化祛瘀治疗慢性肾脏病的重要法则，为慢性肾脏病的中医防治提供了新的思路和依据。清化祛瘀治疗慢性肾脏病的理论和方法，不仅有着丰富的临床实践和疗效验证,而且有着深刻的理论基础和科学依据,是中医学治疗慢性肾脏病的一大创新和贡献。

第六节 清化祛瘀法治疗慢性肾脏病的体系创新

体系创新是何立群教授在防治 IgA 肾病和慢性肾脏病方面的又一重要成果。他构建了具有中医特色的全过程管理精准个体化防治体系,并带领团队引领和规范慢性肾脏病中医辨证和诊治实践。通过循证研究的方法,他不断优化和规范化中医综合治疗方案,并反复验证了"虚、瘀、湿、风、痰"病、证、法结合对于防治 IgA 肾病和慢性肾脏病的临床优势。通过这一创新的体系,他取得了国内领先水平的疗效。

全过程管理是何立群教授体系创新的重要组成部分。他提倡从预防、治疗到康复的全过程管理,注重患者的个体化需求和情况。他强调治疗要综合考虑疾病的病因、病机和患者的整体情况,通过系统的诊疗计划和跟踪随访,为患者提供长期的防治管理服务。通过这样的全过程管理,不仅可以提高治疗的效果,还可以减少疾病的复发和恶化。

在中医辨证和诊治实践方面,何立群教授致力于引领和规范慢性肾脏病的中医辨证施治。他通过对大量患者的临床观察和研究,总结出了中医辨证的特点和规律。在诊断时,他注重从整体角度观察患者的身体状况,包括脉象、舌象、症状等方面的综合分析。在辨证施治时,他根据患者的具体情况,选择合适的中药方剂和疗法,以达到防治的目的。

循证研究是体系创新的重要手段。何立群教授倡导在防治 IgA 肾病和慢性肾脏病过程中采用循证医学的方法,将临床经验和科学证据相结合,优化和规范中医综合治疗方案。他通过对最新的国内外文献的研究,结合自己的临床实践及实验研究,不断更新和提升治疗方案的科学性和可行性。

在防治 IgA 肾病和慢性肾脏病方面,何立群教授始终坚持"虚、瘀、湿、风、痰"的病、证、法结合原则,充分发挥中医药在调理机体整体健康方面的优势。在病机方面,注重发现和分析疾病的内在原因和发展机制,重视病因与病机相结合的观察与分析。在证型辨析方面,通过详细的望、闻、问、切等评估方法,精准把握患者的证型特点,确定治疗的方向和重点。在治疗方面,依据病机和证型,采用多种治疗手段,全面而有针对性地改善患者的症状和控制病情。

第七节　构建防治慢性肾脏病的体内外研究平台，明确中医药防治机制

构建防治慢性肾脏病的体内外研究平台是何立群教授在研究慢性肾脏病防治机制方面取得的重要成果之一。他建立了多个研究模型和实验方法，从肾脏血流动力学、氧化应激、细胞因子和免疫炎症等多个角度入手，系统揭示了中医药"清化祛瘀"防治慢性肾脏病的抗肾纤维化调控新机制。

建立慢性肾脏病免疫炎症评估模型和疗效预测模型是体内研究平台的重要组成部分。通过建立合适的动物模型，何立群教授和他的团队能够模拟人体的慢性肾脏病病理过程，研究疾病的发展规律和机制。在免疫炎症评估模型中，他们通过检测相关的炎症标志物和细胞因子的表达水平，评估慢性肾脏病患者的炎症状态和疾病的严重程度。而在疗效预测模型中，通过建立数学模型和统计分析方法，根据患者的病情和临床指标，预测出不同治疗方法的疗效，以辅助临床决策和治疗方案的选择。

通过肾脏血流动力学、氧化应激、细胞因子及免疫炎症等多个角度的研究，何立群教授团队从分子生物学的层面揭示了"清化祛瘀"防治慢性肾脏病的抗肾纤维化调控机制。肾脏血流动力学的研究揭示了"清化祛瘀"治疗能够改善肾脏的血液灌注和氧供，从而减轻肾脏损伤。氧化应激是慢性肾脏病发展过程中重要的病理生理过程，何立群教授团队的研究发现，"清化祛瘀"治疗能够减轻氧化应激反应，保护肾脏细胞免受损伤。细胞因子和免疫炎症的研究则揭示了"清化祛瘀"治疗能够调节免疫炎症反应，降低炎症因子的释放和细胞的炎性损伤，从而减轻肾脏病变和纤维化。

在研究平台的构建中，何立群教授注重多角度、多途径、多靶点的研究方法。通过综合多种技术手段，如基因表达分析、蛋白质组学、细胞实验、动物实验等，能够更全面地把握慢性肾脏病的发病机制和治疗效果。这种多角度的研究能够提供更加全面和深入的认识，从而为中医药"清化祛瘀"防治慢性肾脏病的机制提供坚实的科学依据。

何立群教授在构建防治慢性肾脏病的体内外研究平台的过程中，不仅关注基础研究的深入，还注重将研究成果应用到临床实践中。他的团队与多家医院合作，在多中心的临床试验中验证了中医"清化祛瘀"防治慢性肾脏病的疗效。这种基于科学研究的临床实践，使得中医药治疗慢性肾脏病具有更高的可信度和可行性。

总结起来，何立群教授通过构建体内外研究平台，明确了中医药防治慢性肾脏病的机制和效应。通过建立评估模型和预测模型，能够全面评估患者的病情和预测治疗效

果。通过从多个角度研究,揭示了中医药"清化祛瘀"防治慢性肾脏病的抗肾纤维化调控新机制,包括肾脏血流动力学、氧化应激、细胞因子和免疫炎症等多个方面。这一国内外研究平台的构建,为中医药防治慢性肾脏病提供了科学依据和方法论,促进了中医药在慢性肾脏病领域的发展和应用。何教授牵头制订慢性肾脏病辨证分型和疗效评价的行业标准,制订肾病诊疗指南2项,中医临床路径2个。推广了三大优势病种的诊疗方案,提高了沪上肾病中医诊疗水平,惠及了海内外的患者。

参考文献

[1] 林日阳,何立群.解剖学的肾脏与藏象理论中的"肾"[J].中医杂志,2011,52(18):1617-1619.

[2] 方东行,何立群,娄国菁.历代医家对中医肾和肾病的认识[J].中国中医基础医学杂志,2010,16(10):965-967.

[3] 何立群.脾胃湿热理论在肾脏病治疗中的应用[J].中西医结合学报,2004(1):7-9.

[4] 张挺.慢性肾脏病蛋白尿中医病因病机与治法原理探微[J].上海中医药杂志,2015,49(11):8-10,14.

[5] 许正锦,邱明山,郭宇英,等.慢性肾脏病中医病因病机探讨[J].辽宁中医药大学学报,2011,13(10):137-139.

[6] 马红珍.古今中医肾病辨治精要[M].北京:人民军医出版社,2010:17-22.

[7] 高燕翔,张琪.张琪教授调脾补肾法治疗慢性肾脏病经验[J].中华中医药杂志,2015,30(8):2786-2789.

[8] 陈飞,柳成刚,常佳怡,等.国医大师张琪教授大方、复法临证要诀[J].中华中医药杂志,2018,33(1):136-138.

[9] 王丽彦,张佩青.张佩青教授运用参芪薏苓汤治疗肾性血尿/蛋白尿经验[J].中医药学报,2015,43(3):96-97.

[10] 金春花,于梅,李淑菊,等.张佩青教授治疗慢性肾衰竭经验举隅[J].黑龙江中医药,2015,44(3):35-36.

[11] 崔成姬,孙伟,张守琳,等.国医大师邹燕勤从"防治养"整体观论治IgA肾病[J].中华中医药杂志,2023,38(7):3148-3150.

[12] 张荣东,林莺,刘利华.国医大师邹燕勤从肾虚湿瘀论治慢性肾脏病经验[J].中国中医药信息杂志,2021,28(6):109-111.

[13] 樊威伟,张大宁.张大宁从虚、瘀、湿、逆论治慢性肾功能衰竭经验[J].中医杂志,2019,60(11):916-919.

[14] 张勉之,张大宁.心、肾、命门关系与心—肾轴心系统[J].中医杂志,2004(10):795-796.

[15] 张权,陈以平,张先闻,等.陈以平教授"斡旋三焦"法治疗IgA肾病的经验[J].中国医药

导报,2022(23):19.

[16] 郭华伟,马志芳,陈以平.陈以平三焦辨证治疗肾病经验[J].河南中医,2018,38(10):4.

[17] 朱勤,陈洪宇,曾佳丽,等.王永钧教授新五型辨证论治IgA肾病技巧赏析[J].中国中西医结合肾病杂志,2023,24(10):850-852.

[18] 徐建龙,余仁欢,聂莉芳.聂莉芳教授益气养阴法治疗慢性肾脏病临床经验[J].中国中西医结合肾病杂志,2017,18(5):379-380.

[19] 余仁欢.聂莉芳教授治疗IgA肾病的经验[J].中国中西医结合肾病杂志,2007(1):4-5.

[20] 修暖暖,于俊生,王中民,等.于俊生教授诊治慢性肾功能衰竭的经验[J].现代生物医学进展,2010,10(2):311-312.

[21] 于欣,于俊生,张春花,等.于俊生教授运用小柴胡汤治疗慢性肾脏病经验[J].中医临床研究,2017,9(4):80-81.

[22] 任艳芸,孙万森,王竹.慢性肾脏病的风伏肾络病机[J].中华中医药杂志,2013,28(2):320-322.

[23] 郭向东,王小琴,金劲松.邵朝弟治疗慢性肾脏病学术思想及临证经验[J].中国中医药图书情报杂志,2023,47(5):177-180.

[24] 吴成态,邓惠文,王小琴.王小琴治疗肾性蛋白尿经验[J].湖北中医药大学学报,2019,21(5):108-110.

[25] 李云鹏,王小琴.王小琴治疗肾病水肿经验探析[J].中西医结合研究,2020,12(1):64-65.

[26] 王立新,李姝淳,王瑞.岭南名医张阶平论治肾炎水肿[J].辽宁中医药大学学报,2011,13(1):14.

[27] 邹川,卢富华,高燕翔,等.黄春林教授应用调脾法治疗慢性肾脏病的经验[C]//中华中医药学会名医学术思想研究分会2012年会论文集,2012.

[28] 胡天祥,卢家言,曾露,等.名老中医杨霓芝教授辨治慢性肾脏病学术思想概述[J].中国中西医结合肾病杂志,2022,23(8):662-664.

[29] 马红岩,蔡寸,杨霓芝.杨霓芝治疗慢性肾脏病用药特点[J].中国中医药信息杂志,2019,26(6):127-129.

[30] 曹和欣,蒋宇峰,马振华,等.何立群治疗糖尿病肾脏疾病经验[J].中医文献杂志,2021,39(4):47-50.

[31] 吴锋,何立群.何立群教授治疗慢性肾脏病学术思想及经验浅析[J].中国中西医结合肾病杂志,2013(7):2.

[32] 王杰,吉晶,孙蓓蓓,等.何立群教授论治慢性肾脏病蛋白尿经验[J].中国中西医结合杂志,2020,40(1):3.

[33] 余柯娜,麻志恒,钟利平.何立群教授治疗慢性肾脏病经验拾萃[C]//2016年中国中西医结合学会肾脏疾病专业委员会学术年会论文摘要汇编,2016.

[34] 魏佳,何立群.何立群教授治疗慢性肾衰竭的经验总结[J].中国中西医结合肾病杂志,2017,18(11):2.

[35] 袁忠钊,郑淇丹,何立群,等.何立群教授糖尿病肾病临证组方分析[J].中国医药导报,2022(8):19.

[36] 孙蓓蓓,何立群.何立群教授运用中医药治疗慢性肾脏病经验集锦[J].世界中医药,2019,14(5):4.

[37] 吉晶,何立群.何立群辨治慢性肾脏病策略及用药经验[J].上海中医药杂志,2018,52(11):3.

[38] 戴恩来.肾病湿热证之探讨[J].中国中西医结合肾病杂志,2009,10(11):1030-1031.

[39] 余江毅,熊宁宁,余承惠.慢性肾脏病瘀血与湿热病理的临床和实验研究[J].辽宁中医杂志,1995(2):91-92.

[40] 张再康,杨霓芝,冯瑞雪,等.浅析慢性肾脏病湿热蕴结病因病机的演变规律[J].新中医,2007,39(11):3-4.

[41] 孙伟.慢性肾脏病中医湿瘀病理的探讨[J].实用中西医结合杂志,1996,9(5):276-277.

[42] 黄中迪,何立群,张长明.抗纤灵冲剂对肾脏急性缺血再灌注大鼠血流动力学的影响[J].上海实验动物科学,2002(4):22.

[43] 陈香美,陈以平,李平,等.1016例IgA肾病患者中医证候的多中心流行病学调查及相关因素分析[J].中国中西医结合杂志,2006,26(3):197-201.

[44] 周少峰,李丹婷,蔡雨孜,等.王耀献从湿热理论谈肾脏病湿热证特点与治疗[J].中医学报,2023,38(9):1918-1924.

[45] 徐慧,刘万年,徐启春.中医辨证治疗慢性肾脏病蛋白尿的多中心前瞻性临床研究[J].中西医结合心血管病电子杂志,2020,8(13):169.

第三章　清化祛瘀法的理论实践

何立群教授团队以清化祛瘀法防治慢性肾脏病（CKD）的理论与实践，整合了中医"湿瘀、瘀血"理论和现代医学对慢性肾脏病的认识，提出了一个独特且具有疗效优势的治疗方法。团队收集了2771例大样本（其中包括520例IgA肾病、477例CKD 1～4期、939例CKD 1～5期、835例社区血尿患者），通过对中医证候和临床资料的数据挖掘分析，提出瘀血、湿热是加重CKD进展的重要理论，明确"瘀血、湿热"是贯穿CKD发病全程的核心病机，促进CKD干预重点从"治"到"防"的转变，站点前移，防治结合。

在清化祛瘀法中，"化"是灵魂，"化"体现在通过一系列药物和治疗手段作用于病理状态的转变，使CKD的进程得到控制或部分逆转。"化"在具体的治疗过程中不但体现在祛邪，比如清热化湿、清热解毒、活血化瘀，还体现在扶正，比如健脾化湿、益气化瘀、补益肝肾、养血祛风，创立治疗IgA肾病和CKD中医辨证优化方案和系列方药。

何立群教授团队自1997年在《中医杂志》上发表慢性肾炎客观化研究思路探讨，二十多年来开展了系列系统的临床和基础研究，创建"清化祛瘀防治肾病"学术思想体系，完善和丰富了中医药防治CKD理论，在临床科研一体化研究中形成基于临床促进科研转化和理论创新的中医药研究模式，引领肾病领域的发展。

何立群教授团队创立了在清化祛瘀防治肾病学术思想体系指导下的优化辨证治疗方案及具有完全自主知识产权系列方药：抗纤灵方、健脾清化方、肾衰冲剂、矢志方、四蚕方、固本通络方和糖肾宁，取得显著的临床疗效，延缓CKD进展，为提高CKD疗效奠定了坚实的基础。

团队通过多中心、大样本、前瞻性的临床研究，对950例CKD 1～3期患者临床循证研究（396例CKD 1～2期蛋白尿患者、406例CKD 1～3期患者、148例IgA肾病CKD 3期患者）以及360例脾虚湿热型慢性肾衰竭患者，113例早中期慢性肾衰竭患者临床研究,不断优化 IgA 肾病 CKD 规范化中西医综合治疗方案,构建具有中医特色全过程管理精准个体化防治 IgA 肾病和 CKD 体系,引领和规范 CKD 中医辨证和诊治实践。反复验证"虚、瘀、湿、风、痰"病、证、法结合防治 IgA 肾病和 CKD 的临床优势,结果显示中医辨证优化方案可以显著改善蛋白尿,改善肾功能,延缓 CKD 进展,达到国内领先水平。建立体内外研究平台,多途径多靶点揭示清化祛瘀防治 CKD 的抗肾纤维化调控新机制。

第一节 939 例慢性肾脏病患者中医证候临床调查研究

通过对 939 例慢性肾脏病患者中医证候调查,发现慢性肾脏病各个时期,脾肾气虚在本虚诸证中都占绝对主导地位,CKD 1~2 期兼血瘀为 24.35%,兼湿热为 38.26%;CKD 3 期兼血瘀为 64.17%,兼湿热为 64.17%;CKD 4 期兼血瘀为 86.61%,兼湿热为 69.64%;CKD 5 期兼瘀血为 100%,兼湿热为 65%,由此可见瘀血、湿热在慢性肾脏病发展中占主导地位并贯穿疾病始终。

(一) 研究方法

1. 病例选择

所调查病例均为 2005 年 9 月至 2008 年 6 月门诊或住院患者。根据血肌酐估算的肾小球滤过率(estimated glomerular filtration rate,eGFR)<90 mL/(min·1.73 m^2),未接受肾脏替代治疗的慢性肾脏病患者。

2. 调查项目及检测方法

调查项目:病程、原发病、血压、24 h 尿蛋白定量、血红蛋白、血钙、血磷、钙磷乘积、血钾和二氧化碳结合力。血压检测方法:安静就诊室内休息 15 min,测量 2 次血压,取平均值。24 h 尿蛋白定量检测方法:比色法。

(二) 结果

1. 一般资料

共收集病例 1 000 份,资料符合要求者共 939 份。其中男性 463 例,女性 476 例;年龄 20~89 岁;病程从 3 d 到 600 个月不等;CKD 2 期 17 例,CKD 3 期 279 例,CKD 4 期 306 例,CKD 5 期 337 例。

2. 主要症状出现的频次和积分

939 例患者的症状按严重程度分别计 0~4 分,分别计算出现症状的人数(症现人)所占比率(症现率),以及所有患者症状积分总和(总积分)并计算人均积分。有 82.9%的患者有倦怠乏力的症状,其他脾肾气虚的表现如腰膝酸软、夜尿清长和少气懒言有 50%以上的症现率;湿热瘀血表现如口苦口臭、皮肤瘙痒,以及心神症状如失眠多梦、心悸胸闷的症现率都小于 20%(表 1-3-1)。

表 1-3-1　939 例患者主要症状出现的人数和总积分

症　状	病例数(例)	症现率(%)	总积分(分)	人均积分(分)
倦怠乏力	778	82.9	1 359	1.45
腰酸膝软	622	66.2	1 072	1.14
夜尿清长	554	59.0	916	0.98
少气懒言	535	57.0	785	0.84

3. 中医证候发展的演变规律

(1) 脾胃症状:随着病情的进展,脾胃症状的症现率和人均积分均呈上升趋势,其中食欲不振、恶心呕吐、胃脘胀满和大便秘结 4 个症状变化明显症现率和人均积分逐渐上升至翻倍,恶心呕吐升高者多达 4~5 倍(表 1-3-2)。

表 1-3-2　脾胃症状的症现率和人均积分

CKD分期	指　标	倦怠乏力	少气懒言	食欲不振	胃脘胀满	恶心呕吐	大便秘结	大便不实
2期	症现率(%)	64.7	35.3	29.4	23.5	11.8	29.4	29.4
	人均积分(分)	0.94	0.41	0.35	0.24	0.12	0.47	0.47
3期	症现率(%)	82.8	56.6	36.9	27.2	14.7	45.2	19.4
	人均积分(分)	1.33	0.77	0.50	0.39	0.16	0.67	0.31
4期	症现率(%)	88.6	54.6	46.1	32.7	24.2	41.5	21.6
	人均积分(分)	1.60	0.81	0.68	0.42	0.31	0.63	0.33
5期	症现率(%)	78.6	60.5	58.8	41.8	45.1	51.0	23.1
	人均积分(分)	1.43	0.94	0.86	0.62	0.66	0.88	0.39

(2) 肾虚症状:以夜尿清长和尿少变化较为显著(表 1-3-3)。

表1-3-3 肾虚症状的症现率和人均积分

CKD分期	指标	畏寒肢冷	腰脊冷痛	腰酸膝软	足跟痛	夜尿清长	尿少	水肿
2期	症现率(%)	35.3	29.4	52.9	17.6	35.3	5.9	35.3
	人均积分(分)	0.47	0.41	0.76	0.18	0.59	0.06	0.53
3期	症现率(%)	25.8	28.3	65.9	12.2	56.3	1.4	34.1
	人均积分(分)	0.38	0.42	1.11	0.16	0.87	0.03	0.48
4期	症现率(%)	35.6	27.1	69.9	13.4	62.1	14.1	47.7
	人均积分(分)	0.52	0.40	1.22	0.19	1.03	0.15	0.74
5期	症现率(%)	35.6	31.2	63.8	12.8	59.6	20.8	45.7
	人均积分(分)	0.60	0.49	1.11	0.15	1.03	0.33	0.69

(3)肝脾症状:肝脾症状中,五心烦热、耳鸣和面色改变随疾病进展明显加重(表1-3-4)。

表1-3-4 肝脾症状的症现率和人均积分

CKD分期	指标	五心烦热	肢体困重	肢体麻木	面色无华	面色㿠白	面色萎黄	面色晦暗	头痛头晕	耳鸣
2期	症现率(%)	11.8	29.4	11.8	23.5	5.9	17.6	17.6	41.2	17.6
	人均积分(分)	0.12	0.35	0.18	0.29	0.06	0.18	0.18	0.41	0.18
3期	症现率(%)	23.3	32.6	20.8	27.6	21.5	19.0	19.7	41.9	27.6
	人均积分(分)	0.30	0.44	0.26	0.39	0.29	0.27	0.26	0.53	0.32
4期	症现率(%)	19.3	39.2	20.3	31.4	26.5	17.3	30.7	41.8	32.0
	人均积分(分)	0.28	0.58	0.29	0.40	0.33	0.22	0.46	0.55	0.42
5期	症现率(%)	21.7	35.9	20.5	32.9	21.1	23.7	28.2	47.5	28.5
	人均积分(分)	0.34	0.56	0.29	0.52	0.29	0.43	0.45	0.66	0.36

(4)湿热、瘀血症状:鼻出血、牙龈出血、肌肤甲错和皮肤紫癜等各期症现率均很低,但口干、口苦、口腻和口臭等症现率较高,CKD 4~5期的患者约有1/5出现皮肤瘙痒症状(表1-3-5)。

表 1-3-5　湿热、瘀血症状的症现率和人均积分

CKD 分期	指标	鼻出血	牙龈出血	肌肤甲错	皮肤紫癜	皮肤瘙痒	口干口苦	口腻	口臭
2期	症现率(%)	0.0	5.9	17.6	0.0	11.8	47.1	23.5	17.6
	人均积分(分)	0.00	0.06	0.18	0.00	0.12	0.65	0.29	0.18
3期	症现率(%)	0.7	2.2	2.9	0.7	9.7	41.9	27.6	17.6
	人均积分(分)	0.01	0.03	0.04	0.01	0.10	0.63	0.39	0.24
4期	症现率(%)	2.3	3.9	6.5	2.9	20.6	46.7	25.2	18.3
	人均积分(分)	0.02	0.05	0.08	0.03	0.26	0.69	0.37	0.26
5期	症现率(%)	3.6	11.9	10.7	3.3	17.5	38.6	29.7	20.2
	人均积分(分)	0.04	0.13	0.13	0.04	0.23	0.59	0.44	0.28

（5）心神症状：以心悸、胸闷和失眠为显著，多梦症现率却随病情进展逐渐降低（表1-3-6）。

表 1-3-6　心神症状的症现率和人均积分

CKD 分期	指标	心悸	胸闷	失眠	多梦	神志改变	抽搐惊厥	手足搐搦
2期	症现率(%)	47.1	35.3	11.8	29.4	0.0	0.0	0.0
	人均积分(分)	0.59	0.47	0.12	0.41	0.00	0.00	0.00
3期	症现率(%)	30.8	34.1	35.1	19.4	1.4	0.7	2.2
	人均积分(分)	0.39	0.37	0.37	0.25	0.03	0.01	0.02
4期	症现率(%)	33.7	36.9	26.5	16.0	0.0	1.3	2.6
	人均积分(分)	0.43	0.49	0.34	0.24	0.00	0.01	0.03
5期	症现率(%)	40.9	15.7	26.4	11.0	0.6	1.5	6.2
	人均积分(分)	0.62	0.66	0.35	0.15	0.00	0.01	0.07

4. 原发病分布情况

原发病分布情况见表1-3-7。

表 1-3-7　原发疾病分布

病　种	病例数（例）	病　种	病例数（例）
慢性肾炎	407	糖尿病肾病	129
高血压肾病	157	病因不详	86

续 表

病　种	病例数(例)	病　种	病例数(例)
痛风性肾病	38	狼疮 RF 硬皮病等	10
间质性肾炎	29	独肾及肾癌术后	7
慢性肾盂肾炎	28	药物性肾损害	6
梗阻性肾病	22	紫癜性肾炎	2
多囊肾	17	乙肝相关性肾炎	1

5. 血压控制情况

血压控制情况见表1-3-8。

表1-3-8　血压控制情况

血压(mmHg)	病例数(例)	血压(mmHg)	病例数(例)
<125/75	130	≥160/90	110
<130/80	111	未测量	215
<140/90	185	检测总人数	724
<160/90	188	达标率(≤130/80)	33.29%

注：1 mmHg=0.133 kPa

6. 24 h 尿蛋白定量控制情况

24 h 尿蛋白定量控制情况见表1-3-9。

表1-3-9　24 h 尿蛋白定量控制情况

24 h 蛋白尿定量/g	病例数(例)	24 h 蛋白尿定量/g	病例数(例)
<0.15	23	>3.50	43
0.15~0.50	90	未检测	367
0.51~1.00	144	检测总人数	572
1.01~3.05	272	达标率(<0.50)	19.75%

7. 贫血纠正情况

贫血纠正情况见表1-3-10。

表 1-3-10 贫血纠正情况

血红蛋白(q/L)	病例数(例)	血红蛋白(q/L)	病例数(例)
<60	9	>130	97
61~90	135	未检测	216
91~109	263	检测总人数	723
110~130	219	达标率(110~130)	30.29%

8. 钙、磷代谢和钙磷乘积纠正情况

钙、磷代谢和钙磷乘积纠正情况见表 1-3-11。

表 1-3-11 钙、磷代谢和钙磷乘积纠正情况

血钙(mmol/L)	病例数(例)	血磷(mmol/L)	病例数(例)
<2.1	134	<0.9	30
2.1~2.7	574	0.9~1.6	429
>2.7	6	>1.6	185
未检测	225	未检测	295
检测总人数	714	检测总人数	644
达标率(2.1~2.7)	80.39%	达标率(0.9~1.6)	66.61%

注：钙磷乘积>55 mg^2/di^2 人数：97人。

9. 酸碱平衡紊乱和电解质紊乱纠正情况

酸碱平衡紊乱和电解质紊乱纠正情况见表 1-3-12。

表 1-3-12 酸碱平衡紊乱和电解质紊乱纠正情况

血 钾(mmol/L)	病例数(例)	二氧化碳(mmol/L)	病例数(例)
<3.9	132	<21	203
3.9~5.1	476	21~29	446
>5.1	112	>29	14
未检测	219	未检测	276
检测总人数	720	检测总人数	663
达标率(3.9~5.1)	66.11%	达标率(21~29)	67.27%

第二节 477例慢性肾衰竭心血管并发症及其中医证候分析

通过临床调研,对慢性肾衰竭(chronic renal failure,CRF)并发心血管患者的原发病、证型及邪实兼证等规律进行调查分析。结果发现CKD 1~4期477例非透析CRF患者的心血管并发症的总发病率为41.51%,1期发病率为18.18%,2期发病率为22.89%,3期发病率为52.51%,4期发病率为81.82%。即随着肾功能恶化,心血管并发症的发病率逐步上升。从CRF心血管并发症的证型来看,脾肾阳虚型占87.50%,肝肾阴虚型占62.50%,从邪实来看,单纯兼湿为11.6%,单纯兼瘀为11.11%,湿瘀同兼高达70.20%。具有邪实兼证的患者总比例为92.93%。验证了"久病入络"的理论。肾小球硬化可以认为是血瘀证产生的病理学基础,活血化瘀中药可改善肾功能也证明了瘀血是本病的邪实病机之一。随着肾衰竭的不断进展,其兼湿和兼瘀的比例也在不断上升。而单纯兼湿或兼瘀的比例随肾衰竭进展呈现下降趋势,湿瘀同兼的比例则随肾衰竭的进展不断上升。说明随着肾衰竭的进展,实邪兼证表现出了协同的特点,毒邪积聚,成瘀成湿。

本次研究结果提示,CRF虽然在不同阶段均有不同证型表现的患者,但总体经历气虚→阴虚→阴阳两虚的发展过程,以及瘀、湿兼证的比例上升。从而证实有关本病本虚标实病因病机的认识是完全正确的。现今,随着医疗水平的提高,患者生存期延长,继而阳虚证型发病率也有所增加。而饮食不节、嗜食肥甘厚味、环境污染、温补脾肾中药的长期应用、抗生素和糖皮质激素的不断使用等均是湿邪形成的重要因素。

(一)对象与方法

1. 诊断标准

(1) CRF诊断标准:① 内生肌酐清除率(endogenous creatinine clearance rate,Ccr)<80 mL/min;② 血肌酐(serum creatinine,Scr)>133 μmol/L;③ 有慢性肾脏疾病或累及肾脏的系统性疾病病史。

(2) CRF临床分期标准:见表1-3-13。

(3) 心脏病变标准:参照上海市肾脏病心血管并发症调查协作组制订的标准。① 阳性主诉:心悸,胸闷,活动后气促,夜间阵发性呼吸困难,端坐呼吸,胸痛等。出现上述1种以上症状且排除其他因素。② 阳性体征:心律失常,心力衰竭(心功能≤Ⅲ

级),心界扩大心脏听诊杂音等。检出 1 种以上体征。③ 实验室检查:胸片、心电图、超声心动图、心肌酶谱等。1 项以上异常者为阳性累及。

(4) 慢性肾衰竭中医辨证分型:本虚证:① 脾肾气虚(气虚);② 气阴两虚;③ 肝肾阴虚,④ 脾肾阳虚。标实兼证:① 兼瘀;② 兼湿。

表 1-3-13 CRF 临床分期

分期	Ccr(mL/min)	Scr(μmol/L)
Ⅰ期	>50	<133
Ⅱ期	50~25	133~221
Ⅲ期	25~10	221~442
Ⅳ期	<10	>442

2. 病例选择

(1) 纳入标准:① 符合 CRF 诊断标准;② 心脏病变 1 项以上阳性;③ 未接受肾脏替代治疗。凡符合上述标准者,可纳入为调查对象。

(2) 排除标准:① 神志不清,不能配合调查和治疗者;② 伴有传染病、精神病及中毒性疾病者;③ 资料不全者;④ 透析患者。

(3) 调查项目:CRF 并发心血管病的原发病、性别差异、证型及邪实兼证规律。

(二) 结果

1. 一般资料

本次调研病例共 477 例,均来自上海中医药大学附属曙光医院肾内科的住院或门诊患者。其中男性 231 例,女性 246 例,男女比例为 0.941∶1,年龄最小为 24 岁,最大为 86 岁,平均年龄(55.99±12.44)岁。在本组 CRF 患者中,原发肾脏病的类型以慢性肾小球肾炎最常见,占 71.70%(342 例),其次为高血压肾病,占 10.69%(51 例),糖尿病肾病占 9.01%(43 例)。其他如痛风性肾病 1.26%(6 例)、慢性肾盂肾炎 1.68%(8 例)、多囊肾 1.88%(9 例)、系统性红斑狼疮 0.21%(1 例)、药物性肾损害 1.26%(6 例)、肾动脉狭窄 1.05%(5 例)、尿路梗阻 0.42%(2 例),均在 2% 以下。

2. CRF 并发心血管病情况

在 477 例 CRF 患者中并发心血管病者 198 例,总发病率为 41.51%,慢性肾小球肾炎 CRF、高血压肾病 CRF、糖尿病肾病 CRF 分别占 26.62%、6.92% 和 5.45%;原发病为高血压肾病、糖尿病肾病、慢性肾小球肾炎的 CRF 心血管并发症发病率依次为 64.71%、60.47% 和 37.13%。其他原因的 CRF 心血管并发症发病率由于病例较少,未做统计。

3. CRF 心血管并发症性别差异分析

在 198 例 CRF 心血管并发症的患者中,男性 104 例,女性 94 例,男女占比分别为 52.53% 和 47.48%。经卡方检验,差异无统计学意义($P>0.05$)。

4. CRF 心血管并发症与肾功能的关系

本次调研对 CRF 肾功能不同期心血管发病率进行了比较,其中 I 期(肾功能不全代偿期)发病率为 18.18%,II 期(肾功能不全失代偿期)发病率为 22.89%,III 期(肾功能衰竭期)发病率为 52.51%,IV 期(尿毒症期)发病率为 81.82%。根据非参数检验的 Kendall 等级相关检验,肾功能分级与心血管并发症患病比例的自身系数和相关系数均为 1,$P=0.042$($P<0.05$),二者具有正相关性。即随着肾功能进展,心血管并发症的发病率逐步上升。(表 1-3-14)

表 1-3-14　心血管并发症与肾功能关系

分　期	CRF 病例数	CVD 病例数	比例(%)
I 期	66	12	18.18
II 期	166	38	22.89
III 期	179	94	52.51
IV 期	66	54	81.82
合计	477	198	41.51

5. 与中医证型关系的分析

(1) CRF 与虚证分布关系:① I 期(肾功能不全代偿期):以脾肾气虚型为主(51.52%),其次为气阴两虚型(37.88%);② II 期(肾功能不全失代偿期):以气阴两虚型为主(54.22%),其次为脾肾气虚型(38.55%);③ III 期(肾功能衰竭期):气阴两虚型、脾肾气虚型和脾肾阳虚型比例分别为40.22%、38.55%和18.99%;④Ⅳ期(尿毒症期):以脾肾阳虚型为主(42.42%),其次为气阴两虚型(31.82%)。(表1-3-15)

表1-3-15 CRF与中医虚证分布的关系分析

CRF 分级	病例数	脾肾气虚 [n(%)]	气阴两虚 [n(%)]	肝肾阴虚 [n(%)]	脾肾阳虚 [n(%)]
Ⅰ期	66	34(51.52)	25(37.88)	0	7(10.61)
Ⅱ期	166	64(38.55)	90(54.22)	2(1.2)	10(6.02)
Ⅲ期	179	69(38.55)	72(40.22)	4(2.23)	34(18.99)
Ⅳ期	66	15(22.73)	21(31.82)	2(3.03)	28(42.42)
合计	477	182(38.16)	208(43.61)	8(1.68)	79(16.56)

根据非参数检验的Kendall等级相关检验,肾功能分级与脾肾气虚型比例自身系数为1、相关系数为1,$P=0.047(P<0.05)$,具有负相关性。即随着肾功能衰竭的进展,脾肾气虚型比例逐步下降。有关肾功能分级与气阴两虚型、肝肾阴虚型和脾肾阳虚型比例的分析,虽然未能得出相关性结论,但具有一定的趋势,即随着肾功能的进展,脾肾阳虚型逐步增加。

(2) CRF与实邪兼证分布特点:从调研资料分析,CRF兼邪的比例为81.76%(兼湿的比例为67.09%,兼瘀的比例为62.06%),且随着肾衰竭的不断进展,其兼湿和兼瘀的比例也在不断上升。其中单纯兼湿的比例为19.71%,单纯兼瘀的比例为14.68%,湿瘀同兼的比例为47.38%(表1-3-16)。根据非参数检验的Kendall等级相关检验,肾功能分级与兼湿证患病比例的自身系数为1、相关系数为0.968,$P=0.032(P<0.05)$,具有正相关性。即随着肾衰竭的进展,兼湿证患者的比例逐步上升。肾功能分级与兼瘀证患病比例的自身系数为1、相关系数为0.982,$P=0.018(P<0.05)$,具有正相关性。即随着肾衰竭的进展,兼瘀症患者的比例逐步上升。而单纯兼湿或兼瘀的趋势随肾衰竭的进展而下降,湿瘀同兼则随肾衰竭的进展而不断上升。

(3) 心血管并发症与虚证关系分析:在不同证型的CRF患者中,以脾肾阳虚型患者最易并发心血管疾病,其发病率高达90%(71例/79例),脾肾气虚型(57例/182例)和气血两虚型(65例/208例)发病率在30%左右。肝肾阴虚型病例较少,似不能作出相应分析。

（4）心血管并发症与邪实兼证关系分析：在心血管并发症患者中，单纯兼湿的比例为 32.86%，单纯兼瘀的比例为 23.16%，而湿瘀同兼的比例高达 70.20%。具有邪实兼证的患者总比例为 92.93%。

表 1-3-16　CRF 与中医实邪兼证分布的关系分析

CRF 分级	病例数	单纯兼湿[n(%)]	单纯兼瘀[n(%)]	湿瘀同兼[n(%)]
Ⅰ期	66	20(30.30)	12(18.18)	8(12.12)
Ⅱ期	166	41(24.70)	34(20.48)	44(26.51)
Ⅲ期	179	4(16.20)	21(11.73)	119(66.48)
Ⅳ期	66	4(6.06)	3(4.55)	55(83.33)
合计	477	94(19.71)	70(14.68)	226(47.38)

第三节　上海殷行社区 835 例血尿患者临床资料分析

通过对 835 例血尿患者临床资料的分析，发现血尿由多种病因引起，而 CKD、泌尿系统感染较多见，从中医的体质分析平和质占 8.74%，气虚质占 10.3%，阳虚质占 12.1%，阴虚质占 22.04%，痰湿质占 13.89%，湿热质占 25.63%，瘀血质占 3.35%，气郁质占 3.71%，特禀质占 0.24%。

（一）对象与方法

1. 对象

2009 年 1 月 1 日至 2009 年 12 月 31 日上海殷行社区卫生服务中心诊治的所有血尿患者，共 835 例。

2. 方法

收集 2009 年内所有来院治疗的血尿患者，对其年龄、性别、病因、诱发因素、治疗方法与预后、体质等资料进行回顾性分析。

3. 诊断标准

王海燕主编的《肾脏病学》第 3 版中的血尿标准：尿离心后红细胞镜检≥3 个/HP，

反复 3 次以上。中医体质分型:王琦等研究的体质 9 分法分型,具体包括平和质、气虚质、阳虚质、阴虚质、痰湿质、湿热质、瘀血质、气郁质和特禀质。

4. 统计学方法

资料回收后用 Epi Data 3.1 建立数据库,应用 SPSS 12.0 统计软件进行统计。

(二) 结果

1. 血尿与年龄、性别的关系

所有血尿患者年龄 2~94 岁,其中男 260 例(31.14%),女 575 例(68.86%)(表 1-3-17)。

表 1-3-17 殷行社区卫生服务中心血尿患者分布

年 龄	血尿人数[n(%)]	性 别	
		男	女
2~10 岁	45(5.39)	21	24
11~20 岁	8(0.96)	4	4
21~30 岁	50(5.99)	12	38
31~40 岁	46(5.51)	15	31
41~50 岁	57(6.83)	13	44
51~60 岁	174(20.84)	34	140
61~70 岁	125(14.97)	38	87
71~80 岁	225(26.95)	76	149
81~90 岁	98(11.74)	42	56
91~94 岁	7(0.84)	5	2
合计	835	260	575

2. 血尿的主要病因

血尿可由多种病因引起,而以泌尿系统感染、肾病较为多见,具体病因与年龄分布见表 1-3-18。

表 1-3-18 血尿患者不同年龄段病因统计

年 龄	肾病	膀胱尿道炎	泌尿系结石	前列腺疾病	肿瘤	外伤	药物刺激	全身性疾病	原因不明
2~10 岁	9	15	2	0	0	1	3	4	11
11~20 岁	2	3	1	0	0	0	0	0	2

续 表

年 龄	肾病	膀胱尿道炎	泌尿系结石	前列腺疾病	肿瘤	外伤	药物刺激	全身性疾病	原因不明
21～30 岁	7	18	3	0	0	3	3	3	13
31～40 岁	6	16	6	4	0	2	5	2	5
41～50 岁	10	24	8	4	3	0	2	0	6
51～60 岁	48	69	21	9	1	2	7	2	15
61～70 岁	31	43	13	19	2	2	2	4	9
71～80 岁	51	77	26	38	4	4	5	4	16
81～90 岁	19	33	11	18	1	1	2	2	11
91～94 岁	2	2	1	2	0	0	0	0	0
合计	85	300	92	94	11	15	29	21	88
比例	22.16%	35.93%	11.02%	11.26%	1.32%	1.80%	3.47%	2.51%	10.54%

3. 血尿的主要诱发因素

血尿可由许多诱因引起,其中疲劳是最普遍也是最多见的诱因,其具体情况如表1-3-19 所示。

表 1-3-19 血尿患者诱因分析

项目	饮食	疲劳	情绪	感冒	原因不明
人数	133	384	56	119	143
比例	15.93%	45.99%	6.71%	14.25%	17.13%

4. 血尿的治疗方法与预后情况

目前血尿并没有公认的确切治疗方法,故对所有患者的治疗方法及预后、复发率进行统计分析(表 1-3-20)。

表 1-3-20 血尿患者治疗方法与预后关系分析

项 目	中草药	中草药+西药	中成药	中成药+西药	西药	不治疗	合计
总人数	87	129	142	261	63	153	835
好转人数	45	81	69	154	26	30	405

续 表

项 目	中草药	中草药+西药	中成药	中成药+西药	西药	不治疗	合计
好转率	51.72%	62.79%	48.59%	59.00%	41.27%	19.61%	48.50%
复发人数	16	28	31	61	15	19	170
复发率	35.56%	34.57%	44.93%	39.61%	57.69%	63.33%	41.98%

5. 血尿患者的体质分型

将所有血尿患者体质按九分法进行分类(表1-3-21)。

表1-3-21 血尿患者体质分型分析

项目	平和质	气虚质	阳虚质	阴虚质	痰湿质	湿热质	瘀血质	气郁质	特禀质
合计	73	86	101	184	116	214	28	31	2
比例	8.74%	10.30%	12.10%	22.04%	13.89%	25.63%	3.35%	3.71%	0.24%

第四节 396例慢性肾脏病（CKD 1~2期）蛋白尿中医优化治疗方案验证和推广应用多中心临床研究

本研究是由多家单位合作完成的多中心临床研究，采用实用性随机对照试验，通过对396例慢性肾脏病(CKD 1~2期)患者的研究，推广应用优化中医辨证方案临床治疗慢性肾炎蛋白尿，并在推广中评价其临床疗效和安全性。发挥中医药防治慢性肾脏病的临床优势，以蛋白尿为切入点，根据前期研究成果，形成临床疗效确切的慢性肾炎蛋白尿中医治疗方案，在各级医院和基层社区推广应用中加以验证；并制订出符合实际需求、治疗慢性肾炎蛋白尿中医特色治疗方案，提高整体防治水平，构建多中心CKD临床科研合作平台和协作机制。

本研究从真正意义上实施了大样本、多中心、随机对照的临床研究，并在治疗方案、疗效评定、疗程观察上作了一定的创新和探索。以真实、严谨的数据为中医药防治CKD提供循证医学证据，为治疗方案在基层的推广应用打下更加坚实的基础，造福广大患者，也有助于提高中医药的国际影响力。

(一) 研究方案

1. 研究设计
采用随机对照试验。

2. 研究对象
门诊或住院就诊的原发性慢性肾小球疾病(CKD 1~2 期)患者。

3. 诊断标准
(1) CKD 西医诊断标准(《美国肾脏病学会(2002)慢性肾脏病临床实践指南》): ① 肾损伤标志物[1]存在≥3个月,无论 eGFR[2] 是否降低。② eGFR<60 mL/(min·1.73 m^2)持续3个月或以上,无论是否存在肾损伤标志物。

(2) CKD 临床分期标准(《美国肾脏病学会(2002)慢性肾脏病临床实践指南》)

1期:肾损伤指标(+)、eGFR 正常或增加、eGFR≥90 mL/(min·1.73 m^2)

2期:肾损伤指标(+)、eGFR 轻度下降、eGFR 60~89.9 mL/(min·1.73 m^2)

3期:eGFR 中度下降、eGFR 30~59.9 mL/(min·1.73 m^2)

4期:eGFR 严重下降、eGFR 15~29.9 mL/(min·1.73 m^2)

5期:肾衰竭,eGFR<15 mL/(min·1.73 m^2)(或透析)

MDRD 公式:eGFR[mL/(min·1.73 m^2)]=170×Scr−0.999×年龄−0.176×BUN−0.170×ALB+0.318(女性 0.762)。注:计量单位:年龄(岁),体重(kg),Scr(mg/dL=μmol/L×0.011 3)、血尿素氮(blood urea nitrogen,BUN)(mg/dL=mmol/L×2.8),白蛋白(albumin,ALB)(g/dL=g/L×0.1)。

(3) CKD 蛋白尿诊断标准:24 h 尿蛋白定量>0.15 g。

(4) 中医辨证分型标准:参照《中药新药临床研究指导原则(试行)》制订(郑筱萸主编,中国医药科技出版社,2002年5月第一版)。

① 脾肾气阴两虚证

主症:倦怠乏力,腰膝酸软,咽燥口干,五心烦热。

---

[1] 肾损伤指肾脏结构或功能的异常,具体表现为以下任一情况:① 肾脏病理形态学异常:通过肾活检发现肾脏组织结构异常。② 血、尿成分异常:例如尿白蛋白/肌酐比值(UACR)≥30 mg/g,或 24h 尿蛋白排泄率(UAER)≥30 mg。③ 肾脏影像学检查异常:如肾脏结构、血管或集合系统异常,但单纯肾囊肿除外。

[2] eGFR 是评估肾功能的重要指标,持续低于 60 mL/(min·1.73 m^2)提示肾功能下降,是 CKD 的重要诊断依据。

次症：食少纳呆，脘腹胀满。

舌脉象：舌红苔少边有齿痕，脉细。

② 脾肾气阳两虚证

主症：畏寒肢冷，倦怠乏力，腰部冷痛，腰膝酸软，夜尿清长。

次症：气短懒言，脘腹胀满，口淡不渴，大便不实，食少纳呆。

舌脉象：舌淡有齿痕，脉沉细。

③ 水湿证

主症：身体困重，食少纳呆，兼有水肿。

次症：脘腹胀满，口中黏腻。

舌脉象：舌苔腻，脉濡。

④ 血瘀证

主症：面色晦暗，腰痛。

次症：肌肤甲错，肢体麻木。

舌脉象：舌有瘀点或瘀斑，脉涩或细涩。

⑤ 湿热证

主症：恶心呕吐，小便短赤或尿涩而痛，口苦黏腻。

次症：皮肤疮疡，疖肿，口渴不多饮。

舌脉象：舌苔黄腻，脉濡数或滑数。

凡具有上述各证候之主症 2 项（如证属脾肾气阳两虚者必备畏寒肢冷和腰膝酸软，脾肾气阴两虚者必备腰膝酸软和咽燥口干），次症 2 项者结合舌脉象即可诊断为该证候类型。

4. 纳入标准

① 年龄 18～70 岁；② 确诊原发性慢性肾小球疾病，符合 CKD 1～2 期，50% 以上有肾穿刺活检（简称肾穿）的病理报告；③ 24 h 尿蛋白定量在 0.5～2.5 g；④ 血管紧张素转换酶抑制剂（angiotensin-converting enzyme inhibitor，ACEI）/血管紧张素 Ⅱ 受体拮抗剂（angiotensin receptor blocker，ARB）治疗者已经过 2 周洗脱期，或入组前未使用 ACEI/ARB；⑤ 感染、酸中毒、电解质紊乱、高血压等加重因素得到有效控制且病情稳定的非透析患者，血压在 90～130/60～80 mmHg，血钾在正常范围内；⑥ 中医辨证符合脾肾气阴两虚型或脾肾气阳两虚型；⑦ 签署知情同意书。

5. 排除标准

① 继发性 CKD 包括系统性红斑狼疮、糖尿病肾病、高血压肾病、痛风性肾病和药物性肾损害等;② 妊娠期或准备妊娠及哺乳期妇女;③ 合并心、脑、肺、肝、造血系统等严重原发性疾病,或有恶性肿瘤、结核病等消耗性疾病,有严重感染,水、电解质及酸碱平衡紊乱,肝功能异常者;④ 急性肾功能衰竭患者,肾移植术后;⑤ 已知对该类药物过敏者,精神病患者、不能合作者;⑥ 正在参加其他药物临床试验者或 3 个月内参加过其他临床试验者;⑦ 3 个月内用过西药糖皮质激素、免疫抑制剂、雷公藤制剂。

6. 剔除病例标准

① 不符合入选条件者;② 入组后无任何可利用数据者;③ 入组后没接受任何治疗。

7. 样本量估算

研究样本量及其计算的依据 1:根据文献报道及以往的研究结果,贝那普利治疗 1 年缓解率约 30%,中西医结合治疗缓解率约 45%,采用 nQuery6.0 样本估算专用软件计算,将有 80% 的把握度在单侧 0.05 检验水准下拒绝无效假设,并考虑到试验中可能有 10% 左右的脱落,本次试验共计 396 例。

研究样本量及其计算依据 2:界值的确定依据:根据国际文献报道,使用氯沙坦在非糖尿病性肾病中可以有效降低 24 h 尿蛋白 30%,对照组均数=30(%),标准差=20.74%;假设试验组均数=50%,则允许误差=20%,按照完全随机设计两样本均数比较的方法计算,每组需观察 24 例,按 20% 脱落估计,每组至少需观察 29 例。若调整试验组均数为 45,则每组需 40 例,按 20% 脱落估计,每组 48 例;若调整试验组均数为 40,则每组需 68 例,按 20% 脱落估计,每组 82 例。则总例为 164 例。计算公式 $[(t\times 0.05+t\times 0.10)\times \sigma/\delta][(t\times 0.05+t\times 0.10)\times \sigma/\delta]\times 2$,采用尝试法。

综合考虑两种样本含量估算的结果,以 3:1 比例进行中医辨证治疗加基础治疗组和氯沙坦加基础治疗组分别需观察 297 例和 99 例。

8. 分组方法

根据先前确定的慢性肾炎蛋白尿中医治疗方案,采用分层区组随机方法分组,以中心(医院)为分层因素,将合格病例按 3:1 比例分成试验组和对照组进行推广观察。

9. 治疗措施

① 治疗组（中医辨证治疗加基础治疗组）：根据临床辨证给予中药颗粒剂每日1袋，分2次口服。其中脾肾气阴两虚者给予气阴两虚方（太子参10 g、女贞子10 g、山茱萸6 g、生黄芪20 g）；脾肾气阳两虚者给予气阳两虚方（淫羊藿10 g、党参10 g、生黄芪20 g、覆盆子10 g）。兼有水湿证、湿热证、血瘀证者，分别在气阴两虚方或气阳两虚方基础上加用水湿方（茯苓10 g、汉防己10 g、白术10 g、薏苡根20 g），湿热方（牛蒡子10 g、虎杖15 g、黄柏6 g、车前子15 g）和血瘀方（桃仁10 g、丹参10 g、川芎6 g、当归10 g）。观察期间根据证候变化调整用药。本组治疗中降压药不使用ARB/ACEI类药物。

② 对照组：（ARB加基础治疗组）予氯沙坦50 mg/d。

③ 基础治疗，主要包括控制饮食营养、血压和血脂等。

饮食营养：参照我国《慢性肾脏病蛋白质营养治疗专家共识》，蛋白质摄入量为0.8～1.0 g/(kg·d)，其中高生物价蛋白＞50％。在低蛋白饮食的同时，热量的摄入应维持在30～35 kcal/(kg·d)。聘请专门的营养师，根据每个入组患者的具体体重、身高、肾功能情况进行个体化指导，做出参考配餐。

控制血压：对血压增高者，参照JNC Ⅶ和K/DOQI推荐标准、将血压降至130/80 mmHg。降压药物首先应用钙通道阻滞剂（calcium channel blocker，CCB），如不能将血压控制在靶目标者，则可加用中枢或受体拮抗剂等降压药物，除方案许可外不再增加其他ARB/ACEI类药物。

控制血脂：对血脂增高者，参照我国血脂防治建议和美国2001年5月公布的国家胆固醇教育计划第三次报告（NCEP ATP Ⅲ）标准，使总胆固醇＜5.72 mmol/L（＜220 mg/dL），LDL胆固醇＜3.64 mmol/L（＜140 mg/dL），甘油三酯＜2.26 mmol/L（＜200 mg/dL）。调脂药物可用阿托伐他汀10 mg/d。

治疗过程中，监测各组患者血钾，如研究中血钾＞6.0 mmol/L或血压＜90/60 mmHg时均需暂停用药进行针对性治疗，待血钾、血压正常后继续使用，如连续停药超过2周即退出临床试验。

10. 疗程

临床推广观察6个月。

11. 观察指标及观察时点

(1) 观察指标：① 一般信息：姓名、地址、联系电话、出生年月、性别、民族、职业、婚姻状况、文化程度、合并用药情况等。② 症状体征：中医症状（量化积分）、舌象、脉象。③ 实验室检查：疗效观察指标：血肌酐（Scr）、血尿素氮（BUN）、肾小球滤过率（eGFR）、血清胱抑素-C（Cystatin-C，Cys-C）、血白蛋白（ALB）、24 h 尿蛋白定量、尿白蛋白/肌酐、尿 β_2 微球蛋白、总胆固醇、甘油三酯、低密度脂蛋白。安全性观察指标：血常规、尿常规、大便常规加隐血检查、心电图、肝功能、电解质（钾、钠、氯）。④ 终点事件：CKD 血肌酐较基线加倍，病情加重；进入透析；医生判断需要退出者。⑤ 不良事件与不良反应。

(2) 观察时点及观察时间窗：疗效观察指标在治疗前及治疗后每 8 周检查 1 次，中医证候、24 h 尿蛋白定量和尿白蛋白/肌酐治疗前及治疗后每 4 周检查 1 次。安全性观察指标及总胆固醇、甘油三酯、低密度脂蛋白在治疗前及治疗后各检查 1 次，电解质（钾、钠、氯）在治疗前及治疗后每 8 周检查一次，如血钾有变化可随时检查。观察时间窗为观察时点±1 周。

12. 疗效和安全性评价

(1) 疗效观察指标：① 主要效应指标：24 h 尿蛋白定量。② 次要效应指标：中医症状（中医症状分级量化积分）、舌象、脉象。血肌酐（Scr）、血尿素氮（BUN）、血清胱抑素-C（Cys-C）、肾小球滤过率（eGFR）、血白蛋白（ALB）、尿白蛋白/肌酐、尿 β_2 微球蛋白、总胆固醇、甘油三酯、低密度脂蛋白。

(2) 安全性观察指标：血常规、尿常规、大便常规加隐血检查、心电图、肝功能、电解质检查在治疗前及治疗后各检查一次。如病情有变化可随时检查。

(3) 疗效评定标准：每两个月做一次疗效评定分析。

(4) 中医证候疗效判定标准：① 临床缓解：与治疗前比较，证候积分下降幅度≥90%。② 显效：与治疗前比较，证候积分下降幅度≥70%。③ 有效：与治疗前比较，证候积分下降幅度 30%～69%。④ 无效：与治疗前比较，证候积分下降幅度<29%。

注：计算公式（尼莫地平法）为[（治疗前积分－治疗后积分）÷治疗前积分]×100%

(5) 临床疗效判定标准：① 临床缓解：24 h 尿蛋白定量≤0.3 g，肾功能正常。② 显效：与基值相比，24 h 尿蛋白定量较基值下降≥50%；eGFR 维持在基值（波动≤5%）或上升。③ 有效：与基值相比，24 h 尿蛋白定量下降 25%～50%；eGFR 维持在基值(波动≤5%)或上升。④ 无效：未达上述疗效标准。

13. 统计分析

本研究应用了重复测量数据资料的方差分析和重复测量资料的广义估计方程分析。本研究涉及的所有统计学检验均为双侧检验，显著性水平为 $\alpha=0.05$。统计分析应用 SPSS 13.0 来完成。疗效分析涉及两组人群：符合方案受试者(per protocol subject, PPS)人群和意向性治疗(intention to treat, ITT)分析人群。而安全性分析集用于安全性评价分析。

由于退出脱落造成的数据缺失值，在 ITT 分析中采用最近一次观测值结转法(last observation carried forward, LOCF)处理。必要时尝试采用 SPSS 软件提供的缺失值处理方法进行替换，根据实际情况选择不同方法。评估主要评价指标是否存在中心效应。对于定量指标用广义线性模型(generalized linear model, GLM)方法，对于定性指标用 M-H 方法或 logistic 回归模型进行评价和校正。

对于安全性评价分析，先采用描述性分析，然后采用 χ^2 检验比较两组的不良事件发生率。比较时考虑不良事件的严重程度和与用药因果关系程度。如果不良事件例数较多，应分析与用药持续时间、基线特征等的关系。

（二）研究结果

1. 一般情况

本试验共入组患者 396 例，其中治疗组和对照组分别为 297 例和 99 例，肾穿刺 190 例；脱落 37 例，完成 359 例，脱落率为 10.31%。治疗组 26 例和对照组 11 例脱落/剔除，两组脱落率差异无统计学意义（$P=0.485$）。治疗组 296 例和对照组 99 例进入 FAS 集，治疗组 273 例和对照组 88 例进入 PPS 集，治疗组 295 例和对照组 99 例进入 SAS 集。两组患者人口学特征(除学历、中医治疗史外)分布相近，差异无统计学意义。

2. 肾穿刺情况

IgA 肾病 99 例，局灶节段性病变 25 例，轻微病变 9 例，系膜增生性 33 例，膜性肾病 22 例，乙肝相关性肾炎 1 例，弥漫性持续性肾小球肾炎 1 例，共计 190 例，肾穿率为 47.98%。

3. 中医证候分布情况

脾肾气阴两虚证 300 例,脾肾气阳两虚证 96 例,兼水湿证 137 例,兼血瘀证 72 例,兼湿热证 111 例。

4. 中医证候疗效分析

表 1-3-22　两组患者脾肾气阴两虚证总得分的比较—FAS

时间	组别	n	中间值	统计量值	P 值
基线	治疗组	296	16	−2.30	0.021 3
	对照组	99	12		
访视 1	治疗组	296	12	−1.63	0.103 8
	对照组	99	12		
访视 2	治疗组	296	10	−0.59	0.558 4
	对照组	99	8		
访视 3	治疗组	296	8	−0.27	0.787 6
	对照组	99	8		
访视 4	治疗组	296	8	−0.95	0.340 2
	对照组	99	8		
访视 5	治疗组	296	6	−0.84	0.400 0
	对照组	99	8		
访视 6	治疗组	296	4	−2.27	0.023 2
	对照组	99	8		

表 1-3-23　两组患者脾肾气阴两虚证总得分的比较—PPS

时间	组别	n	中间值	统计量值	P 值
基线	治疗组	273	16	−1.78	0.075 4
	对照组	88	12		
访视 1	治疗组	273	12	−1.00	0.316 0
	对照组	88	12		
访视 2	治疗组	273	8	−0.01	0.989 1
	对照组	88	9		
访视 3	治疗组	273	8	−0.21	0.832 5
	对照组	88	8		

续　表

时间	组别	n	中间值	统计量值	P 值
访视 4	治疗组	273	8	−1.63	0.102 7
	对照组	88	8		
访视 5	治疗组	273	6	−1.54	0.123 5
	对照组	88	8		
访视 6	治疗组	273	4	−3.03	0.002 4
	对照组	88	8		

表 1-3-24　两组患者脾肾气阳两虚证总得分的比较—FAS

时间	组别	n	中间值	统计量值	P 值
基线	治疗组	296	11	−0.55	0.579 2
	对照组	99	8		
访视 1	治疗组	296	8	−0.45	0.655 0
	对照组	99	8		
访视 2	治疗组	296	8	−0.13	0.899 7
	对照组	99	6		
访视 3	治疗组	296	4	−0.56	0.574 5
	对照组	99	6		
访视 4	治疗组	296	4	−0.76	0.446 9
	对照组	99	4		
访视 5	治疗组	296	4	−1.08	0.281 3
	对照组	99	4		
访视 6	治疗组	296	1	−2.56	0.010 6
	对照组	99	4		

表 1-3-25　两组患者脾肾气阳两虚证总得分的比较—PPS

时间	组别	n	中间值	统计量值	P 值
基线	治疗组	273	10	−0.69	0.492 1
	对照组	88	8		
访视 1	治疗组	273	8	−0.74	0.456 8
	对照组	88	8		
访视 2	治疗组	273	8	−0.18	0.854 6
	对照组	88	6		

续 表

时间	组别	n	中间值	统计量值	P 值
访视 3	治疗组	273	4	−0.08	0.938 8
	对照组	88	4		
访视 4	治疗组	273	4	−0.28	0.782 7
	对照组	88	4		
访视 5	治疗组	273	4	−0.54	0.588 1
	对照组	88	3		
访视 6	治疗组	273	0	−2.08	0.037 8
	对照组	88	4		

表 1-3-26 两组患者水湿证总得分的比较—FAS

时间	组别	n	中间值	统计量值	P 值
基线	治疗组	296	4	−2.84	0.004 6
	对照组	99	0		
访视 1	治疗组	296	4	−2.26	0.024 0
	对照组	99	0		
访视 2	治疗组	296	2	−2.54	0.011 2
	对照组	99	0		
访视 3	治疗组	296	0	−2.02	0.043 6
	对照组	99	0		
访视 4	治疗组	296	0	−2.34	0.019 2
	对照组	99	0		
访视 5	治疗组	296	0	−1.07	0.282 5
	对照组	99	0		
访视 6	治疗组	296	0	−0.11	0.908 8
	对照组	99	0		

表 1-3-27 两组患者水湿证总得分的比较—PPS

时间	组别	n	中间值	统计量值	P 值
基线	治疗组	273	4	−2.65	0.008 1
	对照组	88	0		

续　表

时　间	组　别	n	中间值	统计量值	P 值
访视 1	治疗组	273	4	−2.18	0.029 3
	对照组	88	0		
访视 2	治疗组	273	2	−2.55	0.010 6
	对照组	88	0		
访视 3	治疗组	273	0	−2.09	0.036 3
	对照组	88	0		
访视 4	治疗组	273	0.00	−2.34	0.019 0
	对照组	88	0.00		
访视 5	治疗组	273	0.00	−1.04	0.297 2
	对照组	88	0.00		
访视 6	治疗组	273	0.00	−0.03	0.974 0
	对照组	88	0.00		

表 1-3-28　两组患者血瘀证总得分的比较—FAS

时　间	组　别	n	中间值	统计量值	P 值
基线	治疗组	296	6	−3.68	0.000 2
	对照组	296	4		
访视 1	治疗组	296	4	−3.40	0.000 7
	对照组	296	4		
访视 2	治疗组	296	4	−3.01	0.002 6
	对照组	296	4		
访视 3	治疗组	296	2	−3.15	0.001 6
	对照组	99	0		
访视 4	治疗组	99	0	−3.77	0.000 2
	对照组	99	0		
访视 5	治疗组	99	0	−2.81	0.005 0
	对照组	99	0		
访视 6	治疗组	99	0	−1.67	0.094 7
	对照组	99	0		

表1-3-29 两组患者血瘀证总得分的比较—PPS

时间	组别	n	中间值	统计量值	P值
基线	治疗组	273	6	−2.93	0.003 4
	对照组	88	0		
访视1	治疗组	273	4	−2.71	0.006 6
	对照组	88	0		
访视2	治疗组	273	4	−2.41	0.016 0
	对照组	88	0		
访视3	治疗组	273	4	−2.55	0.010 8
	对照组	88	0		
访视4	治疗组	273	4	−3.20	0.001 4
	对照组	88	0		
访视5	治疗组	273	4	−2.21	0.027 0
	对照组	88	0		
访视6	治疗组	273	0	−1.13	0.258 7
	对照组	88	0		

表1-3-30 两组患者湿热证总得分的比较—FAS

时间	组别	n	中间值	统计量值	P值
基线	治疗组	296	0	−2.02	0.043 4
	对照组	99	0		
访视1	治疗组	296	4	−2.67	0.007 6
	对照组	99	0		
访视2	治疗组	296	4	−2.86	0.004 2
	对照组	99	0		
访视3	治疗组	296	4	−2.39	0.016 8
	对照组	99	0		
访视4	治疗组	296	4	−1.57	0.117 6
	对照组	99	0		
访视5	治疗组	296	0	−2.01	0.044 2
	对照组	99	0		
访视6	治疗组	296	0	−0.64	0.523 2
	对照组	99	0		

表1-3-31 两组患者湿热证总得分的比较—PPS

时间	组别	n	中间值	统计量值	P值
基线	治疗组	273	2	−1.83	0.067 8
	对照组	88	0		
访视1	治疗组	273	4	−2.54	0.010 9
	对照组	88	0		
访视2	治疗组	273	4	−2.69	0.007 2
	对照组	88	0		
访视3	治疗组	273	4	−2.23	0.025 5
	对照组	88	0		
访视4	治疗组	273	4	−1.33	0.183 9
	对照组	88	0		
访视5	治疗组	273	0	−1.88	0.060 4
	对照组	88	0		
访视6	治疗组	273	0	−0.49	0.624 9
	对照组	88	0		

表1-3-32 两组患者中医证候总得分的比较—FAS

时间	组别	n	中间值	统计量值	P值
基线	治疗组	296	48	−4.43	0.000 0
	对照组	99	36		
访视2	治疗组	296	34	−2.74	0.006 1
	对照组	99	26		
访视4	治疗组	296	24	−0.89	0.375 7
	对照组	99	24		
访视6	治疗组	296	16	−2.43	0.014 9
	对照组	99	20		

表1-3-33 两组患者中医证候总得分的比较—PPS

时间	组别	n	中间值	统计量值	P值
基线	治疗组	273	50	−3.93	0.000 1
	对照组	88	37		

续 表

时间	组别	n	中间值	统计量值	P值
访视2	治疗组	273	34	−2.37	0.017 9
	对照组	88	27		
访视4	治疗组	273	24	−0.57	0.567 9
	对照组	88	26		
访视6	治疗组	273	16	−2.61	0.009 1
	对照组	88	20		

表1-3-34 两组患者中医证候疗效的比较—FAS

项目	组别	临床缓解	显效	有效	无效	合计	统计量值	P值
访视2	治疗组	2	11	125	158	296	−1.12	0.261 9
	对照组	1	4	34	60	99		
	合计	3	15	159	218	395		
访视4	治疗组	7	41	167	81	296	−2.39	0.016 6
	对照组	4	9	44	42	99		
	合计	11	50	211	123	395		
访视6	治疗组	35	84	139	38	296	−6.15	0.000 0
	对照组	5	10	43	41	99		
	合计	40	94	182	79	395		

表1-3-35 两组患者中医证候疗效的比较—PPS

项目	组别	临床缓解	显效	有效	无效	合计	统计量值	P值
访视2	治疗组	2	11	119	141	273	−0.89	0.374 2
	对照组	1	4	32	51	88		
	合计	3	15	151	192	361		
访视4	治疗组	7	41	160	65	273	−1.90	0.057 0
	对照组	4	9	43	32	88		
	合计	11	50	203	97	361		
访视6	治疗组	35	84	130	24	273	−5.88	0.000 0
	对照组	5	10	42	31	88		
	合计	40	94	172	55	361		

用广义线性模型进行数据分析后得出如下结果。

① 治疗组和对照组比较结果：Wald χ^2＝71.946，$P<0.0001$，组间差异有统计学意义，两种疗法的中医证候疗效不同。参数估计 $OR = e^{-1.173} = 0.309$，95％置信区间为 $(e^{-1.444}, e^{-0.902}) = (0.236, 0.406)$，治疗组中医证候疗效优于对照组（表 1-3-36）。

② 重复测量时间比较结果：Wald χ^2＝204.095，$P<0.0001$，访视时间差异有统计学意义，两种疗法不同时间的临床疗效不同。与访视 2 比较，访视 6 和访视 4 的 Wald χ^2＝200.844 和 38.266，P 值均小于 0.0001，治疗不同时间的中医证候疗效不同。参数估计 OR 值及其 95％置信区间：访视 6 为 0.120（0.089，0.160）；访视 4 为 0.416（0.315，0.549），表明随着治疗时间的延长，中医证候疗效有转好的趋势（表 1-3-36）。

③ 经时间趋势检验得：治疗组的中医证候疗效等级指标有随访视时间的延长呈相关关系（$P<0.005$），说明随治疗时间的延长，中医证候疗效呈明显好转趋势。对照组的中医证候疗效等级指标与随访视时间的延长呈线性相关关系（$P<0.05$），说明随治疗时间的延长，中医证候疗效等级呈好转趋势。

表 1-3-36　中医证候疗效广义估计方程参数估计结果—FAS

参　　数	B	标准误	95％ Wald 置信区间		假　设　检　验		
			下限	上限	Wald χ^2	自由度	P 值
中医证候疗效＝1	−4.968	0.2119	−5.383	−4.553	549.871	1	0.000
中医证候疗效＝2	−3.511	0.1822	−3.868	−3.154	371.515	1	0.000
中医证候疗效＝3	−1.253	0.1514	−1.550	−0.956	68.456	1	0.000
治疗组＝1	−1.173	0.1383	−1.444	−0.902	71.946	1	0.000
对照组＝0	0[a]	—	—	—	—	—	—
访视 6＝6	−2.123	0.1498	−2.417	−1.830	200.844	1	0.000
访视 4＝4	−0.877	0.1417	−1.155	−0.599	38.266	1	0.000
访视 2＝2	0[a]	—	—	—	—	—	—

注：a. 在广义估计方程的参数中作为基准类别

访视 2、访视 4 和访视 6，治疗组和对照组中医证候总有效率比较均有统计学意义，P 值均小于 0.05，治疗组总有效率在三个访视点均高于对照组（表 1-3-37）。

访视 2 治疗组和对照组中医证候总有效率比较无统计学意义；访视 4 和访视 6 治疗组和对照组中医证候总有效率比较均有统计学意义，统计量和 P 值均小于 0.0001，治疗组总有效率高于对照组（表 1-3-38）。

表 1-3-37　不同时间点两组中医证候总有效率比较—FAS

时间	组别	治疗人数	有效人数	总有效率(%)	χ^2	P
访视 2	治疗组	296	135	45.61	3.85	0.050
	对照组	99	34	34.34		
	合计	395	169	42.78	—	—
访视 4	治疗组	296	209	70.61	20.45	<0.0001
	对照组	99	45	45.45		
	合计	395	254	64.30	—	—
访视 6	治疗组	296	259	87.50	51.56	<0.0001
	对照组	99	53	53.54		
	合计	395	312	78.99	—	—

表 1-3-38　不同时间点两组中医证候总有效率比较—PPS

时间	组别	治疗人数	有效人数	总有效率(%)	χ^2	P
访视 2	治疗组	273	130	47.62	3.41	0.065
	对照组	88	32	36.36		
	合计	361	162	44.88	—	—
访视 4	治疗组	273	204	74.73	17.30	<0.0001
	对照组	88	45	51.14		
	合计	361	249	68.98	—	—
访视 6	治疗组	273	254	93.04	56.33	<0.0001
	对照组	88	53	60.23		
	合计	361	307	85.04	—	—

治疗组和对照组不同时间点的中医证候显效率比较(PPS集)见表1-3-39。

① 治疗组：访视 2、访视 4 和访视 6 中医证候显效率比较有统计学意义($\chi^2=217.260$，$P<0.0001$)，经分割 χ^2 检验(校正 $\alpha=0.0125$)得：$\chi^2_{24}=15.233$，$P<0.0001$；$\chi^2_{46}=103.910$，$P<0.0001$。说明访视 6 中医证候显效率高于访视 4，访视 4 中医证候显效率高于访视 2，即中医证候显效率随治疗时间的延长而提高。

② 对照组：访视 2、访视 4 和访视 6 中医证候显效率比较无统计学意义($P>0.05$)。

③ 合计：访视 2、访视 4 和访视 6 中医证候显效率比较有统计学意义($\chi^2=$

185.423，$P<0.0001$），经分割 χ^2 检验（校正 $\alpha=0.0125$）得：$\chi^2_{24}=19.135$，$P<0.0001$；$\chi^2_{46}=82.430$，$P<0.0001$。说明访视 6 中医证候显效率高于访视 4，访视 4 中医证候显效率高于访视 2，即中医证候显效率随治疗时间的延长而提高。

表 1-3-39　各组不同时间点的两组患者中医证候显效率比较—PPS

时间	组别	治疗人数	显效人数	显效率（%）	χ^2	P
治疗组	访视 2	273	13	4.76		
	访视 4	273	40	14.65	217.260	<0.0001
	访视 6	273	154	56.41		
对照组	访视 2	88	5	5.68		
	访视 4	88	13	14.77	4.029	0.133
	访视 6	88	11	12.50		
合计	访视 2	361	18	4.99		
	访视 4	361	53	14.68	191.675	<0.0001
	访视 6	361	165	45.71		

治疗组、对照组不同时间点的中医证候显效率比较（FAS 集）见表 1-3-40。

① 治疗组：访视 2、访视 4 和访视 6 中医证候显效率比较有统计学意义（$\chi^2=209.595$，$P<0.0001$），经分割 χ^2 检验（校正 $\alpha=0.05/(3+1)=0.0125$）得：$\chi^2_{24}=14.612$，$P<0.0001$；$\chi^2_{46}=99.124$，$P<0.0001$。说明访视 6 中医证候显效率高于访视 4，访视 4 中医证候显效率高于访视 2，即中医证候显效率随治疗时间的延长而提高。

② 对照组：访视 2、访视 4 和访视 6 中医证候显效率比较无统计学意义。

③ 合计：访视 2、访视 4 和访视 6 中医证候显效率比较有统计学意义（$\chi^2=185.423$，$P<0.0001$），经分割 χ^2 检验（校正 $\alpha=0.0125$）得：$\chi^2_{24}=18.489$，$P<0.0001$；$\chi^2_{46}=79.025$，$P<0.0001$。说明访视 6 中医证候显效率高于访视 4，访视 4 中医证候显效率高于访视 2，即中医症候显效率随治疗时间的延长而提高。

表 1-3-40　两组不同时间点中医证候显效率比较—FAS

时间	组别	治疗人数	显效人数	显效率（%）	χ^2	P
治疗组	访视 2	296	14	4.73		
	访视 4	296	41	13.85	209.595	<0.0001
	访视 6	296	155	52.36		

续 表

时间	组别	治疗人数	显效人数	显效率(%)	χ^2	P
对照组	访视2	99	5	5.05	3.974	0.137
	访视4	99	13	13.13		
	访视6	99	11	11.11		
合计	访视2	395	19	4.81	185.423	<0.0001
	访视4	395	54	13.67		
	访视6	395	166	42.03		

5. 临床疗效指标分析

(1) 两组治疗不同时间点24 h尿蛋白定量比较(FAS集)

经重复测量数据资料的方差分析得到表1-3-41。

① 治疗组24 h尿蛋白定量治疗前后比较有统计学意义($F=14.327$，$P<0.0001$)，说明随着治疗时间的延长，24 h尿蛋白定量均数有降低；对照组24 h尿蛋白定量治疗前后比较无统计学意义($F=1.465$，$P=0.2083$)。

② 所有患者24 h尿蛋白定量治疗前后比较有统计学意义($F=5.065$，$P<0.0001$)，随着治疗时间的延长，24 h尿蛋白定量均数呈下降趋势。治疗时间与组别之间存在交互作用($F=4.344$，$P=0.0010$)。

③ 相同时间点的组间比较结果：治疗前、访视1、访视2、访视3和访视4组间24 h尿蛋白定量比较无统计学意义($P>0.05$)。访视5和访视6组间24 h尿蛋白定量比较有统计学意义($P<0.0001$)，访视5($F=5.04$，$P=0.0253$)、访视6($F=6.66$，$P=0.0102$)、治疗组24 h尿蛋白定量低于对照组。

表1-3-41 两组治疗不同时间点的24 h尿蛋白定量(mg/24 h)—FAS

组别	n	描述指标	治疗前	访视1	访视2	访视3	访视4	访视5	访视6	前后比较	
										F	P
治疗组	296	$\bar{x}$	1201.42	1209.03	1191.90	1102.72	1039.07	964.40	841.97	14.327	<0.0001
		s	611.21	1080.17	1097.31	939.34	917.36	879.07	914.53		
对照组	99	$\bar{x}$	1194.81	1100.45	1234.29	1061.81	1224.37	1203.82	1115.56	1.465	0.2083
		s	574.10	827.36	949.13	820.76	1048.19	1027.30	909.59		
合计	395	$\bar{x}$	1199.77	1181.82	1202.53	1092.47	1085.51	1024.40	910.54	5.065	<0.0001
		s	601.42	1022.78	1061.11	910.23	953.86	922.98	919.83		

组别	n	描述指标	治疗前	访视1	访视2	访视3	访视4	访视5	访视6	前后比较	
										F	P
组间比较		F	0.01	0.84	0.12	0.15	2.81	5.04	6.66	—	—
		P	0.9246	0.3612	0.7313	0.6992	0.0943	0.0253	0.0102		

(2) 两组治疗不同时间点 24 h 尿蛋白定量比较(PPS集)(表1-3-42)

经重复测量数据资料的方差分析得到:

① 治疗组 24 h 尿蛋白定量治疗前后比较有统计学意义($F=14.218$, $P<0.0001$),随着治疗时间的延长,24小时尿蛋白定量均数有降低;对照组 24 小时尿蛋白定量治疗前后比较无统计学意义($F=1.371$, $P=0.281$)。

② 所有患者 24 h 尿蛋白定量治疗前后比较有统计学意义($F=5.103$, $P<0.0001$),说明随着治疗时间的延长,24 h 尿蛋白定量均数呈下降趋势。治疗时间与组别之间存在交互作用($F=3.923$, $P=0.0019$)。

③ 相同时间点的组间比较结果:治疗前、访视1、访视2、访视3和访视4组间 24 h 尿蛋白定量比较无统计学意义($P>0.05$)。访视5和访视6组间 24 h 尿蛋白定量比较有统计学意义,访视5($F=4.67$, $P=0.0314$)、访视6($F=6.19$, $P=0.0133$)、治疗组 24 h 尿蛋白定量低于对照组。

表1-3-42 两组治疗不同时间点的24 h尿蛋白定量(mg)—PPS

组别	n	描述指标	治疗前	访视1	访视2	访视3	访视4	访视5	访视6	前后比较	
										F	P
治疗组	273	$\bar{x}$	1191.23	1189.25	1177.27	1080.49	1011.60	933.68	801.58	14.218	<0.0001
		s	613.82	1104.13	1118.34	945.96	922.70	878.61	911.65		
对照组	88	$\bar{x}$	1180.93	1082.32	1211.01	1031.19	1215.28	1178.86	1080.56	1.371	0.2412
		s	569.39	846.62	973.42	829.66	1083.16	1059.78	925.77		
合计	361	$\bar{x}$	1188.72	1163.18	1185.49	1068.47	1061.25	993.45	869.58	5.103	0.0002
		s	602.53	1047.11	1083.59	918.09	966.68	930.48	921.66		
组间比较		F	0.02	0.69	0.06	0.19	2.97	4.67	6.19	—	—
		P	0.8893	0.4056	0.7998	0.6619	0.0857	0.0314	0.0133		

(3) 两组治疗不同时间点尿白蛋白/肌酐比较(FAS集)(表1-3-43)

经重复测量资料的广义估计方程分析得到：

① 治疗组和对照组比较结果：Wald $\chi^2=0.296$，$P=0.587$，组间差异无统计学意义。

② 重复测量时间比较结果：Wald $\chi^2=9.855$，$P=0.131$，不同访视时间的尿白蛋白/肌酐差异无统计学意义。

表1-3-43 两组治疗不同时间点的尿白蛋白/肌酐[(mg/L)/(g/L)]—FAS

组别	n	描述指标	治疗前	访视1	访视2	访视3	访视4	访视5	访视6
治疗组	296	中间值	511.43	491.15	462.36	448.87	434.74	356.81	364.23
		最小值	30.88	10.53	9.15	13.66	11.07	11.50	10.09
		最大值	5 024.00	5 077.35	4 527.00	4 690.27	4 955.75	4 832.00	8 460.18
对照组	99	中间值	444.70	487.00	492.48	429.38	379.00	412.20	406.99
		最小值	26.55	33.80	8.23	25.66	28.59	12.97	15.00
		最大值	8 316.00	8 316.00	8 316.00	8 316.00	8 316.00	8 316.00	8 316.00

(4) 两组治疗不同时间点尿白蛋白/肌酐比较(PPS集)(表1-3-44)

经重复测量资料的广义估计方程分析得到：① 治疗组和对照组比较结果：Wald $\chi^2=0.406$，$P=0.5240$，组间差异无统计学意义。② 重复测量时间比较结果：Wald $\chi^2=9.203$，$P=0.162$，不同访视时间的尿白蛋白/肌酐差异无统计学意义。

表1-3-44 两组治疗不同时间点的尿白蛋白/肌酐[(mg/L)/(g/L)]—PPS

组别	n	描述指标	治疗前	访视1	访视2	访视3	访视4	访视5	访视6
治疗组	273	中间值	492.84	495.48	468.77	434.82	431.05	355.67	350.86
		最小值	30.88	10.53	9.15	15.60	11.07	11.50	10.09
		最大值	5 024.00	5 077.35	4 527.00	3 250.00	4 955.75	4 832.00	8 460.18
对照组	88	中间值	447.45	427.93	461.68	436.21	398.85	457.00	477.10
		最小值	26.55	33.80	8.23	25.66	28.59	12.97	15.00
		最大值	8 316.00	8 316.00	8 316.00	8 316.00	8 316.00	8 316.00	8 316.00

(5) 两组治疗不同时间点肌酐等级指标数据结转的疗效(FAS集)(表1-3-45)

经 Mann-Whitney U 检验，治疗前、访视2、访视4时治疗组和对照组肌酐等级指标比较无统计学意义，P 值均大于 0.05，治疗前($Z=0.60$，$P=0.5490$)、访视2($Z=$

1.62，$P=0.1054$)、访视 4($Z=0.75$，$P=0.4536$)。访视 6 时,治疗组和对照组肌酐等级指标比较有统计学意义($Z=2.18$，$P=0.0293$),根据平均秩次,对照组肌酐等级指标高于正常的较治疗组为多。

表 1-3-45　两组治疗不同时间点肌酐等级指标比较—FAS

时间	组别	低于正常	正常	高于正常	合计	Z	P
治疗前	治疗组	31	240	25	296	0.60	0.5490
	对照组	9	80	10	99		
	合计	40	320	35	395	—	—
访视 2	治疗组	29	246	21	296	1.62	0.1054
	对照组	6	82	11	99		
	合计	35	328	32	395	—	—
访视 4	治疗组	24	244	28	296	0.75	0.4536
	对照组	8	78	13	99		
	合计	32	322	41	395	—	—
访视 6	治疗组	26	241	29	296	2.18	0.0293
	对照组	5	77	17	99		
	合计	31	318	46	395	—	—

(6) 两组治疗不同时间点肌酐等级指标数据结转的疗效(PPS 集)(表 1-3-46)

经 Mann-Whitney U 检验,治疗前、访视 2、访视 4 时治疗组和对照组肌酐等级指标比较无统计学意义,P 值均大于 0.05,治疗前($Z=0.68$，$P=0.4935$)、访视 2($Z=1.50$，$P=0.1349$)、访视 4($Z=0.72$，$P=0.4719$)。访视 6 时,治疗组和对照组肌酐等级指标比较有统计学意义($Z=2.17$，$P=0.0299$),根据平均秩次,对照组肌酐等级指标高于正常的较治疗组为多。

表 1-3-46　两组治疗不同时间点肌酐等级指标比较—PPS

时间	组别	低于正常	正常	高于正常	合计	Z	P
治疗前	治疗组	30	220	23	273	0.68	0.4935
	对照组	8	71	9	88		
	合计	38	291	32	361	—	—
访视 2	治疗组	27	227	19	273	1.50	0.1349
	对照组	5	74	9	88		
	合计	32	301	28	361	—	—

续 表

时间	组别	低于正常	正常	高于正常	合计	Z	P
访视4	治疗组	24	223	26	273	0.72	0.471 9
	对照组	7	70	11	88		
	合计	31	293	37	361	—	—
访视6	治疗组	25	221	27	273	2.17	0.029 9
	对照组	4	69	15	88		
	合计	29	290	42	361	—	—

(7) 两组治疗不同时间点尿素氮等级指标数据结转的疗效(FAS)(表1-3-47)

经 Mann - Whitney U 检验,治疗前、访视2、访视4和访视6时治疗组和对照组尿素氮等级指标比较无统计学意义,P 值均大于 0.05,治疗前($Z=0.34$,$P=0.735\ 1$)、访视2($Z=0.74$,$P=0.456\ 8$)、访视4($Z=0.19$,$P=0.850\ 9$)和访视6($Z=0.93$,$P=0.353\ 9$)。

表1-3-47 两组治疗不同时间点尿素氮等级指标比较—FAS

时间	组别	低于正常	正常	高于正常	合计	Z	P
治疗前	治疗组	5	209	82	296	0.34	0.735 1
	对照组	0	71	28	99		
	合计	5	280	110	395	—	—
访视2	治疗组	2	220	74	296	0.74	0.456 8
	对照组	2	75	22	99		
	合计	4	295	96	395	—	—
访视4	治疗组	3	227	66	296	0.19	0.850 9
	对照组	1	75	23	99		
	合计	4	302	89	395	—	—
访视6	治疗组	3	229	64	296	0.93	0.353 9
	对照组	1	72	26	99		
	合计	4	301	90	395	—	—

(8) 两组治疗不同时间点尿素氮等级指标数据结转的疗效(PPS)(表1-3-48)

经 Mann - Whitney U 检验,治疗前、访视2、访视4和访视6时治疗组和对照组尿素氮等级指标比较无统计学意义,P 值均大于 0.05,治疗前($Z=0.19$,$P=0.846\ 9$)、访视2($Z=1.39$,$P=0.164\ 5$)、访视4($Z=0.22$,$P=0.827\ 6$)和访视6($Z=0.57$,$P=0.572\ 1$)。

表 1-3-48　两组治疗不同时间点尿素氮等级指标比较—PPS

时间	组别	低于正常	正常	高于正常	合计	Z	P
治疗前	治疗组	5	190	78	273	0.19	0.846 9
	对照组	0	65	23	88		
	合计	5	255	101	361	—	—
访视 2	治疗组	2	201	70	273	1.39	0.164 5
	对照组	2	69	17	88		
	合计	4	270	87	361	—	—
访视 4	治疗组	3	208	62	273	0.22	0.827 6
	对照组	1	68	19	88		
	合计	4	276	81	361	—	—
访视 6	治疗组	3	210	60	273	0.57	0.572 1
	对照组	1	65	22	88		
	合计	4	275	82	361	—	—

(9) 两组治疗不同时间点肾小球滤过率(eGFR)比较(FAS集)(表 1-3-49)

① 治疗组肾小球滤过率治疗前后比较有统计学意义($F=3.77$, $P=0.015\ 2$)，随着治疗时间的延长，肾小球滤过率均降低；对照组肾小球滤过率治疗前后比较无统计学意义($F=4.15$, $P=0.013\ 2$)。

② 所有患者肾小球滤过率治疗前后比较有统计学意义($P<0.001$)，说明随着治疗时间的延长，肾小球滤过率均数呈下降趋势。治疗时间与组别之间无交互作用($F=0.85$, $P=0.448\ 9$)。

③ 相同时间点的组间比较结果：治疗前、访视 2 和访视 4 组间肾小球滤过率比较无统计学意义，P 值均大于 0.05。

④ 正常成人肾小球滤过率为 125 mL/(min·1.73 m²)，无论是治疗组还是对照组患者的肾小球滤过率均较正常人低。

表 1-3-49　两组治疗不同时间点的肾小球滤过率[mL/(min·1.73 m²)]—FAS

组别	n	描述指标	治疗前	访视 2	访视 4	访视 6	前后比较	
							F	P
治疗组	296	$\bar{x}$	99.13	98.84	96.10	96.07	3.77	0.015 2
		s	28.82	24.99	23.93	25.42		

续 表

组别	n	描述指标	治疗前	访视 2	访视 4	访视 6	前后比较 F	前后比较 P
对照组	99	$\bar{x}$	98.39	94.46	92.69	92.87	4.15	0.013 2
		s	26.66	24.80	25.35	24.18		
合计	395	$\bar{x}$	98.95	97.74	95.29	95.27	6.16	0.000 9
		s	28.26	24.98	24.30	25.12		
组间比较		F	0.05	2.28	1.45	1.20	—	—
		P	0.821 6	0.131 8	0.228 6	0.273 4	—	—

(10) 两组治疗不同时间点肾小球滤过率比较（PPS集）（表 1-3-50）

经重复测量数据资料的方差分析得到：

① 治疗组肾小球滤过率治疗前后比较有统计学意义（$F=3.43$，$P=0.022\,8$），说明随着治疗时间的延长，肾小球滤过率均数有降低；对照组肾小球滤过率治疗前后比较无统计学意义（$F=3.83$，$P=0.018\,7$）。

② 所有患者肾小球滤过率治疗前后比较有统计学意义（$F=5.74$，$P=0.001\,4$），说明随着治疗时间的延长，肾小球滤过率均数呈下降趋势。治疗时间与组别之间无交互作用（$F=0.85$，$P=0.451\,8$）。

③ 相同时间点的组间比较结果：治疗前、访视2、访视4组间肾小球滤过率比较无统计学意义。

④ 正常成人肾小球滤过率为 125 mL/(min · 1.73 m²)，无论是治疗组还是对照组患者的肾小球滤过率较正常人低。

表 1-3-50 两组治疗不同时间点的肾小球滤过率[mL/(min · 1.73 m²)]—PPS

组别	n	描述指标	治疗前	访视 2	访视 4	访视 6	前后比较 F	前后比较 P
治疗组	273	$\bar{x}$	99.21	98.94	96.11	96.08	3.43	0.022 8
		s	29.41	25.39	24.38	25.88		
对照组	88	$\bar{x}$	99.36	95.20	93.19	93.41	3.83	0.018 7
		s	26.40	24.07	24.80	23.41		
合计	361	$\bar{x}$	99.24	98.03	95.40	95.43	5.74	0.001 4
		s	28.67	25.09	24.48	25.29		

组别	n	描述指标	治疗前	访视2	访视4	访视6	前后比较	
							F	P
组间比较		F	0.00	1.48	0.95	0.74	—	—
		P	0.966 6	0.224 4	0.331 3	0.391 2	—	—

6. 临床疗效分析

(1) 治疗组、对照组在不同时间点临床疗效比较(FAS集)(表1-3-51)

经广义线性模型结果:

① 治疗组和对照组比较结果,治疗组临床疗效优于对照组,差异有统计学意义(Wald $\chi^2=23.739$,$P<0.0001$)。

② 经时间趋势检验得:治疗组的临床疗效等级指标与随访视时间的延长呈相关关系($\chi^2_{总}=90.31$,$P<0.0001$;$\chi^2_{线}=65.00$,$P<0.0001$;$\chi^2_{偏}=25.31$,$P<0.005$),说明随治疗时间的延长,临床疗效呈明显好转趋势。对照组的临床疗效等级指标与访视时间无相关关系($\chi^2_{总}=7.40$,$P=0.285$;$\chi^2_{线}=0.253$,$P=0.615$)。

③ 治疗组的临床疗效等级指标与随访视时间的延长呈相关关系($P<0.005$),说明随治疗时间的延长,临床疗效呈明显好转趋势。对照组的临床疗效等级指标与访视时间无相关关系($P>0.05$)。

表1-3-51 治疗组、对照组在不同时间点临床疗效比较—FAS

组别	组别	临床缓解	显效	有效	无效	合计	χ^2	P
治疗组	访视2	34	34	47	181	296		
	访视4	40	42	57	157	296	79.85	<0.000 1
	访视6	65	90	64	77	296		
对照组	访视2	8	8	19	64	92		
	访视4	9	15	17	58	92	1.09	0.580
	访视6	11	5	23	60	92		
合计	访视2	42	42	66	245	395		
	访视4	49	57	74	215	395	64.31	<0.000 1
	访视6	76	95	87	137	395		

(2) 治疗组、对照组在不同时间点临床疗效比较(PPS集)(表1-3-52)

经广义线性模型结果：

① 治疗组和对照组比较结果：治疗组临床疗效优于对照组，差异有统计学意义(Wald $\chi^2=20.448$, $P<0.0001$)。

② 经时间趋势检验得：治疗组的临床疗效等级指标与随访视时间的延长呈相关关系($\chi^2_{总}=98.84$, $P<0.0001$; $\chi^2_{线}=69.49$, $P<0.0001$; $\chi^2_{偏}=29.35$, $P<0.005$)，说明随治疗时间的延长，临床疗效呈明显好转趋势。对照组的临床疗效等级指标与访视时间无相关关系($\chi^2_{总}=7.55$, $P=0.273$; $\chi^2_{线}=0.138$, $P=0.710$)。

表1-3-52 治疗组、对照组在不同时间点临床疗效比较—PPS

组别	组别	临床缓解	显效	有效	无效	合计
治疗组	访视2	34	32	46	161	273
	访视4	40	40	56	137	273
	访视6	65	88	63	57	273
对照组	访视2	8	8	19	53	88
	访视4	9	14	17	48	88
	访视6	11	4	23	50	88

(3) 不同时间点治疗组和对照组临床显效率比较(FAS集)(表1-3-53)

访视2、访视4治疗组和对照组临床显效率比较无统计学意义，访视6治疗组显效率高于对照组，差异有统计学意义($\chi^2=39.61$, $P<0.0001$)。

表1-3-53 不同时间点治疗组和对照组临床显效率比较—FAS

时间	组别	治疗人数	显效人数	显效率(%)	χ^2	P
访视2	治疗组	296	68	22.97	2.06	0.152
	对照组	99	16	16.16		
	合计	395	84	21.27	—	—
访视4	治疗组	296	82	27.70	0.45	0.501
	对照组	99	24	24.24		
	合计	395	106	26.84	—	—
访视6	治疗组	296	155	52.36	39.61	<0.0001
	对照组	99	16	16.16		
	合计	395	171	43.29	—	—

(4) 不同时间点治疗组和对照组临床显效率比较(PPS集)(表1-3-54)

访视2、访视4治疗组和对照组临床显效率比较差异无统计学意义;访视6治疗组显效率高于对照组,差异有统计学意义($\chi^2=40.68$, $P<0.0001$)。

表1-3-54 不同时间点治疗组和对照组临床显效率比较—PPS

时间	组别	治疗人数	显效人数	显效率(%)	χ^2	P
访视2	治疗组	273	66	24.18	1.36	0.243
	对照组	88	16	18.18		
	合计	361	82	22.71	—	—
访视4	治疗组	273	80	29.30	0.33	0.567
	对照组	88	23	26.14		
	合计	361	103	28.53	—	—
访视6	治疗组	273	153	56.04	40.68	<0.0001
	对照组	88	15	17.05		
	合计	361	168	46.54	—	—

(5) 不同时间点治疗组和对照组临床总有效率比较(FAS集)(表1-3-55)

访视2和访视4治疗组和对照组临床总有效率比较差异无统计学意义;访视6治疗组总有效率高于对照组,差异有统计学意义($\chi^2=39.19$, $P<0.0001$)。

表1-3-55 不同时间点治疗组和对照组临床总有效率比较—FAS

时间	组别	治疗人数	有效人数	总有效率(%)	χ^2	P
访视2	治疗组	296	115	38.85	0.39	0.535
	对照组	99	35	35.35		
	合计	395	150	37.97	—	—
访视4	治疗组	296	139	46.96	0.92	0.338
	对照组	99	41	41.41		
	合计	395	180	45.57	—	—
访视6	治疗组	296	219	73.99	39.19	<0.0001
	对照组	99	39	39.39		
	合计	395	258	65.32	—	—

(6) 不同时间点治疗组和对照组临床总有效率比较(PPS集)(表1-3-56)

访视2和访视4,治疗组和对照组临床总有效率比较差异无统计学意义;访视6治疗组总有效率高于对照组,差异有统计学意义($\chi^2=41.22$,$P<0.0001$)。

表1-3-56 不同时间点治疗组和对照组临床总有效率比较—PPS

时间	组别	治疗人数	有效人数	总有效率(%)	χ^2	P
访视2	治疗组	273	112	41.03	0.04	0.835
	对照组	88	35	39.77		
	合计	361	147	40.72	—	—
访视4	治疗组	273	136	49.82	0.51	0.476
	对照组	88	40	45.45		
	合计	361	176	48.75	—	—
访视6	治疗组	273	216	79.12	41.22	<0.0001
	对照组	88	38	43.18		
	合计	361	254	70.36	—	—

(7) 治疗组和对照组不同时间点的临床显效率比较(FAS集)(表1-3-57)

① 治疗组:访视2、访视4和访视6临床显效率比较差异有统计学意义($\chi^2=65.391$,$P<0.0001$),经分割χ^2检验(校正$\alpha=0.0125$),$P<0.0001$。访视6临床显效率高于访视4和访视2,访视4和访视2临床显效率差异无统计学意义($P>0.05$)。

② 对照组:访视2、访视4和访视6临床显效率比较差异无统计学意义。

③ 合计:访视2、访视4和访视6临床显效率比较差异有统计学意义($\chi^2=48.912$,$P<0.0001$),经分割χ^2检验,访视6临床显效率高于访视4和访视2,访视4和访视2临床显效率差异无统计学意义($P>0.05$)。

表1-3-57 治疗组和对照组不同时间点的临床显效率比较—FAS

时间	组别	治疗人数	显效人数	显效率(%)	χ^2	P
治疗组	访视2	296	68	22.97	65.391	<0.0001
	访视4	296	82	27.70		
	访视6	296	155	52.36		
对照组	访视2	99	16	16.16	2.817	0.245
	访视4	99	24	24.24		
	访视6	99	16	16.16		
合计	访视2	395	84	21.27	48.912	<0.0001
	访视4	395	106	26.84		
	访视6	395	171	43.29		

(8) 治疗组和对照组不同时间点的临床显效率比较(PPS集)(表1-3-58)

① 治疗组：访视2、访视4和访视6临床显效率比较差异有统计学意义($\chi^2 =68.973$, $P<0.0001$)，经分割 χ^2 检验(校正 $\alpha=0.0125$)，$P<0.0001$。访视6临床显效率高于访视4和访视2，访视4和访视2临床显效率差异无统计学意义($P>0.05$)。

② 对照组：访视2、访视4和访视6临床显效率比较差异无统计学意义。

③ 合计：访视2、访视4和访视6临床显效率比较差异有统计学意义($\chi^2=50.693$, $P<0.0001$)，经分割 χ^2 检验，访视6临床显效率高于访视4和访视2，访视4和访视2临床显效率差异无统计学意义($P>0.05$)。

表1-3-58 治疗组和对照组不同时间点的临床显效率比较—PPS

时间	组别	治疗人数	显效人数	显效率(%)	χ^2	P
治疗组	访视2	273	66	24.18	68.973	<0.0001
	访视4	273	80	29.30		
	访视6	273	153	56.04		
对照组	访视2	88	16	18.18	2.654	0.265
	访视4	88	23	26.14		
	访视6	88	15	17.05		
合计	访视2	361	82	22.71	50.693	<0.0001
	访视4	361	103	28.53		
	访视6	361	168	46.54		

(9) 治疗组和对照组不同时间点的临床总有效率比较(FAS集)(表1-3-59)

① 治疗组：访视2、访视4和访视6临床总有效率比较差异有统计学意义($\chi^2=80.488$, $P<0.0001$)，经分割 χ^2 检验说明访视6临床总有效率高于访视4和访视2，访视4临床总有效率和访视2差异无统计学意义($P>0.05$)。

② 对照组：访视2、访视4和访视6临床总有效率比较差异无统计学意义($P>0.05$)。

③ 合计：访视2、访视4和访视6临床总有效率差异有统计学意义($\chi^2=62.950$, $P<0.0001$)，经分割 χ^2 检验，访视6临床总有效率高于访视4和访视2($P<0.05$)。

表 1-3-59 治疗组和对照组不同时间点的临床总有效率比较—FAS

组别	时间	治疗人数	有效人数	总有效率(%)	χ^2	P
治疗组	访视 2	296	115	38.85		
	访视 4	296	139	46.96	80.488	<0.0001
	访视 6	296	219	73.99		
对照组	访视 2	99	35	35.35		
	访视 4	99	41	41.41	0.795	0.672
	访视 6	99	39	39.39		
合计	访视 2	395	150	37.97		
	访视 4	395	180	45.57	62.950	<0.0001
	访视 6	395	258	65.32		

(10) 治疗组和对照组不同时间点的临床总有效率比较(PPS集)(表 1-3-60)

① 治疗组：访视 2、访视 4 和访视 6 临床总有效率比较差异有统计学意义(χ^2 = 88.463，$P<0.0001$)，访视 6 临床总有效率高于访视 4 和访视 2($P<0.05$)，访视 4 临床总有效率和访视 2 差异无统计学意义。

② 对照组：访视 2、访视 4 和访视 6 临床总有效率差异无统计学意义($P>0.05$)。

③ 合计：访视 2、访视 4 和访视 6 临床总有效率差异有统计学意义(χ^2 = 68.156，$P<0.0001$)，经分割 χ^2 检验，访视 6 临床总有效率高于访视 4 和访视 2($P<0.05$)。

表 1-3-60 治疗组和对照组不同时间点的临床总有效率比较—PPS

组别	时间	治疗人数	有效人数	总有效率(%)	χ^2	P
治疗组	访视 2	273	112	41.03		
	访视 4	273	136	49.82	88.463	<0.0001
	访视 6	273	216	79.12		
对照组	访视 2	88	35	39.77		
	访视 4	88	40	45.45	0.588	0.745
	访视 6	88	38	43.18		
合计	访视 2	361	147	40.72		
	访视 4	361	176	48.75	68.156	<0.0001
	访视 6	361	254	70.36		

7. 安全性指标分析

(1) 两组治疗不同时间点的血钾比较(FAS集)(表 1-3-61)

经重复测量数据资料的方差分析得到：

① 治疗组、对照组的血钾治疗前后比较差异均无统计学意义($P>0.05$)。

② 所有患者血钾治疗前后比较差异无统计学意义($P>0.05$);治疗时间与组别之间无交互作用($F=0.72$,$P=0.5358$),钾正常值范围在 3.5~5.3 mmol/L,说明患者在治疗期间血钾变化较小且维持在正常水平。

③ 相同时间点的组间比较结果:治疗前、访视 2、访视 4 和访视 6 组间血钾比较差异均无统计学意义($P>0.05$)。

表 1-3-61　两组治疗不同时间点的血钾比较(mmol/L)—FAS

组别	n	描述指标	治疗前	访视 2	访视 4	访视 6	前后比较 F	前后比较 P
治疗组	296	$\bar{x}$	4.22	4.20	4.20	4.17	1.84	0.1377
		s	0.42	0.40	0.39	0.38		
对照组	99	$\bar{x}$	4.19	4.19	4.20	4.20	0.05	0.9859
		s	0.38	0.36	0.37	0.35		
合计	395	$\bar{x}$	4.21	4.20	4.20	4.18	0.28	0.8399
		s	0.41	0.39	0.39	0.37		
组间比较		F	0.57	0.11	0.01	0.45	—	—
		P	0.4494	0.7374	0.9187	0.5016		

(2) 两组治疗不同时间点的血钾比较(PPS 集)(表 1-3-62)

① 治疗组、对照组的血钾治疗前后比较差异均无统计学意义($P>0.05$)。

② 所有患者血钾治疗前后比较差异无统计学意义($P>0.05$),治疗时间与组别之间无交互作用($F=1.01$,$P=0.3867$),钾正常值范围在 3.5~5.3 mmol/L,说明患者在治疗期间血钾变化较小且维持在正常水平。

③ 相同时间点的组间比较结果:治疗前、访视 2、访视 4 和访视 6,组间血钾比较差异均无统计学意义($P>0.05$)

表 1-3-62　两组治疗不同时间点的血钾(mmol/L)—PPS

组别	n	描述指标	治疗前	访视 2	访视 4	访视 6	前后比较 F	前后比较 P
治疗组	273	$\bar{x}$	4.22	4.20	4.19	4.16	1.84	0.1413
		s	0.43	0.40	0.39	0.38		

续 表

组别	n	描述指标	治疗前	访视2	访视4	访视6	前后比较	
							F	P
对照组	88	$\bar{x}$	4.18	4.19	4.20	4.21	0.16	0.910 0
		s	0.38	0.36	0.37	0.34		
合计	361	$\bar{x}$	4.21	4.20	4.20	4.17	0.14	0.932 4
		s	0.42	0.39	0.39	0.37		
组间比较		F	0.40	0.01	0.05	1.35	—	—
		P	0.526 8	0.934 0	0.829 0	0.246 3		

(3) 血常规指标

经 χ^2 检验,治疗前和访视6两个时间点,治疗组和对照组血红细胞异常率(表1-3-63)、血红蛋白异常率(表1-3-64)、血中性粒细胞异常率(表1-3-65)、血淋巴细胞异常率(表1-3-66)、血小板异常率(表1-3-67)比较差异无统计学意义($P>0.05$)。

治疗前,治疗组和对照组血白细胞异常率比较差异无统计学意义($P>0.05$)(表1-3-68)。访视6治疗组和对照组血白细胞异常率比较差异有统计学意义,对照组异常率高于治疗组(表1-3-68)。

表1-3-63 治疗前和访视6治疗组和对照组血红细胞异常率比较

时间	组别	检测人数	正常人数	异常人数	异常率(%)	χ^2	P
治疗前	治疗组	293	264	29	9.90	0.003	0.953 4
	对照组	99	89	10	10.10		
	合计	392	353	39	9.95	—	—
访视6	治疗组	271	237	34	12.55	3.329	0.068 1
	对照组	89	84	5	5.62		
	合计	360	321	39	10.83	—	—

表1-3-64 治疗前和访视6治疗组和对照组血红蛋白异常率比较

时间	组别	检测人数	正常人数	异常人数	异常率(%)	χ^2	P
治疗前	治疗组	296	263	33	11.15	0.331	0.565 3
	对照组	99	90	9	9.09		
	合计	395	353	42	10.63	—	—

续 表

时间	组别	检测人数	正常人数	异常人数	异常率(%)	χ^2	P
访视6	治疗组	292	260	32	10.96	0.011	0.917 4
	对照组	97	86	11	11.34		
	合计	389	346	43	11.05	—	—

表1-3-65 治疗前和访视6治疗组和对照组血中性粒细胞异常率比较

时间	组别	检测人数	正常人数	异常人数	异常率(%)	χ^2	P
治疗前	治疗组	293	225	68	23.21	1.030	0.310 0
	对照组	99	71	28	28.28		
	合计	392	296	96	24.49	—	—
访视6	治疗组	264	207	57	21.59	0.010	0.921 9
	对照组	86	67	19	22.09		
	合计	350	274	76	21.71	—	—

表1-3-66 治疗前和访视6治疗组和对照组血淋巴细胞异常率比较

时间	组别	检测人数	正常人数	异常人数	异常率(%)	χ^2	P
治疗前	治疗组	293	247	46	15.70	1.071	0.300 7
	对照组	99	79	20	20.20		
	合计	392	326	66	16.84	—	—
访视6	治疗组	265	222	43	16.23	1.071	0.300 7
	对照组	86	76	10	11.63		
	合计	351	298	53	15.10	—	—

表1-3-67 治疗前和访视6治疗组和对照组血小板异常率比较

时间	组别	检测人数	正常人数	异常人数	异常率(%)	χ^2	P
治疗前	治疗组	293	275	18	6.14	1.002	0.316 7
	对照组	99	90	9	9.09		
	合计	392	365	27	6.89	—	—
访视6	治疗组	266	249	17	6.39	1.577	0.209 2
	对照组	86	77	9	10.47		
	合计	352	326	26	7.39	—	—

表1-3-68　治疗前和访视6治疗组和对照组血白细胞异常率比较

时间	组别	检测人数	正常人数	异常人数	异常率(%)	χ^2	P
治疗前	治疗组	293	270	23	7.85	0.994	0.318 8
	对照组	99	88	11	11.11		
	合计	392	358	34	8.67	—	—
访视6	治疗组	266	242	24	9.02	7.291	0.006 9
	对照组	86	69	17	19.77		
	合计	352	311	41	11.65	—	—

(4) 便常规指标

经 χ^2 检验,治疗前和访视6治疗组和对照组粪白细胞阴性率(表1-3-69)、粪红细胞阴性率(表1-3-70)、便潜血阳性率(表1-3-71)比较差异无统计学意义。

表1-3-69　治疗前和访视6治疗组和对照组粪白细胞阴性率比较

时间	组别	治疗人数	阴性	阴性率(%)	F	P
治疗前	治疗组	283	283	100.00	—	—
	对照组	96	96	100.00		
	合计	379	379	100.00		
访视6	治疗组	251	251	100.00	—	—
	对照组	70	70	100.00		
	合计	321	321	100.00		

表1-3-70　治疗前和访视6治疗组和对照组粪红细胞阴性率比较

时间	组别	治疗人数	阴性	阴性率(%)	F	P
治疗前	治疗组	296	283	100.00	—	—
	对照组	99	96	100.00		
	合计	395	379	100.00		
访视6	治疗组	296	251	100.00	—	—
	对照组	99	70	100.00		
	合计	395	321	100.00		

表1-3-71 治疗前和访视6治疗组和对照组便潜血阳性率比较

时间	组别	治疗人数	阴性	阳性	阳性率(%)	F	P
治疗前	治疗组	296	280	3	1.10	—	0.604 2
	对照组	99	94	2	2.10		
	合计	395	374	5	1.30	—	—
访视6	治疗组	251	249	2	0.80		1.000 0
	对照组	70	69	0	0.00		
	合计	321	318	2	0.60		

(5) 肝功能

经 Mann-Whitney U 检验,治疗前和访视6治疗组和对照组丙氨酸氨基转移酶(表1-3-72)、天门冬氨酸氨基转移酶(表1-3-73)比较差异无统计学意义。

表1-3-72 治疗前和访视6治疗组和对照组丙氨酸氨基转移酶(ALT)等级指标比较

时间	组别	治疗人数	低于正常	正常	高于正常	平均秩	Z	P
治疗前	治疗组	296	20	256	20	199.86	0.855	0.392 7
	对照组	99	16	71	12	192.42		
	合计	395	36	327	32	—		
访视6	治疗组	264	23	230	11	174.21	0.684	0.494 1
	对照组	86	9	69	8	179.47		
	合计	350	32	299	19	—		

表1-3-73 治疗前和访视6治疗组和对照组天门冬氨酸氨基转移酶(AST)等级指标比较

时间	组别	治疗人数	低于正常	正常	高于正常	Z	P
治疗前	治疗组	296	0	285	11	0.944	0.345 0
	对照组	99	5	88	6		
	合计	395	5	373	17		
访视6	治疗组	267	1	256	10	0.486	0.626 9
	对照组	85	3	75	7		
	合计	352	4	331	17		

(6) 心电图

经 χ^2 检验,治疗前和访视6治疗组和对照组心电图异常率(表1-3-74)比较差异无统计学意义。

表 1-3-74 治疗前和访视 6 治疗组和对照组心电图异常率比较

组别	治疗人数	治疗前				访视 6			
		异常人数	异常率(%)	χ^2	P	异常人数	异常率(%)	χ^2	P
治疗组	296	38	12.84	3.212	0.073	42	14.19	2.729	0.099
对照组	99	20	20.20			21	21.21		
合计	395	58	14.68	—	—	63	15.95	—	—

8. 合并用药

经 χ^2 检验,治疗组和对照组合并用药率比较差异无统计学意义(表 1-3-75)。

表 1-3-75 治疗组和对照组合并用药率比较

组别	治疗人数	无合并用药人数	合并用药人数	异常率(%)	χ^2	P
治疗组	296	203	93	31.42	0.043	0.835 6
对照组	99	69	30	30.30		
合计	395	272	123	31.14	—	—

9. 不良事件

经 χ^2 检验,治疗组和对照组不良事件发生率比较差异无统计学意义(表 1-3-76)。

表 1-3-76 治疗组和对照组合不良事件发生率比较

组别	治疗人数	无不良事件数	不良事件数	发生率(%)	F	P
治疗组	296	293	3	1.01		0.576 0
对照组	99	99	0	0.00		
合计	395	392	3	0.76		

第五节 406 例慢性肾脏病(CKD 1~3 期)随机对照多中心大样本前瞻性队列研究

该研究为上海市中医药事业发展三年行动计划(2014—2017)项目。根据慢性肾脏病(CKD 1~3 期)分期不同、临床表现不同及尿蛋白定量不同,分为 CKD 1~2 期尿蛋白定量 0.5～1.0 g/24 h、CKD 3 期尿蛋白定量 0.5～2.5 g/24 h 两大类别,再结合中医证候积分,制定出不同的中医辨证优化方案并结合西药治疗。对中医辨证治疗方案进行优化。通过多中心、大样本、前瞻性的临床研究,对 406 例慢性肾脏病 1～3 期患者进行长达 24 周的疗效跟踪,分析得出,中医辨证论治在改善患者肾功能、24 h 尿蛋白定量、免疫炎症、肾纤维化方面疗效显著。创立治疗慢性肾脏病 1～3 期中医辨证优化方案。

(一) 研究对象

2015 年 9 月至 2017 年 12 月住院及门诊就诊 CKD 1～3 期的患者。

(二) 研究方案

1. 诊断标准

(1) 慢性肾脏病西医诊断标准:参照《美国肾脏病学会(2002)慢性肾脏病临床实践指南》,即① 肾损伤标志物存在≥3 个月,无论 eGFR 是否降低。② eGFR<60 mL/(min·1.73 m^2)持续 3 个月或以上,无论是否存在肾损伤标志物。

慢性肾脏病临床分期标准:1 期:肾损伤指标(+)、eGFR 正常或增加、eGFR≥90 mL/(min·1.73 m^2);2 期:肾损伤指标(+)、eGFR 轻度下降、eGFR 60～89 mL/(min·1.73 m^2);3 期:eGFR 中度下降、eGFR 30～59 mL/(min·1.73 m^2);4 期:eGFR 严重下降、eGFR 15～29 mL/(min·1.73 m^2);5 期:肾衰竭、eGFR<15 mL/(min·1.73 m^2)(或透析)。

(2) 中医辨证分型标准:参照《中药新药临床研究指导原则(试行)》(郑筱萸主编,中国医药科技出版社,2002 年 5 月第一版)。

① 脾肾气虚证:主症:倦怠乏力,气短懒言,食少纳呆,腰酸膝软。次症:脘腹胀满,大便不实,口淡不渴,舌淡有齿痕,脉沉细。

② 脾肾气阴两虚证:主症:倦怠乏力,腰膝酸软,口干咽燥,五心烦热。次症:夜尿清长。舌脉象:舌淡有齿痕,脉沉细。

③ 脾肾阳虚证:主症:畏寒肢冷,倦怠乏力,气短懒言,食少纳呆,腰膝酸软。次症:腰部冷痛,脘腹胀满,大便不实,夜尿清长。舌脉象:舌淡有齿痕,脉沉细。

④ 风湿证:主症:恶心呕吐,身重困倦,食少纳呆,口干,口苦。次症:脘腹胀满,口中黏腻,舌苔黄腻。

⑤ 血瘀证:主症:面色晦暗,腰痛。次症:肌肤甲错,肢体麻木,或舌有瘀点瘀斑,

脉涩或细涩。

⑥湿热证：主症：小便短赤或口苦黏腻；次症：口干,渴不多饮,舌苔黄腻（必备）。

含主症2项（如证属脾肾阳虚者必备畏寒肢冷症）,次症2项者结合舌脉象即可诊断为该型。

2. 入选标准

（1）符合慢性肾脏病西医诊断标准,50%以上有肾穿刺活检病理报告,包括各种原发性慢性肾脏病病理类型病史,根据K/DOQI推荐的肾损害的分级标准CKD 1～3期肾小球滤过率eGFR>30 mL/(min·1.73 m^2)。

（2）中医辨证为脾肾气虚证、脾肾气阴两虚证、脾肾阳虚证、风湿证、血瘀证、湿热证患者。

（3）24 h尿蛋白定量在0.5～2.5 g。

（4）高血压、严重感染、水、电解质及酸碱平衡紊乱等得到有效控制,其中血钾在正常范围内。

（5）导入期：2周,在导入期起始及导入期末,患者须分别进行以下检测,两次检测结果均符合标准者方可进入试验。eGFR>30 mL/(min·1.73 m^2),24 h尿蛋白定量在0.5～2.5 g,BP≤130/80 mmHg。

（6）年龄18～70岁。

（7）签署知情同意书者。

3. 排除标准

①不符合慢性肾脏病第1～3期（CKD 1～3期）患者；②继发性慢性肾脏病包括系统性红斑狼疮、糖尿病肾病、高血压肾病、乙（丙）肝肾病和药物性肾损害等；③不符合中医辨证为上述证型患者；④合并有心、脑、肝和造血系统等严重原发性疾病者；⑤肾移植术后、精神病患者；⑥24 h尿蛋白定量<0.5 g或>2.5 g；⑦急性肾功能衰竭患者；⑧妊娠期或哺乳期妇女；⑨已知对所用药物过敏的患者；⑩年龄在18岁以下或70岁以上者；⑪正在参加其他药物临床试验者或3个月内参加过其他临床试验者或用过西药糖皮质激素、免疫抑制剂、雷公藤制剂；⑫如用过血管紧张素转换酶抑制剂,需洗脱2周后才可入选；⑬血压≤90/60 mmHg。

4. 剔除病例标准

① 不符合纳入标准者;② 对本药过敏者;③ 未按规定用药者;④ 患者的依从性差;⑤ 无法判断疗效或资料不全等影响疗效或安全性判断者。

5. 病例数确定

根据文献报道,福辛普利治疗1年的缓解率约为26%,而中西医结合治疗的缓解率可达到42%,采用nQuery 6.0样本估算专用软件计算,两组样本例数分别为187例,将有85%的把握度在单侧0.05检验水准下拒绝无效假设,即试验组与对照组无差异的假设。考虑到试验中可能有20%左右的脱落,再在随机入组的基础上增加至每组225例观察,共计450例。

6. 病例随机分配方法

采取随机平行对照法,用统计软件产生《中心编码随机数字表》,产生随机编号,各中心的分配例数基本相等,所有药物编号连续,各组按患者就诊顺序编号入组。计划完成450例,包含20%的脱落病例,以1∶1比例入组。用SAS软件产生分层随机数表(1~460),产生相应随机编号,保存在不参与课题研究的统计人员手中,根据患者临床就诊顺序由每个研究单位到统计人员处领取相应随机编号。统计人员将合理分配慢性肾脏病患者的入组比例,保证各组间无显著统计学差异。

7. 研究方法

采用队列研究(Cohort study)的方法。我们根据慢性肾脏病(CKD 1~3期)分期肾功能及蛋白尿的不同,制定了不同的中医辨证或西医基础治疗方案,采用中心随机的方法,各中心根据本院的特点竞争入组。

8. 治疗方案

(1) 基础治疗方案:主要包括控制饮食营养、血压、血脂等。

① 饮食营养:参照我国《慢性肾脏病蛋白质营养治疗专家共识》,蛋白质摄入量为$0.8\sim1.0$ g/(kg·d),其中高生物价蛋白>50%。在低蛋白饮食的同时,热量的摄入应维持在$30\sim35$ kcal/(kg·d)。聘请专门的营养师,根据每个入组患者的具体体重、身高、肾功能情况进行个体化指导,做出参考配餐。CKD 1~2期患者可酌情处理。

② 控制血压：对血压增高者，参照 JNCVII 和 K/DOQI 推荐标准，根据尿蛋白定量，分别将血压降至 130/80 mmHg 及 125/75 mmHg 以下，如不能将血压控制在靶目标者，则可加用 CCB 类制剂、中枢或受体拮抗剂等降压药物，不能使用本方案规定以外的 ACEI 和 ARB 降压药。

③ 控制血脂：对血脂增高者，参照我国血脂防治建议和美国 2001 年 5 月公布的《国家胆固醇教育计划第三次报告（NCEP ATP Ⅲ）》标准，使总胆固醇<5.72 mmol/L（<220 mg/dL），LDL 胆固醇<3.64 mmol/L（<140 mg/dL），甘油三酯<2.26 mmol/L（<200 mg/dL）。调脂药物可用阿托伐他汀 20 mg/d。

(2) 中医辨证治疗方案组

在基础治疗的基础上增加以下治疗。

① 慢性肾脏病（CKD 1~2 期），尿蛋白 0.5~1.0 g/24 h

根据临床症状分为脾肾气虚证、脾肾气阴两虚证、脾肾阳虚证和血瘀证等，分别予脾肾气虚方：党参 10 g、黄芪 10 g、白术 15 g、山药 15 g；脾肾气阴两虚方：太子参 15 g、生黄芪 10 g、生地黄 12 g、山茱萸 12 g；脾肾阳虚证方：党参 10 g、生黄芪 10 g、仙灵脾 12 g、菟丝子 12 g。

加上血瘀方：丹参 15 g、川芎 12 g、桃仁 10 g、王不留行 12 g、泽兰 12 g。

② 慢性肾脏病（CKD 1~2 期），尿蛋白 1.0~2.5 g/24 h

在上述辨证用药的基础上加：风湿方：鬼箭羽 15 g、薏苡仁根 30 g、蝉蜕 9 g、蝉花 9 g、蚕茧壳 6 g、僵蚕 12 g。

皮肤离子导入：根据患者临床症状辨证分为脾肾气虚证、脾肾气阴两虚证、脾肾阳虚证和风湿证、血瘀证，加入相应的中药，通过 HY-D03 型电脑中频药物导入治疗仪进行两侧肾俞穴位皮肤透入治疗，每日一次，每次 30 min，两周为一疗程，停用两周后再开始第二个疗程，直至 24 周疗程结束。

③ 慢性肾脏病（CKD 3 期），尿蛋白 0.5~2.5 g/24 h

根据临床症状分为脾肾气虚证、脾肾气阴两虚证、脾肾阳虚证和湿热证、风湿证、血瘀证等，分别予脾肾气虚方：党参 10 g、黄芪 10 g、白术 15 g、山药 15 g；脾肾气阴两虚证方：太子参 15 g、生黄芪 10 g、生地黄 12 g、山茱萸 12 g；脾肾阳虚方：党参 g、生黄芪 10 g、仙灵脾 12 g、菟丝子 12 g；加上血瘀方：丹参 15 g、川芎 12 g、桃仁 10 g、王不留行 12 g、泽兰 12 g。

在上述用药的基础上辨证：加风湿方：鬼箭羽 15 g、薏苡仁根 30 g、蝉蜕 9 g、蝉花 9 g、蚕茧壳 6 g、僵蚕 12 g。湿热方：党参 15 g、生黄芪 15 g、草果仁 6 g、苍术 10 g、云茯苓 15 g,黄连 3 g、制大黄 9 g。

皮肤离子导入:根据患者临床症状辨证分为脾肾气虚证、脾肾气阴两虚证,脾肾阳虚证和湿热证、风湿证、血瘀证,加入相应的中药,通过 HY-D03 型电脑中频药物导入治疗仪进行两侧肾俞穴位皮肤透入治疗,每日一次,每次 30 min,两周为一疗程,停用两周后再开始第二个疗程,直至 24 周疗程结束。

随机入组后,患者可根据辨证分别予以上述方药,如在观察期间辨证分型有变化可以随时调整用药或几个方药叠加应用,每日 1 袋,分 2 次口服。

(3) 西医治疗方案对照组

在基础治疗的基础上增加以下治疗。

① 慢性肾脏病(CKD 1~2 期),尿蛋白 0.5~1.0 g/24 h

血管紧张素受体拮抗剂:氯沙坦钾片(科素亚)50 mg/d,如研究中血钾>6.0 mmol/L 或血压≤90/60 mmHg 时均需暂停用药进行针对性治疗,待血钾、血压正常后继续使用,如连续停药超过两周即退出临床试验。

② 慢性肾脏病(CKD 1~2 期),尿蛋白 1.0~2.5 g/24 h

血管紧张素受体拮抗剂:科素亚 100 mg/d,如研究中血钾>6.0 mmol/L 或血压≤90/60 mmHg 时均需暂停用药进行针对性治疗,待血钾、血压正常后继续使用,如连续停药超过两周即退出临床试验。

③ 慢性肾脏病(CKD 3 期),尿蛋白 0.5~2.5 g/24 h

血管紧张素受体拮抗剂:科素亚 100 mg/d,如研究中血钾>6.0 mmol/L 或血压≤90/60 mmHg 时均需暂停用药进行针对性治疗,待血钾、血压正常后继续使用,如连续停药超过两周即退出临床试验。

为增加患者的依从性,降低脱落率,所有应用西药患者,如有需要均可加入健脾补肾中药模拟剂。

9. 疗程

24 周,有效患者随访 24 周,经医院伦理委员会审查通过后启动研究,每两个月对患者进行一次临床疗效评价。

10. 观察指标

分疗效性观察指标和安全性观察指标:标志性疗效指标为 24 h 尿蛋白定量、肾小球滤过率(eGFR)。

（1）疗效性观察：中医证候学观察指标：体格检查，症状、舌象、脉象，在治疗前及治疗后每4周检查1次。实验室检查：24 h尿蛋白定量（g/24 h）、血肌酐（Scr）（μmol/L）、肾小球滤过率（eGFR）[mL/(min·1.73 m²)]、血尿素氮（BUN）(mmol/L)、血白蛋白（ALB）（g/L）指标。在洗脱期、治疗前及治疗后每4周检查1次。

（2）安全性观察：一般项目：血常规、尿常规、大便常规加隐血检查，肝功能、心电图治疗前及治疗结束时分别检查1次，血钾在治疗前及开始治疗后每4周检查1次，观察不良事件发生率。

（3）特殊检查：肾纤维化指标：尿TGF-β（pg/mL）、尿白介素（pg/mL），血纤维连接蛋白（mg/L）、层黏连蛋白（ng/mL）、胶原Ⅲ（ng/mL）；营养指标：血前白蛋白（mg/L）、转铁蛋白（mg/dL）、血胆固醇（mmol/L）、甘油三酯（mmol/L）、低密度脂蛋白（mmol/L）、极低密度脂蛋白（ug/mL）；免疫炎症指标：CD_4^+ T细胞、超敏C反应蛋白（HCRP）（mg/L）、白细胞介素（pg/mL）在治疗前及治疗结束时分别检查1次。

（4）肾脏病理指标：肾病理半定量分析表：入组前已行肾穿刺活检者，对肾脏病理进行肾小球损伤、肾小管间质损伤、肾小血管，以及肾脏慢性损伤分析、急性损伤半定量分析。

11. 建立基于临床信息报告的中医辨证治疗慢性肾脏病（CKD 1～3期）临床疗效评价体系

建立基于临床信息报告的慢性肾脏病（CKD 1～3期）临床诊治优化方案疗效评价体系：基于所有临床信息从终点事件疗效评价目标、临床证候评价、西医疗效标准、安全性指标，以及临床信息综合疗效判定五个方面对疗效进行评价，寻求中医药防治慢性肾脏病全肾纤维化的特征性规律。

（1）终点事件疗效评价目标：根据主要综合终点事件，统计两组患者发生主要终点事件退出临床研究的发生率，分别计算两组到达终点目标的例数及所需时间。

主要终点：血清血肌酐浓度加倍、终末期肾病或开始血透。血清肌酐浓度加倍定义为第一次出现血清肌酐浓度高于基线浓度两倍，至少4周后再次复查证实第一次的结果。终末期肾病定义为需长期透析治疗或行肾移植术。

次要终点目标：24 h尿蛋白定量加倍，在4周内应复查两次24 h尿蛋白定量。

(2) 临床证候评价

① 证候疗效评级标准:根据 Stanghellini 标准按症状轻重分为四级。0 分:无症状;1 分:偶有症状但不明显,不影响日常工作生活;2 分:症状较为常见,轻度影响日常工作生活;3 分:症状严重,频繁出现,且影响工作及生活。

② 中医证候疗效评定标准

证候疗效率=(治疗前总积分—治疗后总积分)/治疗前总积分×100%

临床控制:治疗后证候疗效率≥90%;显效:治疗后证候疗效率≥70%且<90%;有效:治疗后证候疗效率≥30%且<70%;无效:治疗后证候疗效率<30%。

(3) 西医疗效标准(胡伟新,唐政,姚小丹,等.双倍剂量雷公藤多甙治疗原发性肾病综合征的近期疗效)

CKD 1~2 期:

① 完全缓解:24 h 尿蛋白定量≤0.3 g/24 h,肾功能正常。

② 显效:与基线相比,24 h 尿蛋白定量下降≥50%;eGFR 维持在基值(波动≤5%)或上升。

③ 有效:与基值相比,24 h 尿蛋白定量下降≥25%;eGFR 维持在基值(波动≤5%)。

④ 无效:不符合以上完全缓解、显效、有效标准者。

CKD 3 期:

① 完全缓解:24 h 尿蛋白定量<0.3 g/24 h,肾功能好转:Scr 恢复正常,或 eGFR 在原有基值上有回升。

② 显效:24 h 尿蛋白定量下降超过基值的 50%,肾功能稳定:Scr 水平维持在基值≤5%,或 eGFR 维持在基值≤5%。

③ 有效:24 h 尿蛋白定量下降超过基值的 25%,肾功能基本稳定,Scr 上升<25%的基值,或 eGFR 下降<25%的基值。

④ 无效:不符合以上完全缓解、显效、有效标准者。

(4) 安全性指标:治疗前和退出研究前各检测一次心电图、血红蛋白、红细胞、肝功能:丙氨酸氨基转移酶(ALT)、天门冬氨酸氨基转移酶(AST)。

不良事件:每次随访观察并记录患者发生的不良事件,并对不良事件严重程度及与研究药物的关系进行判定。对所有不良反应应记录其处理方法并追踪随访其预后。

(5) 综合疗效判定:在(1)~(4)的基础上,对获得的数据、信息进行统计学分析处理,最终得出既符合循证医学的研究方法,又能被重复,及被同行所认可的疗效判定方法。

(三) 研究结果

1. 入组病例

CKD 1～2 期患者共入组 228 例,随访结束 206 例,脱落 22 例。CKD 3 期患者共入组 178 例,随访结束 153 例,脱落 25 例。共计入组 406 例,脱落 47 例,脱落率 11.58%。

有证型患者,CKD 1～2 期共 47 例,男性 15 例,女性 32 例。治疗组 25 例,其中脾肾气虚证 4 例,脾肾气阴两虚证 2 例,脾肾阳虚兼风湿证 2 例,脾肾气虚兼风湿血瘀证 2 例,脾肾阳虚兼血瘀证 1 例,脾肾阳虚证 1 例,气阴两虚兼风湿证 4 例,气阴两虚兼风湿血瘀证 3 例,脾肾气虚兼风湿证 1 例,脾肾阳虚兼风湿血瘀证 2 例,脾肾阳虚兼湿热证 1 例;脱落 2 例。对照组 22 例;脱落 2 例。

CKD 3 期共 60 例,男性 28 例,女性 32 例。治疗组 30 例,脾肾气虚兼湿热证 3 例,脾肾气虚兼血瘀证 3 例,脾肾阳虚证 4 例,脾肾阳虚兼血瘀证 4 例,脾肾阳虚兼湿热证 1 例,脾肾阳虚兼风湿证 1 例,脾肾气虚兼风湿血瘀证 1 例,气阴两虚兼风湿血瘀证 2 例,脾肾气虚证 5 例,风湿证 2 例,脾肾气虚兼风湿证 1 例,风湿血瘀湿热证 1 例;脱落 2 例。对照组 30 例,脱落 4 例,脱落原因:患者依从性较差。剔除 1 例,原因:患者肌酐 378 μmol/L,尿素氮:24.2 mmol/L,血白蛋白:44.7 g/L,根据 MDRD 公式计算:eGFR:11.67 mL/(min·1.73 m^2),诊断为 CKD 5 期,不符合该病例入选标准。

其中 6 人有肾穿报告,分别为:轻中度慢性肾间质病变;IgA 肾病(局灶节段硬化);肾穿免疫荧光 IGg(＋)颗粒状,混合型弥漫性 IgA:(＋＋)颗粒状,系膜区为主,弥漫性 IgM:(＋)颗粒状,混合型、弥漫性 C3(＋)颗粒状,系膜区为主,弥漫性;系膜增生性肾小球肾炎伴基底膜增厚;系膜增生性病变伴局灶节段性肾小球硬化;IgA 肾病(HASS Ⅱ型)。

对照组给予中药模拟剂和科素亚治疗。治疗期间无不良反应。

2. CKD 1～2 期患者

(1) 疗效评价

① 治疗 24 周后中医证候疗效比较(表 1-3-77)

表1-3-77 治疗24周后中医证候疗效比较

组 别	例 数	临床控制	显 效	有 效	无 效	总有效率
治疗组	100	8	22	57	13	87%
对照组	106	5	15	51	35	66.98%

经Ridit分析,两组治疗前后中医证候疗效比较有显著差异($P<0.05$),治疗组优于对照组。

② 治疗24周后西医疗效比较(表1-3-78)

表1-3-78 治疗24周后西医疗效比较

组 别	例 数	临床控制	显 效	有 效	无 效	总有效率
治疗组	100	31	26	16	27	73%
对照组	106	22	18	12	54	49.06%

经Ridit分析,两组治疗前后西医疗效比较有显著差异($P<0.05$),治疗组优于对照组。

(2) 疗效性指标

治疗24周后实验室指标变化情况(表1-3-79)

表1-3-79 治疗24周后实验室指标变化情况($\bar{X}\pm s$)

组 别	例 数	周期	24 h尿蛋白定量(g/24 h)	Scr(μmol/L)	eGFR(mL/min)
治疗组	100例	0周	1.15±0.81	73.45±19.14	94.68±28.03
		4周	0.98±0.93		
		8周	0.87±0.86	73.24±20.47	98.98±30.29
		12周	0.78±0.62		
		16周	0.74±0.76	71.54±18.26	99.12±28.51
		20周	0.70±0.62		
		24周	0.68±0.67	70.84±18.53	100.34±26.95
对照组	106例	0周	1.04±0.57	73.12±18.25	98.87±26.65
		4周	0.95±0.68		
		8周	0.91±0.67	74.24±18.02	96.95±25.69
		12周	0.8±0.54		
		16周	0.82±0.6	74.51±18.1	95.32±24.51
		20周	0.80±0.70		
		24周	0.81±0.81	73.51±17.83	97.19±26.49

两组治疗前 24 h 尿蛋白定量、血肌酐、肾小球滤过率差异无统计学意义（$P>0.05$），具有可比性。

① 24 h 尿蛋白定量：治疗组治疗 4 周与治疗 0 周比较差异无统计学意义（$P>0.05$），治疗组治疗 8 周、12 周、16 周、20 周、24 周均比治疗 0 周有明显下降（$P<0.05$）。对照组治疗 4 周、8 周与治疗 0 周比较差异无统计学意义（$P>0.05$），对照组 12 周、16 周、20 周、24 周均比治疗 0 周有明显下降（$P<0.05$）。治疗组治疗 4 周、8 周、12 周、16 周与同期对照组比较差异无统计学意义（$P>0.05$），治疗组治疗 20 周、24 周与同期对照组比较下降均更明显（$P<0.05$）。

② 血肌酐：治疗组治疗 8 周、16 周与治疗 0 周比较差异无统计学意义（$P>0.05$），治疗组治疗 24 周比治疗 0 周有明显下降（$P<0.05$）。对照组治疗 8 周、16 周、24 周与治疗 0 周比较差异无统计学意义（$P>0.05$）。治疗组 8 周、16 周、24 周与同期对照组比较差异无统计学意义（$P>0.05$）。

③ 肾小球滤过率：治疗组治疗 8 周、16 周、24 周均比治疗 0 周有明显上升（$P<0.05$）。对照组治疗 8 周、16 周、24 周与治疗 0 周比较差异无统计学意义（$P>0.05$）。治疗组治疗 8 周、16 周与同期对照组比较差异无统计学意义（$P>0.05$）。治疗组治疗 24 周与同期对照组比较上升均更明显（$P<0.05$）。

④ 安全性指标：在临床观察期间，两组患者治疗前后心电图、血常规、大便常规＋隐血、肝功能（丙氨酸氨基转移酶、天门冬氨酸氨基转移酶）、血钾等监测均未发现异常，临床观察期间亦无不良事件发生。

⑤ 终点事件：研究期间所有研究病例没有终点事件发生。

（3）疗效机制指标

① 治疗 24 周后血清白细胞介素 6 变化情况（表 1-3-80）

表 1-3-80　治疗 24 周后血清白细胞介素 6 变化情况（$\bar{X}\pm s$）

组　别	例　数	0 周	24 周
治疗组	100	17.69±24.54	21.27±31.34
对照组	106	33.09±99.28	33.04±65.02

治疗组治疗 24 周较治疗 0 周差异无统计学意义（$P>0.05$），对照组治疗 24 周较治疗 0 周差异无统计学意义（$P>0.05$），治疗组治疗 24 周较对照组治疗 24 周差异无统计学意义（$P>0.05$）。

② 治疗 24 周后血清白细胞介素 10 变化情况（表 1-3-81）

表 1-3-81　治疗 24 周后血清白细胞介素 10 变化情况（$\bar{X}\pm s$）

组别	例数	0 周	24 周
治疗组	100	10.87±7.06	13.86±10.89
对照组	106	16.29±13.91	17.19±13.91

治疗组治疗 24 周较治疗 0 周差异无统计学意义（$P>0.05$），对照组治疗 24 周较治疗 0 周差异无统计学意义（$P>0.05$），治疗组治疗 24 周较对照组治疗 24 周差异无统计学意义（$P>0.05$）。

③ 治疗 24 周后血清超敏 C 反应蛋白变化情况（表 1-3-82）

表 1-3-82　治疗 24 周后血清超敏 C 反应蛋白变化情况（$\bar{X}\pm s$）

组别	例数	0 周	24 周
治疗组	23	2.18±2.53	1.70±1.80
对照组	20	1.38±1.93	1.63±1.89

注：统计样本数量为 CKD 1～2 期患者

治疗组治疗 24 周较治疗 0 周差异无统计学意义（$P>0.05$），对照组治疗 24 周较治疗 0 周差异无统计学意义（$P>0.05$），治疗组治疗 24 周较对照组治疗 24 周差异无统计学意义（$P>0.05$）。

④ 治疗 24 周后血纤维连接蛋白变化情况（表 1-3-83）

表 1-3-83　治疗 24 周后血纤维连接蛋白变化情况（$\bar{X}\pm s$）

组别	例数	0 周	24 周
治疗组	23	434.43±73.43	441.69±72.18
对照组	20	410.37±95.32	388.83±97.50

注：统计样本数量为 CKD 1～2 期患者

治疗组治疗 24 周较治疗 0 周差异无统计学意义（$P>0.05$），对照组治疗 24 周较治疗 0 周差异无统计学意义（$P>0.05$），治疗组治疗 24 周较对照组治疗 24 周差异无统计学意义（$P>0.05$）。

⑤ 治疗 24 周后血清层粘连蛋白变化情况(表 1-3-84)

表 1-3-84 治疗 24 周后血清层粘连蛋白变化情况($\bar{X}\pm s$)

组别	例数	0 周	24 周
治疗组	23	72.27±31.49	73.07±26.20
对照组	20	122.25±199.27	74.74±37.88

注：统计样本数量为 CKD 1~2 期患者

治疗组治疗 24 周较治疗 0 周差异无统计学意义($P>0.05$)，对照组治疗 24 周较治疗 0 周差异无统计学意义($P>0.05$)，治疗组治疗 24 周较对照组治疗 24 周差异无统计学意义($P>0.05$)。

⑥ 治疗 24 周后血清胶原蛋白Ⅲ变化情况(表 1-3-85)

表 1-3-85 治疗 24 周后血清胶原蛋白Ⅲ变化情况($\bar{X}\pm s$)

组别	例数	0 周	24 周
治疗组	23	6.99±15.31	8.93±4.19
对照组	20	3.62±5.41	6.59±2.26

注：统计样本数量为 CKD 1~2 期患者

治疗组治疗 24 周较治疗 0 周差异无统计学意义($P>0.05$)，对照组治疗 24 周较治疗 0 周差异无统计学意义($P>0.05$)，治疗组治疗 24 周较对照组治疗 24 周差异无统计学意义($P>0.05$)。

⑦ 治疗 24 周后血清白蛋白变化情况(表 1-3-86)

表 1-3-86 治疗 24 周后血清白蛋白变化情况($\bar{X}\pm s$)

组别	例数	0 周	24 周
治疗组	23	263.72±36.54	288.34±45.27
对照组	20	248.95±28.58	271.66±47.82

注：统计样本数量为 CKD 1~2 期患者

治疗组治疗 24 周较治疗 0 周差异无统计学意义($P>0.05$)，对照组治疗 24 周较治疗 0 周差异无统计学意义($P>0.05$)，治疗组治疗 24 周较对照组治疗 24 周差异无统计学意义($P>0.05$)。

⑧ 治疗 24 周后血清转铁蛋白变化情况(表 1-3-87)

表 1-3-87　治疗 24 周后血清转铁蛋白变化情况($\bar{X}\pm s$)

组　别	例　数	0 周	24 周
治疗组	23	249.52±65.12	255.71±62.45
对照组	20	238.81±58.09	288±66.06

注：统计样本数量为 CKD 1~2 期患者

治疗组治疗 24 周较治疗 0 周差异无统计学意义($P>0.05$)，对照组治疗 24 周较治疗 0 周差异无统计学意义($P>0.05$)，治疗组治疗 24 周较对照组治疗 24 周差异无统计学意义($P>0.05$)。

⑨ 治疗 24 周后血 CD_4^+ T 细胞变化情况(表 1-3-88)

表 1-3-88　治疗 24 周后血 CD_4^+ T 细胞情况($\bar{X}\pm s$)

组　别	例　数	0 周	24 周
治疗组	23	35.43±6.47	34.13±7.24
对照组	20	35.07±6.60	36.37±6.61

注：统计样本数量为 CKD 1~2 期患者

治疗组治疗 24 周较治疗 0 周有所下降($P<0.05$)，对照组治疗 24 周较治疗 0 周差异无统计学意义($P>0.05$)，治疗组治疗 24 周较对照组治疗 24 周下降明显($P<0.05$)。

⑩ 治疗 24 周后血脂变化情况(表 1-3-89)

表 1-3-89　治疗 24 周后血脂变化情况($\bar{X}\pm s$)

项　目	治疗组(23 例)		对照组(20 例)	
	0 周	24 周	0 周	24 周
TC	5.1±0.87	5.0±0.99	5.01±0.75	5.15±1.0
TG	1.73±1.0	2.18±1.11	2.16±1.6	1.91±1.0
LDL	2.99±0.82	2.90±0.84	2.79±0.58	2.83±0.87
VLDL	17.46±42.85	26.92±37.43	5.31±9.67	17.73±36.25

注：统计样本数量为 CKD 1~2 期患者；血胆固醇(TC)、甘油三酯(TG)、低密度脂蛋白(LDL)、极低密度脂蛋白(VLDL)

治疗组治疗 24 周较治疗 0 周差异无统计学意义($P>0.05$),对照组治疗 24 周较治疗 0 周差异无统计学意义($P>0.05$),治疗组治疗 24 周较对照组治疗 24 周差异无统计学意义($P>0.05$)。

3. CKD 3 期患者

(1) 疗效评价

① 治疗 24 周后中医证候疗效比较(表 1-3-90)

表 1-3-90 治疗 24 周后中医证候疗效比较

组别	例数	临床控制	显效	有效	无效	总有效率
治疗组	79	7	23	42	7	91.14%
对照组	74	0	9	33	32	56.76%

经 Ridit 分析,两组治疗前后中医证候疗效比较有显著差异($P<0.05$),治疗组优于对照组。

② 治疗 24 周后西医疗效比较(表 1-3-91)

表 1-3-91 治疗 24 周后西医疗效比较

组别	例数	临床控制	显效	有效	无效	总有效率
治疗组	79	20	11	13	35	55.70%
对照组	74	16	11	7	40	45.95%

经 Ridit 分析,两组治疗前后西医疗效比较差异无统计学意义($P>0.05$)。

(2) 疗效性指标

治疗 24 周后实验室指标变化情况见表 1-3-92。

两组治疗前 24 h 尿蛋白定量、血肌酐、肾小球滤过率差异无统计学意义($P>0.05$),具有可比性。

① 24 h 尿蛋白定量:治疗组治疗 4 周、8 周、12 周与治疗 0 周比较差异无统计学意义($P>0.05$),治疗组治疗 16 周、20 周、24 周均比治疗 0 周有明显下降($P<0.05$)。对照组治疗 4 周、8 周、12 周与治疗 0 周比较差异无统计学意义($P>0.05$),对照组 16 周、20 周、24 周均比治疗 0 周有明显下降($P<0.05$)。治疗组治疗 4 周、8 周、12 周、16 周、

20周、24周与同期对照组比较差异无统计学意义($P>0.05$)。治疗组治疗20周比治疗0周均数下降0.39 g,治疗组治疗24周比治疗0周均数下降0.34 g,对照组治疗20周比治疗0周均数下降0.23 g,对照组治疗24周比治疗0周均数下降0.19 g,由此可见,治疗组下降的数值比对照组下降的数值更加显著,而且随时间延长,24 h尿蛋白定量有进一步下降趋势。

表1-3-92 治疗24周后实验室指标变化情况($\bar{X}\pm s$)

组别	例数	周期	24 h尿蛋白定量(g/24 h)	血肌酐(μmol/L)	eGFR[(mL/min·1.73m^2)]
治疗组	79例	0周	1.29±0.83	134.97±30.61	47.07±11.31
		4周	1.18±0.94		
		8周	1.18±1.00	128.56±32.29	50.63±13.89
		12周	1.15±1.03		
		16周	0.98±0.85	128.57±33.98	51.12±15.57
		20周	0.90±0.87		
		24周	0.95±0.94	128.65±38.15	52.03±17.97
对照组	74例	0周	1.16±0.72	136.39±35.92	46.64±10.88
		4周	1.05±0.82		
		8周	1.09±1.10	136.04±41.25	47.86±14.17
		12周	1.01±0.92		
		16周	0.97±0.87	140.97±44.51	47.08±14.84
		20周	0.93±0.84		
		24周	0.97±0.79	143.02±44.67	47.07±19.02

② 血肌酐:治疗组治疗8周、16周、24周与治疗0周比较均有明显下降($P<0.05$)。对照组治疗8周、16周、24周与治疗0周比较差异无统计学意义($P>0.05$)。治疗组治疗8周与同期对照组比较差异无统计学意义($P>0.05$),治疗组治疗16周、24周与同期对照组比较下降均更明显($P<0.05$)。

③ 肾小球滤过率:治疗组治疗8周、16周、24周均比治疗0周有明显上升($P<0.05$)。对照组治疗8周、16周、24周与治疗0周比较差异均无统计学意义($P>0.05$)。治疗组治疗8周、16周与同期对照组比较差异无统计学意义($P>0.05$),治疗组治疗24周与同期对照组比较上升更明显($P<0.05$),而且随时间延长,肾小球滤过率有进一步升高趋势。

④ 安全性指标：在临床观察期间，两组患者治疗前后心电图、血常规、大便常规＋隐血、肝功能（丙氨酸氨基转移酶、天门冬氨酸氨基转移酶）、血钾等监测均未发现异常，临床观察期间亦无不良事件发生。

⑤ 终点事件：研究期间所有研究病例没有终点事件发生。

(3) 疗效机制指标

① 治疗 24 周后血清白细胞介素 6 变化情况（表 1-3-93）

表 1-3-93　治疗 24 周后血清白细胞介素 6 变化情况（$\bar{X}\pm s$）

组别	例数	0 周	24 周
治疗组	79	9.74±21.83	5.29±8.06
对照组	74	5.56±13.41	4.61±4.99

治疗组治疗 24 周较治疗 0 周有所下降（$P<0.05$），对照组治疗 24 周较治疗 0 周有所下降（$P<0.05$），治疗组治疗 24 周较对照组治疗 24 周下降明显（$P<0.05$）。

② 治疗 24 周后血清白细胞介素 10 变化情况（表 1-3-94）

表 1-3-94　治疗 24 周后血清白细胞介素 10 变化情况（$\bar{X}\pm s$）

组别	例数	0 周	24 周
治疗组	79	5.36±1.12	4.77±0.69
对照组	74	5.25±0.94	5.36±1.71

治疗组治疗 24 周较治疗 0 周有所下降（$P<0.05$），对照组治疗 24 周较治疗 0 周差异无统计学意义（$P>0.05$），治疗组治疗 24 周较对照组治疗 24 周下降明显（$P<0.05$）。

③ 治疗 24 周后尿 TGF-β、尿白介素 6 和尿白介素 10 变化情况（表 1-3-95）

表 1-3-95　治疗 24 周后尿 TGF-β、尿白介素 6、尿白介素 10 变化情况（$\bar{X}\pm s$）

项目	治疗组（11 例）		对照组（15 例）	
	0 周	24 周	0 周	24 周
TGF-β	108.96±42.73	80.63±28.29	55.68±54.78	64.49±44.18
白介素 6	64.82±63.64	32.9±19.73	33.77±31.94	45.24±40.84
白介素 10	7.0±2.36	5.19±2.59	4.95±2.69	4.4±1.78

注：统计样本数量为 CKD 3 期部分患者

尿TGF-β、尿白介素6：治疗组治疗24周较治疗0周有所下降（$P<0.05$），对照组治疗24周较治疗0周差异无统计学意义（$P>0.05$），治疗组治疗24周较对照组治疗24周下降明显（$P<0.05$）。

尿白介素10：治疗组治疗24周较治疗0周差异无统计学意义（$P>0.05$），对照组治疗24周较治疗0周差异无统计学意义（$P>0.05$），治疗组治疗24周较对照组治疗24周差异无统计学意义（$P>0.05$）。

④ 治疗24周后血清超敏C反应蛋白变化情况（表1-3-96）

表1-3-96 治疗24周后血清超敏C反应蛋白变化情况（$\bar{X}\pm s$）

组 别	例 数	0周	24周
治疗组	28	1.72±2.05	1.37±1.43
对照组	25	2.21±2.73	1.50±1.25

注：统计样本数量为CKD 3期患者

治疗组治疗24周较治疗0周差异无统计学意义（$P>0.05$），对照组治疗24周较治疗0周差异无统计学意义（$P>0.05$），治疗组治疗24周较对照组治疗24周差异无统计学意义（$P>0.05$）。

⑤ 治疗24周后血纤维连接蛋白变化情况（表1-3-97）

表1-3-97 治疗24周后血纤维连接蛋白变化情况（$\bar{X}\pm s$）

组 别	例 数	0周	24周
治疗组	28	313.72±120.66	349.83±131.63
对照组	25	298.09±101.03	322.83±108.54

注：统计样本数量为CKD 3期患者

治疗组治疗24周较治疗0周差异无统计学意义（$P>0.05$），对照组治疗24周较治疗0周差异无统计学意义（$P>0.05$），治疗组治疗24周较对照组治疗24周差异无统计学意义（$P>0.05$）。

⑥ 治疗24周后血清层粘连蛋白变化情况（表1-3-98）

治疗组治疗24周较治疗0周有所下降（$P<0.05$），对照组治疗24周较治疗0周差异无统计学意义（$P>0.05$），治疗组治疗24周较对照组治疗24周下降明显（$P<0.05$）。

表1-3-98　治疗24周后血清层粘连蛋白变化情况($\bar{X}\pm s$)

组　别	例　数	0周	24周
治疗组	28	114.37±46.63	107.72±44.70
对照组	25	88.39±33.75	105.65±42.98

注：统计样本数量为CKD 3期患者

⑦ 治疗24周后血清胶原蛋白Ⅲ变化情况(表1-3-99)

表1-3-99　治疗24周后血清胶原蛋白Ⅲ变化情况($\bar{X}\pm s$)

组　别	例　数	0周	24周
治疗组	28	8.44±8.02	10.18±2.72
对照组	25	10.77±21.92	10.93±3.16

注：统计样本数量为CKD 3期患者

治疗组治疗24周较治疗0周差异无统计学意义($P>0.05$)，对照组治疗24周较治疗0周差异无统计学意义($P>0.05$)，治疗组治疗24周较对照组治疗24周差异无统计学意义($P>0.05$)。

⑧ 治疗24周后血清白蛋白变化情况(表1-3-100)

表1-3-100　治疗24周后血前白蛋白变化情况($\bar{X}\pm s$)

组　别	例　数	0周	24周
治疗组	28	315.23±64.95	299.19±54.20
对照组	25	323.91±45.29	306.78±69.74

注：统计样本数量为CKD 3期患者

治疗组治疗24周较治疗0周差异无统计学意义($P>0.05$)，对照组治疗24周较治疗0周差异无统计学意义($P>0.05$)，治疗组治疗24周较对照组治疗24周差异无统计学意义($P>0.05$)。

⑨ 治疗24周后血清转铁蛋白变化情况(表1-3-101)

治疗组治疗24周较治疗0周差异无统计学意义($P>0.05$)，对照组治疗24周较治疗0周差异无统计学意义($P>0.05$)，治疗组治疗24周较对照组治疗24周差异无统计学意义($P>0.05$)。

表 1-3-101　治疗 24 周后血清转铁蛋白变化情况($\bar{X}\pm s$)

组　别	例　数	0 周	24 周
治疗组	28	208.17±108.34	200.26±102.51
对照组	25	196.98±75.14	211.0±79.17

注：统计样本数量为 CKD 3 期患者

⑩ 治疗 24 周后血清 CD_4^+ T 细胞变化情况(表 1-3-102)

表 1-3-102　治疗 24 周后血 CD_4^+ T 细胞情况($\bar{X}\pm s$)

组　别	例　数	0 周	24 周
治疗组	28	35.15±8.01	35.90±8.32
对照组	25	33.85±8.78	32.85±10.03

注：统计样本数量为 CKD 3 期患者

治疗组治疗 24 周较治疗 0 周差异无统计学意义($P>0.05$)，对照组治疗 24 周较治疗 0 周差异无统计学意义($P>0.05$)，治疗组治疗 24 周较对照组治疗 24 周差异无统计学意义($P>0.05$)。

⑪ 治疗 24 周后血脂变化情况(表 1-3-103)

表 1-3-103　治疗 24 周后血脂变化情况($\bar{X}\pm s$)

项　目	治疗组(28 例)		对照组(25 例)	
	0 周	24 周	0 周	24 周
TC	5.54±1.19	5.27±1.0	5.29±1.11	5.52±1.50
TG	1.92±1.04	2.05±1.18	1.93±0.84	2.78±3.09
LDL	3.04±1.03	2.84±0.97	2.75±0.8	2.69±0.79
VLDL	4.59±1.58	17.76±42.75	8.77±14.31	9.56±16.14

注：统计样本数量为 CKD 3 期患者；血胆固醇(TC)、甘油三酯(TG)、低密度脂蛋白(LDL)、极低密度脂蛋白(VLDL)

治疗组治疗 24 周后 TC、LDL 较治疗 0 周有所下降($P<0.05$)，TG、VLDL 较治疗 0 周差异无统计学意义($P>0.05$)，对照组治疗 24 周较治疗 0 周差异无统计学意义($P>0.05$)，治疗组治疗 24 周后 TC、LDL 较对照组 24 周下降明显($P<0.05$)，治疗组治疗 24 周后 TG、VLDL 较对照组治疗 24 周差异无统计学意义($P>0.05$)。

第六节 148 例肝肾阴虚型重症 IgA 肾病临床优化方案前瞻性队列研究

本研究为上海市科委攻关项目,是多中心前瞻性临床研究,该项目既符合循证医学的原则,又体现了中医辨证施治的原则,优化中西医结合的治疗方案,根据重症 IgA 肾病的主要症状特点:高血压、蛋白尿、慢性肾功能不全,在中医肝肾阴虚证候的基础上根据病情的变化,建立中医辨证的优化中西医结合的治疗方案,通过疗效评价对优化中西医结合的治疗方案进行进一步的分析,旨在提高重症 IgA 肾病的临床疗效,形成中西医综合治疗重症 IgA 肾病的临床诊疗规范和为肝肾阴虚型重症 IgA 肾病中西医优化治疗方案提供临床依据。

(一) 研究对象

选择 2016 年 6 月—2018 年 3 月经肾穿刺活检证实为原发性 IgA 肾病的 180 例患者,年龄 14~65 岁,性别、民族不限。

(二) 研究方案

1. 入选标准

① 年龄 14~65 岁,性别、民族不限;② 经病理诊断,确诊为 IgA 肾病;③ 中医辨证符合肝肾阴虚型;④ 病理指标: Lee 氏分级 Ⅱ 级或 Ⅱ 级以上,或病理可见肾小球节段性或球性硬化、肾小管萎缩、间质纤维化病变为主的病理改变;⑤ eGFR 30~60 mL/(min·1.73 m^2)。

其中①~③项为必备条件,④、⑤项符合其中 1 项即可入选。

2. 排除标准

① 正在接受糖皮质激素和其他免疫基础治疗者;② 24 h 尿蛋白定量超过 3.5 g;③ 患有急性或急进性肾炎者、急性进展性 IgA 肾病患者;④ 肝功能损伤、各种类型的急慢性肝炎患者;⑤ 有恶性肿瘤或有恶性肿瘤病史、HIV 感染史、精神病史、急性中枢神经系统疾病、严重胃肠道疾病、糖皮质激素使用禁忌证者;⑥ 糖代谢异常,空腹血糖超过 6.2 mmol/L 者;⑦ 正在接受其他临床试验研究者;⑧ 妊娠期或哺乳期妇女;⑨ 合并危及生命的并发症如严重感染或有其他器官严重疾病及功能障碍者;⑩ 不符合肾活检

免疫病理诊断标准者;⑪ 年龄小于14岁,或者大于65岁者,eGFR＜30 mL/(min·1.73 m^2);⑫ 过敏性紫癜肾炎、慢性酒精性肝病、强直性脊柱炎、银屑病、狼疮肾炎等继发性因素所致 IgA 疾病;⑬ 合并有心、脑、肝和造血系统等严重原发性疾病者;⑭ 精神病患者;⑮ 对试验药物过敏或出现已知不良反应不能耐受者。以上任何一项为是,则不能参加试验。

3. 剔除标准

① 不符合入选标准者;② 资料不全影响疗效和安全性的判断;③ 观察中患者依从性有问题;④ 中途终止治疗或出现不良反应而中途停药者。

4. 诊断标准

(1) 西医诊断标准:IgA 肾病诊断标准使用 2001 年肾活检诊断标准。

① 临床表现:所有肾小球肾炎的临床综合征均可出现。

② 光镜表现:上述各型肾小球病如肾小球轻微病变、系膜增生性病变、局灶性病变、毛细血管内增生性病变、膜增生性病变、新月体性病变、增生硬化和硬化性病变的病理类型均可出现,以系膜增生性病变最多见。

③ 免疫病理:IgA 和 C3 高强度沉积于系膜区,可伴有基底膜内侧的沉积,其他免疫球蛋白虽可沉积,但强度较弱。

④ 电镜表现:系膜区和(或)系膜旁区可见高密度的电子致密物沉积,有时可伴基底膜内侧沉积。目前 IgA 肾病病理改变种类复杂,常用分级标准有 Lee 氏分级、Hass 分型、牛津分型及 1982 年 WHO 制订的 IgA 肾病肾损害分级等。

(2) 中医证型诊断标准:参照中国中西医结合学会肾病分会专家共识。

① 脾肾气虚证

主症:面色苍白或萎黄,神疲懒言,纳少、腰膝酸软。

次症:口淡不渴,自汗,大便溏薄。

舌脉:舌淡红,质胖大,边有齿痕,苔薄白,脉细弱。

② 肝肾阴虚证

主症:目睛干涩或视物模糊,耳鸣、腰痛,头目眩晕,潮热盗汗,五心烦热。

次症:口干、口苦,失眠多梦,梦遗或月经失调。

舌脉:舌红,苔薄黄而干或少苔偏干,脉细数或细弦数。

③ 脾肾阳虚证

主症：面色白或黧黑，神疲乏力，畏寒肢冷，肢体水肿，夜尿增多。

次症：口淡不渴或喜热饮，纳少，腹胀，小便清长或尿少，大便溏薄。

舌脉：舌淡，质胖，边有齿痕，苔薄白，脉沉弱。

④ 肝阳上亢证

主症：眩晕或头痛，目赤面红，口干口苦。

舌脉：舌红少津，苔少，脉细。

⑤ 风热炽盛证

主症：咽痛、口干、咳嗽。

舌脉：舌红苔黄，脉滑数或浮数。

⑥ 风湿证

主症：肢体、颜面水肿，肢体困重，关节疼痛，腹胀。

舌脉：舌淡润苔白或白腻，脉濡或沉。

⑦ 血瘀证

主症：面色黧黑，唇色紫暗或有瘀斑，定位刺痛、夜间加重，腰痛，肢体麻木，肌肤甲错，经色暗，多血块。

舌脉：舌淡黯、舌有瘀点、瘀斑，舌下脉络瘀紫，脉细涩或涩。

5. 试验分组及治疗方案

入组前获得患者的知情同意，并在知情同意书上签字。

(1) 试验分组：采用随机分组方法，使用 SPSS 24.0 软件产生随机数字，按 1∶1 比例制成随机分组表，按照就诊顺序将 180 例患者分入治疗组 90 例、对照组 90 例。脱落率控制在≤20%，病例分组通过将随机分组表制成的随机分组卡装入密闭的信封，按患者进入临床试验的先后次序，拆开号码相同的信封，按照信封内卡片规定的编号进行治疗。

受试者经过两周的洗脱期后，根据事先由计算机编制的序号，随机分为治疗组和对照组。

(2) 治疗方案

① 治疗组治疗方案：治疗组予以中西医结合治疗方案，根据 IgA 肾病常见的临床表现（高血压、蛋白尿、慢性肾功能不全）进行分类，对患者的临床症状进行中医辨证论治，从而加减用药，具体治疗方案如下（多种处方叠加，单味中药剂量不可叠加，只选其中最大的剂量即可）。

伴有高血压的患者,中医辨证为肝阳上亢者,治疗方案:予以中药1+2号方加减。西医治疗方案:氯沙坦钾片(科素亚)100 mg/d。

伴有蛋白尿的患者,中医治疗方案:予以中药1+6号方加减。若患者24 h尿蛋白定量大于1.0 g,辨证风湿症状偏重者可给予中药1+4+6号方,若辨证脾肾阳虚症状偏重者可给予中药1+3+6号方,若辨证风湿偏重和脾肾阳虚症状偏重可给予中药1+3+4+6号方。西医治疗方案:根据患者具体症状可进行糖皮质激素治疗,方案:采用泼尼松片,按照成人0.5~0.8 mg/(kg·d),共服用8~12周;其后每两周减5 mg,减至30 mg/d,再改为每月减5 mg。

伴有慢性肾功能不全的患者,中医治疗方案:予以中药1+5+6号方加减,方中制大黄12 g,根据每日大便次数调整,一般控制在2~3次/d。如伴有风热炽盛证可予以中药1+5+6+7号方,若辨证脾肾阳虚症状偏重可予以中药1+3+5+6号方,若辨证风湿偏重或24 h尿蛋白定量大于1.0 g给予1+4+5+6号方,辨证风湿偏重或24 h尿蛋白定量大于1.0 g和脾肾阳虚症状偏重可给予中药1+3+4+5+6号方。西医治疗方案:根据患者具体症状可进行糖皮质激素治疗,方案:采用泼尼松片,按照成人0.5~0.8 mg/(kg·d),共服用8~12周;其后每两周减5 mg,减至30 mg/d,再改为每月减5 mg。

中医处方可以根据治疗期间的症状变化进行辨证加减用药,可以几个处方叠加使用;多种处方叠加,单味中药剂量不可叠加,只选其中最大的剂量即可。

② 对照组治疗方案:对照组的患者,中医基础方案予以1号方的模拟剂,西医治疗方案与治疗组相同。

③ 疗程:总疗程24周,患者每4周(1个月)进行1次随访。每8周(两个月)进行1次疗效评价。

(3) 中医治疗的具体方药

① 中医基础方:补益肝肾(1号方):生地黄12 g、山茱萸15 g、枸杞15 g、女贞子15 g、旱莲草15 g。

② 平肝潜阳(2号方):天麻12 g、赤芍15 g、白芍15 g、潼蒺藜15 g、白蒺藜15 g。

③ 温补脾肾(3号方):党参30 g、生黄芪30 g、炒白术12 g、仙灵脾15 g、菟丝子15 g。

④ 祛风胜湿(4号方):鬼箭羽12 g、蝉蜕6 g、蚕茧壳9 g、汉防己12 g、僵蚕9 g。

⑤ 健脾补肾(5号方):党参30 g、生黄芪30 g、炒白术12 g、云茯苓15 g、陈皮9 g、川芎15 g、杜仲15 g。

⑥ 活血化瘀(6号方):桃仁12 g、红花9 g、丹参30 g、全当归15 g、川芎15 g、制大

黄 12 g,根据每日大便次数调整,大便次数一般控制在 2~3 次/d。

⑦ 疏风清热(7 号方):牛蒡子 12 g、连翘 12 g、黄芩 12 g、玄参 15 g。

⑧ 补益肝肾模拟剂(1 号方模拟剂):生地黄 12 g、山茱萸 15 g、枸杞 15 g、女贞子 15 g、旱莲草 15 g。1 号方模拟剂的形状、颜色、大小、包装与中药 1 号方的颗粒剂相同。

(4) 西医治疗的基础方药:氯沙坦钾(科素亚),100 mg/片,每天 1 次,每次 1 片。根据患者的具体病情进行糖皮质激素(泼尼松龙)治疗。

6. 观察指标

(1) 中医证候学观察:根据患者的主诉、症状、体征、舌体舌色、脉象等,在治疗前及治疗后每 1 个月检查 1 次。中医证候积分参照《中药新药临床研究指导原则》,主症按照无、轻、中、重分别记 0、2、4、6 分。

(2) 实验室检测指标:24 h 尿蛋白定量和尿蛋白/尿肌酐比值在洗脱期、治疗前及治疗后每 1 个月(4 周)检查 1 次;血肌酐(Scr)、血尿素氮(Bun)、尿酸(urine acid,UA)、肾小球滤过率(eGFR)、血白蛋白(ALB)指标在洗脱期、治疗前及治疗后每两个月(8 周)检查 1 次;IgA 肾病发展风险指数测定每两个月计算 1 次。

(3) 安全性观察指标:血钾、肝功能(丙氨酸氨基转移酶、天门冬氨酸氨基转移酶)、血压每 1 个月检查 1 次,如血钾高于正常值需及时处理,根据血钾具体情况可以随时复查和治疗;血常规每两个月检测 1 次;尿常规、便常规+隐血、心电图治疗前及治疗结束时各检查 1 次。

(4) 营养指标的检测:血白蛋白、转铁蛋白、血胆固醇、甘油三酯、低密度脂蛋白、极低密度脂蛋白在治疗前后各检测 1 次。

7. 疗效评价

疗效评价参照《中药新药临床研究指导原则》。

西医总体疗效评价:显效:eGFR 上升≥10%、风险指数和 24 h 尿蛋白定量下降≥30%,血压达标;有效:eGFR 上升≥5%或无变化(与基线比较≤5%)和 24 h 尿蛋白定量下降≥15%,或风险指数下降≥15%,血压达标;无效:未达到上述疗效者视为无效。

中医总体疗效评价:临床缓解:中医临床症状、体征消失或基本消失,证候积分较治疗前下降≥90%;显效:中医临床症状、体征明显改善,证候积分较治疗前下降≥60%并<90%;有效:中医临床症状、体征均有好转,证候积分较治疗前下降≥30%并<60%;无效:未达到上述疗效者视为无效。

8. 不良反应

患者随访期间，出现任何不良反应情况，均应记录、汇报，并且在综合考虑并发症、合并用药的基础上，评价其与试验药物的相关性，并及时有效地处理。

（二）研究结果

1. 一般情况

（1）性别、年龄：共入组150例，其中治疗组78例、对照组72例。治疗组脱落1例，剔除1例。有效观察患者148例，其中治疗组76例、对照组72例。治疗组男性43例，女性35例，年龄在14~63岁，平均年龄43.74±14.30岁；对照组男性36例，女性36例，年龄在14~64岁，平均年龄43.82±12.15岁。两组患者的基本情况见表1-3-104。

表1-3-104　两组患者的基本情况

	男性/女性（例）	年龄（岁）
治疗组（$n=78$）	43/35	43.74±14.30
对照组（$n=72$）	36/36	43.82±12.15

（2）临床资料：按照中医辨证论治进行方药分组。

治疗组：给予中药1+4+6号方治疗者4例，给予中药1+5+6号方治疗者15例，给予中药1+4+5+6号方治疗者17例，给予中药1+3+4+6号方治疗者10例，给予中药1+3+4+5+6号方治疗者3例，给予中药1+2+3+4+5+6号方治疗者1例，给予中药1+5+6+7号方治疗者1例，给予中药1+3+4+5+6+7号方治疗者2例，给予中药1+4+6+7号方治疗者1例，给予中药1+4+5+6+7号方治疗者1例，给予中药1+3+6号方治疗者11例，给予中药1+4+5号方治疗者2例。给予中药1+2+6号方治疗者6例。给予中药1+5+7号方治疗者4例。对照组：给予1号方模拟剂和科素亚治疗。治疗组加用激素治疗者21例，剔除患者1例（因服用激素3个月出现餐后随机血糖24 mmol/L，静脉餐后血糖16.6 mmol/L）。对照组加用激素治疗者22例，脱落1例。

入组患者无不良反应及不良事件发生。

（3）病理分级：入组患者按肾穿报告的病理情况进行分类，治疗组：LeeⅡ级4例，LeeⅢ级34例，LeeⅣ级19例，局灶节段硬化5例，局灶节段硬化伴肾小管间质轻度损害1例,系膜增生2例,系膜增生伴硬化7例,球性硬化6例。对照组:LeeⅡ级2例,LeeⅢ级30例,LeeⅣ级21例,HassⅤ级1例,局灶节段硬化5例,局灶节段增生伴硬化1例,系膜增生2例,球性硬化5例,系膜增生伴硬化5例。两组患者的病情分类见表1-3-105。

表1-3-105 两组患者病情分类情况

病理分类	治疗组(例)	对照组(例)
LeeⅡ级	4	2
LeeⅢ级	34	30
LeeⅣ级	19	21
HassⅤ级	0	1
局灶节段硬化	5	5
局灶节段增生伴硬化	0	1
局灶节段硬化伴肾小管间质轻度损害	1	0
系膜增生	2	2
系膜增生伴硬化	7	5
球性硬化	6	5

(4) 临床伴随症状:入组患者:治疗组伴高血压者40例,不伴高血压者38例;对照组伴高血压者38例,不伴高血压者34例。治疗组CKD 1期13例,CKD 2期30例,CKD 3期34例,CKD 4期1例;对照组CKD 1期14例,CKD 2期23例,CKD 3期33例,CKD 4期2例。治疗组24 h尿蛋白定量≥1.0 g的46例,<1.0 g的32例;对照组24 h尿蛋白定量≥1.0 g的40例,<1.0 g的32例。两组患者伴随症状分布见表1-3-106。

表1-3-106 两组患者伴随症状分布

分类	治疗组(例)	对照组(例)
伴高血压	40	38
不伴高血压	38	34
CKD 1期	13	14
CKD 2期	30	23
CKD 3期	34	33
CKD 4期	1	2
24 h尿蛋白定量≥1.0 g	46	40
24 h尿蛋白定量<1.0 g	32	32

(5) 按西医用药情况分类：治疗组、对照组共 150 例患者，使用氯沙坦钾片（科素亚）的患者 106 例（治疗组 57 例、对照组 49 例）；使用激素（泼尼松片）的患者有 44 例（治疗组 21 例，对照组 23 例），使用剂量方法如下：按照成人 0.5～0.8 mg/(kg·d)，共服用 8～12 周；其后每两周减 5 mg，减至 30 mg/d，再改为每月减 5 mg。

(6) 治疗组按中药组方分类：治疗组患者单独伴高血压者 2 例，使用 1+2 号方；单独伴蛋白尿者 4 例，使用 1+3+6 号方；单独伴慢性肾功能不全者 7 例，使用 1+5+6 号方；伴高血压的同时，兼脾肾气虚证者 8 例，使用 1+2+5 号方；伴高血压和蛋白尿者 38 例，使用 1+2+5+6 号方；伴蛋白尿和慢性肾功能不全者 35 例，使用 1+4+5+6 号方；伴高血压、蛋白尿和慢性肾功能不全者 17 例，使用 1+2+4+5+6 号方；伴高血压、蛋白尿、慢性肾功能不全，又兼脾肾阳虚证者 10 例，使用 1+2+3+4+5+6 号方；伴高血压、慢性肾功能不全，又兼风热炽盛证者 10 例，使用 1+2+5+6+7 号方；伴慢性肾功能不全，兼脾肾阳虚证者 3 例，使用 1+3+5+6 号方；伴蛋白尿、慢性肾功能不全，又兼脾肾阳虚证者 4 例，使用 1+3+4+5+6 号方；伴高血压、蛋白尿，又兼血瘀证者 7 例，使用 1+2+3+6 号方；伴蛋白尿、慢性肾功能不全，又兼风热炽盛证者 5 例，使用 1+4+5+6+7 号方。

两组患者用药分布见表 1-3-107。

表 1-3-107 两组患者用药情况分布

分类	使用的中药组方	例数
单独伴高血压	1+2	2
单独伴蛋白尿	1+3+6	4
单独伴慢性肾功能不全	1+5+6	7
伴高血压的同时，兼脾肾气虚证	1+2+5	8
伴高血压和蛋白尿	1+2+5+6	38
伴蛋白尿和慢性肾功能不全	1+4+5+6	35
伴高血压、蛋白尿和慢性肾功能不全	1+2+4+5+6	17
伴高血压、蛋白尿、慢性肾功能不全，兼脾肾阳虚证	1+2+3+4+5+6	10
伴高血压、慢性肾功能不全，兼风热炽盛证	1+2+5+6+7	10
伴慢性肾功能不全，兼脾肾阳虚证	1+3+5+6	3
伴蛋白尿、慢性肾功能不全，兼脾肾阳虚证	1+3+4+5+6	4
伴高血压、蛋白尿，兼血瘀证	1+2+3+6	7
伴蛋白尿、慢性肾功能不全，兼风热炽盛证	1+4+5+6+7	5

(7) 中医辨证分型情况

① 中医辨证总体分布情况

入组患者,主证为肝肾阴虚证,可兼一证或多证,现根据兼证情况进行说明。治疗组兼肝阳上亢证 48 例,兼风湿证 35 例,兼脾肾阳虚证 14 例,兼脾肾气虚证 69 例,兼血瘀证 72 例,兼风热炽盛证 8 例。对照组兼肝阳上亢证 44 例,兼风湿证 31 例,兼脾肾阳虚证 14 例,兼脾肾气虚证 68 例,兼血瘀证 68 例,兼风热炽盛证 7 例(表 1-3-108)。兼证患者数由高到低排序依次为:血瘀证＞脾肾气虚证＞肝阳上亢证＞风湿证＞脾肾阳虚证＞风热炽盛证。通过本研究不难发现,在所有兼证中,以血瘀证最多。

表 1-3-108 两组患者辨证分布情况

兼证证型	治疗组(例)	对照组(例)
肝阳上亢证	48	44
风湿证	35	31
脾肾阳虚证	14	14
脾肾气虚证	69	68
血瘀证	72	68
风热炽盛证	8	7

治疗组两证相兼 1 例,三证相兼 10 例,四证相兼 43 例,五证相兼 19 例,六证相兼 5 例;对照组两证相兼 1 例,三证相兼 9 例,四证相兼 40 例,五证相兼 17 例,六证相兼 5 例。共纳入患者 150 例,其中两证相兼 2 例,三证相兼 19 例,四证相兼 83 例,五证相兼 36 例,六证相兼 10 例。

② 中医辨证与肾功能之间的关系(表 1-3-109)

表 1-3-109 中医辨证与肾功能之间的分布情况(例)

CKD 分期	两证相兼	三证相兼	四证相兼	五证相兼	六证相兼
2	1	15	29	15	3
3	1	4	39	19	5
4	0	0	15	2	2

③ 中医辨证与病理分级之间的关系(表 1-3-110)

表 1-3-110　中医辨证与病理分级之间的分布情况（例）

病理分类	单纯主证	两证相兼	三证相兼	四证相兼	五证相兼	六证相兼
LeeⅡ级	0	1	2	2	0	0
LeeⅢ级	0	1	4	38	20	1
LeeⅣ级	0	0	4	22	11	3
HassⅤ	0	0	0	0	0	1
局灶节段硬化	0	0	3	4	2	1
局灶节段增生伴硬化	0	0	0	0	1	0
局灶节段硬化伴肾小管间质轻度损害	0	0	0	0	0	1
系膜增生	0	0	2	1	1	1
系膜增生伴硬化	0	0	3	7	1	1
球性硬化	0	0	1	8	1	1

2. 两组治疗前后各时间点指标比较

（1）两组治疗前后各时间点 24 h 尿蛋白定量的比较（表 1-3-111）

表 1-3-111　两组治疗前后 24 h 尿蛋白定量的比较（$\bar{x} \pm s$）（g/L）

组别	例数	0 周	8 周	16 周	24 周
治疗组	76	1.22±0.09	0.99±0.09&	0.91±0.08&	0.78±0.07&△
对照组	72	1.08±0.09	0.99±0.08	0.96±0.09	1.02±0.10

注：与本组治疗前比较，*$P<0.05$，&$P<0.01$；与对照组同期比较，△$P<0.05$，#$P<0.01$

治疗组随着治疗周期的延长，24 h 尿蛋白定量呈逐渐下降的趋势，治疗组组内各期与治疗前比较差异具有统计学意义（$P<0.01$）；对照组随着治疗周期的延长，差异无统计学意义（$P>0.05$）。治疗组与对照组相比，0 周、8 周、16 周组间比较差异无统计学意义（$P>0.05$），在治疗 24 周后，治疗组患者的 24 h 尿蛋白定量较对照组低，组间比较差异显著（$P<0.05$）。本研究结果显示，在西医治疗基础上加上中医治疗在降低肝肾阴虚型重症 IgA 肾病患者 24 h 尿蛋白方面，明显优于单纯应用西医治疗。

(2) 两组治疗前后各时间点血肌酐的比较(表 1-3-112)

表 1-3-112 两组治疗前后血肌酐的比较($\bar{x}\pm s$)(μmol/L)

组别	例数	0周	8周	16周	24周
治疗组	76	116.84±5.28	107.00±4.61[&]	106.27±4.36[&]	100.12±3.62^{&△}
对照组	72	115.81±5.20	113.56±5.48	111.36±4.20	112.06±4.42

注：与本组治疗前比较，*$P<0.05$，[&]$P<0.01$；与对照组同期比较，[△]$P<0.05$，[#]$P<0.01$

治疗组随着治疗周期的延长，血肌酐的水平呈逐渐下降的趋势，治疗组组内各期与治疗前比较差异有统计学意义($P<0.01$)；对照组随着治疗周期的延长，差异无统计学意义($P>0.05$)。治疗组与对照组相比，0周、8周、16周组间比较差异无统计学意义($P>0.05$)，在治疗24周后，治疗组患者的血肌酐水平较对照组低，组间比较差异显著($P<0.05$)。本研究结果显示，在西医治疗基础上加上中医辨证论治在降低肝肾阴虚型重症 IgA 肾病血肌酐方面明显优于单纯应用西医治疗。

(3) 两组治疗前后各时间点肾小球滤过率的比较(表 1-3-113)

表 1-3-113 两组治疗前后肾小球滤过率的比较($\bar{x}\pm s$)[mL/(min·1.73 m^2)]

组别	例数	0周	8周	16周	24周
治疗组	76	67.91±2.83	73.58±2.81[&]	73.88±2.86[&]	77.80±2.57^{&△}
对照组	72	70.27±3.03	73.48±3.63	71.22±2.83	69.72±2.86

注：与本组治疗前比较，*$P<0.05$，[&]$P<0.01$；与对照组同期比较，[△]$P<0.05$，[#]$P<0.01$

治疗组随着治疗周期的延长，肾小球滤过率的水平呈逐渐上升的趋势，治疗组组内各期与治疗前比较差异具有统计学意义($P<0.01$)；对照组随着治疗周期的延长，差异无统计学意义($P>0.05$)。治疗组与对照组相比，0周、8周、16周组间比较差异无统计学意义($P>0.05$)，在治疗24周后，治疗组患者的肾小球滤过率的水平较对照组高，组间比较差异有统计学意义($P<0.05$)。本研究结果显示，在西医治疗基础上加上中医辨证论治在降低肝肾阴虚型重症 IgA 肾病血肌酐方面明显优于单纯应用西医治疗。

(4) 两组治疗前后各时间点尿微量白蛋白/肌酐的比较(表 1-3-114)

表1-3-114 两组治疗前后尿微量白蛋白/肌酐的比较($\bar{x}\pm s$)(mg/mmol)

组 别	例 数	0周	8周	16周	24周
治疗组	76	291.97±38.30	222.22±26.17&	223.54±28.44&	191.44±23.84&△
对照组	72	254.73±27.29	227.78±25.32	239.78±29.12	266.42±29.19

注:与本组治疗前比较,*$P<0.05$,&$P<0.01$;与对照组同期比较,△$P<0.05$,#$P<0.01$

治疗组随着治疗周期的延长,尿微量白蛋白/肌酐呈逐渐下降的趋势,治疗组组内各期与治疗前比较差异具有统计学意义($P<0.01$);对照组随着治疗周期的延长,尿微量白蛋白/肌酐也呈下降趋势,但到24周呈上升趋势,组内比较差异无统计学意义。治疗组与对照组相比,0周、8周、16周组间比较差异无统计学意义($P>0.05$),在治疗24周后,治疗组患者的尿微量白蛋白/肌酐较对照组低,两组组间比较差异具有统计学意义($P<0.05$)。研究结果显示,在西医治疗基础上加上中医辨证论治在降低肝肾阴虚型重症IgA肾病尿微量白蛋白/肌酐比值方面,明显优于单纯应用西医治疗。

(5) 两组治疗前后各时间点IgA肾病风险指数的比较(表1-3-115)

表1-3-115 两组治疗前后IgA肾病风险指数数值的比较($\bar{x}\pm s$)

组 别	例 数	0周	8周	16周	24周
治疗组	76	0.53±0.12	0.09±0.12&	0.04±0.12&	−0.11±0.12&△
对照组	72	0.52±0.15	0.46±0.15	0.40±0.14	0.62±0.14

注:与本组治疗前比较,*$P<0.05$,&$P<0.01$;与对照组同期比较,△$P<0.05$,#$P<0.01$

治疗组随着治疗周期的延长,IgA肾病风险指数的数值逐渐下降,治疗组组内各期与治疗前比较差异具有统计学意义($P<0.01$);对照组组内各周期比较差异无统计学意义($P>0.05$)。治疗组与对照组相比,0周、8周、16周组间比较差异无统计学意义($P>0.05$),在治疗24周后,治疗组患者的IgA肾病风险指数数值较对照组低,组间比较差异有统计学意义($P<0.05$)。

(6) 两组治疗前后各时间点血清白蛋白的比较(表1-3-116)

表1-3-116 两组治疗前后血清白蛋白的比较($\bar{x}\pm s$)(g/L)

组 别	例 数	0周	8周	16周	24周
治疗组	76	42.25±0.37	42.24±0.36	42.43±0.37	43.22±0.33
对照组	72	42.41±0.35	42.47±0.62	42.53±0.33	42.02±0.35

注:与本组治疗前比较,*$P<0.05$,&$P<0.01$;与对照组同期比较,△$P<0.05$,#$P<0.01$

治疗组和对照组在治疗的 0 周、8 周、16 周、24 周各组血清白蛋白组内比较差异均无统计学意义($P>0.05$),治疗组和对照组在治疗的 0 周、8 周、16 周、24 周各组血清白蛋白组间比较差异均无统计学意义($P>0.05$)。

(7) 两组治疗前后各时间点血尿素氮的比较(表 1-3-117)

表 1-3-117 两组治疗前后血尿素氮的比较($\bar{x}\pm s$)(mmol/L)

组 别	例 数	0 周	8 周	16 周	24 周
治疗组	76	7.64±0.33	7.45±0.40*	7.02±0.30*	7.05±0.33*
对照组	72	7.60±0.61	7.00±0.29*	6.83±0.28*	6.60±0.25*

注:与本组治疗前比较,*$P<0.05$,&$P<0.01$;与对照组同期比较,△$P<0.05$,#$P<0.01$

治疗组随着治疗周期的延长,血尿素氮水平呈逐渐下降的趋势,治疗组组内各期与治疗前比较差异具有统计学意义($P<0.05$);对照组组内各周期比较差异有统计学意义($P<0.05$)。治疗组和对照组在治疗的 0 周、8 周、16 周、24 周各组组间比较差异均无统计学意义($P>0.05$)。

(8) 两组治疗前后各时间点血尿酸的比较(表 1-3-118)

表 1-3-118 两组治疗前后血尿酸的比较($\bar{x}\pm s$)(μmol/L)

组 别	例 数	0 周	8 周	16 周	24 周
治疗组	76	394.49±9.51	382.87±9.17	400.47±10.19	382.19±9.65
对照组	72	399.76±10.27	381.33±9.58	372.13±8.29	373.04±8.96

注:与本组治疗前比较,*$P<0.05$,&$P<0.01$;与对照组同期比较,△$P<0.05$,#$P<0.01$

治疗组的血尿酸随着治疗周期的延长,呈逐渐下降的趋势,但差异没有统计学意义;对照组在治疗的 0 周、8 周、16 周、24 周各组组内比较差异均无统计学意义($P>0.05$)。治疗组和对照组在治疗的 0 周、8 周、16 周、24 周各组组间比较差异均无统计学意义($P>0.05$)。

(9) 两组治疗前后各时间点血红蛋白的比较(表 1-3-119)

本研究纳入的患者进行了血红蛋白的测定,对两组患者治疗周期各时间点的数据进行统计描述,统计结果显示 $P>0.05$,显示资料符合正态分布,使用均数±标准差($\bar{x}\pm s$)进行描述,使用 t 检验进行统计分析。

治疗组和对照组在治疗的 0 周、8 周、16 周、24 周各组组内比较差异均无统计学意义($P>0.05$),治疗组和对照组在治疗的 0 周、8 周、16 周、24 周各组组间比较差异均无统计学意义($P>0.05$)。

表 1-3-119　两组治疗前后血红蛋白的比较($\bar{x}\pm s$)(g/L)

组　别	例　数	0 周	8 周	16 周	24 周
治疗组	76	131.85±1.67	130.21±1.41	130.35±1.31	131.77±1.38
对照组	72	131.72±1.79	131.82±1.66	131.49±2.60	132.19±1.90

注:与本组治疗前比较,$^*P<0.05$,$^\&P<0.01$;与对照组同期比较,$^\triangle P<0.05$,$^\# P<0.01$

3. 两组治疗前后各时间点中医主证积分的比较

治疗组随着治疗周期的延长,中医主证积分呈逐渐下降的趋势,差异有统计学意义($P<0.01$);对照组随着治疗周期的延长,中医主证积分也较前下降,至 16 周后差异有统计学意义($P<0.05$),治疗组与对照组相比,0 周两组组间比较差异无统计学意义($P>0.05$),在治疗 8 周、16 周、24 周后,治疗组患者的中医主证积分较对照组患者降低显著,两组组间比较差异有统计学意义($P<0.05$)(表 1-3-120)。

表 1-3-120　两组治疗前后中医主证积分的比较($\bar{x}\pm s$)

组　别	例　数	0 周	8 周	16 周	24 周
治疗组	76	58.36±0.24	51.13±1.02$^{\&\triangle}$	43.38±0.69$^{\&\#}$	31.31±1.04$^{\&\#}$
对照组	72	58.15±0.26	56.42±0.64	54.90±0.73*	52.21±1.23*

注:与本组治疗前比较,$^*P<0.05$,$^\&P<0.01$;与对照组同期比较,$^\triangle P<0.05$,$^\# P<0.01$

4. 两组治疗前后的中医证候资料的疗效比较

按中医证候指标的情况,对两组的中医资料进行统计描述,疗效评价见表 1-3-121。经过 24 周的治疗,治疗组病情改善较明显,其中临床缓解 6 例,显效 35 例,有效 26 例,无效 9 例,总有效率 88.15%;对照组临床缓解 0 例,显效 16 例,有效 17 例,无效 39 例,总有效率 45.83%。治疗组与对照组相比,差异有统计学意义($P<0.01$)。

按西医临床疗效指标,对两组的西医资料进行统计描述,疗效评价见表 1-3-122。经过 24 周的治疗,治疗组病情改善较明显,其中显效 37 例,有效 17 例,无效 22 例,总有效率 71.05%;对照组显效 16 例,有效 12 例,无效 44 例,总有效率 38.89%。治疗组与对照组相比,差异有统计学意义($P<0.01$)。

表1-3-121 两组治疗前后的中医证候资料的疗效比较[n(%)]

组别	例数	临床缓解	显效	有效	无效
治疗组	76	6(7.89%)	35(46.05%)	26(34.21%)	9(11.85%)
对照组	72	0(0%)	16(22.22%)	17(23.61%)	39(54.17%)

表1-3-122 两组西医临床资料的疗效比较[n(%)]

组别	例数	显效	有效	无效
治疗组	76	37(48.68%)	17(22.37%)	22(28.95%)
对照组	72	16(22.22%)	12(16.67%)	44(61.11%)

5. 安全性指标分析

（1）两组治疗前后丙氨酸氨基转移酶的比较（表1-3-123）

表1-3-123 两组治疗前后丙氨酸氨基转移酶的比较($\bar{x}\pm s$)(U/L)

组别	例数	0周	8周	16周	24周
治疗组	76	20.24±0.31	24.69±0.62	19.64±0.67	22.32±0.39
对照组	72	19.60±0.32	24.15±0.60	19.49±0.56	22.14±0.24

注：与本组治疗前比较，$^*P<0.05$，$^\&P<0.01$；与对照组同期比较，$^\triangle P<0.05$，$^\# P<0.01$

治疗组和对照组在治疗的0周、8周、16周、24周各组组内比较差异均无统计学意义（$P>0.05$），治疗组和对照组在治疗的0周、8周、16周、24周各组组间比较差异均无统计学意义（$P>0.05$）。

（2）两组治疗前后天门冬氨酸氨基转移酶的比较（表1-3-124）

表1-3-124 两组治疗前后天门冬氨酸氨基转移酶的比较($\bar{x}\pm s$)(U/L)

组别	例数	0周	8周	16周	24周
治疗组	76	19.38±0.27	24.01±0.67	19.10±0.59	21.95±0.36
对照组	72	20.11±0.32	24.38±0.66	19.42±0.67	22.13±0.42

注：与本组治疗前比较，$^*P<0.05$，$^\&P<0.01$；与对照组同期比较，$^\triangle P<0.05$，$^\# P<0.01$

治疗组和对照组在治疗的 0 周、8 周、16 周、24 周各组组内比较差异均无统计学意义($P>0.05$),治疗组和对照组在治疗的 0 周、8 周、16 周、24 周各组组间比较差异均无统计学意义($P>0.05$)。

(3) 两组治疗前后血钾的比较(表 1-3-125)

表 1-3-125 两组治疗前后血钾的比较($\bar{x}\pm s$)(g/L)

组别	例数	0 周	8 周	16 周	24 周
治疗组	76	4.05±0.03	3.90±0.05	3.86±0.04	4.17±0.04
对照组	72	4.03±0.04	3.93±0.02	3.89±0.03	4.18±0.03

注:与本组治疗前比较,$^{*}P<0.05$,$^{\&}P<0.01$;与对照组同期比较,$^{\triangle}P<0.05$,$^{\#}P<0.01$

治疗组和对照组在治疗的 0 周、8 周、16 周、24 周各组组内比较差异均无统计学意义($P>0.05$),治疗组和对照组在治疗的 0 周、8 周、16 周、24 周各组组间比较差异均无统计学意义($P>0.05$)。

安全性指标评价:临床观察期间,两组患者治疗前后丙氨酸氨基转移酶、天门冬氨酸氨基转移酶、血钾等监测均未发现异常,亦无不良事件发生。

6. 疗效机制研究

白细胞介素 6(interleukin-6,IL-6)是一种多功能细胞激动素,转化生长因子 β_1(transforming growth factor-β_1,TGF-β_1)是一种多功能的细胞因子,两者都参与人体多种细胞的调节,在肾病的损伤发展过程中有重要作用,与 IgA 肾病的进展有关。本研究通过观察治疗组和对照组在治疗前后的血尿 IL-6、IL-10 水平,尿 TGF-β_1 及部分免疫指标的变化,探讨药物对重症 IgA 肾病患者的预后影响及意义。

(1) 对象与方法:研究对象、试验分组及治疗方案同第一部分,患者在治疗前及治疗 24 周后,空腹抽静脉血,检测血纤维连接蛋白、层粘连蛋白、胶原Ⅲ、CD_4^+ T 细胞、白细胞介素 6、白细胞介素 10;留取晨尿,检测尿 TGF-β_1、尿白细胞介素 6、尿白细胞介素 10。

(2) 结果:两组患者治疗前和治疗 24 周后各项指标的比较

① 尿 TGF-β_1 的比较(表 1-3-126)

本研究纳入的患者进行尿 TGF-β_1 的测定,对两组患者治疗周期各时间点的数据进行统计描述,统计结果显示 $P>0.05$,显示资料符合正态分布,使用均数±标准差($\bar{x}\pm s$)进行描述,使用 t 检验进行统计分析。

表 1-3-126　两组治疗前后尿 TGF-β_1 的比较($\bar{x}\pm s$)[ng/(mmol·L^{-1})]

组别	例数	0周	24周
治疗组	51	33.49±2.92	23.50±1.85$^{\&\triangle}$
对照组	51	33.90±2.49	35.45±3.33

注：与本组治疗前比较，$^*P<0.05$，$^\&P<0.01$；与对照组同期比较，$^\triangle P<0.05$，$^\# P<0.01$

治疗组患者在治疗24周后，尿 TGF-β_1 的含量较前明显下降，组内前后比较差异有统计学意义（$P<0.01$）；对照组患者治疗前后，尿 TGF-β_1 的含量组内前后比较差异无统计学意义（$P>0.05$）。

治疗组和对照组在0周比较，差异无统计学意义（$P>0.05$）。治疗组患者在治疗24周后，与对照组相比，尿 TGF-β_1 的水平较对照组低，两组组间差异有统计学意义（$P<0.05$）。

② 尿白细胞介素6的比较（表1-3-127）

表 1-3-127　两组治疗前后尿白细胞介素6的比较($\bar{x}\pm s$)[ng/(mmol·L^{-1})]

组别	例数	0周	24周
治疗组	51	18.43±1.21	13.28±1.23$^{\&\triangle}$
对照组	51	15.81±1.06	23.99±2.33*

注：与本组治疗前比较，$^*P<0.05$，$^\&P<0.01$；与对照组同期比较，$^\triangle P<0.05$，$^\# P<0.01$

本研究纳入患者进行尿白细胞介素6的测定，对两组患者治疗周期各时间点的数据进行统计描述，统计结果显示 $P>0.05$，显示资料符合正态分布，使用均数±标准差（$\bar{x}\pm s$）进行描述，使用t检验进行统计分析。

治疗组患者在治疗24周后，尿白细胞介素6的含量较治疗前明显下降，组内前后对比差异有统计学意义（$P<0.01$）；对照组患者治疗24周后，尿白细胞介素6的含量较前升高，组内前后对比差异有统计学意义（$P<0.05$）。

治疗组和对照组在0周比较，差异无统计学意义（$P>0.05$）。治疗组患者在治疗24周后，与对照组相比，尿白细胞介素6的水平较对照组低，两组组间差异有统计学意义（$P<0.05$）。

③ 尿白细胞介素10的比较（表1-3-128）

表 1-3-128　两组治疗前后尿白细胞介素 10 的比较($\bar{x}\pm s$)[ng/(mmol·L^{-1})]

组别	例数	0周	24周
治疗组	51	1.58±0.19	1.40±0.11
对照组	51	1.57±0.14	1.64±0.15

注：与本组治疗前比较，*$P<0.05$，&$P<0.01$；与对照组同期比较，△$P<0.05$，#$P<0.01$

本研究纳入的患者进行尿白细胞介素 10 的测定，对两组患者治疗周期各时间点的数据进行统计描述，统计结果显示 $P>0.05$，显示资料符合正态分布，使用均数±标准差($\bar{x}\pm s$)进行描述，使用 t 检验进行统计分析。

治疗组和对照组在治疗前后组内、组间对比差异均无统计学意义($P>0.05$)。

④ 血清转铁蛋白的比较(表 1-3-129，表 1-3-130)

对本研究纳入的患者进行血清转铁蛋白的测定。

治疗组患者在组内前后对比差异无统计学意义($P>0.05$)；对照组患者治疗 24 周后，血清转铁蛋白的含量较前升高，组内对比差异有统计学意义($P<0.05$)，见表 1-3-129。

表 1-3-129　两组组内治疗前后血清转铁蛋白的比较(mg/dL)

组别	例数	0周	24周	X²	P
治疗组	40	241.00(225.00,280.00)	223.00(212.00,266.50)	3.103	>0.05
对照组	40	246.00(212.75,278.75)	256.95(222.75,283.75)	5.444	<0.05

治疗组和对照组在 0 周比较，差异无统计学意义($P>0.05$)。治疗组患者在治疗 24 周后，与对照组相比，两组组间差异无统计学意义($P>0.05$)，见表 1-3-130。

表 1-3-130　两组组间治疗前后血清转铁蛋白的比较

周期	组别	例数	血清转铁蛋白(mg/dL)	Z	P
0周	治疗组	40	241.00(225.00,280.00)	−0.450	0.652
	对照组	40	246.00(212.75,278.75)		
24周	治疗组	40	223.00(212.00,266.50)	−0.329	0.742
	对照组	40	256.95(222.75,283.75)		

⑤ 血白细胞介素 6 的比较(表 1-3-131)

本研究纳入的患者进行血白细胞介素 6 的测定,对两组患者治疗周期各时间点的数据进行统计描述,统计结果显示 $P>0.05$,显示资料符合正态分布,使用均数±标准差($\bar{x}\pm s$)进行描述,使用 t 检验进行统计分析。

表 1-3-131 两组组内治疗前后血白细胞介素 6 的比较(pg/mL)

组别	例数	0 周	24 周
治疗组	51	3.30±0.33	3.46±0.26
对照组	51	3.61±0.39	3.53±0.36

注:与本组治疗前比较,*$P<0.05$,&$P<0.01$;与对照组同期比较,△$P<0.05$,#$P<0.01$

治疗组和对照组在治疗前后组内、组间对比差异均无统计学意义($P>0.05$)。

⑥ 血白细胞介素 10 的比较(表 1-3-132)

本研究纳入的患者进行血白细胞介素 10 的测定,对两组患者治疗周期各时间点的数据进行统计描述,统计结果显示 $P>0.05$,显示资料符合正态分布,使用均数±标准差($\bar{x}\pm s$)进行描述,使用 t 检验进行统计分析。

表 1-3-132 两组治疗前后血白细胞介素 10 的比较(pg/mL)

组别	例数	0 周	24 周
治疗组	51	5.03±0.02	4.98±0.06
对照组	51	5.01±0.12	4.90±0.06

注:与本组治疗前比较,*$P<0.05$,&$P<0.01$;与对照组同期比较,△$P<0.05$,#$P<0.01$

治疗组和对照组在治疗前后组内、组间对比差异均无统计学意义($P>0.05$)。

⑦ 血 CD_4^+ T 的比较(表 1-3-133)

本研究纳入的患者进行血 CD_4^+ T 的测定,对两组患者治疗周期各时间点的数据进行统计描述,统计结果显示 $P>0.05$,显示资料符合正态分布,使用均数±标准差($\bar{x}\pm s$)进行描述,使用 t 检验进行统计分析。

治疗组和对照组在治疗前后组内、组间对比差异均无统计学意义($P>0.05$)。

⑧ 血 CD_8^+ T 的比较(表 1-3-134)

本研究纳入的患者进行血 CD_8^+ T 的测定,对两组患者治疗周期各时间点的数据进行统计描述,统计结果显示 $P>0.05$,显示资料符合正态分布,使用均数±标准差($\bar{x}\pm s$)进行描述,使用 t 检验进行统计分析。

表 1-3-133　两组治疗前后血 CD_4^+ T 的比较(%)

组　别	例　数	0 周	24 周
治疗组	51	37.98±1.15	36.22±1.39
对照组	51	37.45±1.14	34.24±1.04

注:与本组治疗前比较,$^*P<0.05$,$^\&P<0.01$;与对照组同期比较,$^\triangle P<0.05$,$^\# P<0.01$

表 1-3-134　两组治疗前后血 CD_8^+ T 的比较($\bar{x}\pm s$)(%)

组　别	例　数	0 周	24 周
治疗组	51	30.70±1.13	31.06±0.89
对照组	51	30.35±1.10	29.87±0.98

注:与本组治疗前比较,$^*P<0.05$,$^\&P<0.01$;与对照组同期比较,$^\triangle P<0.05$,$^\# P<0.01$

治疗组和对照组在治疗前后组内、组间对比差异均无统计学意义($P>0.05$)。

本研究纳入的患者进行血 CD_4^+/CD_8^+ 的测定,对两组患者治疗周期各时间点的数据进行统计描述,统计结果显示 $P>0.05$,显示资料符合正态分布,使用均数±标准差($\bar{x}\pm s$)进行描述,使用 t 检验进行统计分析(表 1-3-135)。

表 1-3-135　两组治疗前后 CD_4^+/CD_8^+ 的比较($\bar{x}\pm s$)

组　别	例　数	0 周	24 周
治疗组	51	1.19±0.07	1.36±0.07$^{\&,\#}$
对照组	51	1.39±0.09	1.11±0.06$^\&$

注:与本组治疗前比较,$^*P<0.05$,$^\&P<0.01$;与对照组同期比较,$^\triangle P<0.05$,$^\# P<0.01$

治疗组患者治疗 24 周后,血 CD_4^+/CD_8^+ 较前明显升高,组内前后比较差异有统计学意义($P<0.01$);对照组患者在治疗 24 周后,血 CD_4^+/CD_8^+ 较前明显下降,组内前后比较差异有统计学意义($P<0.01$)。

治疗组和对照组在 0 周比较,差异无统计学意义($P>0.05$)。治疗组患者在治疗 24 周后,与对照组相比,血 CD_4^+/CD_8^+ 较对照组高,两组组间差值比较,差异有统计学意义($P<0.01$)。

⑨ 血纤维连接蛋白的比较(表 1-3-136)

本研究纳入的患者进行血纤维连接蛋白的测定,对两组患者治疗周期各时间点的数据进行统计描述,统计结果显示 $P>0.05$,显示资料符合正态分布,使用均数±标准差($\bar{x}\pm s$)进行描述,使用 t 检验进行统计分析。

表 1-3-136 两组治疗前后血纤维连接蛋白的比较($\bar{x}\pm s$)(mg/L)

组 别	例 数	0 周	24 周
治疗组	51	393.00±12.22	368.18±13.60*
对照组	51	366.69±13.27	355.20±11.75

注:与本组治疗前比较,* $P<0.05$,& $P<0.01$;与对照组同期比较,△ $P<0.05$,# $P<0.01$

治疗组患者在治疗 24 周后,血纤维连接蛋白的含量较前明显下降,组内前后比较差异有统计学意义($P<0.05$);对照组患者治疗前后,差异无统计学意义($P>0.05$)。

治疗组和对照组在治疗前后组间对比差异均无统计学意义($P>0.05$)。

⑩ 血层黏连蛋白的比较(表 1-3-137)

本研究纳入的患者进行血层黏连蛋白的测定,对两组患者治疗周期各时间点的数据进行统计描述,统计结果显示 $P>0.05$,显示资料符合正态分布,使用均数±标准差($\bar{x}\pm s$)进行描述,使用 t 检验进行统计分析。

表 1-3-137 两组治疗前后血层黏连蛋白的比较($\bar{x}\pm s$)(ng/mL)

组 别	例 数	0 周	24 周
治疗组	51	80.43±4.23	86.36±5.22
对照组	51	77.00±3.46	80.92±4.39

注:与本组治疗前比较,* $P<0.05$,& $P<0.01$;与对照组同期比较,△ $P<0.05$,# $P<0.01$

治疗组和对照组在治疗前后组内、组间对比差异均无统计学意义($P>0.05$)。

⑪ 血胶原蛋白Ⅲ的比较(表 1-3-138)

本研究纳入的患者进行血胶原蛋白Ⅲ的测定,对两组患者治疗周期各时间点的数据进行统计描述,统计结果显示 $P>0.05$,显示资料符合正态分布,使用均数±标准差

($\bar{x}\pm s$)进行描述,使用 t 检验进行统计分析。

表 1-3-138　两组治疗前后血胶原蛋白Ⅲ的比较($\bar{x}\pm s$)(ng/mL)

组　别	例　数	0 周	24 周
治疗组	51	6.41±0.80	5.93±0.68
对照组	51	6.37±0.71	5.52±1.89

注:与本组治疗前比较,*$P<0.05$,&$P<0.01$;与对照组同期比较,△$P<0.05$,#$P<0.01$

治疗组和对照组在治疗前后组内、组间对比差异均无统计学意义($P>0.05$)。

第七节　健脾清化法治疗 360 例脾虚湿热型慢性肾衰竭临床多中心大样本前瞻性研究

该研究项目是上海市科委重点科技攻关项目。应用随机双盲、平行对照、多中心、前瞻性的研究方法,建立在饮食营养、降压、降脂等基础治疗上的慢性肾脏病(CKD 3 期)中医辨证综合优化治疗方案的临床研究,对慢性肾脏病(CKD 3 期)蛋白尿 360 例[24 h 尿蛋白定量在 0.5~2.0 g、50% 左右入选患者有肾穿报告,包括各种病理类型、eGFR 为 30~59 mL/(min·1.73 m^2),排除继发性慢性肾脏病],分为健脾清化方(授权专利:ZL200510028973.7)加氯沙坦模拟组、氯沙坦加中药模拟组、健脾清化方加氯沙坦组,每组 120 例,应用随机双盲法分为 A、B、C 三组,健脾清化方治疗组根据临床症状辨证为脾虚湿热证,随机入组后,患者在基础治疗(包括饮食治疗和对症治疗)上根据辨证予以健脾清化方,由党参 15 g、生黄芪 15 g、草果仁 6 g、苍术 10 g、黄连 3 g、制大黄 9 g 组成,对照组为替米沙坦 40 mg/d。标志性疗效指标:24 h 尿蛋白定量、晨尿白蛋白/尿肌酐比值、肾小球滤过率(eGFR)。

(一) 研究方案

研究遵照循证医学研究方法,结合中医临床特点,采用多中心、前瞻性、随机对照、双盲研究,对建立在饮食营养、降压、降脂等基础治疗上的 CKD 3 期蛋白尿中医辨证综合治疗方案进行临床研究,并随访观察。

1. 西医分级标准

肾脏病预后质量指南(kidney disease outcome quality initiative，K/DOQI)推荐的肾损害分级标准，CKD 3 期为 eGFR 30～59 mL/(min·1.73 m^2)。

2. 中医辨证分型标准

参照《中药新药临床研究指导原则(试行)》诊断标准：① 脾虚证。主症：神疲乏力；次症：食少纳呆、口淡不渴、脉细；舌质：舌边有齿痕。② 湿热证。主症：小便短赤或口苦黏腻；次症：口干、渴不多饮；舌苔：黄腻。

3. 入选标准

① 符合慢性肾脏病西医诊断标准，50%左右有肾穿病理报告，包括各种原发性慢性肾脏病病理类型病史，根据 K/DOQI 推荐的肾损害分级标准 CKD 3 级[eGFR 30～59 mL/(min·1.73 m^2)]，MDRD 公式：eGFR[mL/(min·1.73 m^2)] = 170 × Scr − 0.999 × 年龄 − 0.176 × BUN − 0.170 × ALB + 0.318 × (0.762 女性)

注：计量单位：年龄(岁)，体重(kg)，Scr(mg/dL = mol/L × 0.011 3)、BUN(mg/dL = mmol/L × 2.8)，ALB(g/dL = g/L × 0.1)。

② 中医辨证为脾虚湿热患者。

③ 24 h 尿蛋白定量在 0.5～2.0 g。

④ 高血压，严重感染，水、电解质及酸碱平衡紊乱等得到有效控制，其中血钾在正常范围内。

⑤ 导入期：两周，在导入期起始及导入期末，患者须分别进行以下检测，两次检测结果均符合标准者方可进入试验。

eGFR：30～59 mL/(min·1.73 m^2)、24 h 尿蛋白定量在 0.5～2.0 g、血压≤130/80 mmHg。

⑥ 年龄 18～70 岁。

⑦ 签署知情同意书者。

4. 排除标准

① 不符合慢性肾脏病第 3 期(CKD 3 期)患者；② 有继发性慢性肾脏病，包括系统性红斑狼疮、糖尿病肾病、高血压肾病和药物性肾损害等；③ 不符合中医辨证为脾虚湿热患者；④ 合并有心、脑、肝和造血系统等严重原发性疾病者；⑤ 肾移植术后、精神病患

者;⑥ 24 h 尿蛋白定量<0.5 g 或>2.0 g;⑦ 急性肾功能衰竭患者;⑧ 妊娠期或哺乳期妇女;⑨ 已知对所用药物过敏的患者;⑩ 年龄在 18 岁以下或 70 岁以上者;⑪ 正在参加其他药物临床试验者或 3 个月内参加过其他临床试验者,或用过糖皮质激素、免疫抑制剂、雷公藤制剂;⑫ 如用过血管紧张素转换酶抑制剂,需洗脱两周后才可入选;⑬ 血压≤90/60 mmHg。

5. 剔除病例标准

① 不符合纳入标准者;② 对本药过敏者;③ 未按规定用药;④ 患者的依从性差;⑤ 无法判断疗效或资料不全等影响疗效或安全性判断者。

6. 病例随机分配方法

采取随机、双盲、双模拟平行对照法。计划完成 360 例,包含 15% 的脱落病例。用 SAS 软件产生分层随机数表(1~400),产生相应随机编号,保存在不参与课题研究的统计人员手中,根据患者临床就诊顺序由每个研究单位到统计人员处领取相应随机编号。统计人员将合理分配慢性肾脏病患者的入组比例,保证各组间无显著统计学差异,各中心每组观察 20 例,共观察 60 例。

7. 治疗方案

临床研究分组:研究重点是在饮食营养、降压、调脂等基础治疗上的 CKD 3 期的优化中医治疗方案,分为健脾清化方加替米沙坦模拟药组、替米沙坦加健脾清化方模拟药和健脾清化方加替米沙坦组,共计 360 例,以 1∶1∶1 比例入组,每组分别观察 120 例。

(1) 基础治疗:主要包括饮食营养、控制血压、血脂等。

① 饮食营养:参照我国《慢性肾脏病蛋白质营养治疗共识》,蛋白质摄入量为 0.8~1.0 g/(kg·d),其中高生物价蛋白>50%。在低蛋白饮食的同时,热量的摄入应维持在 30~35 kcal/(kg·d)。聘请专门的营养师,根据每个入组患者的具体体重、身高及肾功能情况进行个体化指导,做出参考配餐。

② 控制血压:对血压增高者,参照 JNC Ⅶ和 K/DOQI 推荐标准、根据尿蛋白定量,分别将血压降至 130/80 mmHg 及 125/75 mmHg 以下。降压药物首先应用 CCB 类制剂,如不能将血压控制在靶目标者,则可加用中枢或受体拮抗剂等降压药物,不能使用本方案规定以外的 ACEI 和 ARB 降压药。

③ 控制血脂:对血脂增高者,参照我国高血脂防治建议和美国2001年5月公布的《国家胆固醇教育计划第三次报告(NCEP ATP Ⅲ)》标准,使总胆固醇<5.72 mmol/L、LDL胆固醇<3.64 mmol/L、甘油三酯<2.26 mmol/L。调脂药物可用阿托伐他汀20 mg/d。

(2) 健脾清化方,由党参15 g、生黄芪15 g、草果仁6 g、苍术10 g、黄连3 g、制大黄9 g组成,制成免煎颗粒剂,每次1袋,每日2次。

(3) 中药安慰剂治疗:予中药颗粒剂外观一致的安慰剂,每次1袋,每日2次。所有中药及中药安慰剂均委托江苏省江阴天江药业有限公司制成免煎颗粒剂。

(4) 替米沙坦组:替米沙坦40 mg/d,和替米沙坦模拟剂由宜昌长江药业有限公司出品,如研究中血钾>6.0 mmol/L或血压≤90/60 mmHg时均需暂停用药进行针对性治疗,待血钾、血压正常后继续使用,如连续停药超过两周即退出临床试验。

8. 疗程

6个月为一个疗程。

9. 观察指标

观察指标分疗效性观察指标和安全性观察指标。

(1) 疗效性观察:中医证候学观察指标:体格检查,症状、舌象、脉象,在治疗前及治疗后每4周检查1次。实验室检查:24 h尿蛋白定量、晨尿白蛋白/尿肌酐比值、血肌酐(Scr)、肾小球滤过率(eGFR)、血尿素氮(BUN)、血白蛋白(ALB)指标,在治疗前及治疗后每4周检查1次。

(2) 安全性观察:一般项目:血、尿、便常规加隐血检查,肝功能、心电图治疗前及治疗结束时分别检查1次,血钾在治疗前及开始治疗后每4周检查1次。

(3) 特殊检查:纤维化指标:尿TGF-β;营养指标:血前白蛋白、转铁蛋白、血胆固醇、甘油三酯、低密度脂蛋白、极低密度脂蛋白;免疫炎症指标:CD_4^+ T细胞、超敏C反应蛋白在治疗前及治疗结束时分别检查1次。

10. 临床证候评价

(1) 证候疗效评级标准

根据Stanghellini标准按症状轻重分为四级:

0分:无症状;

1分：偶有症状但不明显，不影响日常工作生活；

2分：症状较为常见，轻度影响日常工作生活；

3分：症状严重，频繁出现，且影响工作及生活。

(2) 中医证候疗效评定标准

证候疗效率＝(治疗前总积分－治疗后总积分)/治疗前总积分×100%

临床控制：治疗后证候疗效率≥90%；

显效：治疗后证候疗效率≥70%且＜90%；

有效：治疗后证候疗效率≥30%且＜70%；

无效：治疗后证候疗效率＜30%

(3) 西医疗效标准

完全缓解：24 h 尿蛋白定量＜0.3 g，肾功能好转，Scr 恢复正常，或 eGFR 在原有基值上有回升。

部分缓解：24 h 尿蛋白定量下降超过基值的 50%，肾功能稳定、Scr 水平维持在基值≤5%，或 eGFR 维持在基值≤5%。

有效：24 小时尿蛋白定量下降超过基值的 25%，肾功能基本稳定，Scr 上升＜25% 的基值，或 eGFR 下降＜25% 的基值。

无效：不符合以上完全缓解、部分缓解、有效标准者。

(4) 安全性指标：治疗前和退出研究前各检测一次心电图、血红蛋白、红细胞、丙氨酸氨基转移酶(ALT)、天门冬氨酸氨基转移酶(AST)。

不良事件：每次随访观察并记录患者发生的不良事件，并对不良事件严重程度及与研究药物的关系进行判定。对所有不良反应应记录其处理方法及追踪随访其预后。

(二) 研究结果

三组病例统计数据集见表 1-3-139。

共入组 270 例病例，脱落病例 30 例，脱落率为 11.1%。

表 1-3-139 三组病例统计数据集

组　别	FAS集	PPS集	SS集
替米沙坦加中药模拟剂组	91	79	79
中药加替米沙坦模拟剂组	89	80	80

续 表

组 别	FAS集	PPS集	SS集
替米沙坦加中药组	90	81	81
合计	270	240	240

注：FAS集、PPS集为结转数据集；SS集为未结转数据集

1. 基线资料组间均衡性检验

（1）一般资料组间均衡性检验

① 三组性别构成比较（表1-3-140）

表1-3-140 三组性别构成比较[$n(\%)$]

组 别	治疗人数	男 性	女 性	χ^2	P
替米沙坦加中药模拟剂组	91	53(58.2)	38(41.8)		
中药加替米沙坦模拟剂组	89	50(56.2)	39(43.8)	0.146	0.930
替米沙坦加中药组	90	50(55.6)	40(44.4)		
合计	270	153(56.7)	117(43.3)	—	—

三组性别构成差异无统计学意义（$\chi^2=0.146$，$P=0.930$），可认为三组性别均衡可比。

② 三组年龄比较（表1-3-141）

表1-3-141 三组年龄比较

组 别	治疗人数	$\bar{x}\pm s$	最小值	最大值	F	P
替米沙坦加中药模拟剂组	91	52.36±12.127	27	74		
中药加替米沙坦模拟剂组	89	50.67±12.770	23	70	0.949	0.572
替米沙坦加中药组	90	52.47±11.616	29	72		
合计	270	51.84±12.160	23	74	—	—

三组年龄比较差异无统计学意义（$F=0.949$，$P=0.572$），可认为三组年龄具有可比性。

③ 三组职业构成比较(表1-3-142)

表1-3-142 三组职业构成比较[$n(\%)$]

组别	治疗人数	工人	农民	职员	退休	自由职业	无业	χ^2	P
替米沙坦加中药模拟剂组	91	14(15.38)	2(0.02)	35(0.38)	32(0.35)	4(0.04)	4(0.04)		
中药加替米沙坦模拟剂组	89	20(22.47)	1(0.01)	25(0.28)	28(0.31)	5(0.05)	10(0.11)	6.914	0.734
替米沙坦加中药组	90	17(18.89)	2(0.02)	29(0.32)	32(0.35)	5(0.05)	5(0.05)		
合计	270	51(0.19)	5(0.02)	89(0.33)	92(0.34)	14(0.05)	19(0.07)	—	—

三组职业构成差异无统计学意义($\chi^2=6.914$,$P=0.734$),可认为三组职业均衡可比。

④ 三组民族构成比较:三组患者皆为汉族。

⑤ 三组学历构成比较(表1-3-143)

表1-3-143 三组学历构成比较[$n(\%)$]

组别	治疗人数	小学	初中	高中	大学	研究生	χ^2	P
替米沙坦加中药模拟剂组	91	7(0.07)	26(0.28)	37(0.40)	20(0.23)	1(0.01)		
中药加替米沙坦模拟剂组	89	6(0.06)	21(0.23)	36(0.40)	25(0.28)	1(0.01)	3.407	0.931
替米沙坦加中药组	90	8(0.08)	20(0.22)	34(0.38)	27(0.3)	1(0.01)		
合计	270	21(0.07)	67(0.24)	107(0.39)	72(0.26)	3(0.01)	—	—

三组学历构成差异无统计学意义($\chi^2=3.407$,$P=0.931$),可认为三组学历均衡可比。

⑥ 三组婚姻状况构成比较

三组婚姻状况构成差异无统计学意义($\chi^2=2.560$,$P=0.278$),可认为三组婚姻状况均衡可比。

表1-3-144 三组婚姻状况构成比较[n(%)]

组 别	治疗人数	未 婚	已 婚	χ^2	P
替米沙坦加中药模拟剂组	91	8(0.08)	83(0.92)		
中药加替米沙坦模拟剂组	89	11(0.12)	78(0.88)	2.560	0.278
替米沙坦加中药组	90	5(0.06)	85(0.94)		
合计	270	24(0.09)	246(0.91)	—	—

⑦ 三组身体质量指数(BMI指数)比较(表1-3-145)

表1-3-145 三组身体质量指数(BMI指数)比较

组 别	治疗人数	过轻	正常	超重	肥胖	χ^2	P
替米沙坦加中药模拟剂组	91	1	65	21	4		
中药加替米沙坦模拟剂组	89	0	64	21	4	3.782	0.706
替米沙坦加中药组	90	3	61	21	5		
合计	270	4	190	63	13	—	—

三组BMI差异无统计学意义($\chi^2 = 3.782$, $P = 0.706$),可认为三组BMI分类均衡可比。

⑧ 三组患者病程比较(表1-3-146)

三组患者病程均不服从正态分布($W_{替米沙坦加中药模拟剂组} = 0.853$, $P_{替米沙坦加中药模拟剂组} < 0.001$; $W_{中药加替米沙坦模拟剂组} = 0.629$, $P_{中药加替米沙坦模拟剂组} < 0.001$, $W_{替米沙坦加中药组} = 0.813$, $P_{替米沙坦加中药组} < 0.001$),经Kruskal-Wallis H检验得:三组患者病程比较差异无统计学意义($\chi^2 = 1.972$, $P = 0.373$),可认为三组患者病程具有可比性。

表1-3-146 三组患者病程比较

组 别	治疗人数	中间值	最大值	最小值	χ^2	P
替米沙坦加中药模拟剂组	91	69.3	1	534		
中药加替米沙坦模拟剂组	89	69.1	2	518	0.083	0.960
替米沙坦加中药组	90	72.7	1	468	—	—
合计	270	70.4	1	534	—	—

2. 中医证候得分组间均衡性检验

(1) 中医主要证候得分组间基线均衡性检验(表 1-3-147): 经 Kruskal-Wallis H 检验: 倦怠乏力($\chi^2=6.619$,$P=0.056$)、食少纳呆($\chi^2=1.440$,$P=0.487$)、身重困倦($\chi^2=1.451$,$P=0.484$)、口干口苦($\chi^2=2.915$,$P=0.233$)、气短懒言($\chi^2=2.350$,$P=0.309$)、恶心呕吐($\chi^2=1.060$,$P=0.598$),以上 6 种中医主要证候得分组间比较均无差异。

表 1-3-147 中医主要证候得分组间基线均衡性检验

项目	组别	0分	4分	8分	12分	合计	χ^2	P
倦怠乏力	替米沙坦加中药模拟剂组	6	59	26	0	91		
	中药加替米沙坦模拟剂组	3	48	38	0	89	6.619	0.056
	替米沙坦加中药组	5	60	25	0	90		
	合计	24	167	89	0	270	—	—
食少纳呆	替米沙坦加中药模拟剂组	13	52	26	0	91		
	中药加替米沙坦模拟剂组	20	47	22	0	89	1.440	0.487
	替米沙坦加中药组	17	50	23	0	90		
	合计	50	149	71	0	270	—	—
身重困倦	替米沙坦加中药模拟剂组	9	70	12	0	91		
	中药加替米沙坦模拟剂组	9	63	17	0	89	1.451	0.484
	替米沙坦加中药组	18	55	17	0	90		
	合计	36	188	46	0	270	—	—
口干口苦	替米沙坦加中药模拟剂组	13	50	28	0	91		
	中药加替米沙坦模拟剂组	15	57	17	0	89	2.915	0.233
	替米沙坦加中药组	17	53	20	0	90		
	合计	45	160	65	0	270	—	—
气短懒言	替米沙坦加中药模拟剂组	12	35	44	0	91		
	中药加替米沙坦模拟剂组	11	42	36	0	89	2.350	0.309
	替米沙坦加中药组	15	42	33	0	90		
	合计	38	119	113	0	270	—	—
恶心呕吐	替米沙坦加中药模拟剂组	60	30	1	0	91		
	中药加替米沙坦模拟剂组	65	19	5	0	91	1.060	0.598
	替米沙坦加中药组	66	21	3	0	90		
	合计	191	70	9	0	270	—	—

(2) 中医次要证候得分组间基线均衡性检验(表 1-3-148):经 Kruskal-Wallis H 检验:口中黏腻($\chi^2=2.044$,$P=0.360$)、舌苔黄腻($\chi^2=1.891$,$P=0.389$)、大便不实($\chi^2=3.531$,$P=0.171$)、脘腹胀满($\chi^2=0.608$,$P=0.738$),以上 4 种中医次要证候得分组间比较均无差异。

表 1-3-148 中医次要证候得分组间基线均衡性检验

项目	组别	0分	4分	8分	12分	合计	χ^2	P
口中黏腻	替米沙坦加中药模拟剂组	12	47	32	0	91	2.044	0.360
	中药加替米沙坦模拟剂组	18	46	25	0	89		
	替米沙坦加中药组	16	41	33	0	90		
	合计	46	134	90	0	270	—	—
舌苔黄腻	替米沙坦加中药模拟剂组	5	49	37	0	91	1.891	0.389
	中药加替米沙坦模拟剂组	10	49	30	0	89		
	替米沙坦加中药组	8	45	37	0	90		
	合计	23	143	104	0	270	—	—
大便不实	替米沙坦加中药模拟剂组	15	34	41	0	91	3.531	0.171
	中药加替米沙坦模拟剂组	23	33	33	0	89		
	替米沙坦加中药组	22	38	31	0	90		
	合计	60	105	105	0	270	—	—
脘腹胀满	替米沙坦加中药模拟剂组	13	43	35	0	91	0.608	0.738
	中药加替米沙坦模拟剂组	14	44	31	0	89		
	替米沙坦加中药组	19	40	32	0	90		
	合计	51	127	98	0	270	—	—

(3) 270 例慢性肾脏病肾穿刺率及肾穿刺患者在各组的分布:270 例慢性肾脏病(CKD 3 期)患者中,施行肾穿刺患者为 87 例,肾穿率为 32.2%。87 例肾穿刺患者中,IgA 肾病为 52 例,局灶节段性病变为 10 例,系膜增生性为 8 例,弥漫增生病变为 1 例,慢性硬化性肾炎 2 例,膜性肾病 4 例,10 例患者肾穿刺报告丢失。具体分组如下:替米沙坦加中药模拟剂组:肾穿刺患者 27 例,具体为 IgA 肾病 14 例,弥漫增生病变 1 例,系膜增生性 2 例,系膜增生伴新月体形成 1 例,慢性硬化性肾炎 1 例,局灶节段性硬化性肾病 6 例,膜性肾病 1 例,1 例肾穿刺报告丢失。中药加替米沙坦模拟剂组:肾穿刺患者 33 例,具体为 IgA 肾病 20 例,局灶节段性病变 3 例,系膜增生性为 4 例,慢性硬化性肾炎 1 例,膜性肾病 1 例,丢失肾穿刺报告 4 例。替米沙坦加中药组:肾穿刺患者 27

例,具体为 IgA 肾病 17 例,系膜增生伴肾小球硬化 1 例,局灶节段性病变 3 例,膜性肾病 2 例,4 例患者丢失肾穿刺报告。

(三) 疗效评价分析

1. 三组患者脾气虚证总得分比较

(1) 三组患者各访视点脾气虚证总得分比较(表 1-3-149)

表 1-3-149　三组患者脾气虚证总得分比较

时间	组别	n	$\bar{x}\pm s$	F	P
基线 0	替米沙坦加中药模拟剂组	91	14.70±6.13	0.542	0.582
	中药加替米沙坦模拟剂组	89	14.44±6.32		
	替米沙坦加中药组	90	13.77±6.05		
	合计	270	14.33±6.16	—	—
访视 2	替米沙坦加中药模拟剂组	91	15.65±7.49	32.311	<0.001
	中药加替米沙坦模拟剂组	89	9.61±5.80		
	替米沙坦加中药组	90	8.84±5.18		
	合计	270	11.39±6.95	—	—
访视 4	替米沙坦加中药模拟剂组	91	17.18±8.54	77.007	<0.001
	中药加替米沙坦模拟剂组	89	8.38±4.57		
	替米沙坦加中药组	90	6.95±3.72		
	合计	270	10.87±7.51	—	—
访视 6	替米沙坦加中药模拟剂组	91	15.78±9.24	97.558	<0.001
	中药加替米沙坦模拟剂组	89	4.92±4.48		
	替米沙坦加中药组	90	4.11±3.43		
	合计	270	8.31±8.22	—	—

相同时间点脾气虚总得分组间比较采用多变量方差分析:基线 0($F=0.542$,$P=0.582$)差异无统计学意义,脾气虚证中医证候基线得分具有可比性。不同访视点脾气虚证总得分:各组间比较差异均有统计学意义(P 值均小于 0.001)。即替米沙坦加中药模拟剂组与中药加替米沙坦模拟剂组、替米沙坦加中药组比较均有显著性差异,且脾气虚证总分均大于其他两组。

(2) 三组患者脾气虚证总得分重复度量方差分析(表 1-3-150)

表 1-3-150 时间、组别及其交互作用对脾气虚证总得分影响

变异来源		SS	df	MS	F	P
组内变异	时间	7 180.216	4.163	1 724.649	52.524	<0.001
	时间和组别	4 611.701	8.327	553.853	16.867	<0.001
	误差	36 499.925	1 111.59	32.836	—	—
组间变异	组别	23 576.41	2	11 788.207	89.153	<0.001
	误差	35 304.097	267	132.255	—	—

注：Mauchly 的球形度检验 $W=0.347$，$P<0.001$

经重复测方差分析得到：所有患者脾气虚证总得分随时间延长有显著性变化，$F=52.524$，$P<0.001$，说明随着治疗时间的延长，脾气虚证总得分均数呈下降趋势。治疗时间与组别之间存在交互作用（$F=16.867$，$P<0.001$）。

2. 三组患者湿热内蕴证总得分比较

（1）三组患者各访视点湿热内蕴证总得分比较（表 1-3-51）

表 1-3-151 三组患者湿热内蕴证得分比较

时间	组别	n	$\bar{x}\pm s$	F	P
基线 0	替米沙坦加中药模拟剂组	91	22.26±8.74	0.731	0.483
	中药加替米沙坦模拟剂组	89	20.69±9.05		
	替米沙坦加中药组	90	21.04±9.62		
	合计	270	21.34±9.14	—	—
访视 2	替米沙坦加中药模拟剂组	91	29.82±13.32	68.687	<0.001
	中药加替米沙坦模拟剂组	89	14.15±9.58		
	替米沙坦加中药组	90	8.63±0.91		
	合计	270	13.14±0.80	—	—
访视 4	替米沙坦加中药模拟剂组	91	26.72±12.19	112.31	<0.001
	中药加替米沙坦模拟剂组	89	10.24±6.33		
	替米沙坦加中药组	90	9.62±6.12		
	合计	270	15.59±11.77	—	—
访视 6	替米沙坦加中药模拟剂组	91	25.31±14.37	125.54	<0.001
	中药加替米沙坦模拟剂组	89	6.69±5.57		
	替米沙坦加中药组	90	6.04±4.41		
	合计	270	12.75±12.89	—	—

相同时间点湿热内蕴组间比较采用多变量方差分析：基线 $0(F=0.731, P=0.483)$ 组间比较无统计学意义；湿热内蕴证中医证候基线得分具有可比性。各时间点组间比较差异均有统计学意义（$P<0.001$），即替米沙坦加中药模拟剂组与中药加替米沙坦模拟剂组、替米沙坦加中药组比较均有显著性差异，且湿热内蕴证总分均大于其他两组。

（2）三组患者湿热内蕴证总得分重复度量方差分析（表1-3-152）

表1-3-152　时间、组别及其交互作用对湿热内蕴证总得分的影响

变异来源		SS	df	MS	F	P
组内变异	时间	21 692.466	3.820	5 678.987	71.746	<0.001
	时间和组别	12 593.025	7.640	1 648.398	20.825	<0.001
	误差	80 727.144	1 019.88	79.154	—	
组间变异	组别	63 487.107	2	31 743.554	98.861	<0.001
	误差	85 731.731	267	321.093	—	

注：Mauchly 的球形度检验 $W=0.231, P<0.001$

经重复测量资料方差分析得到：治疗前后湿热内蕴证总得分：所有患者湿热内蕴证总得分时间因素有统计学意义，$F=71.746$，$P<0.001$，说明随着治疗时间的延长，湿热内蕴证得分均数呈下降趋势。治疗时间与组别之间存在交互作用（$F=20.825$，$P<0.001$）。组别因素有统计学意义，$F=98.861$，$P<0.001$，说明湿热内蕴证总得分组间差异有统计学意义。

3. 三组患者中医证候疗效的比较

（1）三组患者中医证候疗效比较（表1-3-153，表1-3-154）

表1-3-153　三组患者中医证候疗效比较—FAS集

项目	组别	临床缓解	显效	有效	无效	合计	χ^2	P
访视2	替米沙坦加中药模拟剂组	1	0	7	83	91		
	中药加替米沙坦模拟剂组	8	0	41	40	89	64.716	<0.001
	替米沙坦加中药组	8	1	50	31	90		
	合计	17	1	98	154	270	—	

续 表

项目	组 别	临床缓解	显效	有效	无效	合计	χ^2	P
访视4	替米沙坦加中药模拟剂组	11	0	6	74	91	51.001	<0.001
	中药加替米沙坦模拟剂组	9	6	46	25	89		
	替米沙坦加中药组	6	12	51	21	90		
	合计	26	18	106	120	270	—	—
访视6	替米沙坦加中药模拟剂组	2	6	20	63	91	91.364	<0.001
	中药加替米沙坦模拟剂组	14	37	27	11	89		
	替米沙坦加中药组	15	38	28	9	90		
	合计	31	81	75	83	270	—	—

FAS集经Kruskal-Wallis H检验：访视2、访视4、访视6三组患者中医证候疗效有差异，再经多重比较Nemenyi检验得到：替米沙坦加中药模拟剂组与中药加替米沙坦模拟剂组及替米沙坦加中药组与替米沙坦加中药模拟剂组之间有差异（$P<0.001$）；中药加替米沙坦模拟剂组与替米沙坦加中药组差异无统计学意义（$P>0.05$）。

表1-3-154 三组患者中医症候疗效比较—PPS集

项目	组 别	临床缓解	显效	有效	无效	合计	χ^2	P
访视2	替米沙坦加中药模拟剂组	1	0	7	71	79	56.535	<0.001
	中药加替米沙坦模拟剂组	6	1	37	36	80		
	替米沙坦加中药组	7	1	47	26	81		
	合计	14	2	91	133	240	—	—
访视4	替米沙坦加中药模拟剂组	9	0	5	65	79	43.368	<0.001
	中药加替米沙坦模拟剂组	3	7	47	23	80		
	替米沙坦加中药组	1	11	48	21	81		
	合计	13	18	100	109	240	—	—
访视6	替米沙坦加中药模拟剂组	2	5	12	60	79	82.233	<0.001
	中药加替米沙坦模拟剂组	6	37	26	10	80		
	替米沙坦加中药组	9	35	28	9	81		
	合计	17	78	66	79	240	—	—

PPS集经Kruskal-Wallis H检验：访视2、访视4、访视6三组患者中医证候疗效有差异（$P<0.001$），再经多重比较Nemenyi检验得到：替米沙坦加中药模拟剂组与中

药加替米沙坦模拟剂组之间有差异($P<0.001$),替米沙坦加中药组与替米沙坦加中药模拟剂组之间有差异($P<0.001$),中药加替米沙坦模拟剂组与替米沙坦加中药组之间差异无统计学意义($P>0.05$)。

(2) 三组患者中医证候疗效组及访视时间之间的比较

表1-3-155 三组患者中医证候疗效组及访视时间之间的比较—FAS集

参 数	B	标准误	假 设 检 验			ExP(B)
			Wald χ^2	自由度	P	
治疗结果=无效	−0.434	0.1601	7.355	1	0.007	0.648
治疗结果=有效	1.657	0.1644	101.636	1	<0.001	5.245
治疗结果=显效	2.832	0.2502	128.124	1	<0.001	16.978
组别=替米沙坦加中药模拟剂组	−2.850	0.2671	113.826	1	<0.001	0.058
组别=中药加替米沙坦模拟剂组	−0.177	0.1780	0.992	1	0.319	0.838
组别=替米沙坦加中药组	0	—	—	—	—	1
时间=访视6	1.776	0.2054	74.730	1	<0.001	5.903
时间=访视4	0.584	0.1830	10.177	1	<0.001	1.793
时间=访视2	0	—	—	—	—	1

FAS集经重复测量资料广义估计方程分析得到(表1-3-155):

① 替米沙坦加中药组与替米沙坦加中药模拟剂组相比较,中医证候疗效有显著差异(Wald $\chi^2=113.826$, $P<0.001$),中药加替米沙坦模拟剂组与替米沙坦加中药组之间的中医证候疗效无显著差异(Wald $\chi^2=0.992$, $P=0.319$)。

② 与访视2比较,访视4、访视6的Wald χ^2分别为10.177、74.730;P均小于0.001,说明治疗不同时间的中医证候疗效不同。随着治疗时间的延长,中医证候疗效有着好转的趋势。

表1-3-156 三组患者中医证候疗效组及访视时间之间的比较—PPS集

参 数	B	标准误	假 设 检 验			ExP(B)
			Wald χ^2	自由度	P	
治疗结果=无效	−0.494	0.1702	8.424	1	0.004	0.610
治疗结果=有效	1.719	0.1715	100.470	1	<0.001	5.577
治疗结果=显效	3.202	0.2856	125.683	1	<0.001	24.575

续 表

参　数	B	标准误	假 设 检 验			ExP(B)
			Wald χ^2	自由度	P	
组别=替米沙坦加中药模拟剂组	-2.889	0.3035	90.611	1	<0.001	0.056
组别=中药加替米沙坦模拟剂组	-0.161	0.1804	0.794	1	0.373	0.851
组别=替米沙坦加中药组	0	—	—	—	—	1
时间=访视6	1.639	0.2228	54.134	1	<0.001	5.151
时间=访视4	0.442	0.1918	5.307	1	0.021	1.556
时间=访视2	0	—	—	—	—	1

PPS集经重复测量资料广义估计方程分析得到(表1-3-156)：

① 替米沙坦加中药组与替米沙坦加中药模拟剂组相比较,中医证候疗效有显著差异($P<0.001$),中药加替米沙坦模拟剂组与替米沙坦加中药组之间的中医证候疗效无显著差异($P=0.373$)。

② 与访视2比较,访视4、访视6的Wald χ^2分别为5.307和54.134；P均小于0.001,说明治疗不同时间的中医证候疗效不同。随着治疗时间的延长,中医证候疗效有着好转的趋势。

(3) 三组患者中医显效率比较(表1-3-157)

访视2、访视4三组临床显效率比较差异均有统计学意义,P值均小于0.001。访视6三组临床显效率比较差异无统计学意义($P=0.314$)。

表1-3-157　三组患者中医显效率比较

时间	组　别	治疗人数	显效人数	显效率(%)	χ^2	P
访视2	替米沙坦加中药模拟剂组	91	7	7.6		
	中药加替米沙坦模拟剂组	89	14	15.7	61.132	<0.001
	替米沙坦加中药组	90	50	55.6		
	合计	270	71	26.3	—	—
访视4	替米沙坦加中药模拟剂组	91	6	6.5		
	中药加替米沙坦模拟剂组	89	46	51.7	53.500	<0.001
	替米沙坦加中药组	90	51	56.7		
	合计	270	104	38.1	—	—

续 表

时间	组别	治疗人数	显效人数	显效率(%)	χ^2	P
访视6	替米沙坦加中药模拟剂组	91	8	8.7	58.315	<0.001
	中药加替米沙坦模拟剂组	89	47	52.8		
	替米沙坦加中药组	90	52	57.7		
	合计	270	107	39.6	—	—

注：显效人数为中医临床疗效判断为有效的人数

（4）三组患者中医总有效率比较（表1-3-158）

访视2、访视4和访视6三组临床总有效率比较差异均有统计学意义，P 值均小于0.001。

表1-3-158 三组患者临床总有效率比较

时间	组别	治疗人数	总有效人数	总有效率(%)	χ^2	P
访视2	替米沙坦加中药模拟剂组	91	8	8.7	67.422	<0.001
	中药加替米沙坦模拟剂组	89	49	55.1		
	替米沙坦加中药组	90	59	65.6		
	合计	270	116	42.9	—	—
访视4	替米沙坦加中药模拟剂组	91	17	18.6	75.998	<0.001
	中药加替米沙坦模拟剂组	89	64	71.9		
	替米沙坦加中药组	90	69	76.7		
	合计	270	150	55.6	—	—
访视6	替米沙坦加中药模拟剂组	91	28	27.4	95.629	<0.001
	中药加替米沙坦模拟剂组	89	78	87.6		
	替米沙坦加中药组	90	81	90		
	合计	270	187	69.2	—	—

注：总有效人数为西医临床疗效判断为有效、显效、临床缓解人数之和

4. 西医疗效分析

（1）24 h尿蛋白定量

① 各访视点24 h尿蛋白定量比较（表1-3-159和表1-3-160）

FAS集中将相同时间点24 h尿蛋白定量组间比较采用多变量方差分析：基

线 0 各组间无差异，P 大于 0.05，说明各组 24 h 尿蛋白定量均衡可比；访视 2、访视 4、访视 6 各组 P 值均大于 0.05，可认为每个访视时间各组间 24 h 尿蛋白定量无差异。

表 1-3-159　不同时间点三组 24 h 尿蛋白定量(mg/24 h)比较—FAS 集

时间	组别	n	$\bar{x}\pm s$	F	P
基线 0	替米沙坦加中药模拟剂组	91	1 141.94±580.46	0.243	0.785
	中药加替米沙坦模拟剂组	89	1 150.04±612.614		
	替米沙坦加中药组	90	1 092.83±593.28		
	合计	270	1 128.24±593.80	—	—
访视 2	替米沙坦加中药模拟剂组	91	1 293.23±657.88	0.654	0.521
	中药加替米沙坦模拟剂组	89	1 143.61±762.70		
	替米沙坦加中药组	90	1 038.90±769.75		
	合计	270	1 159.13±502.47	—	—
访视 4	替米沙坦加中药模拟剂组	91	995.62±812.75	0.269	0.765
	中药加替米沙坦模拟剂组	89	1 070.08±759.42		
	替米沙坦加中药组	90	1 065.34±719.36		
	合计	270	1 043.41±762.92	—	—
访视 6	替米沙坦加中药模拟剂组	91	1 075.57±966.78	1.180	0.309
	中药加替米沙坦模拟剂组	89	928.57±714.6		
	替米沙坦加中药组	90	933.29±688.14		
	合计	270	979.69±800.72	—	—

表 1-3-160　不同时间点三组 24 h 尿蛋白定量(mg/24 h)比较—PPS 集

时间	组别	n	$\bar{x}\pm s$	F	P
基线 0	替米沙坦加中药模拟剂组	79	1 121.25±603.41	1.054	0.350
	中药加替米沙坦模拟剂组	80	1 214.45±591.37		
	替米沙坦加中药组	81	1 080.05±600.93		
	合计	240	1 138.16±598.73	—	—
访视 2	替米沙坦加中药模拟剂组	79	1 335.95±2540.41	0.569	0.567
	中药加替米沙坦模拟剂组	80	1 209.48±763.93		
	替米沙坦加中药组	81	1 067.41±794.79		
	合计	240	1 202.58±1 585.62	—	—

续 表

时间	组别	n	$\bar{x}\pm s$	F	P
访视 4	替米沙坦加中药模拟剂组	79	1 005±860.61	0.398	0.672
	中药加替米沙坦模拟剂组	80	1 116.25±778.66		
	替米沙坦加中药组	81	1 078.37±741.79		
	合计	240	1 066.90±792.49	—	—
访视 6	替米沙坦加中药模拟剂组	79	1 097.76±1012.72	0.872	0.419
	中药加替米沙坦模拟剂组	80	964.81±738.29		
	替米沙坦加中药组	81	933.6±707.76		
	合计	240	997.76±828.70	—	—

PPS集中将相同时间点 24 h 尿蛋白定量组间比较采用多变量方差分析：基线 0 各组间差异无统计学意义，P 大于 0.05，说明各组 24 h 尿蛋白定量均衡可比；访视 2、访视 4 和访视 6 各组 P 值均大于 0.05，可认为每个访视时间各组间 24 h 尿蛋白定量差异无统计学意义。

（2）三组各访视点 24 h 尿蛋白定量重复度量方差分析

FAS集经重复度量方差分析得到如下结果（表 1-3-161）：

① 将三组 24 h 尿蛋白定量每两个访视时间的 24 h 尿蛋白定量进行比较，结果显示替米沙坦加中药模拟剂组每两个访视时间的 24 h 尿蛋白定量差异均无统计学意义；中药加替米沙坦模拟剂组访视 6 与基线期、访视 2 和访视 4 的 24 h 尿蛋白定量差异均有统计学意义，且尿蛋白定量均逐渐减少；替米沙坦加中药组访视 6 与基线期的 24 h 尿蛋白定量差异均有统计学意义，且尿蛋白定量逐渐减少。

② 所有患者 24 h 尿蛋白定量治疗前后比较差异无统计学意义（$F=2.068$，$P=0.111$），说明随着治疗疗程的延长，24 h 尿蛋白定量均数呈平稳趋势。治疗时间与组别不存在交互作用（$F=1.237$，$P=0.289$）。

③ 相同时间点的组间比较结果：各访视点 P 值均大于 0.05。

表 1-3-161 时间、组别及其交互作用对 24 h 尿蛋白定量（mg/24 h）的影响—FAS集

变异来源		SS	df	MS	F	P
组内变异	时间	6 236 726.023	2.635	2 367 136.908	2.068	0.111
	时间和组别	7 462 626.559	5.269	1 416 212.504	1.237	0.289
	误差	805 200.000	703.468	1 144 673.349	—	—

续 表

变异来源		SS	df	MS	F	P
组间变异	组别	776 290.673	2	388 145.337	0.149	0.861
	误差	694 300 000.000	267	2 600 286.883	—	—

注：Mauchly 的球形度检验 W＝0.432，$P<0.001$

PPS 集经重复度量方差分析得到如下结果(表 1-3-162)：

三组 24 h 尿蛋白定量每两个访视时间的 24 h 尿蛋白定量进行比较，结果显示替米沙坦加中药模拟剂组每两个访视时间的 24 h 尿蛋白定量差异均无统计学意义。

表 1-3-162　时间、组别及其交互作用对 24 h 尿蛋白定量(mg/24 h)的影响——PPS 集

变异来源		平方和	自由度	均方	F	P
组内变异	时间	6 255 588.139	2.545	2 458 059.066	1.887	0.140
	时间和组别	8 447 116.648	5.090	1 659 597.083	1.274	0.273
	误差	779 200 000.00	598.059	1 302 919.605	—	—
组间变异	组别	1 139 108.394	2	569 554.197	0.206	0.814
	误差	650 100 000.00	235	2 766 339.456	—	—

(3) 尿微量白蛋白/尿肌酐比较

本资料数据不服从正态分布，宜用重复测量资料的广义估计方程分析，经验得：① 组间比较结果：$P>0.05$，组间差异无统计学意义。② 重复测量时间比较结果：$P>0.05$，不同访视时间的尿微量白蛋白/尿肌酐差异无统计学意义。

表 1-3-163　三组各访视点尿微量白蛋白/尿肌酐的比较[(mL/L)/(g/L)]

组别	n	描述指标	基线 0	访视 2	访视 4	访视 6
替米沙坦加中药模拟剂组	91	中间值	639.924	574.940	482.722	534.681
		最小值	1.2	0.5	2.0	1.7
		最大值	4 586.0	3 210.44	2 886.67	7 650.13
中药加替米沙坦模拟剂组	89	中间值	555.492	713.458	616.094	632.764
		最小值	3.7	2.9	1.9	0.8
		最大值	2 169.80	4 655.85	2 521.44	2 515.79

续 表

组 别	n	描述指标	基线 0	访视 2	访视 4	访视 6
替米沙坦加中药组	90	中间值	500.894	501.536	571.763	575.002
		最小值	0.7	1.3	9.2	26
		最大值	2 248.3	2 198.0	2 884.69	3 454.89

(4) 血肌酐(Scr)比较

指标不能采用重复测度量方差分析。将计量资料根据实际临床意义转化为等级资料：低于正常、正常、高于正常。

FAS 集经 Kruskal - Wallis H 检验：① 基线 0：均高于正常，差异无统计学意义（$P=0.571$），可认为三组患者初始血肌酐水平情况均衡。② 访视 6：$P=0.979$，可认为三组血肌酐水平无差异（表 1-3-164）。

表 1-3-164　三组血肌酐(μmol/L)比较—FAS 集

时间	组 别	低于正常	正常	高于正常	合计	平均秩	χ^2	P
基线 0	替米沙坦加中药模拟剂组	0	5	84	91	136.61		
	中药加替米沙坦模拟剂组	0	8	81	89	131.91	1.121	0.571
	替米沙坦加中药组	0	5	85	90	136.44		
	合计	0	18	252	270	—	—	—
访视 6	替米沙坦加中药模拟剂组	0	15	76	91	134.83		
	中药加替米沙坦模拟剂组	0	15	74	89	134.33	0.043	0.979
	替米沙坦加中药组	0	14	67	90	135.84		
	合计	0	44	226	270	—	—	—

PPS 集经 Kruskal - Wallis H 检验：① 基线 0：均高于正常，无统计学意义（$P=0.583$），可认为三组患者初始血肌酐水平情况均衡。② 访视 6：$P=0.956$，可认为三组血肌酐水平无差异（表 1-3-165）。

(5) 肾小球滤过率(eGFR)比较

FAS 集经重复度量方差分析得到（表 1-3-166）：① 替米沙坦加中药模拟剂组、中药加替米沙坦模拟剂组的 $P>0.05$，eGFR 治疗前后差异无统计学意义，替米沙坦加中药组的 $P<0.05$，eGFR 治疗前后差异具有统计学意义，且 eGFR 随时间逐渐升高。并且将三组每两个访视点的 eGFR 进行比较，结果显示：替米沙坦加中药模拟剂组中访视

表 1-3-165 三组血肌酐(μmol/L)比较—PPS 集

时间	组别	低于正常	正常	高于正常	合计	平均秩	χ^2	P
基线 0	替米沙坦加中药模拟剂组	0	5	74	79	121.91		
	中药加替米沙坦模拟剂组	0	8	71	80	117.50	1.078	0.583
	替米沙坦加中药组	0	5	75	81	122.09		
	合计	0	18	222	240	—	—	—
访视 6	替米沙坦加中药模拟剂组	0	15	66	79	119.72		
	中药加替米沙坦模拟剂组	0	15	65	80	120.00	0.091	0.956
	替米沙坦加中药组	0	14	67	81	121.76		
	合计	0	44	196	240	—	—	—

1、访视 2、访视 3 与访视 4,访视 2 与访视 5 的 eGFR 差异均有统计学意义;中药加替米沙坦模拟剂组中访视 2、访视 3 与基线期,访视 3 与访视 1 的 eGFR 差异均有统计学意义;替米沙坦加中药组中基线期与访视 1、访视 2、访视 3、访视 4、访视 5、访视 6,访视 1、访视 2 与访视 3 的 eGFR 差异均有统计学意义,且逐渐增大。② 所有患者 eGFR 治疗前后差异均有统计学意义,$P<0.05$。治疗时间与组别无交互作用。③ 相同时间点的组间比较结果:三组组间在各访视点,$P>0.05$,差异无统计学意义。④ 三组患者的 eGFR 都低于正常人。

表 1-3-166 三组各访视点肾小球滤过率[mL/(min · 1.73 m²)]—FAS 集

组别	n	描述指标	基线 0	访视 1	访视 2	访视 3	访视 4	访视 5	访视 6	前后比较	
										F	P
中药加替米沙坦模拟剂组	89	$\bar{x}$	44.95	45.96	47.72	48.83	47.13	46.50	46.31	1.650	0.410
		s	11.10	11.77	13.77	12.90	13.61	12.59	14.55		
替米沙坦加中药组	90	$\bar{x}$	44.28	45.93	46.03	48.20	48.19	47.93	47.55	1.555	0.030
		s	10.01	12.40	12.30	14.50	13.20	12.12	14.31		
合计	179	$\bar{x}$	44.74	45.64	45.99	47.33	47.58	47.19	46.93		
		s	10.14	11.29	12.13	12.83	13.64	12.50	14.25		
组间比较		F	0.138	0.912	1.827	2.320	0.145	0.291	0.167		
		P	0.871	0.825	0.163	0.100	0.865	0.748	0.846		

PPS集经重复度量方差分析得到(表1-3-167):① 各访视点患者肾小球滤过率组间比较差异均无统计学意义。② 所有患者 eGFR 时间因素比较差异均有统计学意义,$P<0.05$;说明随着时间延长,eGFR 有显著性差异。治疗时间与组别不存在交互作用 $P>0.05$。③ 各组每两个访视时间点 eGFR 的比较:替米沙坦加中药模拟剂组中访视1与访视4,访视2与访视4、访视5;访视3与访视4之间有显著性差异;中药加替米沙坦模拟剂组中基线期与访视2、访视3,访视1与访视3之间有显著性差异;替米沙坦加中药组中基线期与访视1、访视2、访视3、访视4、访视5、访视6,访视1与访视3,访视2与访视3之间有显著性差异。④ 三组患者的肾小球滤过率(eGFR)都低于正常人。

表1-3-167 三组各访视点肾小球滤过率[mL/(min·1.73 m^2)]—PPS集

组别	n	描述指标	基线0	访视1	访视2	访视3	访视4	访视5	访视6
替米沙坦加中药模拟剂组	91	$\bar{x}$	44.94	44.95	44.16	44.52	48.20	47.25	47.02
		s	9.44	9.45	10.16	10.47	13.82	13.16	14.43
中药加替米沙坦模拟剂组	89	$\bar{x}$	45.11	45.87	47.80	48.92	46.88	46.47	46.23
		s	10.99	11.83	13.88	12.36	13.30	12.82	14.94
替米沙坦加中药组	90	$\bar{x}$	44.04	46.12	46.18	48.46	48.48	48.30	47.88
		s	9.90	12.44	12.10	14.80	13.39	12.20	14.62
合计	270	$\bar{x}$	44.69	45.65	46.05	47.31	47.86	47.35	47.05
		s	10.10	11.29	12.18	12.79	13.45	12.70	14.62
组间比较		F	0.259	0.235	1.783	2.876	0.319	0.418	0.352
		P	0.772	0.790	0.170	0.580	0.727	0.659	0.777

(6)尿素氮(BUN)比较

经重复度量方差分析得到(表1-3-168,表1-3-169):① 替米沙坦加中药模拟剂组、替米沙坦加中药组 $P>0.05$,尿素氮治疗前后差异无统计学意义,中药加替米沙坦模拟剂组 $P<0.05$,尿素氮治疗前后差异有统计学意义。分别将三组每两个访视时间的尿素氮进行比较,结果显示:替米沙坦加中药模拟剂组每两个访视时间的尿素氮差异均无统计学意义;中药加替米沙坦模拟剂组中访视5、访视6与基线期,访视5、访视6与访视1、访视2、访视3的尿素氮差异有统计学意义;替米沙坦加中药组每两个访视时间的尿素氮差异均无统计学意义。② 所有患者尿素氮治疗前后差异无统计学意义,说明随着疗程的延长,尿素氮均数呈平稳趋势。治疗时间与组别不存在交互作用。③ 相同时间点的组间比较结果:三组组间在各访视点,P 值均大于0.05,差异无统计学意义。

表1-3-168　三组各访视点尿素氮的比较(mmol/L)

组别	n	描述指标	基线0	访视1	访视2	访视3	访视4	访视5	访视6	前后比较 F	前后比较 P
替米沙坦加中药模拟剂组	91	$\bar{x}$	8.88	8.89	8.87	8.87	8.39	8.73	9.30	0.516	0.415
		s	2.15	2.56	2.27	2.33	2.41	2.42	4.49		
中药加替米沙坦模拟剂组	89	$\bar{x}$	8.28	8.36	8.40	8.37	8.82	9.06	9.43	0.470	0.016
		s	2.39	1.96	1.95	2.17	2.71	2.32	3.76		
替米沙坦加中药组	90	$\bar{x}$	9.24	8.93	8.74	8.76	8.80	8.98	11.11	1.830	0.311
		s	4.19	2.66	2.78	2.74	2.97	2.63	16.91		
合计	270	$\bar{x}$	8.80	8.73	8.67	8.67	8.67	8.92	9.95	—	—
		s	3.07	2.42	2.36	2.43	2.70	2.46	10.32		
组间比较		F	2.267	1.567	0.951	1.037	0.727	0.444	0.856	—	—
		P	0.106	0.211	0.388	0.356	0.484	0.642	0.426	—	—

表1-3-169　时间、组别及其交互作用对尿素氮重复度量(mmol/L)的影响

变异来源		平方和	自由度	均方	F	P
组内变异	时间	349.718	1.398	250.226	3.245	0.058
	时间和组别	183.738	2.795	65.733	0.852	0.459
	误差	28 776.32	272.161	77.115	—	—
组间变异	组别	98.812	2	49.406	3 843.085	0.285
	误差	10 447.42	267	39.129	—	—

注：Mauchly的球形度检验$W<0.001$，$P<0.001$。

(7) 血清白蛋白(ALB)比较

经重复度量方差分析得到(表1-3-170和表1-3-171)：① 替米沙坦加中药模拟剂组$P<0.05$，ALB治疗前后差异有统计学意义，且ALB随时间而升高；中药加替米沙坦模拟剂组、替米沙坦加中药组$P>0.05$，ALB治疗前后差异无统计学意义。将三组每两个访视点ALB进行比较，结果显示：替米沙坦加中药模拟剂组访视6与基线期、访视1、访视2、访视3、访视4的ALB差异均有统计学意义($P<0.05$)；中药加替米沙坦模拟剂组中访视5与访视6的ALB差异有统计学意义($P<0.05$)；替米沙坦加中药组每

两个访视点 ALB 差异均无统计学意义。② 所有患者 ALB 治疗前后比较差异无统计学意义（$P>0.05$）。治疗时间与组别不存在交互作用（$P>0.05$）。③ 相同时间点的组间比较结果：三组组间在各访视点无差异，P 值均大于 0.05，差异无统计学意义。

表 1-3-170　组间及治疗前后三组各访视点血清白蛋白（g/L）比较

组别	n	描述指标	基线 0	访视 1	访视 2	访视 3	访视 4	访视 5	访视 6	前后比较 F	前后比较 P
替米沙坦加中药模拟剂组	91	$\bar{x}$	42.10	42.03	42.17	41.93	42.30	46.70	43.05	0.518	0.042
		s	3.39	41.73	3.80	3.42	2.94	2.45	4.10		
中药加替米沙坦模拟剂组	89	$\bar{x}$	41.29	40.93	46.49	41.57	41.71	41.63	42.23	0.721	0.196
		s	5.67	3.88	2.95	3.95	3.52	3.60	4.00		
替米沙坦加中药组	90	$\bar{x}$	41.06	40.93	40.09	41.05	41.01	41.26	41.45	0.555	0.486
		s	3.82	3.88	24.98	3.85	4.51	3.77	4.47		
合计	270	$\bar{x}$	41.49	41.57	43.09	41.52	41.68	43.22	42.25		
		s	4.40	3.68	24.98	3.75	3.78	4.86	4.23		
组间比较		F	1.378	2.184	1.317	1.259	2.741	1.353	3.292	—	—
		P	0.254	0.115	0.270	0.286	0.066	0.260	0.059		

表 1-3-171　时间、组别及其交互作用对血清白蛋白（g/L）的影响

变异来源		平方和	自由度	均方	F	P
组内变异	时间	922.706	2.044	451.335	0.842	0.434
	时间和组别	2 516.352	4.089	615.428	1.148	0.333
	误差	292 709.01	545.853	536.242	—	—
组间变异	组别	1 132.833	2	566.417	2.555	0.08
	误差	59 189.05	267	221.682	—	—

注：Mauchly 的球形度检验 $W<0.001$，$P<0.001$。

5. 临床疗效判定

（1）三组患者临床疗效的比较（表 1-3-172）：经 Kruskal-Wallis H 检验：① 访视 2：$\chi^2=0.236$，$P=0.889$，三组间临床疗效比较差异无统计学意义。② 访视 4：$\chi^2=$

0.744，$P=0.689$，三组间临床疗效比较差异无统计学意义。③访视6：$\chi^2=2.143$，$P=0.342$，可认为三组间临床疗效比较差异无统计学意义。

表1-3-172　各访视点三组临床疗效的比较

项目	组别	临床缓解	部分缓解	有效	无效	合计	χ^2	P
访视2	替米沙坦加中药模拟剂组	3	6	23	59	91	0.236	0.889
	中药加替米沙坦模拟剂组	1	9	22	57	89		
	替米沙坦加中药组	7	9	16	58	90		
	合计	11	24	61	174	270	—	—
访视4	替米沙坦加中药模拟剂组	5	15	35	36	91	0.744	0.689
	中药加替米沙坦模拟剂组	4	12	36	37	89		
	替米沙坦加中药组	3	20	33	34	90		
	合计	12	47	104	107	270	—	—
访视6	替米沙坦加中药模拟剂组	9	17	38	27	91	2.143	0.342
	中药加替米沙坦模拟剂组	4	19	45	21	89		
	替米沙坦加中药组	3	28	43	16	90		
	合计	16	64	126	64	270	—	—

（2）三组患者临床有效率比较（表1-3-173）：访视2三组临床显效率比较$\chi^2=1.988$，$P=0.370$，差异无统计学意义；访视4三组临床显效率比较$\chi^2=0.709$，$P=0.702$，差异无统计学意义；访视6三组临床显效率比较$\chi^2=1.380$，$P=0.502$，差异无统计学意义。

表1-3-173　三组患者临床显效率比较

时间	组别	治疗人数	显效人数	显效率(%)	χ^2	P
访视2	替米沙坦加中药模拟剂组	91	16	17.6	1.988	0.370
	中药加替米沙坦模拟剂组	89	22	24.7		
	替米沙坦加中药组	90	23	25.6		
	合计	270	61	22.5	—	—
访视4	替米沙坦加中药模拟剂组	91	33	36.2	0.709	0.702
	中药加替米沙坦模拟剂组	89	36	40.4		
	替米沙坦加中药组	90	38	41.7		
	合计	270	107	39.6		

续 表

时间	组 别	治疗人数	显效人数	显效率(%)	χ^2	P
访视6	替米沙坦加中药模拟剂组	91	38	41.7	1.380	0.502
	中药加替米沙坦模拟剂组	89	43	50.6		
	替米沙坦加中药组	90	45	49.5		
	合计	270	126	46.7	—	—

注：显效人数为西医临床疗效判断为有效的人数。

(3) 三组患者临床总有效率比较(表1-3-174)：访视2、访视4和访视6三组临床总有效率差异无统计学意义，P值均大于0.05。

表1-3-174 三组患者临床总有效率比较

时间	组 别	治疗人数	总有效人数	总有效率(%)	χ^2	P
访视2	替米沙坦加中药模拟剂组	91	32	35.1	0.012	0.994
	中药加替米沙坦模拟剂组	89	32	35.9		
	替米沙坦加中药组	90	32	35.6		
	合计	270	96	35.6	—	—
访视4	替米沙坦加中药模拟剂组	91	55	60.4	0.270	0.874
	中药加替米沙坦模拟剂组	89	52	58.4		
	替米沙坦加中药组	90	56	62.2		
	合计	270	163	60.3	—	—
访视6	替米沙坦加中药模拟剂组	91	64	70.3	3.539	0.170
	中药加替米沙坦模拟剂组	89	68	76.4		
	替米沙坦加中药组	90	78	86.6		
	合计	270	210	77.7	—	—

注：总有效人数为西医临床疗效判断为有效、显效、临床缓解人数之和。

(4) 血钾：经重复度量方差分析得到(表1-3-175和表1-3-176)：① 三组的血钾治疗前后比较差异均无统计学意义，替米沙坦加中药模拟剂组 $F=0.057$，$P=0.891$；中药加替米沙坦模拟剂组 $F=0.083$，$P=0.175$；替米沙坦加中药组 $F=0.839$，$P=0.872$，血钾治疗前后差异无统计学意义。将三组每两个访视点的血钾进行比较，结果显示：替米沙坦加中药模拟剂组每两个访视点的血钾比较差异均无统计学意义；中药加替米沙坦模拟剂组基线期与访视3($P=0.039$)、访视1与访视6($P=0.045$)、访视 2 与访视 6($P=0.025$)、访视 3 与访视 6($P=0.015$)的血钾比较差异均有统计学意义;替米沙坦加中药组每两个访视点的血钾比较差异均无统计学意义。② 所有患者血钾治疗前后比较差异无统计学意义,$F=1.568$,$P=0.209$,可认为血钾治疗前后差异无统计学意义;治疗时间与组别之间无交互作用($F=0.839$,$P=0.502$)。③ 相同时间点的组间比较结果:$F=5.117$,$P=0.007$。说明组间比较差异有统计学意义,进一步运用 SNK 可得替米沙坦加中药模拟剂组与替米沙坦加中药组、中药加替米沙坦模拟剂组与替米沙坦加中药组差异有统计学意义,且替米沙坦加中药组>替米沙坦加中药模拟剂组>中药加替米沙坦模拟剂组。

表 1-3-175　三组患者治疗不同时间点的血钾(mmol/L)

组别	n	描述指标	基线0	访视1	访视2	访视3	访视4	访视5	访视6	前后比较	
										F	P
替米沙坦加中药模拟剂组	91	$\bar{x}$	4.39	4.39	4.35	4.33	4.30	4.35	4.38	0.057	0.891
		s	0.47	0.41	0.64	0.62	0.63	0.48	0.40		
中药加替米沙坦模拟剂组	89	$\bar{x}$	4.36	4.30	4.30	4.27	4.34	4.30	4.48	0.083	0.175
		s	0.42	0.37	0.44	0.40	0.44	0.65	0.79		
替米沙坦加中药组	90	$\bar{x}$	5.19	4.48	4.45	4.46	4.42	4.43	5.05	0.839	0.872
		s	6.18	0.50	0.67	0.47	0.44	0.50	4.91		
合计	270	$\bar{x}$	4.65	4.39	4.36	4.35	4.35	4.35	4.64	—	—
		s	3.60	0.44	0.59	0.51	0.51	0.55	2.89		
组间比较		F	1.531	4.218	1.509	3.600	1.321	1.288	1.412	—	—
		P	0.218	0.016	0.223	0.029	0.269	0.277	0.245		

表 1-3-176　时间、组别及其交互作用对血钾(mmol/L)的影响

变异来源		平方和	自由度	均方	F	P
组内变异	时间	29.909	2.029	12.741	1.568	0.209
	时间和组别	32.010	4.058	7.888	0.839	0.502
	误差	5 072.259	539.698	9.398	—	—
组间变异	组别	36.820	2	18.410	5.117	0.007
	误差	956.990	3.598			

注:Mauchly 的球形度检验 W<0.001,$P<0.001$。

6. 安全性评价分析

经 χ^2 检验,基线 0 和访视 6 两个时间点,三组血常规中红细胞、血红蛋白、白细胞、中性粒细胞、淋巴细胞、血小板异常率,尿常规中尿比重、尿白细胞、尿红细胞、尿蛋白,大便常规中大便白细胞、红细胞阴性率及大便潜血阳性率,肝功能丙氨酸氨基转移酶、天门冬氨酸氨基转移酶异常率,以及心电图异常率比较差异无统计学意义,P 值均大于 0.05。

7. 不良事件

无不良事件发生。

8. 营养指标评价分析

经 Kruskal-Wallis H 检验,基线 0 和访视 6 两个时间点,三组血前白蛋白(表 1-3-177)、胆固醇(表 1-3-178)、甘油三酯(表 1-3-179)、低密度脂蛋白(表 1-3-180)、血清转铁蛋白(表 1-3-181)比较差异均无统计学意义,P 值均大于 0.05。

表 1-3-177 基线 0 和访视 6 三组血前白蛋白等级指标比较

时间	组别	低于正常	正常	高于正常	合计	平均秩	χ^2	P
基线 0	替米沙坦加中药模拟剂组	3	31	0	34	51.41		
	中药加替米沙坦模拟剂组	2	33	0	35	53.03	0.349	0.840
	替米沙坦加中药组	2	33	0	35	53.03		
	合计	7	97	0	104	—	—	—
访视 6	替米沙坦加中药模拟剂组	2	27	4	33	47.77		
	中药加替米沙坦模拟剂组	0	26	7	33	54.68	2.186	0.335
	替米沙坦加中药组	2	27	5	34	49.09		
	合计	4	80	16	100	—	—	—

表 1-3-178 基线 0 和访视 6 三组胆固醇等级指标比较

时间	组别	低于正常	正常	高于正常	合计	χ^2	P
基线 0	替米沙坦加中药模拟剂组	1	26	9	36		
	中药加替米沙坦模拟剂组	0	27	9	36	0.579	0.749
	替米沙坦加中药组	1	28	7	36		
	合计	2	81	25	108	—	—

续 表

时间	组别	低于正常	正常	高于正常	合计	χ^2	P
访视6	替米沙坦加中药模拟剂组	0	25	11	36		
	中药加替米沙坦模拟剂组	1	24	9	34	1.061	0.588
	替米沙坦加中药组	0	23	13	36		
	合计	1	72	33	106	—	—

表1-3-179 基线0和访视6三组甘油三酯等级指标比较

时间	组别	正常	高于正常	合计	χ^2	P
基线0	替米沙坦加中药模拟剂组	12	24	36		
	中药加替米沙坦模拟剂组	15	21	36	0.639	0.727
	替米沙坦加中药组	12	23	35		
	合计	39	68	107	—	—
访视6	替米沙坦加中药模拟剂组	19	17	36		
	中药加替米沙坦模拟剂组	13	21	34	1.495	0.474
	替米沙坦加中药组	17	19	36		
	合计	49	57	106	—	—

表1-3-180 基线0和访视6三组低密度脂蛋白等级指标比较

时间	组别	低于正常	正常	高于正常	合计	χ^2	P
基线0	替米沙坦加中药模拟剂组	3	23	10	36		
	中药加替米沙坦模拟剂组	9	15	12	36	0.870	0.647
	替米沙坦加中药组	5	24	7	36		
	合计	17	62	29	108	—	—
访视6	替米沙坦加中药模拟剂组	5	15	14	34		
	中药加替米沙坦模拟剂组	3	21	10	34	0.544	0.762
	替米沙坦加中药组	3	19	14	36		
	合计	11	55	38	104	—	—

表 1-3-181　基线 0 和访视 6 三组血清转铁蛋白等级指标比较

时间	组别	低于正常	正常	高于正常	合计	χ^2	P
基线 0	替米沙坦加中药模拟剂组	3	15	0	18		
	中药加替米沙坦模拟剂组	8	13	0	21	3.266	0.195
	替米沙坦加中药组	9	12	0	21		
	合计	20	40	0	60	—	—
访视 6	替米沙坦加中药模拟剂组	3	15	0	18		
	中药加替米沙坦模拟剂组	3	17	1	21	0.481	0.786
	替米沙坦加中药组	4	18	0	22		
	合计	10	50	1	61	—	—

9. 免疫炎症指标评价分析

（1）CD_4^+ T 与超敏 CRP：经 Kruskal-Wallis H 检验，基线 0 和访视 6 三组 CD_4^+ T 细胞（表 1-3-182）、超敏 CRP（表 1-3-183）比较差异均无统计学意义，P 值均大于 0.05。

表 1-3-182　基线 0 和访视 6 三组 CD_4^+ T 细胞等级指标比较

时间	组别	低于正常	正常	高于正常	合计	χ^2	P
基线 0	替米沙坦加中药模拟剂组	5	22	2	29		
	中药加替米沙坦模拟剂组	3	22	3	28	0.951	0.622
	替米沙坦加中药组	4	24	1	29		
	合计	12	68	6	86	—	—
访视 6	替米沙坦加中药模拟剂组	6	22	1	29		
	中药加替米沙坦模拟剂组	5	23	1	29	0.461	0.794
	替米沙坦加中药组	6	21	0	27		
	合计	17	66	2	85	—	—

表 1-3-183　基线 0 和访视 6 三组超敏 CRP 等级指标比较

时间	组别	正常	高于正常	合计	平均秩	χ^2	P
基线 0	替米沙坦加中药模拟剂组	28	4	32	50.44		
	中药加替米沙坦模拟剂组	31	3	34	48.69	3.608	0.165
	替米沙坦加中药组	29	0	29	44.50		
	合计	88	7	95	—		

续 表

时间	组别	正常	高于正常	合计	平均秩	χ^2	P
访视6	替米沙坦加中药模拟剂组	26	4	30	50.70		
	中药加替米沙坦模拟剂组	29	1	30	46.05	5.792	0.055
	替米沙坦加中药组	33	0	33	44.50		
	合计	88	5	93	—	—	—

(2) 尿 TGF-β 比较：相同时间点尿 TGF-β 组间比较采用多变量方差分析（表 1-3-184）：基线 0 和访视 6 三组尿 TGF-β 差异均无统计学意义，P 值均大于 0.05。

表 1-3-184 基线 0 和访视 6 三组尿 TGF-β(pg/mL)指标比较

时间	组别	n	$\bar{x}\pm s$	F	P
基线0	替米沙坦加中药模拟剂组	18	230.82±43.80		
	中药加替米沙坦模拟剂组	21	224.53±55.57	0.851	0.433
	替米沙坦加中药组	20	245.20±54.14		
	合计	59	233.45±51.63	—	—
访视6	替米沙坦加中药模拟剂组	18	228.49±44.145		
	中药加替米沙坦模拟剂组	21	304.13±216.450	1.546	0.222
	替米沙坦加中药组	20	256.11±62.957		
	合计	59	264.77±137.914	—	—

经重复度量方差分析得到（表 1-3-185 和表 1-3-186）：①替米沙坦加中药模拟剂组、中药加替米沙坦模拟剂组、替米沙坦加中药组，尿 TGF-β 治疗前后比较差异均无统计学意义，P 值均大于 0.05。②所有患者尿 TGF-β 治疗前后比较差异无统计学意义，P 值均大于 0.05，说明随着治疗时间的延长，尿 TGF-β 治疗前后基本保持不变趋势。治疗时间与组别不存在交互作用。③相同时间点的组间比较结果：三组组间在各访视点 P 值均大于 0.05，差异无统计学意义。

表 1-3-185 三组患者在基线 0 和访视 6 的尿 TGF-β(pg/mL)比较

组别	n	描述指标	基线0	访视6	前后比较 F	前后比较 P
替米沙坦加中药模拟剂组	29	$\bar{x}$	230.82	228.49	0.029	0.866
		s	43.80	44.15		

续 表

组 别	n	描述指标	基线 0	访视 6	前后比较 F	P
中药加替米沙坦模拟剂组	27	$\bar{x}$	224.94	261.83	1.943	0.179
		s	56.98	98.87		
替米沙坦加中药组	31	$\bar{x}$	245.20	256.11	0.463	0.505
		s	54.14	62.96		
合计	87	$\bar{x}$	233.75	249.51		
		s	52.03	73.27		
组间比较		F	0.794	1.109	—	—
		P	0.457	0.337		

表 1-3-186 尿 TGF-β 的重复测量数据资料的方差分析结果

变异来源		平方和	自由度	均方	F	P
组内变异	时间	6 648.731	1.000	6 648.731	1.739	0.193
	时间和组别	7 648.450	2.000	3 824.225	1.000	0.374
	误差	210 234.317	55.000	3 822.442	—	—
组间变异	组别	7 648.450	2	3 824.225	1.000	0.374
	误差	210 234.317	55	3 822.442	—	—

注：Mauchly 的球形度检验 W=1.000，P<0.001

第八节 治疗 113 例早中期慢性肾衰竭新药肾衰冲剂的研究

该研究为上海市科学技术发展基金项目。根据多年防治肾病的临床实践，积累了丰富的治疗 CRF 经验，以及对关格的认识，结合现代中医认识，抓住本病脾肾衰败、气血不足、湿浊水毒潴留病机关键和正虚邪实的病机特点，精心筛选，总结出以扶正降浊并重的新方药"肾衰冲剂"，该方以党参健脾益气、丹参活血补血，配大黄荡涤秽浊之邪，补泻结合，熔于一炉，补而不滞邪，泻而不伤正，炮附子、仙灵脾回温元阳，以消阴翳，合黄连以苦燥湿，以寒处热，寒热相合，温而不伤阴，寒而不抑阳，更有虫草菌丝壮命火、益精髓、补脾肾之功效。综观全方，扶正降浊，攻补兼施，配伍得当，温润兼顾。建立了应用中西医结合一体化治疗慢性肾衰竭的质量控制标准,在治疗诱发因素的基础上加用中药辨证论治,采用随机、双盲、双模拟对照多中心大样本临床观察方法,研究肾衰冲剂对早、中期慢性肾衰患者的临床疗效,以期得到更客观、更具说服力的研究成果。

(一) 研究方案

1. 诊断标准

根据王海燕主编《肾脏病学》制订的肾衰竭标准:

(1) 有各种慢性肾脏病,并出现肾功能衰竭症状(神疲乏力、头晕腰酸、食欲不振、恶心呕吐、肌肉痉挛、皮肤瘙痒、夜尿增多等)。

(2) 有贫血,氮质血症和酸中毒,可有钙、磷、钾、钠代谢紊乱。

(3) 尿比重低或等张,尿检有轻、中度异常。

(4) 常有高血压、眼底改变、左心扩大,易发心力衰竭。

(5) 血肌酐在 130~442 μmol/L,内生肌酐清除率在 20~50 mL/(min·1.73 m^2)。

2. 根据医学百科全书上对慢性肾功能衰竭的分期诊断标准

(1) 肾功能不全代偿期:当肾单位受损未超过正常的 50%,肾小球滤过率在 50~70 mL/min 上下,肾功能因能代偿而出现肌酐、尿素氮等代谢产物潴留(血肌酐 130~177 μmol/L,1.5~2.0 mg/dL),此时肾脏对钠、钾、磷及酸碱平衡等调节可维持在正常范围内,临床上一般不出现症状,只有在过高蛋白摄入或失水、循环不良时,才暂时出现血肌酐、尿素氮浓度升高。

(2) 肾功能不全期:当肾单位受损剩余肾功能低于正常值 50% 以下,肾小球滤过率已下降至 25~50 mL/(min·1.73 m^2),肌酐、尿素氮轻度至中度增高(177~442 μmol/L,2~5 mg/dL),此时可有轻度酸中毒、肾小管浓缩功能减退(有多尿、夜尿),患者可有体重减轻、轻度贫血、疲乏无力、精神不集中等。

3. 中医辨证分型标准

根据全国中医肾病学术会议(1999 年)制订的慢性肾衰中医分型中脾肾气虚兼湿浊内蕴型的诊断标准。

主要症状:① 疲乏无力;② 腰膝酸软;

次要症状:① 头晕目眩;② 自汗;③ 易感冒;④ 纳差;⑤ 大便溏薄;⑥ 脉细弱或沉细;⑦ 舌质淡、苔薄腻或白腻。

有以上两个主要症状,四个次要症状,即可诊断为脾肾气虚兼湿浊内蕴型。

4. 病例选择标准

(1) 纳入病例标准:① 符合早中期慢性肾功能衰竭诊断;② 中医辨证分型属脾肾气虚兼湿浊内蕴型;③ 血肌酐在 130～442 μmol/L;④ 年龄在 18～70 岁;⑤ 内生肌酐清除率在 20～50 mL/(min·1.73 m^2);⑥ 未接受血透治疗;⑦ 凡符合上述标准者,可纳入观察病例。

(2) 排除病例标准:① 近 3 个月曾参加其他临床试验者;② 血肌酐大于 442 μmol/L 的慢性肾衰患者;③ 中医辨证不属于脾肾气虚兼湿浊内蕴型;④ 继发性肾脏病患者;⑤ 妊娠期或哺乳期妇女;⑥ 合并有心血管、肝和造血系统等严重原发性疾病的患者;⑦ 精神病患者。

(3) 剔除病例标准:① 不符合纳入标准者;② 对本药过敏者;③ 未按规定用药;④ 患者的依从性差;⑤ 无法判断疗效或资料不全等影响疗效或安全性判断者。

5. 盲法的实施方法

采取随机双盲平行对照法。用 SAS 软件产生随机数(1～160),产生相应随机编号,包含 20% 的脱落病例。根据患者进入临床观察先后顺序,选择相应随机编号,单数为 A 组和双数为 B 组观察。

6. 观察病例及治疗方法

共观察慢性肾衰竭患者 113 例,脱落 11 例,不符合上述诊断标准的 6 例,进入有效观察病例共计 96 例,脱落率约为 15%,男性为 53 例,女性为 43 例,平均年龄 49.51 岁,其中慢性肾炎 59 例、高血压肾病 19 例、痛风性肾病 6 例、糖尿病肾病 12 例,根据随机双盲平行对照法,患者依次进入临床观察,在临床研究全部结束后进行统一开盲,开盲结果提示进入治疗组 51 例(B 组),进入对照组 45 例(A 组),两组临床资料有可比性。

(1) 治疗组:肾衰冲剂。组成和剂量:党参 15 g、丹参 15 g、炮附子 10 g、仙灵脾 15 g、黄连 5 g、制大黄 15 g、虫草菌丝 5 g。功效:健脾益肾,扶正泄浊,主治:早中期慢性肾功能衰竭,服法:1 包/次,3 次/d,口服。

(2) 对照组:包醛氧淀粉 1 包/次,3 次/d,口服。

(3) 诱发因素治疗:两组在治疗期间都根据患者具体病情,缓解各种诱发和加重肾衰竭的因素,如原发病治疗,选用降糖药控制血糖,用无明显肾毒性西药如青霉素等抗感染,选用骨化三醇(罗盖全)、降钾树脂等药纠正电解质紊乱,用5%碳酸氢钠纠正酸中毒,选用转换酶抑制剂如福辛普利(蒙诺)等降血压,选用辛伐他汀(舒降之)、血脂康等降血脂,控制饮食,每日优质低蛋白饮食(30~40 g/d)等。

疗程:以60 d为一个疗程。

7. 观察指标

(1) 疗效指标观察:在进入临床观察前后检查肾功能(肌酐、尿素氮、内生肌酐清除率)和24 h尿蛋白定量。

(2) 安全性指标观察:在进入临床观察前后检查血红蛋白、红细胞、心电图。

(3) 症状疗效指标观察:在进入临床观察前后观察症状积分变化。

8. 临床应急处理方法及终止本研究的标准

如果出现肌酐升高,超过800 μmol/L或有临床严重的并发症如出现急性心力衰竭、脑血管意外等即终止研究,转入透析治疗或对症处理。

9. 疗效评估标准

(1) 症状评级标准

根据Stanghellini标准按症状轻重分为四级:0分:无症状;1分:偶有症状但不明显,不影响日常工作生活;2分:症状较为常见,轻度影响日常工作生活;3分:症状严重,频繁出现,且影响工作及生活。

(2) 中医证候疗效评定标准

证候疗效率=(治疗前总积分-治疗后总积分)/治疗前总积分×100%

临床控制:治疗后证候疗效率≥90%;显效:治疗后证候疗效率≥70%且<90%;有效:治疗后证候疗效率≥30%且<70%;无效:治疗后证候疗效率<30%。

(3) 临床实验室疗效判定标准

参照《中药新药临床研究指导原则》:

显效:① 临床症状积分减少≥60%;② 内生肌酐清除率增加≥30%;③ 血肌酐降低≥30%。

有效:① 临床症状积分减少≥30%;② 内生肌酐清除率增加≥15%;③ 血肌酐降低≥15%。

稳定:① 临床症状有所改善,积分减少<30%;② 内生肌酐清除率无降低,或增

加<15%；③ 血肌酐无增加,或降低<15%。

无效：① 临床症状无所改善或加重；② 内生肌酐清除率降低；③ 血肌酐增加。

以上均①项必备,②、③具备一项,即可判定。

(二) 结果

1. 临床疗效指标的变化

从表1-3-187可以看出,治疗组总有效率为88.24%,明显高于对照组66.67% ($P<0.05$),可见在改善慢性肾衰竭诱发因素的基础上加用中药肾衰冲剂治疗临床疗效有明显提高。

表1-3-187 两组临床总体疗效比较(Ridit分析)

组 别	显效	有效	稳定	无效	合计	总有效率	Ridit
治疗组	10	21	14	6	51	88.24%	0.634
对照组	3	14	13	15	45	66.67%[#]	0.551

注：与治疗组相比,[#]$P<0.05$

从表1-3-188可以看出,治疗组与对照组治疗后慢性肾衰患者脾气虚弱兼湿浊内蕴症状都有不同程度的改善。而肾衰冲剂治疗组对疲乏无力、腰膝酸软等症状和舌苔脉搏的临床疗效更为突出($P<0.05\sim0.01$)。

表1-3-188 两组治疗前后脾肾气虚兼湿浊内蕴症状的变化

脾肾气虚兼湿浊内蕴	治 疗 组			对 照 组		
	治疗前(例)	治疗后(例)	改善率(%)	治疗前(例)	治疗后(例)	改善率(%)
疲乏无力	50	9	82	43	15	65.12[#]
腰膝酸软	51	6	88.24	45	18	60[##]
大便溏薄	45	11	75.56	39	13	66.67
食欲减退	48	13	72.92	38	11	71.03
舌质淡、薄腻或白腻	51	8	84.31	45	20	55.56[##]
头晕目眩	41	12	70.73	35	12	65.71
易感冒	46	10	78.26	38	9	76.31
脉细弱或沉细	51	13	74.51	45	17	62.22[#]

注：与治疗组相比,[#]$P<0.05$；[##]$P<0.01$

从表 1-3-189 可以看出,治疗前两组临床症状积分差异无统计学意义($P>0.05$)。说明两组慢性肾衰竭患者临床症状具有可比性。尽管治疗后两组都有明显下降($P<0.01$),但治疗组下降的程度更为明显,临床疗效更显著。

表 1-3-189 两组治疗前后症状积分的变化($\bar{X}\pm S$)

组别	n	症状积分	
		治疗前	治疗后
治疗组	51	21.94±6.27	12.49±6.74##△
对照组	45	21.75±6.85	14.51±5.98**

注:治疗组治疗前后比较,##$P<0.01$;对照组治疗前后比较,**$P<0.01$;治疗组与对照组治疗后比较,△$P>0.05$

从表 1-3-190 可以看到,治疗前两组 Scr、BUN 差异无统计学意义($P>0.05$)。说明两组慢性肾衰竭患者的肾功能在进入临床观察前具有可比性。但治疗组治疗后对肌酐下降的程度更为明显,且比对照组治疗后肌酐有更为显著的临床疗效,有明显统计学意义($P<0.05$)。对照组肌酐、尿素氮没有显著的临床疗效。

表 1-3-190 两组治疗前后 Scr、BUN 的变化($\bar{X}\pm S$)

组别	n	Scr(μmol)		BUN(mmol)	
		治疗前	治疗后	治疗前	治疗后
治疗组	51	232.04±81.47	188.80±53.62*△	12.14±4.83	11.56±5.23#
对照组	45	229.33±88.34	233.25±112.30**	11.33±4.03	10.56±3.97##

注:肌酐:治疗组治疗前后比较,*$P<0.01$,对照组治疗前后比较,**$P>0.05$;
尿素氮:治疗组治疗前后比较,#$P>0.05$,对照组治疗前后比较,##$P>0.05$。
治疗组与对照组治疗后比较,△$P<0.05$

从表 1-3-191 可以看到,治疗前两组 Ccr、24 h 尿蛋白定量无显著性差异($P>0.05$)。治疗组的 Ccr 比治疗前有明显上升,而且与对照组治疗后 Ccr 相比也有显著差异。对于 24 h 尿蛋白定量两组都有不同程度的下降,但治疗前后比较都没有显著差异,尽管治疗组降低 24 h 尿蛋白定量疗效优于对照组。

表 1-3-191　两组治疗前后 Ccr、24 h 尿蛋白定量的变化($\bar{X}\pm S$)

组别	n	Ccr(mL/min)		24 h 尿蛋白定量(g/24 h)	
		治疗前	治疗后	治疗前	治疗后
治疗组	39	34.83±11.91	42.50±10.92*△	1.06±1.25	0.79±0.55#
对照组	35	37.19±17.81	37.70±18.62**	0.87±0.73	0.74±0.53##

注：肌酐：治疗组治疗前后比较，$^*P<0.01$，对照组治疗前后比较，$^{**}P>0.05$；
24 h 尿蛋白定量：治疗组治疗前后比较，$^#P>0.05$，对照组治疗前后比较，$^{##}P>0.05$；
治疗组与对照组治疗后比较$^△P<0.05$

2. 安全性指标的变化

从表 1-3-192 和 1-3-193 看到，两组治疗前后比较及两组治疗后组间比较，血常规指标变化差异无统计学意义($P>0.05$)。

表 1-3-192　两组治疗前后血红蛋白(HGB)、血小板(PLT)的变化($\bar{X}\pm S$)

组别	n	HGB(g/L)		PLT(10^9/L)	
		治疗前	治疗后	治疗前	治疗后
治疗组	46	99.96±31.24	99.50±29.21*	195.15±61.06	196.39±59.49#
对照组	40	109.29±25.42	116.21±20.89**△	175.36±54.33	174.10±54.89##△△

注：治疗组治疗前后比较，$^*P>0.05$，对照组治疗前后比较，$^{**}P>0.05$；治疗组治疗前后比较，$^#P>0.05$，与对照组治疗前后比较，$^{##}P>0.05$；治疗组与对照组治疗后比较，$^△P>0.05$，$^{△△}P>0.05$

表 1-3-193　两组治疗前后 RBC、WBC 的变化($\bar{X}\pm S$)

组别	n	RBC(10^{12}/L)		WBC(10^9/L)	
		治疗前	治疗后	治疗前	治疗后
治疗组	46	3.45±0.80	3.49±0.72*	6.37±2.26	6.18±2.06#
对照组	40	3.64±0.73	3.71±0.67**△	6.31±1.77	6.62±2.34##△△

注：治疗组治疗前后比较，$^*P>0.05$，对照组治疗前后比较，$^{**}P>0.05$；治疗组治疗前后比较，$^#P>0.05$，对照组治疗前后比较，$^{##}P>0.05$；治疗组与对照组治疗后比较，$^△P>0.05$，$^{△△}P>0.05$

从表 1-3-194 看到，两组治疗前后比较及两组治疗后组间比较，肝功能指标变化差异也无统计学意义($P>0.05$)。

通过临床大样本随机试验研究，不仅指导了 CKD 的中医治疗实践，同时也为清化祛瘀法的临床效果提供了有力的证据。书中的治疗策略和方药选择对于提升 CKD 患者的治疗效果具有重要指导意义，不仅对临床医师有着极大的实用价值，对于中医肾脏病学的研究与发展同样起到了积极的推动作用。

表 1-3-194　两组治疗前后 ALT、AST 的变化($\bar{X}\pm S$)

组别	n	ALT		AST	
		治疗前	治疗后	治疗前	治疗后
治疗组	37	17.43±11.54	15.32±7.12*	25.50±8.40	20.78±5.80#
对照组	30	15.63±5.57	17.54±8.24**△	22.28±8.06	22.79±6.48##△△

注：治疗组治疗前后比较，*$P>0.05$，对照组治疗前后比较，**$P>0.05$；治疗组治疗前后比较，#$P>0.05$，对照组治疗前后比较，##$P>0.05$；治疗组与对照组治疗后比较，△$P>0.05$，△△$P>0.05$

未来的研究应当更多地集中在清化祛瘀法的安全性、效果的长期跟踪及与现代治疗方法的整合应用上。

参考文献

[1] 陈灏珠.实用内科学[M].北京：人民卫生出版社，2005.

[2] 上海市肾脏病心血管并发症调查协作组.上海地区慢性肾功能衰竭患者心血管并发症的调查[J].中华肾脏病杂志，2001，1(72)：91-94.

[3] 上海市卫生局.上海市中医病证诊疗常规[M].上海：上海中医药大学出版社，2003.

[4] 王海燕.肾脏病学[M].2版.北京：人民卫生出版社，1996.

[5] 邹万忠.肾活检病理诊断标准指导意见[J].中华肾脏病杂志，2001(4)：270-274.

[6] Lee S M, Rao V M, Franklin W A, et al. IgA nephropathy: morphologic predictors of progressive renal disease[J]. Human Pathology, 1982, 13(4): 314.

[7] Haas M. Histologic subclassification of IgA nephropathy: a clinicopathologic study of 244 cases[J]. American Journal of Kidney Diseases the Official Journal of the National Kidney Foundation, 1997, 29(6): 829-842.

[8] Roberts I D, Cook H T, Troyanov S, et al. The Oxford classification of IgA nephropathy: pathology definitions, correlations, and reproducibility [J]. Kidney International, 2009, 76(5): 546-556.

[9] Jennette J C. The Immunohistology of IgA Nephropathy[J]. American Journal of Kidney Diseases the Official Journal of the National Kidney Foundation, 1988, 12(5): 348-352.

[10] 中国中西医结合学会肾脏疾病专业委员会.IgA 肾病西医诊断和中医辨证分型的实践指南[J].中国中西医结合杂志，2013，33(5)：583-585.

[11] 郑筱萸.中药新药临床研究指导原则(试行)[M].北京：中国医药科技出版社，2002.

[12] 毕月萍，何立群.上海殷行社区 835 例血尿患者临床资料分析[J].中华中医药学刊，2011，29(9)：2057-2059.

[13] 邵命海,何立群,杨雪军.939例慢性肾衰竭患者中医证候临床调查研究[J].上海中医药杂志,2009,43(3):20-22.

[14] 邵命海,蒋宇峰,邹赟,等.939例慢性肾脏病患者的临床诊疗现状分析[J].中国中西医结合肾病杂志,2009,10(5):448-449.

[15] 杨雪军,何立群.慢性肾衰竭心血管并发症及其中医证候分析[J].上海中医药杂志,2006(9):39-42.

[16] 孙蓓蓓,王云满,毕月萍,等.中医辨证治疗206例慢性肾脏病1~2期多中心前瞻性临床研究[J].中华中医药杂志,2019,34(11):5479-5483.

[17] 麻志恒,彭文,倪兆慧,等.健脾清化方治疗慢性肾脏病(3期)脾虚湿热型患者的临床疗效观察[J].中华中医药杂志,2016,31(10):4333-4337.

[18] 杨晓萍,张翼,张冯佐,等.健脾清化方治疗原发性慢性肾脏病3期脾肾气虚兼湿热证型患者的临床观察及对瘦素与白介素6的影响[J].中华中医药杂志,2022,37(12):7526-7531.

[19] 王杰,张昕贤,陈晓农,等.中医辨证论治联合氯沙坦钾治疗肝肾阴虚型重症IgA肾病的多中心随机对照试验[J].中华中医药杂志,2020,35(10):5319-5324.

[20] 孙蓓蓓,吉晶,王杰,等.中医辨证延缓慢性肾脏病3期肾功能进展随机对照临床观察[J].辽宁中医药大学学报,2019(3):89-93.

【中 编】

清化祛瘀防治慢性肾脏病治疗验案

第一章　慢性肾炎诊治经验

第一节　概　　述

慢性肾炎（chronic glomerulonephritis，CGN）亦可称为慢性肾小球肾炎，是以慢性肾小球病变为主的肾小球疾病，多数患者病因不明，临床表现为蛋白尿、血尿、高血压、水肿、肾功能不全等，病程多持续1年以上。中医古籍中并没有慢性肾炎的病名，根据症状和体征，慢性肾小球肾炎归属于中医学"风水""水肿""虚劳""肾水""腰痛"等范畴。导致慢性肾炎的病因病机有内外两端，内因多为禀赋不足、饮食起居失调、七情过用、身劳过度和病后体衰等损伤人体正气，尤易损及脾、肺、肾三脏，致其阴阳失衡，机能失调。外因乃风、寒、湿、热邪及疮毒等，每易乘虚侵袭人体，内外相引，阻塞气机，阻碍气化而发为水肿。总的认为，本病以正虚为本，邪实为标。正虚中以肾虚为主，兼有脾肺虚；邪实以水湿、湿热、瘀血多见。

何教授认为慢性肾炎的发病之根本为正虚，以肺脾肾亏虚为主，治疗时尤其注重脾肾。中医学中肾的内涵及外延，主要指下丘脑-垂体-肾上腺皮质轴、下丘脑-垂体-性腺轴及西医肾脏的部分功能。而西医所说之肾脏，其肾小球基底膜滤过代谢废物并使之向下排出，而有用物质留在体内，此功能当属中医脾"升清降浊"之功能；其肾小管重吸收有用物质，则与脾肾二气的"固摄"功能吻合。慢性肾炎临床表现为血尿、蛋白尿，乃精微与废物一并经膀胱水道排出，此即"清气不升""气虚不能固摄"，为脾肾功能失权；随着疾病的发展，体内废物排出减少或不能排出，此即"浊气不降"，乃脾的"降浊"功能失调之表现。慢性肾炎的加重因素，何教授则认为"湿热二邪伤脾"至关重要，对于脾而言，"火与元气不两立"，热邪最易造成脾气虚耗，脾性喜燥恶湿，湿邪盛则脾运不健，中气自弱，由此可见，湿、热二邪是脾气受损的关键因素。在正虚及湿、热的基础上，日久可渐次形成血瘀、浊毒内壅，若兼夹风邪则风火相煽，则一定会使病情急剧进展。

何教授组方特点是祛风邪、重阴阳、调气血、立足"清浊"。

一、祛风邪

何教授认为罹患慢性肾炎之人因正气虚衰,故腠理疏松,易感受风邪,故组方时应常给予祛风之品以卫表御邪,如防风等。当感受外来风邪时,病情常呈急性加重,但风邪并非致病之主要因素,其病情加重的原因仍是体内有正虚湿热的病理基础,在风邪内侵时风邪与热邪相互促进,即风火相煽,严重损伤脾肾之功能,从而导致蛋白尿加重、肾功能恶化。何教授喜用风类药物。《本草纲目·十剂》有"风药可以胜湿,燥药可以除湿,淡药可以渗湿……湿而有热,苦寒之剂燥之;湿而有寒,辛热之剂燥之"的记载。风药、燥药、利药以祛湿。临床根据湿是否寒化、热化,最常采用芳香化湿、苦温燥湿、苦寒燥湿治法,不论寒化、热化,均须佐以淡渗之品,有时亦佐以风药以胜湿。何教授根据自己的临床经验研制出治疗肾病综合征蛋白尿的经验方"四蚕汤",是祛风渗湿的典型代表,并取得较好的疗效。四蚕汤由蝉蜕、僵蚕、蚕茧壳、蚕砂。四蚕汤共治内外之风,《本草求原》:"原蚕砂……为风湿之专药",蚕沙善治外风,泄浊和中焦则气机斡旋。蝉蜕善散肝经风热,僵蚕、蚕茧壳息风止痉,《本草思辨录》云:"僵蚕劫痰湿而散肝风"。此外,何教授喜用防风、荆芥炭、羌活、独活、豨莶草、青风藤等治外风,只二三味,每每奏功。防风祛风胜湿,升脾阳之气,配枳实能通便,使浊毒走后阴。而荆芥炒炭入血,善治肝经风证,不仅能祛风解表,其转涩、收敛之性对蛋白尿缠累难驱者有"收涩塞源"之功。豨莶草善去风湿,归肝肾二经,酒制后寓补肝肾之功,《本草图经》谓其:"治肝肾风气"。除祛风湿外,青风藤可通利小便,与白术合用治疗水肿。

二、重阴阳

何教授认为人体一切疾病,其最初动因皆源于阴阳失衡,阴阳之间力量对比差异越明显,则疾病的程度越深。传统医学的玄妙,即在追求建立新的平衡,故一切辨治,当首先立足阴阳关系,在实现"阴平阳秘"上做打算。何教授承袭命门学说,认为坎中水火乃人身阴阳之根本,欲纠正阴阳失调,必须紧抓此根蒂,从命门入手壮水补火,可收事半功倍之效。在具体用药上,壮水常用六味地黄丸中的三补,即地黄、山茱萸、山药,因熟地黄滋腻,有助湿之嫌,故改用生地黄;何教授极少用附子,认为壮火食气、少火生气,附子大辛温,有助邪热之弊,于肾病不宜,故补火常投以仙灵脾、菟丝子等柔和之品,畏寒重时加用肉桂。何教授亦认为,慢性肾脏病日久,无论偏于虚实皆导致气血不利,内及脏腑,外及经络,故经络功能亦有失调,督脉乃阳脉之海,具有调节一身阳经经气之作用,任脉乃阴脉之海,可统摄一身之阴经,故欲驾驭一身之阴阳,应着眼任督,用药方面应调补任督,根据李时珍《奇经八脉考》、严洁《得配本草》的记载,选用黄芪、枸杞子等药补督脉,以丹参、王不留行调补任脉,修复和发挥经络的潜在能力。

三、调气血

慢性肾炎的主要病机在脾肾气虚,但气虚日久,无以推动气血,则可陆续出现气滞、血瘀,湿邪阻滞气机、热邪灼伤津血,亦可加重气滞血瘀;热邪易动血,脾虚无以摄血,则可导致尿血之症。反之,气血不畅,同样可以加重脾虚、湿阻、热结,故调理气血,补通结合,使周身通畅活泼,是治疗慢性肾炎的关键。何教授组方中必投以大量健脾补肾药物,常以党参、黄芪、白术益气健脾,以川续断、杜仲、牛膝补益肾气。基于脾在升清降浊及固摄中起重要作用,而肾气仅具固摄作用,何教授认为在扶助脾肾之气时,应以健脾为主,辅以补肾,故党参、黄芪常用至30~45 g,而补肾气药物则多以15 g为主。为增强气的固摄作用,可酌加芡实、覆盆子、益智仁等收涩之品,以协同减轻血尿、蛋白尿。中焦为气机枢纽,司一身之升降开阖,三焦气滞从中焦脾胃入手进行调治,往往能立竿见影,何教授用药上多根据患者病情选用陈皮、佛手,或藿梗、苏梗,主理脾胃之气中,兼顾肝肺。慢性肾炎早期多表现为镜下或肉眼血尿,病机以脾虚血热为主,故在健脾益气同时,应投以凉血止血之品;而肾病日久,气滞、痰阻、热灼则瘀血凝滞,气虚则无以生血,此时则应改投养血活血之品以利脉道。择药方面,凉血止血多用小蓟、荠菜花、茜草根、紫草,养血活血则多用丹参、鸡血藤、赤芍、桃仁、牛膝。

四、立足"清浊"

湿、热二邪是使慢性肾脏病加重的关键因素,故辨清浊,清热祛湿,乃诸邪治疗中的重点,应湿热分消以救正气。清热当分上、中、下,慢性肾炎之热邪,有上焦肺热、心火,中焦湿热及下焦阴虚火旺之不同,故治疗上亦有上中下之分别。上焦肺热,可投以金银花、连翘等疏风清热之品,阴虚时可参以麦冬、沙参滋养肺阴;心火偏旺者,可予淡竹叶、莲子心清心除烦;中焦湿热偏盛者,黄连、黄芩、虎杖则在必用之列;下焦阴虚火旺者,应加用女贞子、旱莲草滋肾阴清浮火。何教授祛湿常同用渗、利、燥之法,慢性肾脏病之湿邪,多为脾虚内生之湿,故健脾渗湿之品乃祛湿上品;因病位在下焦,应因势利导,使湿邪从下而走,且"治湿不利小便,非其治也",故亦应予以利尿通淋之品;湿邪壅滞中焦,非温燥之品不能除之,故脾胃湿盛者应予以芳香燥湿之品。如此则治疗慢性肾脏病时,需渗、利、燥同用,何教授常以茯苓、薏苡仁根健脾淡渗利湿,车前子、白茅根、冬葵子利尿通淋,苍术、草果燥湿运脾,效果甚佳。何教授亦喜用利咽清肺、解郁疏肝、安神宁心之法来调整脏腑功能。

祛湿治标,健脾温肾治本,健脾方面,具体可分为运脾、健脾、醒脾等法以健运脾胃,恢复脾之运化水湿功能,故《证治汇补·湿症》说:"治湿不知理脾,非其治也。"脾虚生湿为主者,治以健脾,佐以化湿;湿困而脾运呆顿者,治以醒脾、运脾为治,兼以化湿。湿从寒化,伤及脾阳者,除苦温燥湿外,还应配合温运脾阳之法。湿从热化,伤及脾阴者,又当化湿养阴并治,清热化湿而不伤阴,生津养阴而不助湿。何教授常用藿香、佩兰、砂仁等醒脾,苍术、厚朴、茯苓、陈皮等运脾,党参、白术、黄芪、山药等健脾,柴胡、升麻、白芷等升阳。

　　清热方面,慢性肾脏病的热往往与湿邪互结,清热不能忘湿,祛湿不忘清热,清热药物分为清热泻火、清热燥湿、清热凉血、清热解毒、清退虚热等几大类,因为湿热互结,故在治疗中多选用清热燥湿类药物,如黄连、黄芩、黄柏,其次多选用清热凉血的生地黄、牡丹皮、赤芍等,然后根据火邪、毒邪、虚热等不同,选用生大黄、连翘、蒲公英、青蒿等。在使用清热药中,要注意清热泻火药的合理使用,要中病即止,防止寒凉药物的大剂量使用,造成正气受损,阳气不足,虽然热邪暂除,但阳气不足,湿邪滞留,往往会加重病情。同时要注意药物的合理搭配,特别是药对的使用,比如黄连和半夏的配伍,黄连苦寒清热燥湿,半夏辛散苦燥温通;又如黄连和肉桂的配伍,黄连清热燥湿,肉桂补火助阳。正如《临证指南医案·湿》说:"总以苦辛寒治湿热,以苦辛温治寒湿,概以淡渗佐之,或再加风药,甘酸腻浊,在所不用。"

　　湿邪日久化热,形成湿热内蕴,更加耗伤正气,脾肾正气进一步亏虚,进而导致浊、痰、瘀、毒等病理产物的形成,使邪更盛,正愈虚,逐渐发展至终末期肾衰竭。针对慢性肾衰竭早期的脾虚湿盛证候进行治疗是预防本病进展的关键,也是肾病治脾的实际需要。何教授在学习李东垣《脾胃论》中"火与元气不两立,一胜则一负,脾胃气虚则下流于肾,阴火得以乘土位"的学术理论的基础上,采用补脾胃(益气)、降阴火(或散阴火)的治疗原则,方宗李东垣所制补脾胃泻阴火升阳汤而组成健脾清化方:党参、黄芪、黄连、大黄、苍术、草果仁。方中以党参、黄芪健脾益气,黄连、大黄、苍术、草果仁降阴火(清湿热),其配伍特点是集清燥、淡渗、和中为一体,具有健脾益气、清热化湿之功效。药物重在扶正以安内,清热化湿之药重在祛邪以攘外。扶正取道中焦实济下焦,看似健脾而实为补肾。中焦为气机枢纽,司一身之升降开阖,可升清降浊,慢性肾衰竭患者常表现为蛋白精微不摄而水湿潴留,恰与中焦气机乖戾、升清降浊功能失常完全契合,健脾以升清,清热化湿以降浊,重新建立升降秩序,使肾之开阖有度,逐渐走向正轨而疾病向愈。

　　对于湿热的治疗,何师喜用健脾化湿清热、运脾除湿清热、补脾利湿清热的方法,反复告诫我们,不要看见有一有热象,就用苦寒泻热的大苦大寒之剂,清热要不忘脾虚,清热不伤脾阳,健脾使脾气健运,脾阳升清,则湿得清,清热使热缓消,热自除而不伤正。

第二节 血尿也不总是良性

【患者概况】

葛某,女,64岁,初诊日期:2016年2月6日。

主诉:持续镜下血尿50年余,发现肌酐升高4年余。现病史:患者50多年前上呼吸道感染后发现镜下血尿,于当地医院就诊,排除肾结核等非肾性因素,结合尿红细胞位相考虑肾性血尿,同时发现肾囊肿,后长期随访,镜下血尿持续,肾功能正常。2014年11月冠脉造影后发现血肌酐127 μmol/L,伴泡沫尿,无下肢水肿,于上海市中医医院就诊服用中草药治疗,肾功能未见明显好转。2016年2月4日患者复查肾功能:白蛋白48 g/L,肌酐131 μmol/L,尿素氮7.1 mmol/L,尿酸400.7 μmol/L,24 h尿蛋白定量0.56 g。2016年2月6日于上海中医药大学附属曙光医院就诊。初诊症见:腰酸乏力,泡沫尿,双下肢轻微水肿,反酸,寐一般,大便调。舌红,苔薄白,脉细。

西医诊断:1. 慢性肾炎 慢性肾脏病3期;2. 高血压病。中医辨证:脾肾两虚,瘀浊内留。治以健脾益肾,祛瘀化浊。

【诊疗经过】

初诊处方:

党参15 g	茯苓15 g	白术15 g	山药15 g	陈皮9 g
赤芍15 g	白芍15 g	当归15 g	黄芪15 g	石韦15 g
薏苡根30 g	土茯苓15 g	蚕茧壳9 g	六月雪30 g	积雪草15 g
瓦楞子15 g	黄连6 g	吴茱萸2 g		

14剂,水煎服,日1剂,早晚分服。

随访:服药14剂水肿消退,反酸好转,续用前方,随证加减。2017年5月23日复查24 h尿蛋白定量0.30 g;肌酐105 μmol/L;肾小球滤过率50.21 mL/(min·1.73 m^2);尿酸415 μmol/L。随访病情稳定,间断服药。

停药半年,2018年10月18日患者至上海交通大学医学院附属瑞金医院查肾功能:尿素氮11.8 mmol/L,肌酐146 μmol/L,尿酸349 μmol/L,肾小球滤过率32.5 mL/

(min・1.73 m^2),白蛋白 38 g/L。适逢冬三月气温骤降,外感咳嗽咯痰,痰黄,伴发热,瑞金医院予抗生素治疗 2 周,2019 年 1 月 10 日复查肾功能:尿素氮 9.6 mmol/L,肌酐 163 μmol/L,尿酸 314 μmol/L,肾小球滤过率 28.5 mL/(min・1.73 m^2),白蛋白 43 g/L。24 h 尿蛋白定量:193 mg。尿常规:镜检 WBC 3～5 个/HP,镜检 RBC ++/HP,24 h 蛋白尿少量,尿隐血+++。再次来接受中医中药治疗,外感已愈,畏寒,泡沫尿,尿色深,大便欠畅,舌淡红,苔薄,脉细小弦。

> 二诊处方:
> 党参 30 g　　黄芪 30 g　　茯苓 15 g　　赤芍 15 g　　白芍 15 g
> 当归 15 g　　制大黄 15 g　杜仲 15 g　　续断 15 g　　菟丝子 15 g
> 淫羊藿 15 g　川牛膝 15 g　牛蒡子 15 g　玄参 15 g　　陈皮 15 g
> 佛手 15 g　　桃仁 12 g　　丹参 30 g　　白茅根 30 g　车前子 30 g
> 黄连 6 g　　 生蒲黄 15 g　管花肉苁蓉 30 g
> 14 剂,水煎服,日 1 剂,早晚分服。

服药 14 剂,患者畏寒较前好转,泡沫尿减少,尿色如常,大便改善,时有乏力,较焦虑紧张,舌淡红,苔薄,脉小弦。予上方加广郁金 15 g,制香附 15 g,后证情稳定,续用前方,随证加减。2019 年 3 月 15 日患者至上海交通大学医学院附属瑞金医院查肾功能:尿素氮 9.2 mmol/L,肌酐 121 μmol/L,尿酸 323 μmol/L。2019 年 6 月 12 日患者查肾功能:尿素氮 8.6 mmol/L,肌酐 115 μmol/L,尿酸 316 μmol/L。

【按】

患者年幼时罹患肾病,初发因外感风热之邪,外邪未及时疏散,循经入里,下干肾络,肾络失和,血溢脉外。患者持续镜下血尿 50 余年,久病入络,瘀血内停,或邪热煎熬血液成瘀,且出血之后,离经之血未出体外,流滞体内,均可使瘀血阻滞脉络,致血不循经,溢于脉外,使得尿血经久不愈。正如《景岳全书・血证》谓:"血本阴精,不宜动也,而动则为病,血主荣气,不宜损也,而损则为病。盖动者多由于火,火盛则逼血妄行,损者多由于气,气伤则血无以存。"故何教授治疗从健脾益气入手,重用党参、黄芪、茯苓、白术等使气血有生化之源,归芍补血,山药健脾益肾,益气摄血,且使气血充盈流畅。用止血药生蒲黄止血不留瘀。用药配合季节,与四时相应,冬令加强温补益肾药物淫羊藿、肉苁蓉、杜仲等,结合患者同时兼有瘀浊的情况予制大黄、六月雪等活血降浊之品。

中医学认为"尿血"的病因多由先天不足、饮食不节、七情内伤等多种因素耗伤正气或加以外邪引动、过劳诱发,以致血尿反复发作,病情缠绵难愈。《太平圣惠方》曰:"虚劳之人,阴阳不和,因生客热,则血渗于脬,血得温则妄行,故因热而流散,致渗于脬甫者而尿血也。"就其病机而言,主要为脾肾不固、脾不统血及瘀阻脉络。

【特色亮点】

本案的病情特点在于:患者在感染外邪后诱发镜下血尿,持续时间跨度长至 50 年余,是由慢性肾炎最终导致肾衰竭的过程。结合患者症状及舌脉,中医辨证为脾肾两虚,瘀浊内留,病程过长,由最初的外邪逐渐入里,病证的传变规律由卫分开始,依次逐渐加深传入气分、深入营分、血分,此为病邪由表入里、由浅入深,病情由轻而重的发展趋势。卫分之邪不解,郁而化热,传入气分,为由表入里,显示病位深入一层,病情加重。但此期邪势虽盛而正气未衰,抗邪有力,若治疗及时正确,仍易邪解病愈;病邪继续深入到营分,则病位较深,病情较重,因其不仅邪气亢盛,正气也多受损,有营血耗伤、津液不足的病理特点。到血分时,则表现为瘀血阻滞脉络,血不循经,溢于脉外,故而尿血经久不愈。这也是从良性的血尿表现,到终末期肾病的演变过程。治疗上多从补血和活血两方面出发,脾为气血生化之源,故健脾益气为主方,配伍活血化瘀降浊中药,相辅相成。瘀者,血气之不行也,瘀血久居则新血不生,且易致血不循经引发血尿,同时因瘀血贯穿肾性血尿始终,所以在治疗时加入活血通络之品在一定程度上能够延缓肾脏病的进展。

【共识进展】

传统观念认为,血尿是良性表现,近年来越来越多的文献支持持续性镜下血尿的患者仍然会进入终末期肾病。肾性血尿多发于原发性肾小球疾病,如 IgA 肾病、系膜增生性肾小球肾炎及局灶性肾小球硬化症等[1,2,3],多出现在疾病的早期阶段,往往不太容易引起患者的重视。倘若疾病反复发作,迁延不愈,可加速肾功能的恶化,最终可发展为终末期肾病[4,5]。张守琳教授强调,单纯以血尿为主的 IgA 肾病患者有 10%～20%在 20 年内进展为终末期肾病,可见血尿的治疗不容忽视[1]。在病理学方面,这一观点也得到了证实:单纯性血尿患者中有相当一部分并不是良性过程,若做肾活检,许多属于 IgA 肾病、局灶性节段性肾小球硬化,甚至有新月体形成,这部分患者若不治疗,若干年后肾单位可逐渐破坏,有些发展至终末期肾衰竭,需要肾脏替代治疗[6]。

血尿本身预示肾脏的损伤,对于血尿应该予以重视并进行适当治疗。西医治疗血尿方法有限,对于该病尚无特效药,多采用免疫抑制剂和糖皮质激素等联合血管紧张素Ⅱ受体拮抗剂和血管紧张素转换酶抑制剂等对症治疗,疗效有限且治疗费用较高[7,8],因此,积极地寻找一种疗效更显著且治疗费用和不良反应更低的治疗方法对于减轻患者经济负担、改善肾性血尿、保护肾功能及延缓肾脏病的进展均具有积极的意义。中医药在肾性血尿的治疗中发挥了显著的优势[9,10],因其不良反应小,疗效突出,在降低尿沉渣红细胞计数、提高临床疗效及改善血尿症状等方面作用更明显。一项基于真实世界研究方法进行回顾性分析显示:收集 2012 年 1 月—2022 年 10 月就诊的 668 例 IgA 肾病患者,按照终点事件发生与否进行分组,统计两组基线资料并随访复合终点事件,最终发现中医队列终点事件发生率显著低于西医队列(21.68% vs. 39.47%,$P=0.001$),表明使用中药治疗能够有效降低复合终点事件发生率 17.79%[11]。一项临床研究纳入 IgA 肾病患者 295 例,按照治疗方式不同将纳入病例分为中医队列和西医队列,观察中药治疗疗程及终点事件发生情况,进行中医药治疗疗效评价。结果得出,临床中应对 IgA 肾病脾肾阳虚证的患者积极治疗,可显著延缓其向终末期肾病进展[11]。应用中医中药早期干预,可改善肾性血尿,延缓肾脏病进展,减少终末期肾病的发生。

参考文献

[1] 张守琳,谢院生,魏连波,等.肾性血尿的诊断及中医治疗思路与方法[J].中国中西医结合肾病杂志,2020,21(3):270-272.

[2] 何志军,马路,潘涛,等.单纯性肾性血尿患者肾活检病理资料分析[J].中国中西医结合肾病杂志,2014,15(1):64-65.

[3] 魏云强,何渝煦,杜君,等.基于《四圣心源》"溺血"理论辨治原发性肾小球源性血尿[J].云南中医学院学报,2020,43(5):49-53.

[4] 李树纲,刘红霞,胡俊波,等.自拟疏风清热凉血方治疗风热之邪所致肾性血尿临床研究[J].四川中医,2021,39(9):113-117.

[5] 刘洋,郭璐萱,郝娜,等.肾性血尿的中医药治疗进展[J].中国实验方剂学杂志,2023,29(19):267-274.

[6] 叶任高,李幼姬,刘冠贤.临床肾脏病学[M].2版.北京:人民卫生出版社,2007.

[7] 许正锦,徐明,张倩等.肾性血尿的中医治疗思路与评价[J].中华中医药杂志,2017,32(8):3361-3364.

[8] 金玉杰,刘圣君,赵自刚.肾素-血管紧张素系统在急慢性肾损伤发病机制中作用的研究进展[J].中国全科医学,2018,21(2):203-206.

[9] 娄蒙萍,张芯.国医大师张琪治疗肾性血尿用药特点及思路数据挖掘研究[J].中国中医药信息杂志,2022,29(6):8-12.

[10] 杨洪娟,陈景伟,潘莉,等.赵玉庸教授辨治肾性血尿临床经验[J].南京中医药大学学报,2019,35(2):218-220.DOI:10.14148/j.issn.1672-0482.2019.0218.

[11] 刘美茜.基于中医证候要素的 IgA 肾病向 ESRD 进展预后相关危险因素的研究[D].长春:长春中医药大学,2023.

第三节　25%残余肾功能稳定八年

【患者概况】

许某,女,55岁,初诊日期:2011年6月9日。

主诉:泡沫尿伴血肌酐升高5年。现病史:2006年患者因血压控制不佳,至上海交通大学医学院附属瑞金医院就诊,查尿常规示:蛋白+++,肌酐150 μmol/L,余不详。后患者辗转于各大医院,诊断为:慢性肾炎,慢性肾功能不全。2011年5月9日,患者至上海长海医院检查示尿素12.5 mmol/L,肌酐201 μmol/L,尿酸630 μmol/L(具体治疗不详)。2011年6月9日至上海中医药大学附属曙光医院就诊。初诊症见:乏力,腰酸背痛,无恶心呕吐,无双下肢水肿,纳寐可,夜尿2~3次,大便调。舌淡红,苔薄,脉细弦。

西医诊断:1.慢性肾炎,慢性肾脏病4期;2.高血压病。中医辨证为脾肾两虚,瘀血内留,治以健脾益肾,活血化瘀。

【诊疗经过】

处方:

党参 30 g	黄芪 30 g	赤芍 15 g	白芍 15 g	当归 15 g
怀牛膝 15 g	桃仁 12 g	红花 9 g	丹参 30 g	仙灵脾 15 g
肉苁蓉 30 g	山茱萸 15 g	枸杞子 15 g	女贞子 15 g	陈皮 9 g
佛手 12 g	制黄精 30 g			

14剂,水煎服,日1剂,早晚分服。

随访:服药14剂,血压稳定,腰酸脊痛好转,乏力改善,夜尿仍频,纳便调,舌淡红,苔薄,脉细弦。加强温阳化气,益肾固摄,上方加覆盆子15 g、芡实30 g。症情平稳,基本方未变,时因外感加前胡12 g、桔梗12 g、黄芩15 g;或因暑湿加藿香梗15 g、紫苏梗15 g、佩兰15 g;蛋白尿增加时加用蝉蜕6 g、蚕茧壳9 g、僵蚕12 g、薏苡仁根30 g,随证加减,随访8年,肾功能稳定。2019年5月10日复查肾功能,尿素11.4 mmol/L,肌酐195.8 μmol/L,尿酸548 μmol/L。尿常规:蛋白+,余-。

【按】

本案患者病程长,大量蛋白尿且同时伴高血压、高尿酸血症。本案的治疗并没有单纯降压、降尿酸,而是结合患者症状及舌脉,从患者体质及疾病特点入手,患者久病伤及正气,运化失常,气血生化乏源,不能濡养四肢,故见乏力腰酸;久病伤及肾阳,膀胱气化失司,故见夜尿频。本病辨证属脾肾两虚,因病程日久,瘀血入络,脉象细弦,故在健脾温肾的基础上加以活血化瘀,本病以脾肾两脏亏虚为本,瘀血阻络为标,治当标本同治,健脾益肾、活血化瘀,故补而不滞、通而不泄。

【特色亮点】

慢性肾脏病病程较长,何教授认为久病入络导致瘀血阻滞,因此活血化瘀、补肾理气通络之法应当贯穿整个慢性肾脏病的治疗。早期以活血化瘀为主,采用桃仁、红花。红花性温,小剂量入药能调理补养气血,大剂量则破血通经,其为祛瘀止痛之良药;桃仁性平,为破瘀活血之要药,且能润肠通便。红花行于外,擅于治疗瘀血无定处;桃仁善走下焦,擅长祛脏腑瘀血。两者均入心、肝经,相须为用,为活血化瘀的常用药对。剂量轻则调血、养血、和血,剂量重则破血逐瘀。

【共识进展】

加速慢性肾脏病患者肾功能进展的因素多而复杂,2007年欧洲的一项队列研究[1]结果显示,男性慢性肾脏病患者进入终点事件的风险是女性患者的1.6倍;2014年伊朗学者对CDK 3或4期患者的队列研究[2]结果表明,≥60岁CDK 4期患者发生肾功能进展的风险是<60岁者的4.5倍。慢性肾脏病发展至不同时期,其疾病特点存在差异,各种危险因素在慢性肾脏病各期的危险度有所不同。

一项研究选择CKD 4期的患者共210例[3],对其进行随访,终点事件为终末期肾病,记录性别、年龄,以及糖尿病肾病、高血脂、高尿酸、高血磷、低白蛋白血症、中重度贫血和血压控制不良的患者构成比。结果发现,糖尿病肾病、高脂血症、高尿酸血症、高磷血症、低白蛋白血症、中重度贫血、血压控制不良患者构成比分别为29.0%、27.1%、59.5%、32.9%、24.3%、23.8%、31.4%。COX比例风险回归模型分析结果显示,糖尿病肾病($OR=4.902$)、高尿酸血症($OR=3.306$)、高磷血症($OR=2.801$)、中重度贫血

($OR=1.755$)为 CKD 4 期发生终点事件的危险因素(P 值均<0.05)。采用 K-M 法绘制生存曲线,对 COX 比例风险回归分析筛选出的危险因素进行比例风险假定检验,结果显示,糖尿病肾病、高尿酸血症、中重度贫血是 CKD 4 期发生终点事件的危险因素,高磷血症不是 CKD 4 期发生终点事件的危险因素。故得出结论:CKD 4 期发生终点事件的危险因素有糖尿病肾病、高尿酸和中重度贫血。

CKD 是多种原发性或继发性原因引起的肾脏损害和进行性恶化的结果,其中,慢性肾小球肾炎、糖尿病肾病、高血压肾损害是我国目前终末期肾脏病的主要病因[4]。从中医学角度分析,CKD 3~5 期虚实夹杂,随着病情进展,本虚与标实比重各有不同:CKD 3 期本虚证多见脾肾气虚或气阴两虚,标实以水湿证或湿热证常见;CKD 4~5 期本虚证以脾肾阳虚、阴阳两虚为主,标实证常为水湿证、湿热证和血瘀证,甚则发展为溺毒证[5-7]。而湿热和瘀血贯穿 CKD 3~5 期始终。CKD 3~5 期的慢病管理包括营养状态评估、饮食管理、运动康复、预防感染、避免 CKD 急性恶化的危险因素等多个方面,中医学认为 CKD 3~5 期的起居调摄需顺应四时,饮食有节,劳逸适度,情志调畅。临床实践中,在加强患者健康管理教育的基础上,可有机结合中、西医干预措施以最大程度优化慢病管理的效果。

参考文献

[1] Inker LA, Schmid CH, Tighiouart H, et al. Estimating glomerular filtration rate from serum creatinine and cystatin C[J]. N Engl J Med, 2012, 367(7):681.

[2] Evaris M, Fryzek JP, Elinder CG, et al. The natural history of chronic renal failure: results from an unselected, population-based, inception cohort in Sweden[J]. Am J Kidney Dis, 2005, 46(5):863-870.

[3] 季景,陈小平,寿张飞,等.慢性肾脏病 4 期患者发生终点事件的危险因素分析[J].上海医学,2018,41(10):588-592.

[4] 《慢性肾脏病 3~5 期非透析中西医结合诊疗专家共识》编写组.慢性肾脏病 3~5 期非透析中西医结合诊疗专家共识[J].中国中西医结合杂志,2022,42(7):791-801.

[5] 赵静,陈继红,严谨,等.慢性肾脏病中医证候类型及治则专家问卷调查结果分析[J].世界科学技术中医药现代化,2019,21(6):1068-1074.

[6] 贺忆培,沈剑箫,牟姗,等.基于真实世界探讨三级综合性医院慢性肾脏病中医证型与疾病关联的多中心研究[J].中国中西医结合肾病杂志,2019,20(11):959-963.

[7] 张蕾,刘旭生.195 例慢性肾脏病 3~5 期中医证候分布规律探析[J].辽宁中医杂志,2012,39(6):980-983.

第四节 慢性肾脏病 A on C 的治疗

【患者概况】

叶某,女,71岁,初诊日期:2016年8月18日。

主诉:发现肾功能减退17年余。现病史:患者1999年5月自查血压发现血压150/95 mmHg,赴复旦大学附属华东医院就诊,查血肌酐150 μmol/L,伴泡沫尿,腰部酸痛,无尿频尿急尿痛,无肢体关节疼痛,诊断为慢性肾炎、慢性肾功能不全,予肾炎康复片等治疗。1999年7月查血肌酐示156 μmol/L,至本院就诊,予扶正降浊中药,配合灌肠方,血肌酐降至128 μmol/L 而出院,其后长期门诊随访,患者症情平稳,血肌酐稳定在110~130 μmol/L。3 d前患者左脚踝部、脚背部红肿疼痛,于我院门诊就诊,查尿常规示白细胞++++,血肌酐209 μmol/L,血尿酸576 μmol/L。2016年8月18日至上海中医药大学附属曙光医院何立群主任医师门诊就诊。初诊症见:腰酸乏力,左脚踝部、脚背部红肿疼痛,尿频尿急,无发热,无恶心呕吐,无泡沫尿,大便可,纳寐可,舌红苔黄腻,脉弦滑。

西医诊断:1. 慢性肾炎,慢性肾脏病4期;2. 高血压病1级,高危;3. 痛风;4. 泌尿系统感染。中医辨证为脾肾两虚、湿热下注。治以健脾益肾、清热利湿。

【诊疗经过】

> 初诊处方:
>
> 王不留行15 g　冬葵子15 g　苍术12 g　黄柏12 g　菟丝子15 g
> 仙灵脾15 g　续断15 g　杜仲15 g　炒谷芽15 g　炒麦芽15 g
> 炒牛膝15 g　党参15 g　赤白芍各15 g　全当归15 g　制大黄9 g
> 蒲公英15 g　车前子30 g　红藤15 g　萹蓄12 g　瞿麦12 g
> 桃仁12 g　丹参30 g
>
> 14剂,水煎服,日1剂,早晚分服。

二诊:服药14剂,尿频尿急缓解,左足红肿消退、疼痛好转,大便偏稀,舌红苔黄腻,脉弦滑。查尿常规示白细胞+,初诊方去制大黄,加石苇15 g、白茅根30 g,予14剂。

三诊:患者无排尿不适,无关节疼痛,时有腰酸乏力,舌红苔薄黄,脉弦滑。尿检阴性,肾功能检查血肌酐 156 μmol/L;尿酸 487 μmol/L;初诊方去萹蓄、瞿麦、红藤、蒲公英,加桑寄生 15 g。

随访一年余,2017 年 9 月 6 日复查血肌酐 113 μmol/L;胱抑素 C 2.01 mg/L;肾小球滤过率 39.85 mL/(min·1.73 m^2);尿酸 436 μmol/L;尿素氮 15.8 mmol/L;24 h 尿蛋白定量 0.09 g。

【按】

湿热之病,其本在脾,脾为后天之本,主运化水湿,脾健则水湿自去,且脾为太阴湿土,喜燥而恶湿,脾虚是诱发该病的先天因素,同时伴随疾病的始末。患者因素体脾虚,水湿无以运化,水湿内侵蕴而化热,内生湿热困阻中焦,加之外感湿热之邪,侵袭腠理,湿热相合困阻中焦脾胃。同时何教授强调辨证论治因时制宜,因地制宜。考虑南方之地常年气候炎热,雨湿偏多,湿热之气较重,此地患者普遍素体脾阳偏虚,患者热象往往不重,湿邪征象明显。薛生白云:"中气实则病在阳明,中气虚则病在太阴。"何教授同时强调对于湿热病患者虽素体脾阳不足,内生湿邪,外感湿热仍是本病的主要原因,同时虽其本在脾,但病程后期多累及肾。肾为水之脏,肾主水液,水湿太过,累及肾阳,临床上常常表现出上实下虚之证候,湿热与虚证并见,可谓虚实夹杂,大实有羸状,至虚有盛候。所以何教授特别重视患者素体情况,审证查因,随证治之。

【特色亮点】

本案患者慢性肾脏病合并痛风、泌尿道感染发生了肾功能快速进展,症状表现为皮肤红肿疼痛,尿频尿急,病机特点为脾肾两虚为本,湿热下注为标,治疗上从本虚出发,健脾以燥湿,温肾阳以助脾阳,使湿无所生,辅以清热利湿,标本同治。

【共识进展】

慢性肾脏病患者的进展,不一定是线性的,可能在过程中出现一个断崖式下跌。从短期数据来看,慢性肾脏病群体的急性肾衰竭发生率是 5%/年。从各大医院发布的研究数据来看:约 40%的慢+急性肾脏病患者,通过治疗恢复到了原来的肾功能水平;约 20%的慢+急性肾脏病患者,治疗后肌酐有所好转,但没有达到原来的水平;约 25%的慢+急性肾脏病患者,治疗后肾功能无好转或再次进展;约 10%的慢+急性肾脏病患者,进入了透析阶段;约 5%的慢+急性肾脏病患者死亡。造成慢性肾衰竭急性发作的病因较多,其中包括感染、基础疾病发作、药物使用不当等,如一例患者口服奥美沙坦酯片降压2 d后,出现全身灼热感、疲乏、尿量减少、两侧腰背部疼痛等现象,患者停用奥美沙坦酯片,且自行口服中药制剂11 d后,上述不良反应症状好转[1]。

研究表明,补肾益气活血治疗慢性肾衰竭急性加重期的临床疗效显著[2],研究选取56例慢性肾衰竭急性加重期患者作为研究对象,按照随机数表法分为对照组($n=28$,采用常规西药治疗)和观察组($n=28$,采用补肾益气活血汤治疗)。治疗后,观察组临床治疗有效率为89.29%,明显高于对照组的64.29%($P<0.05$)。观察组患者血清前蛋白、肾小球滤过率水平均明显高于对照组,观察组患者肿瘤坏死因子-α、白细胞介素6及白细胞介素8含量明显低于对照组($P<0.05$)。观察组患者全血黏度、血浆黏度、红细胞压积及红细胞聚集指数明显低于对照组($P<0.05$)。慢性肾衰竭急性加重期患者采用补肾益气活血汤治疗,效果显著,可改善患者肾功能和炎症指标,值得临床推广运用。

参考文献

[1] 陈年由,林小波.奥美沙坦酯片致急性肾衰期1例[J].中国药师,2022,25(7):1225-1226.
[2] 何紫阳,方丽娟,黄宽忠.补肾益气活血汤治疗慢性肾衰急性加重期的临床观察[J].当代医学,2020,26(26):76-78.

第五节 大量蛋白尿引起肾功能进展

【患者概况】

钟某,女,55岁,初诊日期:2013年6月9日。

主诉:发现泡沫尿1年余,加重2周。现病史:患者2011年11月有少量泡沫尿,无血尿,无尿急、尿频、尿痛等不适,体检时发现尿常规:蛋白质+,尿红细胞无法供述,血肌酐60 μmol/L,肾脏超声正常,同时伴有血压略升高,予以服用奥美沙坦酯片(傲坦)1年。2012年调整降压药为氯沙坦钾片(科素亚)100 mg qd po,因血压偏低伴头晕,科素亚调整为50 mg qd po。平素尿常规中蛋白质波动在+~++,红细胞波动在+~++。2013年6月初患者查血肌酐95 μmol/L,尿常规:蛋白+++,红细胞+++,24 h尿蛋白定量示6.0 g。2013年6月9日至上海中医药大学附属曙光医院就诊。初诊症见:泡沫尿,尿色偏深,无尿急、尿频、尿痛,无水肿,胃纳可,夜寐安,大便调。舌红,苔薄,脉滑。

西医诊断:慢性肾炎,慢性肾脏病3期。中医辨证为脾肾两虚、瘀血内留。治以健脾益肾、活血化瘀。

【诊疗经过】

处方:

党参30 g	黄芪30 g	云茯苓15 g	生地黄15 g	山药15 g
白术12 g	芡实15 g	车前子15 g	怀牛膝15 g	仙灵脾15 g
山茱萸12 g	肉苁蓉15 g	鹿衔草15 g	桑寄生15 g	小蓟15 g
石韦15 g	薏苡仁根30 g	菟丝子15 g	丹参15 g	桃仁12 g
积雪草15 g	鬼箭羽30 g	陈皮9 g	甘草3 g	

14剂,水煎服,日1剂,早晚分服。

随访:服药14剂泡沫尿较前减少,无水肿,尿色转清,续用前方,随证加减,患者肾功能稳定,蛋白尿好转。2013年12月21日肌酐91 μmol/L;尿酸384 μmol/L;24 h尿蛋白定量2.56 g。

效不更方,随访两年余,2016年7月13日复查肌酐78 μmol/L;尿酸356 μmol/L;尿常规:蛋白弱阳,红细胞+;24 h尿蛋白定量0.83 g。

【按】

久病及肾、久病多虚是慢性肾脏纤维化本虚之所系。何教授熟读经典,并不断继承创新,他尊崇《景岳全书》:"盖其病之肇端,则或由思虑,或由郁怒,或以积劳,或以六淫饮食,多起于心、肺、肝、脾四脏,及其甚也,则四脏相移,必归脾肾……"及"五脏之伤,穷必及肾"的理论,认为肾为封藏之本,精血之源,主一身之阴阳,为先天之本,阴阳之根,命门之所,生理上,心肾水火既济,肺肾金水相生,肝肾精血同源,脾肾先后天之本,肾之精、气、阴、阳与他脏之精、气、阴、阳存在着相互资助、相互为用的关系,病理上,一旦外邪、内邪得不到及时的纠正,其他脏腑功能失调,最终导致肾脏气血阴阳的失常,即所谓久病伤肾。又肾在五脏中属水居下,司封藏,主纳气,久病伤肾,肾失固涩,气失摄纳,故临床出现多尿、遗精、短气、水肿等一派虚象,即久病多虚,故慢性肾脏纤维化病位在肾,肾脏气血阴阳失调,因虚而病。

【特色亮点】

本案的特色之处在于患者大量蛋白尿引起慢性肾脏病进展,中医病机特点为脾肾两虚,一是脾虚气陷,精微下陷,引起蛋白尿;二是肾失固摄,脂液下流,故见蛋白尿;根据患者舌脉,考虑瘀血内留;故治疗以健脾益肾,活血化瘀为主,再配伍清热利尿药物改善症状,疗效显著,24 h尿蛋白定量显著下降,患者泡沫尿症状也随之改善。

【共识进展】

蛋白尿持续增多是肾损害的标志之一,也是CKD进展和心血管事件的危险因素,尿蛋白通常被认为是慢性肾脏病的治疗靶点[1-4],同时,蛋白尿的出现往往早于肾小球滤过率的下降,也可用于CKD的早期筛查[5]。临床上常用的24 h尿蛋白定量是尿蛋白定量诊断标准。

人体研究[6]表明蛋白尿是慢性肾脏病进展的独立预测因子。终末期肾病的发生风险和心血管病死率也会随蛋白尿的增加而增加[7-9]。一项研究表明,蛋白尿可通过诱导足细胞损伤和凋亡等导致肾小球硬化;通过直接毒性作用、激活补体和炎性小体、诱导氧化应激、促进凋亡等途径导致肾小管萎缩和间质纤维化[10]。目前国内外学者开始研究尿微量白蛋白/尿肌酐比值(urinary albumin to creatinine ratio,ACR)的价值,研究表明[11],ACR的测定有助于肾损伤的评估,由于尿白蛋白和尿肌酐排出量受相同因素的影响,故其比值相对恒定。本病案即是出现大量蛋白尿,进一步引起慢性肾脏病进展,因此,更好地了解蛋白尿及其在慢性肾脏病进展中的作用,对延缓慢性肾脏病进展及研究慢性肾脏病治疗新靶点至关重要。

参考文献

[1] Montañés BR, Gràcia GS, Pérez SD, et al. Consensus document: recommendations on assessing proteinuria during the diagnosis and follow-up of chronic kidney disease[J]. Nefrologia, 2011, 31(3): 331-345.

[2] Ene-Iordache B, Perico N, Bikbov B, et al. Chronic kidney disease and cardiovascular risk in six regions of the world (ISN-KDDC): a cross-sectional study[J]. Lancet Glob Health, 2016, 4(5): e307-e319.

[3] Currie G, Delles C. Proteinuria and its relation to cardiovascular disease[J]. Int J Nephrol Renovasc Dis, 2013, 7: 13-24.

[4] Turin TC, James M, Ravani P, et al. Proteinuria and rate of change in kidney function in

a community-based population[J]. J Am Soc Nephrol, 2013, 24(10): 1661-1667.

[5] Methven S, MacGregor MS, Traynor JP, et al. Comparison of urinary albumin and urinary total protein as predictors of patient outcomes in CKD[J]. Am J Kidney Dis, 2011, 57(1): 21-28.

[6] Ruggenenti P, Cravedi P, Remuzzi G. Mechanisms and treatment of CKD[J]. J Am Soc Nephrol, 2012, 23(12): 1917-1928.

[7] Usui T, Kanda E, Iseki C, et al. Observation period for changes in proteinuria and risk prediction of end-stage renal disease in general population[J]. Nephrology (Carlton), 2018, 23(9): 821-829

[8] Schmieder RE, Mann JF, Schumacher H, et al. Changes in albuminuria predict mortality and morbidity in patients with vascular disease[J]. J Am Soc Nephrol, 2011, 22(7): 1353-1364.

[9] Scott RP, Quaggin SE. Review series: the cell biology of renal filtration[J]. J Cell Biol, 2015, 209(2): 199-210.

[10] 李艳艳,范耀冰,吴红赤.蛋白尿在慢性肾脏病进展中的新认识[J].临床与病理杂志,2021,41(6):1405-1410.

[11] 陈学东,潘灏.慢性肾脏病随机尿、晨尿微量白蛋白肌酐比值与24 h尿白蛋白的相关性分析[J].医学理论与实践,2021,34(5):732-734,757.

第六节 阳不化气

【患者概况】

薛某,女,51岁,初诊:2018年3月8日至上海中医药大学附属曙光医院就诊。

主诉:血肌酐升高伴反复蛋白尿3年。现病史:2015年患者无明显诱因下出现双下肢水肿检查,查血肌酐212 μmol/L,尿蛋白+++,予中药治疗,定期复查肌酐及尿蛋白。B超肾脏:外形偏小,集合系统未见分离,被膜光滑,实质回声增强。患者7岁时曾患肾炎。6年前出现血压升高,最高达185/110 mmHg,后开始服用科素亚,目前血压稳定控制在140/90 mmHg左右。患者有贫血病史,血红蛋白在100 g/L左右。初诊症见:泡沫尿,下肢水肿,腰酸乏力头晕,无夜尿频,无肉眼血尿,纳食可,怕热,夜寐欠安,二便调。舌淡红,苔薄黄,脉细。血压145/100 mmHg,肌酐251 μmol/L,尿素氮17.6 mmol/L,尿酸468 μmol/L,葡萄糖6.3 mmol/L,肾小球滤过率23 mL/(min·1.73 m^2),24 h尿蛋白定量3.18 g。尿常规:蛋白质++,白细胞见,红细胞2~4个/HP。血红蛋白112 g/L。

西医诊断:1. 慢性肾炎,慢性肾脏病4期;2. 肾性高血压;3. 肾性贫血。中医诊断:水肿,辨证:肾虚夹湿。治以滋阴益肾、健脾化湿。

【诊疗经过】

首诊处方:

党参 30 g	黄芪 30 g	仙灵脾 15 g	菟丝子 15 g	肉苁蓉 15 g
炒牛膝 15 g	山茱萸 15 g	枸杞子 15 g	赤芍 15 g	白芍 15 g
当归 15 g	丹参 30 g	桃仁 12 g	泽兰叶 15 g	陈皮 9 g
佛手 12 g	薏苡根 30 g	蝉蜕 6 g	蚕茧壳 9 g	僵蚕 9 g
鬼箭羽 15 g	防风 12 g	葛根 15 g	炒川续断 15 g	酸枣仁 15 g
制大黄 9 g				

7剂,水煎服,日1剂,早晚分服。

二诊(2018年3月15日):服药7剂后,腰酸乏力较前改善,仍有泡沫尿,双下肢轻度水肿,纳食可,夜寐不安。舌淡红,苔稍黄腻,脉细。复查尿常规:蛋白质+,红细胞6~7个/HP,白细胞未见,隐血+;24 h尿蛋白定量4.41 g。肌酐237 μmol/L,尿素氮13.5 mmol/L,尿酸460 μmol/L,葡萄糖6.8 mmol/L。血红蛋白111 g/L。舌苔稍黄腻,加用清热健脾化湿之品。

二诊处方:初诊方加覆盆子15 g、苍术15 g、猪苓15 g。14剂,清热化湿补肾,继续观察。

三诊(2018年3月29日):服药14剂后,无明显腰酸乏力,泡沫尿仍有,下肢午后会轻度水肿,舌淡红,苔薄,脉细。复查尿常规:蛋白质++,白细胞未见,红细胞4~6个/HP,隐血+。

三诊处方:二诊方加菟丝子15 g、芡实30 g、车前子(包煎)30 g。14剂。增强利水消肿、健脾益肾的功效。

四诊(2018年4月12日):服药14剂后,腰酸乏力、下肢水肿均有明显改善,泡沫尿少量,舌淡红,苔薄,脉细。复查尿常规:蛋白质+,白细胞未见,红细胞未见,隐血阴性。24 h尿蛋白定量1.84 g/24 h,肌酐218 μmol/L,尿素氮16.3 mmol/L,尿酸466 μmol/L,葡萄糖7.8 mmol/L,血红蛋白109 g/L。效不更方。续三诊方14剂。

患者随访2年,随证加减,血肌酐稳定在200 μmol/L左右,24 h尿蛋白定量

1~2 g。

【按】

患者慢性肾脏病合并高血压、高尿酸、贫血,平素体质虚弱,肺、脾、肾、三焦气化不利,可因于实,也可因于虚,但终不外阳气不振或阳气不足而阳不化气所致,阳不化气,推动无力,则湿浊、瘀血乃生。病机是脾肾两虚,兼水湿瘀血阻滞证。药用党参、黄芪、炒牛膝健脾补肾、固摄精血;车前子、猪苓、薏苡根利湿,使湿从小便而出;药用丹参、当归、桃仁凉血活血,散瘀止血;葛根、蝉蜕、防风祛风宣散,药用僵蚕、蚕茧壳等药"钻透剔邪,搜风通络"。

【特色亮点】

本案的特色之处在于以双下肢水肿为主要表现的慢性肾衰竭,且患者合并高血压、高尿酸血症,为整体水液代谢失常所致。肾为先天之本,"五脏之阳非肾阳而不能发",由于肾阳虚损,温煦失司,可见倦怠乏力;肾主水,司开阖,肾气虚,水气不化,湿浊潴留,可见下肢水肿;中医病机主要在于脾肾水液失司,导致瘀血、水湿积聚,病理产物堆积,致水湿下注,双下肢水肿。治疗从虚、瘀、湿出发,健脾补肾、活血化瘀、利湿降浊,三管齐下,使补不至于滞,活血不至于伤正。

【共识进展】

慢性肾衰竭属中医学"水肿""癃闭""关格"等范畴,根据多位医家的认识,将水肿分为肾阳虚衰、瘀血阻滞、风水邪热、气机辨证等不同分型。

肾阳虚衰,膀胱气化不利,浊邪壅塞三焦,而致小便不通、水肿[1]。肾阳不足,可致全身脏腑无以温养充实,气血无以滋生,故出现乏力、畏冷、面色苍白、水肿等症状。一项研究选取明确诊断的脾肾阳虚、湿浊内阻型慢性肾衰竭患者120例作为研究对象,随机分为中药组和对照组各60例[2],中药组采用基础治疗加健脾温肾、祛湿泄浊中药合剂,对照组采用基础治疗。结果发现,中药合剂能有效改善慢性肾衰竭患者临床证候,提高临床疗效,降低肌酐,保护肾功能,与对照组比较,有显著性差异,健脾温肾、祛湿泄浊中药合剂可以保护慢性肾衰竭患者肾功能,提高临床疗效,延缓病程进展。

远方教授基于临床上肾性水肿患者常伴有瘀血阻滞的症状体征提出,肾性水肿的病机主要是瘀血内阻,常将此辨证为痰凝血瘀型[3],而脾肾脏疾病气化失司,水气阻滞,气机郁滞导致血行瘀阻,血行瘀阻又使气机郁滞更重,气化不利造成水肿加重。一项临床研究表明,当归芍药散联合清心莲子汤治疗老年人水肿型肾病综合征,能明显缓解气短懒言、神疲乏力、腰膝酸软等症状,以及降低患者24 h尿蛋白定量,从而减少尿蛋白从肾脏的排泄量,达到缓解病情的目的[4]。当归芍药散具有养血调肝、健脾利湿的功效,清心莲子汤具有益气利水的功效,全方虚实兼顾,扶正祛邪,共奏清心利湿、益气养阴之效。

刘完素的《素问玄机原病式》指出:"湿过极,则反兼风化之。"杨洪涛教授认为,肾风多为本虚标实之证,治疗多从风、湿论治,支勇等以风药具有祛风、行气、活血、通络、引经等功用特性,探究了风药治疗肾性水肿的重要作用及相关机理[5]。孙万森等[6]以越婢汤加减治疗肾络空虚、风热伤阴型肾性水肿患者,疗效显著,且随访1年无复发。张柏林教授善用越婢汤治疗以"水肿、恶风、脉浮"为特征的风水夹热型肾性水肿,常合麻黄连翘赤小豆汤加减以发汗行水,兼清郁热,使肿胀渐消[7]。

李传平教授将肾性水肿在气分、水分、血分视为轻、中、重三种不同程度,认为水肿病机可由此顺序发展变化,同时水分及血分病形成,又可加重气分病[8]。正如《景岳全书》言:"凡治肿者,必先治水,治水者,必先治气。若气不能化,则水必不利"。张法荣教授认为,"治水先治气",通过半夏泻心汤调节周身气机治疗肾性水肿,辅以发汗、通瘀、利尿等治法,对于难治性和慢性水肿疗效甚佳[9]。彭培初教授十分注重水肿气分、水分、血分的相关为病,认为肾性水肿是一个外邪致病、气乱血水,互相影响,恶性循环的过程,在治疗上,气分宜发表,常用麻黄、羌活、独活、姜皮、桑白皮;水分宜淡渗,常用茯苓、苍术、大腹皮、车前草、白茅根;血分宜通络,常用赤芍、川芎、当归、三棱、莪术;临证用药常用桂枝以通行气血水分[10]。

综上所述,肾性水肿病位在肺、脾、肾、三焦、膀胱,关键在肾。肾性水肿病情顽固,病势缠绵,临床上患者多表现为虚实夹杂,寒热错杂,后期常累及各脏,治疗多从调理脏腑功能、平衡阴阳入手,治疗上应注重辨证施治,因人而异,多法联用,综合调治。

参考文献

[1] 方敬,张芬芳,张拴成,等.益脾肾泄湿浊中药合剂对慢性肾衰竭患者的临床疗效研究[J].河北中医药学报,2019,34(2):50-52.

[2] 方敬,马雪莲,闫翠环,等.健脾温肾、祛湿泄浊中药治疗阳虚湿阻型慢性肾衰竭临床疗效

研究[J]. 河北中医药学报,2018,33(4): 17-19.
[3] 康磊,远方. 远方从瘀论治肾性水肿经验[J]. 湖北中医杂志,2016,38(8): 30-31.
[4] 陈岳中. 当归芍药散联合清心莲子汤治疗老年人脾肾气虚兼血瘀水肿型肾病综合征的临床观察[J]. 湖北科技学院学报(医学版),2024,38(1): 48-50.
[5] 高红旗,支勇. 风药治疗肾性水肿探析[J]. 中华中医药杂志,2019,34(8): 3504-3506.
[6] 孙万森,孙曦,王竹. 三种风证肾病经方治疗思路和经验[J]. 中国中西医结合肾病杂志,2017,18(4): 345-346.
[7] 赵蓬,张柏林. 张柏林治疗水肿验案[J]. 山东中医杂志,2016,35(7): 649-650.
[8] 涂元宝. 李传平从六经及气血水理论辨治原发性难治性肾病综合征经验[J]. 中医药临床杂志,2017,29(10): 1609-1611.
[9] 唐国娟,魏月,谢慧敏,等. 张法荣运用半夏泻心汤加味治疗肾性水肿[J]. 亚太传统医药,2017,13(19): 100-101.
[10] 邵命海,周圆,詹恬恬,等. 彭培初教授辨治肾性水肿学术思想[J]. 上海中医药大学学报,2016,30(6): 15.

第七节　上中下三焦同调

【患者概况】

杨某,男,67 岁,初诊:2019 年 1 月 17 日至上海中医药大学附属曙光医院就诊。

主诉:反复小便泡沫多,面目虚浮 1 年余。现病史:患者 2017 年 12 月于上海东方肝胆外科医院就诊。查尿素氮、肌酐升高(具体不详)。尿蛋白+++,24 h 尿蛋白定量 5.5 g,肾穿诊断为膜性肾病Ⅱ期,后一直接受强的松治疗,服用方案陈述不详。患者有高血压病史 10 年余,血压最高达 185/115 mmHg,一直服用科素亚控制血压,血压控制欠佳。初诊症见:患者面目虚浮,神疲乏力,腰背酸痛,小便泡沫,少腹胀,夜尿频,无肉眼血尿,双下肢水肿,纳寐可,大便一日 3 次,质溏薄。舌淡红,苔薄黄,脉细。血压 155/105 mmHg,肌酐 186 μmol/L,尿素氮 10.6 mmol/L,尿酸 438 μmol/L,葡萄糖 5.9 mmol/L,肾小球滤过率 32.9 mL/(min · 1.73 m^2),24 h 尿蛋白定量 3.18 g。尿常规:蛋白质+++,尿系列微量蛋白示非选择性蛋白尿。B 超:双肾形态变小,肾皮质光点增多,实质回声增强,皮髓质分界尚清,提示肾实质性损害。

西医诊断:1. 膜性肾病Ⅱ期,慢性肾脏病 3 期;2. 高血压病。中医辨证:脾肾气虚夹湿,治以健脾益肾、通调三焦。

【诊疗经过】

首诊处方：

党参 30 g	黄芪 30 g	苍术 15 g	白术 15 g	生地黄 15 g
山茱萸 15 g	山药 15 g	枸杞子 15 g	陈皮 9 g	佛手 12 g
知母 15 g	黄柏 15 g	僵蚕 9 g	薏苡根 30 g	蝉蜕 6 g
蚕茧壳 9 g	鬼箭羽 15 g	汉防己 12 g	紫苏叶 15 g	浮萍 15 g
桃仁 12 g	牛膝 15 g	丹参 30 g	炒楂曲各 15 g	

7 剂，水煎服，日 1 剂，早晚分服。

二诊(2019 年 1 月 24 日)：服药 7 剂后，患者头面水肿改善，泡沫尿仍有，时有排尿不适，下肢水肿，小腹胀，腰酸乏力较前好转，纳食可，夜寐安，大便日行 3 次。舌淡红，苔黄腻，脉细滑。血压 145/95 mmHg，复查尿常规：蛋白质＋＋，白细胞＋，红细胞＋，24 h 尿蛋白定量 4.45 g，加用清热健脾化湿、利尿通淋之品。

二诊处方：初诊方去炒楂曲，加蒲公英 15 g、猪苓 15 g、萹蓄 12 g、瞿麦 12 g、丹参 30 g、川连 6 g、木香 6 g。14 剂，继续观察。

三诊(2019 年 2 月 7 日)：服药 14 剂后，排尿不适改善，腰酸乏力，泡沫尿仍有，头面部水肿消退，下肢水肿减轻，大便日 2 次，成形。舌红，苔黄腻，脉细。血压 155/90 mmHg，复查尿常规：蛋白质＋＋，白细胞 6～8 个/HP，红细胞 5～6 个/HP，24 h 尿蛋白定量 1.18 g。肌酐 171 μmol/L，尿素氮 7.7 mmol/L，尿酸 494 μmol/L。

三诊处方：二诊方去萹蓄、瞿麦、紫苏叶、浮萍，加半边莲 15 g、炒川杜仲 15 g。14 剂。

四诊(2019 年 2 月 21 日)：服药 14 剂后，腰酸乏力和双下肢水肿均有明显改善，泡沫尿少量，舌淡苔薄，脉细。血压 140/90 mmHg，复查尿常规：蛋白质＋＋，白细胞未见，红细胞未见，隐血阴性。

四诊处方：三诊方加车前子(包煎)15 g。增利水消肿之功。14 剂。

五诊(2019 年 3 月 7 日)：服药 14 剂后，腰酸乏力缓解，双下肢水肿也有明显改善，泡沫尿少量，食纳可，大便成形，舌淡苔黄腻，脉细。血压 150/95 mmHg，复查尿常规：蛋白质＋＋，白细胞未见，红细胞未见，隐血阴性。24 h 尿蛋白定量 1.39 g。肌酐 162 μmol/L，尿素氮 6.9 mmol/L，尿酸 471 μmol/L。效不更方。四诊方 14 剂。

患者随访 2 年余，随证加减，症情稳定，24 h 尿蛋白定量 0.5～1.0 g，血肌酐

150 μmol/L 左右。

【按】

初诊时患者颜面虚浮，双下肢水肿，按之凹陷，伴乏力、腰酸、尿频，结合舌脉，辨证为脾肾气虚、湿热瘀阻。药选党参、黄芪、白术益气健脾固表，其中黄芪走表兼以利水消肿，配合紫苏叶、浮萍开鬼门，使水气从上焦散去；苍术燥湿健脾，运化中焦；佐以薏苡根利水渗湿，从下焦分消；上中下三焦同调，水湿得祛；燥湿利水的同时以生地黄、山茱萸、山药、枸杞子、牛膝平补肾气、顾护阴液。僵蚕、蝉蜕、蚕茧壳、鬼箭羽、汉防己搜风剔络，善消蛋白尿。全方补益而不滋腻，清利而不伤正。服药后，患者水肿改善，时有排尿不适，酌加蒲公英、猪苓、车前子等加强清利之功。老年患者正气亏乏，尤当重视扶助正气，谨防药物伤正，致感染加重病情。此外，虫类药具有搜剔经络、走而不守的特性，其窜透之性胜于草木，能活血化瘀、祛风解毒、利尿消肿，对病情迁延，蛋白尿久治不消者用之每能获效。同时，湿热作为慢性肾炎的主要病机环节贯穿于疾病发生发展的全过程，在辨证施治的基础上灵活运用清利湿热法疗效可期，其中淡渗利湿法适用于脾肾气虚、水湿浸淫者，配合益气健脾药可使水湿从小便而去；清热利湿法用于气阴两虚、湿热壅盛者，配伍益气养阴药可防清利伤正；祛风胜湿法及清利和络法对尿沫增多，经久不愈者常可获效。

【特色亮点】

水液代谢的调节主要由肺、脾、肾等脏腑功能完成，但与肝脏也是密切相关的。肝主疏泄，能调畅三焦的气机，促进上中下三焦肺、脾、肾三脏调节水液代谢的功能，即通过促进肺之布散水津、脾之运化水湿、肾之蒸化水液，达到调节水液代谢的目的。肾司开阖，为主水之脏。脾主运化水液，为水液代谢之枢纽。肺主行水，为水之上源。肝主疏泄，调畅气机，气行则水行。心主血脉，行血而利水运。心肺同居上焦，上焦之水为清水，清中之清者经肺气宣发，心脉通利而散布到肌肤、皮毛、四肢、百骸，其代谢废物即变为汗液等排出体外；清中之浊等肺气肃降而输达下焦；归肾之水为浊，浊中之清者复经肾气的蒸腾上升至心肺而重新参加代谢，浊中之浊经肾气开阖送至膀胱而排出体外。

【共识进展】

膜性肾病是成人肾病综合征（nephrotic syndrome, NS）的主要病因之一，约75%的膜性肾病病因不明，称为特发性膜性肾病，但目前更多的将其称为原发性膜性肾病

(primary membranous nephropathy,PMN)。其余与自身免疫性疾病、感染、药物、恶性肿瘤等相关的膜性肾病,称为继发性膜性肾病。然而在 PMN 患者中,约三分之一的患者 NS 可自发缓解,在那些持续性 NS 的患者中,大约 50% 的患者在 10 年内会发展成终末期肾功能衰竭[1]。

一项研究以"益气活血化湿方案"为主治疗的膜性肾病 170 例[2],其中单纯采用益气活血化湿中药治疗的 70 例(列为中药组),益气活血化湿方案联合免疫抑制剂治疗的 100 例(列为中西医结合组),结果发现:治疗 1 年、2 年及 4 年以上的总有效率分别为 90.20%、91.43% 和 92.86%,4 年以上的完全缓解率为 71.43%。进一步分析发现中药组能显著减少尿蛋白排泄量及升高血浆白蛋白水平,其作用与中西医结合组差异无统计学意义。对 170 例膜性肾病中的 128 例肾病综合征进行分析,中药组总有效率为 85.71%,中西医结合组为 82.28%,两组相比差异无统计学意义,由此可见,益气活血化湿方案具有疗效确切而稳定、复发率低等显著优势。

《特发性膜性肾病中医临床实践指南(2021)》[3]提到,对于低危特发性膜性肾病(idiopathic membranous nephropathy,IMN)患者,单用中药 3~12 个月,可获得较好的完全缓解率和总体缓解率;同时中医药联合西医方案治疗中高危 IMN 患者,可进一步提高疗效、改善肾功能恶化,降低免疫抑制剂及激素等药物的不良作用。因此,以中药为主或中西药结合手段治疗膜性肾病在临床上得到广泛应用。膜性肾病的病机复杂,各医家和学者在大量临床诊疗中形成各自特色鲜明的治法方药,但总体上不外乎本虚和标实 2 个方面,本病案患者为膜性肾病Ⅱ期,辨证为脾虚夹湿、脾肾两虚,故治以健脾益肾、健脾化湿。治疗上只有准确辨证,灵活运用扶正、祛邪两法[4],达到邪去则正安,以使中医药发挥最佳的治疗效果。

参考文献

[1] 童孟立.原发性膜性肾病的诊治进展[J].浙江医学,2021,43(4):352-357.

[2] 王琳,陈以平,邓跃毅,等.益气活血化湿方案为主治疗膜性肾病临床分析[J].中国中西医结合肾病杂志,2006(8):393-396.

[3] 杨丽虹,苏佩玲,包崑.特发性膜性肾病中医临床实践指南(2021)[J].中国全科医学,2023,26(6):647-659,645.

[4] 郑志森,许正锦.中医药治疗膜性肾病的研究进展[J].光明中医,2023,38(22):4496-4499.

第八节 因虚致实

【患者概况】

刘某,女,36岁。初诊:2018年8月13日至上海中医药大学附属曙光医院就诊。

主诉:反复泡沫尿伴水肿1年。

现病史:患者素体单薄,加之工作劳累,一年前无明显诱因下出现泡沫尿,无尿频、尿急、尿痛,有下肢水肿,无腰酸不适,起初未重视,当年体检时发现血压升高,当时血压:180/120 mmHg,遂至上海交通大学医学院附属瑞金医院就诊,检查发现24 h尿蛋白为9 g。行肾穿刺活检,病理提示:局灶节段性肾小球硬化。遂予以激素、纠正钙磷代谢紊乱、护胃等治疗。经治疗,患者尿蛋白较前减少,由于激素不良反应,遂来我院就诊。血压升高以来规律服用替米沙坦片,血压控制尚可。患者目前双下肢水肿,泡沫尿,无明显腰酸不适,无尿频、尿急、尿痛,二便可,舌红苔薄白稍腻,脉沉细。24 h尿蛋白为6.5 g,血肌酐232 μmol/L,尿素氮9.1 mmol/L,尿酸、肝功能、电解质、血常规都正常。B超:双肾形态大小正常,轮廓欠清,肾皮质光点增多,实质性回声强。

西医诊断:1. 局灶节段硬化性肾小球肾炎,慢性肾脏病4期;2. 高血压病。中医辨证:脾肾亏虚证,治以补益脾肾。

【诊疗经过】

首诊处方:

党参30 g	黄芪30 g	炒白术15 g	茯苓15 g	熟地黄15 g
山茱萸15 g	山药15 g	枸杞子15 g	女贞子15 g	旱莲草30 g
芡实30 g	覆盆子15 g	知母12 g	黄柏12 g	车前子30 g
泽兰15 g	藿香梗15 g	紫苏梗15 g	防风12 g	蒲公英30 g

7剂,水煎服,日1剂,早晚分服。

二诊(2018年8月20日):服药7剂后,患者目前无特殊不适,双下肢水肿明显消退,泡沫尿少量。舌淡红苔薄白,脉沉,血压140/90 mmHg,24 h尿蛋白4.5 g。二诊处方:初诊方去紫苏梗、藿香梗、女贞子、旱莲草,加丹参30 g、桃仁12 g。14剂。加强活血化瘀,继续观察。

三诊(2018年9月3日)：服药14剂后，患者夜寐不安，偶有怕冷感觉，舌淡苔薄白，脉沉。血压130/90 mmHg，24 h尿蛋白1.36 g，血肌酐173 μmol/L，尿素氮7.6 mmol/L。

三诊处方：

党参30 g	黄芪30 g	知母12 g	黄柏12 g	山茱萸15 g
茯苓15 g	枸杞子15 g	熟地黄15 g	山药15 g	炒白术15 g
防风12 g	蝉蜕6 g	蚕茧壳9 g	薏苡根20 g	僵蚕12 g
陈皮9 g	佛手12 g	川牛膝15 g	丹参30 g	酸枣仁15 g
夜交藤15 g	续断15 g	杜仲15 g		

14剂，增强消肿利水温阳安神的功效。继续观察。

四诊(2018年9月17日)：患者目前夜寐安，无其他特殊不适，舌淡苔薄白，脉沉。24 h尿蛋白1.0 g，血肌酐162 μmol/L，尿素氮7.3 mmol/L。

四诊处方：予以三诊方去酸枣仁、夜交藤继续服药。14剂。

患者随访半年，随证加减，病情稳定。

【按】

患者禀赋薄弱、烦劳过度、饮食不节、大病久病、误治失治等，或是因虚致病，因病成劳，或因病致虚，久虚不复成劳，而其病性，主要为气、血、阴、阳的虚损。《理虚元鉴·虚症有六因》所说的"有先天之因，有后天之因，有痘疹及病后之因，有外感之因，有境遇之因，有医药之因"，对引起虚劳的原因作了比较全面的归纳。病损部位主要在五脏，尤以脾肾两脏更为重要。党参补脾肺、生气血，黄芪健脾益气，但黄芪偏于补阳，而党参偏于养阴和中，一阴一阳，相须为用，有助于补气升阳；熟地黄入肝肾，补血养阴、填精益髓；知母入肺、胃、肾经，清热泻火、生津润燥。

【特色亮点】

本案病情特点在于以泡沫尿和双下肢水肿为主要表现的慢性肾脏病，中医病机以脾阳虚和肾阳虚为主，脾肾分别为"先后天之本"，易亏虚，但一味补阳容易使阳气太盛，故加以益气滋阴药物，阴中求阳，使得阴阳双补，阴阳平和。

【共识进展】

现代医学对局灶节段硬化性肾小球肾炎发病机制阐述不明,多认为足细胞凋亡、融合、脱落等损伤是其发生发展的中心环节及始动因素,尿蛋白在其中起到了关键作用[1,2]。临床上多采用糖皮质激素及免疫抑制剂等非特异性治疗,一方面,大剂量、长疗程的免疫抑制治疗可能会带来严重的感染、骨质疏松、胃肠道出血等不良反应,另一方面,局灶节段硬化性肾小球肾炎作为难治性肾病的病理分型,多表现为激素依赖或激素抵抗,导致肾小球硬化或肾小管间质纤维化,患者在5~10年内进展为终末期肾病(end-stage renal disease, ESRD)[3],患者对激素的治疗反应也可作为预测疾病预后的独立因素[4]。

目前,临床上应用激素、免疫抑制剂联合中药的中西医结合治疗局灶节段硬化性肾小球肾炎能最大限度降低不良反应,增强治疗效果,在防止疾病的复发方面取得了一定的疗效,对于激素依赖、激素抵抗及激素、免疫抑制剂无效患者,中医辨证论治可起到延缓病情进展的作用。本病案通过中医中药辨证施治,极大地改善了患者症状,延缓了肾衰竭进程。

参考文献

[1] 金玉镜.足细胞与局灶节段硬化性肾小球肾炎的研究进展[J].医学综述,2014,20(5):787-789.

[2] 刘文佳,曹灵.足细胞转分化及其与肾小球疾病的关系研究进展[J].山东医药,2014(44):95-97.

[3] 尚懿纯,曹式丽,窦一田,等.局灶节段性肾小球硬化足细胞损伤生物标志物的研究进展[J].安徽医科大学学报,2017,52(1):151-154.

[4] 冯双燕,李统宇,黄国东.原发性局灶节段性肾小球硬化治疗研究进展[J].实用中医药杂志,2017,33(2):220-222.

第九节 "截源"与"治本"

【患者概况】

周某,女,65岁,2019年1月12日初诊。

主诉:发现泡沫尿3年伴血肌酐升高4月余。现病史:患者3年前无明显诱因发现尿中泡沫增多,遂至当地医院就诊,查尿常规:尿蛋白+++,隐血:-,24 h尿蛋白定量:2.12 g,当地医院给予黄葵胶囊、保肾康等中成药治疗,患者泡沫尿情况好转,期间断断续续服药。4月前患者因腰酸乏力加重,查尿常规:尿蛋白:+++,隐血-,24 h尿蛋白定量3.23 g,血肌酐143 μmol/L,尿素氮6.7 mmol/L,肾小球滤过率53.5 mL/(min·1.73 m²),血白蛋白40.0 g/L,血尿酸:345 μmol/L,血红蛋白139 g/L,血压:136/80 mmHg,肝功能指标正常;肾活检提示系膜增生性病变伴局灶节段性肾小球硬化,给予降尿素氮、降蛋白,改善肾功能效果不佳,当地医院建议免疫抑制剂治疗,患者拒绝遂来我院就诊。刻下:腰酸乏力,双下肢水肿,纳可,大便调,夜尿1次,舌质淡暗,舌苔腻,脉沉细。查尿常规:尿蛋白:+++,隐血-,24 h尿蛋白定量3.34 g,血肌酐144 μmol/L,尿素氮6.5 mmol/L,肾小球滤过率54.1 mL/(min·1.73 m²),血白蛋白41.0 g/L,血尿酸:350 μmol/L。

西医诊断:系膜增生性病变伴局灶节段性肾小球硬化　慢性肾脏病3期;中医诊断:慢性肾衰,证属脾肾亏虚,水湿内蕴,肾络瘀阻,治以健脾益肾,利水祛湿,祛瘀化浊。

【诊疗经过】

初诊处方:
党参30 g	黄芪30 g	赤芍15 g	白芍15 g	当归15 g
制大黄9 g	怀牛膝15 g	桃仁12 g	丹参30 g	车前子30 g(包煎)
黄连6 g	王不留行15 g	炒白芥子15 g	冬葵子15 g	杜仲15 g
续断15 g	炒白术15 g	防风12 g	菟丝子15 g	仙灵脾15 g

14剂,水煎服,日1剂,早晚分服。嘱避免劳累及外感,忌海鲜、油腻、辛辣刺激等食物。

二诊(2019年1月26日):患者双下肢水肿减轻,腰酸乏力好转,稍有咳嗽咳痰,舌苔黄腻,脉滑,复查尿常规示:尿蛋白+++,尿潜血-,24 h尿蛋白定量3.04 g,初诊方去杜仲、续断、菟丝子、仙灵脾,加蝉蜕6 g、蚕茧壳9 g、薏苡根30 g、牛蒡子12 g、玄参15 g、金银花12 g、连翘12 g,14剂,水煎服,日1剂,早晚分服。

三诊(2019年2月9日):患者咳嗽咳痰好转,双下肢水肿较前明显减轻,腰酸乏力明显好转,纳食可,大便调,舌淡红苔薄腻,脉沉,复查尿常规:尿蛋白++,隐血-,24 h尿蛋白定量2.14 g,血肌酐130 μmol/L,尿素氮7.8 mmol/L,肾小球滤过率58.4 mL/(min·1.73 m²),血白蛋白38.0 g/L,血尿酸330 μmol/L,二诊方去牛蒡子、玄参、金银花、连翘,加桑叶 15 g,桑白皮 15 g,黄芩 15 g,14 剂,水煎服,日 1 剂,早晚分服。

四诊(2019 年 2 月 23 日):患者水肿较前显著缓解,腰酸乏力好转,舌淡红苔薄,脉细弱。复查 24 h 尿蛋白定量 1.05 g,血肌酐 116 μmol/L,尿素氮 4.5 mmol/L,肾小球滤过率 68.9 mL/(min·1.73 m²),血白蛋白 41.0 g/L,血尿酸 335 μmol/L,三诊方去桑叶、桑白皮,加潼蒺藜 15 g,白蒺藜 15 g,14 剂,水煎服,日 1 剂,早晚分服。

其后患者规律就诊,以第 4 次就诊方药随证加减,2019 年 5 月 8 日复查尿常规:尿蛋白(+)、24 h 尿蛋白定量 1.03 g/24 h,血肌酐 112 μmol/L,尿素氮 5.4 mmol/L,肾小球滤过率 68.2 mL/(min·1.73 m²),血白蛋白 44.0 g/L,血尿酸 315 μmol/L,血红蛋白 143 g/L。患者病情平稳,仅劳累后偶有腰酸乏力,无其他不适症状。嘱其避免劳累及外感,忌海鲜、油腻、辛辣刺激等食物。

【按】

本案患者腰酸乏力,双下肢水肿,结合舌脉证象,以脾肾亏虚为本,水湿内蕴、肾络瘀阻为标。因先天禀赋不足,或饮食劳倦、情志内伤等因素,损伤脾肾之气,造成脾肾气虚,不能固摄气血、水谷精微,水谷精微失于固摄,精微物质外泄,出现尿浊之证;随着疾病进展,出现湿热、血瘀之象,这些病理因素反过来作用于机体,加重疾病进展,使之缠绵不愈,肾病日久,久病入络,络脉瘀阻,痹阻不通,影响肾之气化、封藏之职;肾之气化不利,水液代谢失司,发为水肿,封藏失职,精微不固,精微物质随之外泄,可见蛋白尿。故以健脾益肾、利水祛湿、祛瘀化浊为治疗大法,方中党参、黄芪健脾为主,补后天之本;杜仲、续断、菟丝子、仙灵脾补肾为主,补先天之本;黄芪、白术健中焦脾胃,使水湿得化,车前子、王不留行、炒白芥子、冬葵子利水渗湿,使水湿之邪从小便而去;黄芪、炒白术、防风乃玉屏风散,固表御邪;赤芍、白芍配伍,赤芍活血、白芍酸甘化阴,当归行血活血,桃仁、丹参活血化瘀,黄连燥湿清热,制大黄逐瘀化浊,使邪气走大便而去,怀牛膝有补益肝肾之效,又可引药下行。诸药协同,健脾益肾,利水祛湿,祛瘀化浊。二诊患者水肿缓解,腰酸好转,患者不慎外感出现咳嗽咳痰之症,故去杜仲、续断、菟丝子、仙灵脾,加牛蒡子、玄参、金银花、连翘疏风解热化痰之品,患者 24 h 尿蛋白没有明显降低,加蝉蜕、蚕茧壳、薏苡仁根祛风固摄之品。三诊患者腰酸乏力好转、水肿较前明显减轻,咳痰咳痰等外感症状好转,蛋白尿明显降低,去牛蒡子、玄参、金银花、连翘,仍有热象加桑叶、桑白皮、黄芩清热之品,四诊水肿较前显著缓解,腰酸乏力好转,蛋白尿明显降低,肌酐降低,去桑叶、桑白皮,加潼蒺藜、白蒺藜养肝补肾之品,巩固疗效。后患者规律就诊,守方加减,效果良好。

【特色亮点】

何教授在临床中了解到慢性肾炎的患者,大多数起病之前都有外感病史,慢性肾炎的发生往往与外感病的发生密切相关。并且在慢性肾炎的各项指标得到控制的情况下,再次得外感病(再次发生的外感病与初起的外感病可以不是同一种证型),不仅会使疾病复发,还会使原先得到控制的症状加重。不难理解,当身体健康时,可以因为外感病而使肾脏损伤,那么当身体已经得病,人体正气尚不如未病之时,再次发生外感病,疾病必然会复发或加重。何教授认为因外感病而得慢性肾炎的患者,此种患者的外感病是疾病的"源",所以在治疗慢性肾炎时,需要先"截源"再"治本"。在"源"控制住的情况下,才能开始"治本",并且要预防"源病"再次发生。再次发生的外感病,虽定义为"标证",但因其为起病之时的"源证",故而又不同于其他"标证",需要及时控制,否则疾病会更加严重。外感病易伤及肺卫,导致水精散布功能障碍,卫气不足。在外感病时,需要先治其"源",宣散外邪,待外邪解除后,才能按常规方法治疗慢性肾炎。

【共识进展】

临床研究发现[1],肾衰竭患者病情往往呈现渐进性发展趋势,且体液免疫和细菌免疫功能损害也逐渐加重,发生感染的危险性远高于普通人群。下呼吸道细菌感染是临床常见感染病,若长时间合并下呼吸道细菌感染会加重患者病情,甚至导致死亡[2]。目前对于终末期慢性肾脏病患者而言,维持性血液透析是其主要治疗方案之一[3],但该类患者本身已经由于肾功能不全导致代谢紊乱,因此常常出现毒素蓄积引起的多个器官及免疫功能的降低,而长期透析会增加机体营养不良风险,因此慢性肾衰竭维持性血液透析患者发生感染的风险较大,而感染的发生又进一步加重机体负担,使肾功能恶化加重[4]。有研究发现,感染会使维持性血液透析患者的死亡率增加40.0%[5]。慢性肾衰竭维持性血液透析患者,高龄、营养状况差、WBC降低等可增加感染的风险[6],本病案患者在肾病治疗过程中,出现外感,导致病情反复。因此早期预测维持性血液透析患者感染风险,以便提前给予相应的干预措施,对解决临床困扰有重要意义。

参考文献

[1] Vos LM, Bruyndonckx R, Zuithoff NPA, et al. Lower respiratory tract infection in the community: associations between viral aetiology and illness course[J]. Clin Microbiol Infect, 2021, 27(1): 96-104.

[2] 李帅,李萌萌.慢性肾衰竭并院内下呼吸道细菌感染的风险预测列线图模型构建研究[J].中国医学工程,2023,31(8):32-37.

[3] 翟继卫,张靖华,梁冰,等.终末期肾脏病血液透析患者感染性发热的危险因素及血清降钙素原的检测价值[J].热带医学杂志,2022,22(1):86-90.

[4] 夏洪,叶莹.老年慢性肾衰竭患者半永久导管相关感染的临床特征及危险因素[J].中国老年学杂志,2017,37(17):4367-4369.

[5] 张慧松,陈旭坤,毛欢欢,等.慢性肾衰竭患者合并急性肾损伤感染的临床危险因素分析[J].中华医院感染学杂志,2016,26(10):2305-2307.

[6] 张世杰,李松强,刘素红.慢性肾衰竭维持性血液透析患者医院感染风险的早期预测价值[J].热带医学杂志,2023,23(11):1597-1600.

第十节 久 病 入 络

【患者概况】

管某,女,41岁,初诊日期:2015年11月13日。

主诉:发现蛋白尿2年9月余,肾功能下降1年半。现病史:患者2013年12月因肺脓肿入住复旦大学附属华山医院时查尿常规:尿蛋白++,当时肌酐83 μmol/L;未予以重视。1年前体检尿常规:蛋白+++,肾功能:正常(报告未见),后门诊随访,反复泡沫尿,未予以重视。2015年2月因肺右下叶支气管源性囊肿于上海市肺科医院住院时查肾功能:肌酐98 μmol/L;尿酸346 μmol/L;尿素氮7.2 mmol/L。出院后门诊随访,2015年5月5日复旦大学附属中山医院查肾功能:肌酐105 μmol/L;尿酸449 μmol/L;尿素氮9.4 mmol/L;24 h尿蛋白定量3.94 g,服用缬沙坦、贝前列素钠片、肾炎康复片治疗,随访肾功能持续减退,尿常规:蛋白在++~+++波动,24 h尿蛋白定量在2.62~3.89 g波动。2015年11月11日复查肾功能:肌酐129 μmol/L;尿酸461 μmol/L;尿素氮5.9 mmol/L。2015年11月13日至上海中医药大学附属曙光医院就诊。初诊症见:腰酸乏力,泡沫尿,无肉眼血尿,双下肢无水肿,皮肤易干起屑,胃纳可,夜寐安,夜尿1次,大便调。舌暗苔薄,脉弦。

西医诊断:慢性肾炎,慢性肾脏病3期。中医辨证为脾肾两虚、瘀血内留。治以健脾益肾、活血化瘀。

【诊疗经过】

首诊处方:

| 党参30 g | 生黄芪30 g | 当归15 g | 赤芍15 g | 桃仁12 g |

丹参 30 g	白芍 15 g	制大黄 9 g	蝉蜕 6 g	蚕茧壳 9 g
僵蚕 6 g	薏苡根 30 g	车前子(包)15 g	覆盆子 15 g	芡实 30 g
川黄连 3 g	仙灵脾 15 g	杜仲 15 g	川续断 15 g	桑椹 15 g
菟丝子 15 g	川牛膝 15 g	陈皮 9 g		

14 剂,水煎服,日 1 剂,早晚分服。

二诊：服药 14 剂,腰酸、泡沫尿较前好转,续用前方,随证加减。

随访 2 个月,2016 年 1 月 11 日复查肾功：肌酐 111 μmol/L,尿素氮 4.4 mmol/L;24 h 尿蛋白定量 1.86 g。

随访 10 个月,2016 年 8 月 29 日我院复查肾功能：肌酐 105 μmol/L;尿酸 543 μmol/L;尿素氮 6.3 mmol/L;肾小球滤过率 55.95 mL/(min·1.73 m^2)。24 h 尿蛋白定量 0.59 g。

【按】

患者病程日久,肾功能受累并进展,肌肤甲错,舌质暗,瘀血征象已显,方用何教授治疗慢性肾衰的肾病 2 号方,加用桃仁、丹参加强活血,蝉蜕、蚕茧壳、僵蚕、薏苡根、车前子祛风利湿,覆盆子、芡实、仙灵脾、杜仲、川续断、桑椹、菟丝子、川牛膝补益肝肾,初诊即见疗效,初诊方加减随访 10 个月症情逐步改善,生化指标稳定好转。

【特色亮点】

何教授治疗慢性肾衰竭多是在专病专方的基础上辨证论治,治疗慢性肾衰竭时以肾病 2 号方为基础,加以理气、活血、祛风、利湿等药物。2 号方含有党参、黄芪、当归、制大黄、赤芍、白芍等。党参补脾肺,生气血;黄芪健脾益气,益卫固表,升阳举陷,利尿消肿;当归为血中之气药,"治一切风,一切血,补一切劳,破恶血,养新血,及主癥癖",养血活血,润肠通便。赤芍入肝经,清热凉血,"除血痹,破坚结"。白芍入肝脾经,养血敛阴,柔肝止痛。大黄泻下攻积,凉血解毒,逐瘀通经,清热泻火。叶天士有谓"初病在经,久病入络,以经主气,络主血",慢性肾衰竭是本虚标实的慢性病,病程长,迁延不愈,气滞血瘀,络脉阻塞是病机特点。现代医学虽然对于慢性肾衰竭的机制尚未达成共识,但是对于肾纤维化参与整个慢性肾脏病的过程已达成共识,认为纤维化贯穿于整个慢性肾衰竭的病程。肾病 2 号方仅有几味药,但全方以益气活血为主,在扶正的基础上辅以活血,紧扣慢性肾衰竭的病机。

【共识进展】

张仲景在《黄帝内经》经络概念基础上,重视"络脉"在内伤杂病中的作用,其在《金匮要略·脏腑经络先后病脉证》中曰"一者,经络受邪,入脏腑……二者,四肢九窍,血脉相传,壅塞不通"明确论述了疾病发生与络脉的关系,并创立了虫类药物以搜剔通络为主的治疗大法,以大黄䗪虫丸、抵当汤为代表方。

对于络脉与肾络的关系,戴恩来教授[1]认为肾络类似肾脏的毛细血管,肾小球就是一个血管球,其结构与血流曲折反复的生理特点,与络脉的气血运行十分相似。《素问·调经论篇》曰:"孙络水溢则经有留血",由此可见慢性肾脏病的基础病变主要归于孙络,孙络作为络脉的最小分支,随着血流量减少,一旦邪气侵入极易致孙络痹阻,加之机体产生的各种病理产物相互聚集,极易造成肾络闭塞不通[2]。因此形成了肾络易成瘀滞,易进难出,易积成形的病理特点。

肾纤维化是慢性肾脏病的病理结局,该病后期病情迁延不愈,病情反复,正气亏虚;在疾病进展过程中,因细胞外基质沉积、血液高凝状态、免疫复合物堆积,以及各种炎症因子的作用下,部分肾小球硬化及肾间质纤维化,导致残存肾单位进一步减少;根据肾络易进难出,易积成形,易成瘀滞的病理特点,本病发展至后期主要以肾络虚损为本,瘀血阻络为标,日久虚瘀互结,气血皆塞,进一步加重肾络瘀滞,这符合络病由浅到深、由气到血、由功能到器质性的演变规律。本病案注重补益脾肾、活血化瘀,可改善肾纤维化,逐瘀通经,标本同治。

参考文献

[1] 戴恩来.固护肾气在防治慢性肾脏病中的意义[J].中国中西医结合肾病杂志,2012,13(2):95-98.

[2] 李建民,陆红梅,夏松辰.慢性肾衰竭中医辨识思路与对策[J].中国中西医结合肾病杂志,2017,18(5):377-378.

第二章 IgA 肾病诊治经验

第一节 概 述

IgA 肾病是最常见的一种原发性肾小球疾病,是以肾小球系膜区 IgA 沉淀为特征的免疫复合物肾小球肾炎,是世界范围内最常见的原发性肾小球肾炎,也是我国慢性肾脏病的主要类型,在中国占原发性肾小球肾炎的 40%～47.2%,我国的男女患者比例为 3∶1,而 16～35 岁的患者约占总数的 80%。5 年肾脏存活率为 85.1%,10 年为 77.1%。IgA 肾病的免疫荧光病理表现多为肾小球系膜区颗粒状 IgA 沉积,常伴 C3 沉积,有 20%～40%的患者最终会发展为终末期肾病。它可以归属于自身免疫缺陷性肾病,发病有家族聚集的现象。是现代医学所讲的因为受到先天基因的影响和后天疾病的诱发,造成免疫系统异常反应引发的肾脏疾病。IgA 肾病临床表现几乎包括了所有原发性肾小球肾炎的症状,如肉眼血尿、镜下血尿、无症状性蛋白尿、肾病综合征及高血压等。

关于 IgA 肾病引起的肾衰竭,中医古代文献中没有这一名称的明确记载,从其病程经过及临床表现特点来看,中医学将肾衰竭归属于"水肿""虚劳""肾风""溺毒""呕吐""关格""腰痛""癃闭"等范畴。《医学入门·水肿》提出疮毒致水肿的病因学说。《景岳全书·肿胀》:"凡外感毒风,邪留肌肤,则亦能忽然水肿。"《景岳全书·水肿》:"大人小儿素无脾虚泄泻等证,而忽尔通身水肿,或小水不利者,多以饮食失节,或湿热所致。"水肿一证,是全身气化功能障碍的一种表现,若是人体气化功能正常,水肿可自行消退。

何教授认为本病的基本病机为脾肾久虚,血运无力所致的脉络瘀滞、湿热内蕴使病情缠绵难愈,用四个字总结就是本虚标实。对于此类疾病的治疗,以补益脾肾治法为本,疾病早期常以补益脾肾结合活血化瘀为主,疾病后期常以补益脾肾结合化浊解毒为主。何教授治肾病的代表方有:抗纤灵方、抗纤灵二号方、健脾清化方、四蚕汤等。在这些基本方的基础上,根据患者的年龄、性别、病程、合并症及体质的不同特点,进行辨证配伍。按病程长短、病位深浅、归纳为肺脾肾三型。初期脾肺气虚、风热犯肺;中期脾虚湿热、气阴两虚;晚期肝肾阴虚、脾肾阳虚、血瘀肾络。

初期脾肺气虚、风热犯肺。治拟清热利咽,凉血止血,补益脾肺。方用:金银花12 g、荆芥9 g、防风9 g、黄芩15 g、桔梗9 g、蒲公英15 g、车前子30 g、白茅根15 g、白花蛇舌草15 g等。荆芥、防风辛凉解表;黄芩苦寒泻热解毒;桔梗、蒲公英清利咽喉;车前子、白茅根利水祛湿、凉血止血;白花蛇舌草苦甘寒清热凉血止血。若面目水肿,尿蛋白多用蝉蜕6 g、蚕茧壳9 g、僵蚕12 g、鬼箭羽15 g、防己12 g祛风利水,益气温阳;若见血尿明显并伴有尿频、尿急、尿痛者加黄柏15 g、萹蓄12 g、瞿麦12 g清利下焦湿热;若患者血尿不明显,尿检隐血阳性也可用小蓟30 g、茜草15 g、生蒲黄(包煎)15 g收涩止血。现代研究证明,黄芩、金银花均具有较广的抗菌谱,对于流感病毒也有抑制作用,并且具有抗炎和抗变态反应的作用。白茅根和车前子有利尿、抗菌和止血的作用。白花蛇舌草能促进辐射损伤小鼠脾细胞分泌IL-2,促进细胞免疫功能的恢复。

中期脾虚湿热、气阴两虚,治拟健脾益气、养阴清热。方用:黄芪30 g、党参15 g、炒白术15 g、茯苓15 g、山药15 g、山茱萸15 g、枸杞子15 g、陈皮9 g、佛手12 g、薏苡根30 g、泽兰15 g、芡实30 g、车前子30 g等。黄芪甘温,健脾益气固表、利水消肿;党参、炒白术、陈皮、佛手、薏苡根健脾益气、化湿消肿。水肿是IgA肾病的常见症状,水肿"其制在脾",补益脾气可绝其生湿之源。茯苓、车前子健脾渗湿,增强利水消肿的功效。山药、枸杞、山茱萸补益气阴。若水肿伴小便泡沫量多者用蝉蜕6 g、蚕茧壳9 g、鬼箭羽15 g、防己12 g祛风利水,益气温阳;中焦湿热重者还可以用苍术15 g、蒲公英15 g、马齿苋15 g、凤尾草15 g、泽兰15 g;血尿明显者加小蓟30 g、白茅根15 g;下焦湿热重者加黄柏15 g、瞿麦12 g、萹蓄12 g;若湿热不甚,脾气亏虚为主者可加芡实30 g、覆盆子15 g固涩。现代研究认为黄芪具有增强机体免疫功能、抗衰老、促进蛋白合成,抗炎和激素样作用。诸药合用,益气健脾,清利消肿。

晚期肝肾阴虚、脾肾阳虚、血瘀肾络,病情常虚实夹杂,治拟补益肝肾、温补脾肾、活血通络。方用:黄芪30 g、党参30 g、山茱萸15 g、枸杞子15 g、茯苓15 g、生地黄15 g、知母12 g、黄柏12 g、赤芍15 g、白芍15 g、制大黄9 g、牛膝15 g、丹参30 g、桃仁12 g、红花9 g、肉苁蓉30 g、菟丝子15 g、薏苡根30 g、蝉蜕6 g、蚕茧壳9 g、僵蚕9 g、鬼箭羽15 g、汉防己12 g、炒川续断15 g、炒杜仲15 g等。方中黄芪甘温,益气升阳、利水消肿;山茱萸、枸杞子、生地黄补益肝肾,补肾滋阴;与黄芪相配,益气养阴,气阴双补。茯苓健脾利水,防止养阴之品滋腻碍胃。牛膝、炒杜仲、炒川续断补益肾气、活血通络;知母、黄柏清热利湿;丹参、桃仁、红花、赤芍活血补血,化瘀通络;肉苁蓉、菟丝子补肾益精,阳中求阴；晚期患者，病程较长，肾脏病理损害严重，多见肾小球硬化和肾间质纤维化情况，属于中医学瘀血的范畴，可酌情增加活血化瘀、破血通络的药物。

IgA肾病临床治疗须注意以下几点：① 消除诱发因素：IgA肾病的诱发因素很多，如上呼吸道感染、消化道感染、疲劳过度等，均可使患者免疫功能下降而发病。现代医学主张抗感染治疗，摘除反复发炎的扁桃体及无麸质饮食，减少抗原经黏膜进入体内，以减轻或控制IgA肾病的发作。中医认为引起IgA肾病反复发作的因素有外感、湿热、饮食劳倦、情志等这些因素，影响了脏腑正常生理功能而发病。治疗以祛邪为主或扶正祛邪兼顾，以消除诱因，稳定病情。② 防止病情恶化：IgA肾病不是一个急性疾病，半数以上患者日久进展到慢性肾衰竭。起病年龄大、持续大量蛋白尿、中度高血压及持续镜下血尿伴蛋白者，多预后不佳。中医辨证对年证体弱，肾气渐衰者；对脾肾亏虚，固摄无力，精微外泄者；对阴虚阳亢，正气渐伤，阴阳俱损者，要对证治疗，采用益气扶正，健脾益肾，平肝潜阳，调补气血阴阳的治法。治病求本，对证治疗，才能阻止病情恶化，延缓肾衰竭过程或逆转病机，保护肾脏。③ 辨证严谨，用药灵活：IgA肾病以反复发作的肉眼血尿为特征，止血为常用之法，但临床上不能一味见血止血，要根据临床辨证恰当选用止血之药，善用凉血、活血、化瘀、温阳等止血之法。如阴虚内热型血尿，单纯滋阴清热止血效果不佳时，必须以滋阴清热、化瘀止血为法，养中有清，止中有化，使肾阴复而络脉宁，瘀热去而尿血止。④ 活血化瘀是治疗的重要途径：IgA肾病病理变化常有系膜增生，或兼有局灶性节段性肾小球硬化，临床多见血瘀征象。中医认为，肾病血尿日久脏腑功能失调，气机郁滞，血脉运行不畅，易形成瘀滞，故临床治疗时应兼顾"久漏宜通"的原则，用活血化瘀之品，使瘀化血行，血气调和，其血自止；或寓攻于补，扶正化瘀。即治血尿毋忘化瘀利小便，补气、滋阴中当以祛瘀活血止血为大法。在辨证治疗IgA肾病时要重视活血化瘀药的应用。

第二节　滋阴益肾与健脾化湿同用

【患者概况】

薛女士，73岁，初诊：2018年3月8日至上海中医药大学附属曙光医院就诊。

主诉：反复泡沫尿伴下肢水肿24年。现病史：1995年患者无明显诱因下出现双下肢水肿，尿中有泡沫，自觉神疲乏力，外院肾穿刺活检示IgA肾病，具体分型不详，患者拒绝激素及免疫抑制剂治疗，间断服用中成药，检查肌酐在100～150 μmol/L范围波动,尿蛋白＋～＋＋＋。B超示双肾实质回声增高,集合系统未见分离,被膜光滑;外形略小。初诊症见:患者诉平素易疲劳易感冒,腰酸乏力,泡沫尿,无夜尿频,无肉眼血尿,下肢水肿,食纳可,怕热,夜寐欠安,二便调。舌红,苔黄稍腻,脉细。尿常规:蛋白质＋,白细胞未见,红细胞3～5/HP,肌酐151 μmol/L,尿素氮9.6 mmol/L,尿酸504 μmol/L,24 h尿蛋白定量2.29 g。

西医诊断:IgA肾病,慢性肾脏病3期。中医辨证为气血瘀滞、肾阴亏虚夹有湿热,治以活血化瘀、滋阴益肾、健脾化湿。

【诊疗经过】

首诊处方:

党参30 g	黄芪30 g	赤芍15 g	白芍15 g	当归15 g
制大黄9 g	炒牛膝15 g	桃仁12 g	泽兰叶15 g	丹参30 g
陈皮9 g	佛手12 g	山茱萸15 g	枸杞子15 g	肉苁蓉15 g
菟丝子15 g	薏苡根30 g	蝉蜕6 g	蚕茧壳9 g	僵蚕9 g
鬼箭羽15 g	汉防己12 g	炒川续断15 g	炒杜仲15 g	

7剂,水煎服,日1剂,早晚分服。

二诊:服药7剂后,腰酸乏力较前改善,泡沫尿仍有,双下肢轻度水肿,食纳可,夜寐不安。舌红,苔稍黄腻,脉细。复查尿常规:蛋白质＋,红细胞4～6/HP,白细胞未见,隐血＋;舌苔稍黄腻。初诊方加酸枣仁15 g、青龙齿15 g。14剂。治以镇静安神,继续观察。

三诊:服药14剂后,无明显腰酸乏力,泡沫尿仍有,下肢水肿缓解,每日午后有轻度水肿,舌红苔薄,脉细。复查尿常规:蛋白质＋,白细胞未见,红细胞未见,隐血阴性。肌酐143 μmol/L,尿素氮8.1 mmol/L。二诊方加牛蒡子12 g、玄参15 g。14剂。治以增强清热养阴益肾的功效。

四诊:服药14剂后,腰酸乏力、下肢水肿均有明显改善,泡沫尿少量,舌红苔薄,脉细。复查尿常规:蛋白质＋,白细胞未见,红细胞3～5/HP,隐血阳性。24 h尿蛋白定量1.84 g,肌酐138 μmol/L,尿素氮9 mmol/L。效不更方。续方14剂。

患者随访一年半,随证加减,病情稳定。2019年8月29日复查24 h尿蛋白定量0.21 g。尿素氮6.9 mmol/L。肌酐126 μmol/L。

【按】

根据患者的不同临床表现辨证,治法立法于滋阴益肾、健脾化湿。初诊时何教授用了肾病二号方为基本方,方中黄芪、党参、山茱萸、枸杞子等补益脾肾,赤芍、当归、桃仁、丹参等活血化瘀,汉防己、蝉蜕祛风利水化湿消肿;薏苡根、泽兰叶健脾化湿,利水消肿。二诊时,患者水肿腰酸乏力的情况得到改善,诉睡眠不佳,继续原方调整,加用酸枣仁、青龙齿镇静安神,养心安神。三诊时,患者睡眠质量提高,其余症状均有改善。针对患者舌红怕热的阴虚症状,加用了牛蒡子、玄参养阴清热生津除烦,疗效得到巩固。四诊时,患者病情基本稳定,遂继续维持原方治疗。

【特色亮点】

该患者为老年女性。《寿亲养老新书》云:"高年之人,其气耗竭,五脏衰弱,全仰饮食之资气血。"患者患肾病超过 20 年,临床除了证见水肿、蛋白尿、血尿以外,还经常伴有夜寐不安、怕热、腰膝酸软、耳鸣耳聋、抵抗力差、感冒频发等情况。患者肾病日久,病机归纳为脾肾虚衰、湿浊蕴结、瘀血壅滞。患者年老体弱正气亏虚,卫气不固,免疫力低下,容易感冒。同时又出现了老年女性常有的舌红烦躁、腰膝酸软、夜寐不安等肾气不足、肾阴亏虚的情况。舌红少苔示阴虚,脉细提示虚证,所以老年女性肾病患者常会伴有夜寐欠安,烦躁怕热的症状,治疗时除了常规的对症治疗,可以酌情加用养阴清热、养心安神之品。

【共识进展】

在我国,IgA 肾病是常见的原发性肾小球疾病之一,任何年龄均可以发生,在我国肾活检检出率高达 50.7%~58.2%,且近年来发病率逐渐上升。

根据不同的临床表现,IgA 肾病可归属于中医"血尿""水肿""肾风""虚劳"等范畴[1]。近现代医家对 IgA 肾病的病因病机看法不一,但均认为其是由于内因、外因或内外合因共同致病,病机为本虚标实,本虚多为气虚、阴虚或阳虚,标实包括风热、湿热、热毒、瘀血等,病位在肾,与肺、脾、肝相关[2]。王玉林教授认为 IgA 肾病是由于先天禀赋不足或后天失养,如外邪侵袭、劳倦内伤、邪伏正虚而发病,其中本虚以脾肾亏虚为主,标实以风邪、热邪、湿邪、瘀血为主[3]。彭培初[4]教授认为本病与中气不足、清浊升降失司,三焦气机不畅、邪犯少阳,瘀血阻络及风邪外袭、水湿内生相关。郑新认为饮食不节、劳倦过度、外感六淫是其有关病因,疾病初期为脾肾气虚,可逐渐发展为脾肾阳虚、肝肾阴虚及阴阳两虚,或兼夹血瘀、痰凝、浊毒[5]。陈香美等[6]认为 IgA 肾病急性发作期的中医辨证分型可以分为下焦湿热证和外感风热证两种,慢性迁延期可以分为脾肺气虚证、气阴亏虚证、肝肾阴虚证、脾肾阳虚证等证型,并易兼见湿热和血瘀。聂莉芳等[7]对467例慢性迁延期IgA肾病患者的分析得出,IgA肾病可以分为以下4种类型,分别为气阴两虚型、肾脾气虚型、肾肝阴虚型和肾脾阳虚型。

从以上各学者的分析来看,本虚标实是IgA肾病主要病因,且患者多表现为单一证型,以两邪、三邪相兼为主,肾脾气虚贯穿本病发生发展的全过程。

参考文献

[1] 陈香美,邓跃毅,谢院生.IgA肾病西医诊断和中医辨证分型的实践指南[J].中国中西医结合杂志,2013,33(5):583-585.
[2] 陈琛,张春艳.IgA肾病的中医诊治研究[J].基层中医药,2022,1(8):82-88.
[3] 刘晨珂,徐杰,刘厚颖.王玉林名老中医运用王氏肾炎汤治疗IgA肾病经验[J].中西医结合心血管病电子杂志,2019,7(17):52-53.
[4] 邵命海,卓鹏伟,彭培初.彭培初辨治IgA肾病经验探析[J].上海中医药杂志,2015,49(4):3.
[5] 张鹏程,程婉红,康仁洪.郑新治疗IgA肾病经验[J].实用中医药杂志,2021,37(5):885-886.
[6] 陈香美,陈以平,李平.1016例IgA肾病患者中医证候的多中心流行病学调查及相关因素分析[J].中国中西医结合杂志,2006,(3):26.
[7] 聂莉芳,韩东彦,于大君.467例慢性迁延期IgA肾病中医证候分布的研究[J].中国中西医结合肾病杂志,2007,8(7):2.

第三节 温补脾肾、活血利水祛风

【患者概况】

滕先生,72岁,初诊:2018年2月8日至上海中医药大学附属曙光医院就诊。

主诉:反复泡沫尿20余年。现病史:1997年患者无明显诱因下出现双下肢水肿于上海交通大学医学院附属仁济医院检查,肾穿提示IgA肾病。患者这20年来一直采用西医治疗,定期复查肌酐及尿蛋白,血肌酐在120~150 μmol/L范围内波动,尿蛋白+~+++,自觉体力渐差,经常反复感冒,尿蛋白、肾功能没有改善。现来就诊,寻求中医中药治疗。尿常规:蛋白质+,白细胞未见,红细胞+,24 h尿蛋白定量1.46 g。B超下肾脏:外形大小基本正常;集合系统未见分离;被膜光滑;实质回声正常。初诊症见：患者腰酸乏力时作，小便泡沫多，夜尿3～4次，无肉眼血尿，面目和双下肢有轻微水肿。食纳可，既怕热也怕冷，夜寐安，夜尿稍多，大便调。舌暗红，苔稍黄腻，脉细。

西医诊断：IgA肾病。中医诊断：水肿，辨证为脾肾阴阳两虚、风瘀搏结，治以健脾温肾、祛风化瘀。

【诊疗经过】

首诊处方：
党参30 g	黄芪30 g	赤芍15 g	白芍15 g	当归15 g
制大黄9 g	炒牛膝15 g	桃仁12 g	红花9 g	丹参30 g
薏苡根30 g	蝉蜕6 g	蚕茧壳9 g	鬼箭羽15 g	汉防己12 g
炒白术15 g	车前子(包煎)30 g		川连6 g	藿香梗15 g
紫苏梗15 g	炒川续断15 g	炒杜仲15 g	仙灵脾15 g	生地黄15 g

7剂，水煎服，日1剂，早晚分服。

二诊：服药7剂后，腰酸乏力较前改善，泡沫尿仍有，面目水肿好转，双下肢水肿减轻，食纳可，夜尿3～4次，夜寐尚安。舌暗红，苔稍腻，脉细。复查尿常规：蛋白质＋＋。红细胞3～5/HP，加用温肾化湿之品。初方加乌药12 g、益智仁15 g。14剂。

三诊：服药14剂后，腰酸乏力好转，仍有少量泡沫尿，面目水肿明显减轻，双下肢午后轻度水肿，夜尿仍多，2～3次，舌暗红，苔薄，脉细。复查尿常规：蛋白质＋，白细胞未见，红细胞2/HP，隐血阳性。二诊方加菟丝子15 g。14剂。

四诊：服药14剂后，夜尿改善，面目和下肢水肿均显著改善，泡沫尿少量，舌暗红，苔薄，脉细。复查尿常规：蛋白质＋，白细胞未见，红细胞未见，隐血阴性。

效不更方。患者随访两年，随证加减，血肌酐稳定在100 μmol/L上下，水肿和泡沫尿显著好转。患者夜尿次数减少，一夜1～2次，睡眠质量得到保证。目前病情稳定。

【按】

患者为老年男性，患病20余年，肾气虚衰，气不归元，立法于"温补脾肾，活血利水祛风"。初诊时何教授用肾病二号方为基本方，方中黄芪、党参等补益脾肾，赤芍、当归、桃仁、丹参等活血化瘀,汉防己、蝉蜕祛风利水化湿消肿;舌苔黄腻用藿香梗、紫苏梗化湿和胃;再加炒川续断、炒杜仲补肝肾益精气,减少夜尿次数。二诊时,患者水肿、腰酸乏力的情况得到改善,舌苔较前干净,夜尿也较多,在初诊方上继续调整,加用乌药、益智仁温肾化湿。三诊时,患者感觉除夜尿多外,其余症状均有好转。针对患者夜尿多的情况,加菟丝子固精缩尿,用药两周后,患者夜尿次数基本规律,睡眠质量得到保证。四诊时,患者病情基本稳定。整个治疗过程中患者病久年老,脾肾阴阳俱虚,治病求本,故温暖肾阳为要。

【特色亮点】

《医宗金鉴·删补名医方论》:"命门之火,乃水中之阳。夫水体本静,而川流不息者,气之动,火之用也,非指有形者言也。然少火则生气,火壮则食气,故火不可亢,亦不可衰。所云火生土者,即肾家之少火,游行其间,以息相吹耳!若命门火衰,少火几于熄矣。欲暖脾胃之阳,必先温命门之火,意不在补火,而在微微生火,即生肾气也。"该患者为老年男性。肾病病史超过 20 年,症状除了水肿、蛋白尿、血尿以外,还伴有夜尿频多、腰膝酸软、频繁感冒的情况,病机归纳为肾病日久,肾气虚衰、风瘀搏结。卫气虚弱。同时又出现了老年人常有的腰膝酸软、神疲乏力的肾虚症状。舌暗红示瘀血,脉细示虚证。老年男性肾病患者,常会伴有夜尿频多、腰酸畏寒等肾阳虚、肾气不足的症状,治疗时除了常规的对症治疗,可以酌情加用益气温阳、补益肾精之药。

【共识进展】

IgA 肾病又称为 Berger's 病,是指在肾小球系膜区以 IgA 或 IgA 沉积为主,伴有或不伴有其他免疫球蛋白在肾小球系膜区沉积的原发性肾小球疾病。

当 IgA 肾病患者表现为急性肾炎综合征或肾病综合征时,大量蛋白质从尿液中丢失,血浆白蛋白呈进行性下降,加之水钠潴留的作用,患者血浆胶体渗透压下降,血管内水分向组织间液移动,从而导致患者出现不同程度的水肿,其中以下肢最严重[1],诊断主要通过肾活检。IgA 肾活检的特点是以 IgA 肾小球沉积为主,通常伴有局部细胞增殖和基质扩张。在常规免疫荧光显微镜检查中,确定的病理学特征是 IgA 作为肾小球系膜区免疫沉积物中的显性或共显性免疫球蛋白。但其他病理类型肾病无 IgA 肾小球沉积,这是主要诊断依据之一。

在治疗方面,首先是使用非免疫疗法,既往研究表明,RAS 抑制剂通过抑制肾素 - 血管紧张素 - 醛固酮系统,不仅能降低血压,也能有效减少尿蛋白,从而缓解水肿,因此成为IgA肾病的一线治疗用药。Cheng等[2]对ACEI和ARB联合治疗IgA肾病患者的疗效进行了Meta分析,发现这些患者的日常蛋白尿显著减少,比单独ACEI/ARB治疗更有效,患者发生高钾血症的风险并未见明显增加。另一方面针对IgA肾病的免疫特殊性,可使用免疫抑制剂,Tian等[3]通过一项随机对照试验的Meta分析,对IgA肾病患者进行至少5年的随访发现,免疫抑制治疗IgA肾病与支持治疗相比,可将ESRD(终末期肾病)的风险降低至少70%。同时,根据结果,免疫抑制治疗也降低了肾功能恶化风险的80%以上,可以减少IgA肾病患者的蛋白尿,从而缓解水肿,这提示免疫抑制治疗在远期疗效方面可能具有明显优势。

值得注意的是,IgA肾病水肿易复发,激素治疗效果较差,常规扩容利尿剂亦难以取得理想疗效,因此,有必要探索有效的治疗手段以缓解IgA肾病的水肿症状。

参考文献

[1] 程小红,于小勇,毛加荣.IgA肾病的病理改变与中医微观辨证[J].中国中西医结合肾病杂志,2014,15(2):185-186.

[2] Cheng J, Zhang X, Tian J, et al. Combination therapy an ACE inhibitor and an angiotensin receptor blocker for IgA nephropathy: a Meta-analysis[J]. International Journal of Clinical Practice, 2012, 66: 917-923.

[3] Tian L, Shao X, Xie Y, et al. The long-term efficacy and safety of immunosuppressive therapy on the progression of IgA nephropathy: a Meta-analysis of controlled clinical trials with more than 5-year follow-up[J]. Expert Opinion on Pharmacotherapy, 2015, 16: 1137-1147.

第四节 肝肾同调

【患者概况】

钱女士,49岁,初诊:2018年7月4日至上海中医药大学附属曙光医院就诊。

主诉:反复泡沫尿多,面目、双下肢虚浮5年余。现病史:患者5年前无明显诱因下出现泡沫尿,无尿频、尿急、尿痛,无下肢水肿,无腰酸不适,起初未重视,当年体检时发现血压升高,当时血压160/100 mmHg,就诊于上海交通大学医学院附属瑞金医院,检查发现24 h尿蛋白为5.2 g,遂行肾穿刺活检:提示IgA肾病(Lee氏Ⅲ级)。目前服用缬沙坦(代文)80 mg qd,血压控制稳定,蛋白尿未见明显好转,遂来我院就诊。初诊症见：腰酸乏力，泡沫尿，夜尿频，无肉眼血尿，面目和双下肢轻微水肿，偶有眩晕头胀，汗出多。怕热，易烦躁，心悸易怒，夜间尤甚，夜寐欠安，每天睡眠时间4 h左右，易醒，醒后不易再入睡，夜尿2～3次。食纳可，大便调，一日2次，小便畅。舌红苔薄白，脉细。尿常规：蛋白质＋，白细胞未见，红细胞＋＋，24 h尿蛋白定量3.96 g，肌酐52 mmol/L。

西医诊断：IgA肾病(Lee氏Ⅲ级)。中医辨证为肝肾阴虚，治以养阴清热、补益肝肾。

【诊疗经过】

首诊处方：

党参30 g	黄芪30 g	生地黄15 g	山茱萸15 g	山药15 g
枸杞子15 g	知母15 g	黄柏15 g	白术15 g	陈皮9 g
佛手12 g	蝉蜕6 g	蚕茧壳9 g	薏苡根30 g	僵蚕9 g
炒荆芥9 g	炒川续断15 g	牛膝15 g	丹参30 g	鬼箭羽15 g
炒杜仲15 g	浮小麦15 g	柴胡9 g	郁金15 g	车前子30 g

7剂，水煎服，日1剂，早晚分服。

二诊：服药7剂后，腰酸乏力较前改善，仍有泡沫尿，伴尿频、尿急，无尿痛，面目水肿好转，双下肢轻度水肿，汗出减少，心烦仍有，时有心悸，食纳可，夜寐不安。舌红，苔稍黄腻，脉细。血压135/85 mmHg。复查尿常规：蛋白质＋，红细胞＋＋，舌苔稍黄腻，加用清热止血利水之品。初诊方加炙甘草15 g、麦冬15 g、小蓟30 g、萹蓄12 g、瞿麦12 g。14剂。以益气滋阴、清热止血，继续观察。

三诊：服药14剂后，腰酸乏力好转，泡沫尿仍有，面目水肿无，下肢午后有轻度水肿，夜寐渐安，心悸减轻，汗出无。舌红苔薄，脉细。血压140/85 mmHg，复查尿常规：蛋白质＋，白细胞未见，红细胞＋。二诊方去炒荆芥、浮小麦，改柴胡6 g，加当归15 g、赤芍15 g。14剂。

四诊：服药14剂后，腰酸基本缓解，面目和下肢水肿均有明显改善，泡沫尿少量，舌红苔薄，脉细。复查尿常规：蛋白质＋，白细胞未见，红细胞未见，隐血阴性。效不更方。

患者随访17个月，随证加减，患者肾功能正常，24 h尿蛋白为0.37 g。

【按】

患者为中年女性,处于围绝经期,病程5年余,瘀血阻络为标,肝肾阴虚为本。治则立法于"活血化瘀,养阴清热,疏肝理气"。初诊时何教授用肾病一号方为基本方,方中黄芪、党参、山茱萸、枸杞子等补益脾肾;知母、黄柏清热滋阴泻火除虚热;丹参、牛膝等活血化瘀,蝉蜕、蚕茧壳、僵蚕祛风利水化湿消肿;柴胡、郁金疏肝理气;浮小麦除热止汗;再加炒川续断、炒杜仲补肝肾益精气。二诊时,患者水肿腰酸乏力的情况得到改善,心悸时作,舌苔干净,水肿仍有,遂在初诊方上继续调整,加用炙甘草、麦冬益气滋阴,治疗心悸;尿常规提示红细胞++,用小蓟、萹蓄、瞿麦清热利水止血。三诊时,患者感觉诸症俱减,神清身轻,遂去炒川续断、炒杜仲,继续治疗。四诊时,患者病情基本稳定,治疗至今。

【特色亮点】

患者为围绝经期妇女,肝郁气阴两虚,病久及肾,需肝肾同调;从肝论治,当疏养相合;风邪为患,唯宗以调肝;气血分治,其效自见。《灵枢·天年》曰:"五十岁,肝气始衰,肝叶始薄,胆汁始灭,目始不明。"提出了肝气衰可引发其他脏腑的虚衰,从而开始了人体衰老的进程。肝肾二脏在结构上存在联系,二脏同居下焦,其经脉皆起于足,循下肢,入腹胸,并多处交汇,经脉互通。肝肾二脏在生理上存在着母子关系,《素问·阴阳应象大论》云:"肾生骨髓,髓生肝",道明了乙癸同源、精血互滋。肝血需依赖肾精滋养,才得以主持藏血和疏泄之职。肝血充足又可化为肾精,肾精充盛则主水、藏精之功正常。故湿热壅遏当循疏肝,肝木曲直有度,气机调则湿热扬泄而散;阴血亏耗当以肝肾同滋,水木逢源,精血生则真阴乃藏。中年围绝经期女性肾病患者,因其年龄特点,临床常伴有汗出心烦、夜寐不安等肝气郁结、肝肾阴虚的表现。治疗时除了常规的对症治疗,可以酌情加用养阴清热、疏肝理气之品。

【共识进展】

IgA肾病典型的临床表现为肉眼血尿及镜下血尿,故将其归为中医学"尿血""尿浊""肾风"范畴。首先,肝气不足是诱发IgA肾病尿血的重要原因,《素问·阴阳应象大论》曰:"东方生风,风生木,木生酸,酸生肝,肝生筋。"风为木气,风邪具有轻扬、升发、向上向外的特性,故有"风气通于肝"之说。当肝气不足时容易受到风邪的侵犯,又风邪善行而数变,若入少阴则可发为血尿,《诸病源候论》曰:"下部脉急而弦者,风邪入于少阴,则尿血"。其次,肝失疏泄和肝不藏血亦是IgA肾病尿血形成的重要原因,在中医学中,肝的生理功能主疏泄和主藏血。肝主疏泄功能正常则情志和调、气机条畅,心主血脉、肺朝百脉、脾主统血的功能充分发挥,血液才能正常运行而不逸于脉外。肝主藏血,是指肝有储藏血液、调节血量的功能。故当情志不调、感受外邪等导致肝失疏泄,肝主藏血功能失常时,则可发为尿血[1]。

治疗上往往采用滋补肝肾、化瘀止血。肾阴不足,则虚火内生,灼伤血络,迫血妄行而发为尿血。肾阴不足,则水不涵木,而使肝阴亏虚,可表现为肝肾阴虚之证。临床表现为:肉眼血尿或镜下血尿,腰膝酸软无力,胁痛,手足心热,舌红苔薄黄,脉细数,故滋补肝肾、化瘀止血。本课题组选取2016年6月至2018年6月多中心收集IgA肾病患者80例作为研究对象,观察组采用补益肝肾中药颗粒剂+氯沙坦的治疗方案,对照组采用中药模拟剂+氯沙坦的治疗方案,结果发现观察组总有效率为80.0%,对照组为35.0%,并且观察组24 h尿蛋白定量、尿微量白蛋白/尿肌酐、肌酐随治疗时间延长逐渐下降,肾小球滤过率随治疗时间延长逐渐上升,所以中西医联合优化治疗方案组在降低蛋白尿、保护肾功能方面明显优于单纯西药观察组,并随时间延长优势,进一步显现[2]。

参考文献

[1] 于思明,夏宜东.运用中医理论从肝论治IgA肾病尿血的研究[J].名医,2019(4):69.
[2] 张昕贤,陈晓农,王朝晖,等.不同时间点观察肝肾同治IgA肾病的临床疗效[J].世界中医药,2019,14(5):1074-1078,1083.

第五节 运脾纳肾、祛风化瘀

【患者概况】

曾女士,19岁,初诊:2019年6月6日至上海中医药大学附属曙光医院就诊。

主诉:血肌酐、尿素氮升高伴反复泡沫尿1年。现病史:2018年初患者感冒后出现泡沫尿,眼皮水肿,遂赴医院检查,血肌酐在119 μmol/L,尿红细胞+++,尿蛋白+++。B超:肾脏大小正常;集合系统未见分离;被膜光滑;外形正常;实质回声增高。肾穿提示:IgA肾病。外院予缬沙坦80 mg qd、呋塞米20 mg qd治疗,患者水肿消退,泡沫尿仍有,尿红细胞+~+++,尿蛋白+~+++,24 h尿蛋白定量1.46 g。初诊症见:泡沫尿,无肉眼血尿,面目、双下肢轻微水肿,平素怕冷,乏力,抵抗力差,容易感冒。食纳正常,夜寐安,大便日行2次,质软成型,偶有腹部冷痛,遇热则减。舌淡红苔薄白,脉细。尿常规:蛋白质+,白细胞未见,红细胞++,24 h尿蛋白定量1.27 g。

西医诊断:IgA肾病。中医辨证为肾风,证属脾肾两虚、风瘀搏结,治以健脾益肾、祛风化瘀。

【诊疗经过】

首诊处方:

党参30 g	黄芪30 g	生地黄15 g	山茱萸15 g	山药15 g
枸杞子15 g	知母15 g	陈皮9 g	炒白术15 g	炒防风12 g
女贞子15 g	旱莲草15 g	薏苡根30 g	蝉蜕6 g	蚕茧壳9 g
僵蚕9 g	芡实30 g	覆盆子15 g	鬼箭羽15 g	丹参30 g
炒川续断15 g	炒杜仲15 g			

7剂,水煎服,日1剂,早晚分服。

二诊:服药7剂后面目水肿好转,乏力较前有改善,泡沫尿仍有,双下肢轻度水肿,食纳可,怕冷,大便日2次,质软成形。舌淡红苔薄白,脉细。复查尿常规:蛋白质++。红细胞2~4个/HP,舌淡红苔薄白,脉细,调整处方,加用温阳健脾、祛风利水之品。初诊方加车前子30 g、防己12 g、生蒲黄15 g、高良姜3 g。14剂。

三诊:服药14剂后,患者无明显腰酸乏力,泡沫尿仍有,面目水肿减轻,下肢午后有轻度水肿,怕冷情况好转,大便日2次,质软略成形。舌淡红苔薄,脉细。复查尿常规:蛋白质+,红细胞未见,血肌酐78 μmol/L。二诊方去知母、生蒲黄,14剂。

四诊:服药14剂后,病情明显缓解,精神可,胃纳佳,大便略干,夜寐安。舌淡红苔薄,脉细。复查尿常规:蛋白质+,白细胞未见,红细胞未见,隐血阴性。24 h尿蛋白定量0.818 g。三诊方去车前子、高良姜,改炒防风6 g,加白芍10 g。14剂。

五诊:患者情况可,诸症俱减,尿常规正常。

随访1年余,随证加减,目前肾功能稳定,24 h尿蛋白定量0.23 g。

【按】

该患者为青年女性,起病1年。平素体虚,畏寒怕风,反复感冒,伴咽痒咳嗽,辨证为脾肾两虚、风瘀搏结,治以健脾益肾、祛风化瘀。初诊时用肾病一号方为本,方中黄芪、党参、炒白术、山药健脾益气，女贞子、旱莲草滋阴凉血，黄芪、炒白术加上炒防风组成玉屏风散健脾补虚防外感，蝉蜕、蚕茧壳、僵蚕既能祛风利咽又能通络散邪减少尿蛋白，丹参活血化瘀，炒川续断、炒杜仲补肝肾益精气。二诊时患者诉怕冷易感、腰酸腰痛的症状好转，大便次数多，尿中红细胞仍有少量，遂调整用药，加高良姜温胃散寒止痛，生蒲黄止血利尿通淋，车前子、防己利水祛风消肿。三诊患者诸症俱减，尿常规基本正常，一般情况稳定。四诊时，患者出现大便不畅的情况，遂调整用方去车前子、高良姜，加白芍，暗合痛泻要方，调节肠道功能。

【特色亮点】

《素问·风论篇》谓："肾风之状，多汗恶风，面庞然水肿，背痛不能直立，其色炲，隐曲不利，诊在肌上，其色黑"，《症因脉治》云："面色惨白，或肿或退，小便清利，或气化不及，小便时闭，大便时溏"，两者描述与今之慢性肾炎水肿、癃闭之症颇为相似。脾肺肾三脏俱损，水液运行失其常道，故见两足水肿。青年女性肾病患者，平素常感体虚乏力，容易感冒，畏寒肢冷，脾阳肾阳不足。治疗时除了常规的对症治疗，巩固正气，调理脾胃不可少，方中可酌情加用运脾纳肾、祛风化瘀之药。

【共识进展】

风为百病之长，其性开泄，善行数变，易兼夹湿邪、热邪，是造成 IgA 肾病病机复杂的一个重要因素。临床上风邪常伴火热之邪侵袭人体，出现咽痛、扁桃体肿大等上呼吸道症状，是 IgA 肾病反复发作的重要诱因。据统计，IgA 肾病患者中 64% 伴有慢性炎症[1]，在咽炎发作的同时出现肉眼血尿，47.8% 存在扁桃体肿大[2]，多与外感风热之邪有关，风邪上受，易伤阳部，火性炎上，因此咽部表现出红、肿、热、痛之特征。而咽喉为肺之门户，为外邪入肾必经之路，故肾病与咽喉密切相关，临床上可从咽论治 IgA 肾病[3]。张铎教授认为在 IgA 肾病急性发作期，外感热毒邪气首先犯肾之络脉，即咽喉及舌根部，参考孙思邈的泻肾汤创立了 IgA－I号方，方以酒大黄、牛蒡子、生地黄、茜草、生甘草来疏风泻火解毒[4]。孙田虹[5]认为外感风邪首犯肺卫，继而借助经络下入肾络，IgA 肾病患者正气本虚，难以祛风于外，感邪日久，外风伏于肾络，逐渐形成内风，肾络不宁，迫血妄行，血外溢肾络，故可见镜下血尿、泡沫尿等风邪扰肾症状。张惜燕等[6]主张 IgA 肾病的病情多变与风的特性相吻合，且患者多有过敏体质，风邪易与重浊黏滞的湿邪相合，风邪易祛，而湿邪顽固难除，这也是此病缠绵难愈的根源所在。总之，从风论治 IgA 肾病多从疏散风热、泻火解毒治疗。

参考文献

[1] 何岩,余仁欢,汪涛,等.108例IgA肾病患者黏膜受累情况调查[J].中国中西医结合肾病杂志,2013,14(12):2.

[2] 范晶,王玲,陈雅,等.IgA肾病在终末期肾病中的构成比分析[J].上海医学,2013,14(12):1095-1096.

[3] 夏艳.中医"从咽论治"对IgA肾病的治疗价值评析[J].中医临床研究,2017,9(19):67-68.

[4] 高云霞,张铎.张铎老中医治疗IgA肾病的经验[J].中国中西医结合肾病杂志,2016,17(2):100-101.

[5] 孙田虹.从风论治IgA肾病急慢分期[J].陕西中医,2014,35(6):723-724.

[6] 张惜燕,邢玉瑞.IgA肾病中医病因病机理论研究述评[J].中国中医基础医学杂志,2018,24(7):896-898.

第六节 水道之血宜利不宜止

【患者概况】

王某,女,10岁。初诊:2018年11月12日至上海中医药大学附属曙光医院就诊。

主诉:咽痛、咳嗽、泡沫尿1年。现病史:2017年患者感冒后出现肉眼血尿、眼睑水肿。平素易反复感冒,血压正常、肾功能正常,尿常规:蛋白质+,白细胞未见,红细胞+++,24h尿蛋白定量0.76g。在上海交通大学医学院附属瑞金医院做肾穿诊断为IgA肾病,给予氯沙坦50mg qd治疗,尿隐血+～++++,尿蛋白+～++。患者平素体虚,经常感冒,咽痛咳嗽,遂来我院就诊。初诊症见:咽痒咳嗽,泡沫尿,眼皮轻微水肿,平素容易感冒,抵抗力差,怕冷。食纳正常,夜寐安,大便日行2次,质软成形。舌红,苔黄稍腻,脉细。尿常规:蛋白质++,白细胞未见,红细胞+++,24h尿蛋白定量0.6g。

西医诊断:IgA肾病。中医辨证为气虚湿热,治以益气清热利湿。

【诊疗经过】

首诊处方:

党参10g	黄芪10g	炒白术10g	茯苓10g	陈皮6g
佛手6g	牛蒡子9g	玄参12g	蝉蜕6g	蚕茧壳6g

薏苡根 15 g	菟丝子 10 g	仙灵脾 10 g	牛膝 10 g	丹参 12 g
黄柏 10 g	生地黄 10 g	山茱萸 10 g	枸杞子 10 g	知母 10 g
南沙参 12 g	北沙参 12 g			

7剂,水煎服,日1剂,早晚分服。

二诊:服药7剂后,咽痛明显缓解,口干,咳嗽时做,泡沫尿仍有,面目水肿好转,食纳可,怕冷,大便日2次,成形。舌红,苔稍黄腻,脉细。复查尿常规:蛋白质++。红细胞++,调整处方,续用健脾益气温肾、清热利湿,加黄芩清热利咽。初诊方加黄芩6 g。14剂。

三诊:服药14剂后,患者咽痛咳嗽缓解,无明显腰酸乏力,泡沫尿仍有,时有尿频尿急,面目水肿减轻,怕冷情况好转,大便日2次,质软成形。舌淡红,苔薄,脉细。复查尿常规:蛋白质++,白细胞5~7个/HP,红细胞+,隐血弱阳性。二诊方加萹蓄6 g、瞿麦6 g。14剂。利湿通淋。

四诊:服药14剂后,尿频、尿急缓解,泡沫尿少量,水肿缓解,怕冷改善,食纳可,大便调。舌红,苔黄稍腻,脉细。复查尿常规:蛋白质+,白细胞未见,红细胞++,隐血阴性。24 h尿蛋白定量0.412 g。三诊方去萹蓄、瞿麦,加小蓟10 g、茜草10 g、生蒲黄15 g。14剂。清热利湿,活血止血。

五诊:患者情况可,诸症俱减,尿常规正常。

随访半年,随证加减,病情稳定,尿常规:蛋白质阴性,白细胞阴性,红细胞4~5个/HP,隐血弱阳性。24 h尿蛋白定量0.18 g。

【按】

该患者为幼年女童,起病1年,因外感诱发。平素体虚,畏寒怕风,反复感冒,舌质红,舌苔黄稍腻,提示有湿热证。治则立法于健脾益气温肾、清热利湿、活血止血。初诊时方中用黄芪、党参、炒白术、陈皮、佛手健脾益气;牛蒡子、玄参清热疏风、滋阴凉血;蝉蜕、蚕茧壳、僵蚕祛风散邪减少尿蛋白;丹参、牛膝等活血化瘀;知母、黄柏清热养阴。二诊时患者舌苔仍黄腻,且有口干,遂调整用药,加黄芩清热利咽。三诊咳嗽口干均好转,泡沫尿仍有,时有尿频尿急,加用瞿麦、萹蓄增强利尿利湿之功。四诊时,患者尿频尿急缓解,去萹蓄、瞿麦,加用小蓟、茜草、生蒲黄清热利湿,活血止血。

【特色亮点】

本病案的特色之处在于患者为幼年女童,感冒后出现肉眼血尿、眼睑水肿,结合患儿反复外感病史,小儿稚阴稚阳之体,先天肾阳不足,影响后天脾胃,一是表现为卫外之气不足,故易感受外邪而发病;二是运化水湿无力,结合舌脉,舌红苔黄稍腻,脉细,中医辨证为气虚湿热,治以益气清热利湿,扶助正气,抵御外邪,运化水湿,故病自除。根据患者体质,除了常规的对症治疗,还要巩固正气,调理脾胃,选用补益脾肺,扶助正气的药物。止血药选用"水道之血宜利不宜止"的小蓟,再加茜草、生蒲黄等,止血、清利、活血相配合。

【共识进展】

IgA 肾病临床表现以长期镜下血尿或肉眼血尿为主,伴或不伴有蛋白尿,最突出的表现是血尿。出血则必有瘀滞,加之本病缠绵难愈,导致五脏六腑功能失调而出现血瘀,瘀血阻络,血不循经,而见尿血不止;瘀血阻滞,不通则痛,故见腰痛。或邪热虚火耗津炼液,导致血液凝滞,或离经之血不能及时消散和排出,瘀血内停,而见血尿、蛋白尿。现代研究发现,IgA 肾病表现为血液黏稠度增高、肾脏高灌低流等,这与血液纤维蛋白原、胆固醇增高等因素有关[1]。这种观点与中医学的"瘀血"相关。故在治疗当中不能见血止血,应在辨证论治同时加用活血化瘀的药物,以达止血不留瘀的效果[2]。在 IgA 肾病的发展过程中湿浊或因瘀久化热,或服用激素使湿邪从阳化热,湿热阻碍气血运行,形成血瘀,湿浊、湿热、血瘀会进一步加重 IgA 肾病的进展[3],故常在活血止血的同时加以清利湿热。刘光珍教授[4]根据中医学"久病入络""久病多瘀""离经之血便是瘀"的观点,认为血瘀贯穿 IgA 肾病始终。一项研究挖掘分析 163 篇文献的相关数据,收集整理了 80 余位中医名家治疗 IgA 肾病的经验文献[5],挖掘结果显示,IgA 肾病病因病机主要包括:迫血妄行、伤阴、瘀阻、血溢脉外、热盛、热在下焦、血行不畅、络脉瘀阻、气机不利、肾元亏虚。对这些病因病机进行归纳总结,得出迫血妄行、伤阴、瘀阻为 IgA 肾病主要病机,清热利湿活血止血是治疗 IgA 肾病的主要方法。

参考文献

[1] 闫冰娟,苏晓乐,王利华,等.IgA 肾病进展危险因素评估[J].中国药物与临床,2020,20(24):4091-4093.

[2] 王春花,林海,黄敏.益肾祛风通络方治疗肾虚络瘀型 IgA 肾病临床研究[J].四川中医,

2019,37(11):126-128.

[3] 徐致远,林燕.曹式丽教授从湿热论治蛋白尿学术经验[J].辽宁中医杂志,2020,28(8):1-5.

[4] 张李博,王瑶,吴金鸿,等.刘光珍教授从"瘀"论治IgA肾病经验浅析[J].河北中医,2020,42(12):1781-1784.

[5] 罗登贵,戈娜,林伟瀚,等.基于数据挖掘分析中医名家辨治IgA肾病规律[J].山东中医杂志,2019,38(11):1037-1041,1054.

第三章 糖尿病肾病诊治经验

第一节 概 述

糖尿病肾病（diabetic kidney disease，DKD）是糖尿病全身微血管并发症中常见且重要的并发症之一，是终末期肾衰竭的重要组成部分，已成为我国慢性肾脏病的首要病因，也是糖尿病患者死亡的重要病因。由于糖尿病的多器官损伤，在糖尿病引起肾脏受累的同时其他器官组织如心血管系统、神经系统、视觉系统等也受到不同程度的损伤，且程度将不断加重。从而使由糖尿病肾病进展为终末期肾衰竭的患者治疗更加棘手。与此同时，糖尿病肾病带来的社会经济负担也十分沉重。因此预防糖尿病肾病发生，延缓糖尿病肾病进展具有现实意义。

糖尿病肾病属于中医学"肾消""水肿""虚劳"等范畴，现代中医学对应命名为"消渴肾病"。消渴病基本病机是气阴两虚，病久入肾，阴损及阳，阳不得阴助生化无源，气血不足，推动无力，凝滞阻络，其基本病机为本虚标实。

一、脾肾亏虚是糖尿病肾病发病的重要基础

消渴病之病因，首先与先天禀赋有关，脏腑虚弱，尤以肾脏素虚，是发病的重要内在因素。饮食失节、过食肥甘醇酒厚味则是发病的直接因素。《素问·奇病论》谓："此人必数食甘美而多肥也，肥者令人内热，甘者令人中满，故其气上溢，转为消渴。"其次长期的情志失调、过度劳欲亦可导致该病的发生。消渴的病机主要在于阴津亏损、燥热偏盛，以阴虚为本，燥热为标，病理性质为本虚标实。病变脏腑主要是肺、脾、肾，其中肾最为关键。由于阴阳互根，病程日久，阴损及阳，阳气无以化生，最终导致阴阳俱虚。消渴病日久伤及脾肾，脾气虚无以转输水谷精微，则水谷精微下注膀胱；肾气亏虚，失于封藏，精关不固，固摄无权，致膀胱开阖不利，气化失常，而见尿浊；气阴两虚，阴损及阳，脾肾阳虚，脾阳虚则转输运化水液无权，水湿内停，肾阳虚则不能蒸腾气化，水湿蕴结周身

而发为水肿；脾肾衰败，先天之精不足，后天气血生化乏源，不能濡养诸脏，故糖尿病肾病是以脾肾两虚为根本，最终导致脏腑气血阴阳俱衰的病证。

二、痰瘀内阻是糖尿病肾病发生发展的重要因素

"至虚之处，便是留邪之地"，一旦形成了正气亏虚的病理基础，多种病理产物便开始产生。气虚运血无力，阴虚血行滞涩，以及阳虚寒凝均可形成血瘀证，糖尿病患者常病情缠绵，时轻时重，精神抑郁、情绪障碍、肝气郁结会导致疏泄失常，气机阻滞，血液运行不畅，亦可导致瘀血内停。随着现在生活水平的提高，衣食住行改善，运动减少成为肥胖及糖尿病发病率逐年升高的直接原因。中医学将肥胖责之于脾虚，古人曰"胖人多痰湿"，属脂膏聚积体内，痰湿为患。痰浊形成的成因可归纳为：糖尿病初期燥热，热灼津液，炼津成痰；糖尿病进一步发展，燥热伤阴而致阴虚，虚火灼液为痰；糖尿病由阴虚发展为气阴两虚，气虚不能行津，津停为痰；糖尿病日久，阴损及阳，阳虚失于温煦，液凝为痰。脾为后天之本，主运化而升清，当各种原因致脾失运化，初期水谷不能化生精微而酿生痰浊，痰浊内阻，中焦气机升降失常，脾气受损，脾功能障碍加重，而出现脾虚湿盛、本虚标实之证，瘀血、痰浊不仅是病理产物，同时亦可成为致病因素，影响该病的发展与转归。明·赵献可《医贯》云："痰也，水也，血也，一物也。"这就是所谓的痰瘀同病，痰瘀同源，亦是消渴病辨证中不容忽视的病理因素之一。糖尿病肾病之痰浊、瘀血作为病理产物一经形成，即可成为新的致病因素作用于机体。瘀血阻气碍津，化热伤阴，使糖尿病肾病之消渴加重，瘀血阻滞于肾，阻碍气化，使肾主水的功能不能正常发挥，导致水肿发生，如唐容川论述："瘀血化水，亦发水肿，是血瘀而兼水也"；痰浊阻塞经络，壅滞气血，又成为引起和加重血瘀证的要素；痰浊壅塞三焦，阻碍气机，影响气化，导致脏腑功能失调加重。痰湿蕴结日久，而化热生毒，浊毒上逆，可引起神志不清、恶心呕吐等症状。瘀血痰浊阻塞肾关，使肾主开阖之职失常，致使精微失摄而下泄，形成蛋白尿。痰浊与瘀血是糖尿病肾病病变过程中的病理产物，它们一经形成又交互为患，并可与脾肾亏虚互为因果，使病情呈恶性循环式加重。因此，痰瘀内阻贯穿糖尿病肾病全过程，是导致糖尿病肾病发生、发展的重要因素。

三、"气阴两虚，阴损及阳，阴阳两虚"是糖尿病肾病的主要病机

糖尿病肾病的病机是在不断变动发展的，糖尿病的基本病机是肺、胃、肾三脏灼热伤阴所致，糖尿病日久，不仅阴伤，气亦暗耗，临床上以气阴两虚表现最为多见，有以气虚偏重，有以阴虚偏重，气阴两虚偏气虚，可以转化为脾肾气虚；气阴两虚偏阴虚，可以

转化为肝肾阴虚。阴津愈耗,阴伤耗气,气虚失摄,精微外泄,则出现尿多尿浊;久则阴损及阳,阴阳两虚,精微下泄愈多,水湿气化不利,水液潴留,泛溢肌肤,可致尿浊与水肿并见;病情继续发展,肾体劳衰,肾气失司,气血俱伤,血脉瘀阻,浊毒内停,则诸证迭起,最终导致肾气衰败,五脏受损。临床上必须抓住其动态演变规律,顺应疾病本身的动态变化灵活辨证论治,才能收到良好的治疗效果,切不可僵化于某一种证型。

四、治疗以益气养阴、补肾活血为本,重视温阳

糖尿病肾病的病机是一个动态变化的过程,在早期以阴虚为本,日久耗气,致气阴两虚;到病变后期阴损及阳,阴阳俱虚。气虚运血无力,阴虚血行涩滞,久病入络皆可形成血瘀。瘀血既是糖尿病肾病的病理产物,同时又是新的致病因素,贯穿于本病始终。因此,治疗糖尿病肾病当以益气养阴、补肾活血为要。水为阴邪,得阳始化,体内积聚的水湿痰瘀及病理产物属于阴邪范畴,唯有温肾阳,促进水湿邪毒蒸发代谢,才能改善机体功能;人体之阳气具有温煦推动脏腑形体功能及调摄气血津液代谢的功能,阳气健旺,水道通调,则水随气行,故何立群教授认为在糖尿病肾病的各个阶段均应佐以温阳药。张景岳云:"善补阳者,必于阴中求阳,则阳得阴助而生化无穷,善补阴者,必于阳中求阴,则阴得阳升而泉源不竭。"阳虚是本病气阴两虚发展的必然结果,所以及早应用温阳药物治疗糖尿病肾病亦符合张景岳"阳中求阴、阴中求阳"之理论。何立群教授治疗糖尿病肾病的基本方由太子参、生黄芪、生地黄、黄连、泽兰、鹿角片组成,方中太子参、生黄芪益气养阴,生地黄甘寒养阴生津,泽兰活血利水,鹿角片温阳,既有阳中求阴,又有防止疾病传变至阴阳两虚之意,具有"未病先防"之义,少佐黄连清热,以防温热太过。

五、在糖尿病肾病大量蛋白尿阶段注重祛风

糖尿病肾病临床常表现为大量蛋白尿和水肿,肾虚失固、精微下泄是蛋白尿的基本病机,风邪是蛋白尿发生发展的重要因素。风为百病之长,风善行而数变,与糖尿病并发症多、糖尿病肾病病情进展快的特点相类似。风邪袭表,既可致太阳气化不利,又可循经入里伤及肾。太阳膀胱及肾的气化失常,致水湿泛溢、精微不能固藏,出现蛋白尿和水肿。风对肾之功能的影响,正如《伤寒论》中提到:"风为百病之长……中于项,则下太阳,甚则入肾"。何立群教授早在 20 世纪 90 年代,在治疗肾病综合征时,就以"四蚕汤(蝉蜕、蚕茧壳、僵蚕、蚕砂)"为基础辨证加减,获得良好的疗效,基于中医对风邪在糖尿病肾病发病中的认识,结合临床经验,何立群教授又逐渐将此方引入糖尿病肾病大量蛋白尿的治疗。方中蝉蜕疏风清热,僵蚕祛风化痰散结,蚕茧壳祛风利水化瘀,蚕砂祛

风除湿。四味药皆性咸,而咸能入肾;既能祛外风,又能搜内风;既有引药入肾之意,又能起到通络化痰、利水化瘀之效。另外何立群教授还喜用藤类药如青风藤、海风藤、雷公藤等,搜风祛邪,使邪去正安,精微得藏,尿中蛋白得消。

何教授依据多年临床经验,结合糖尿病肾病阴虚为本,燥热为标;气阴两伤,阴损及阳;变证百出,常兼血瘀等病机特点制定了中药复方制剂糖肾宁,该方由生黄芪30 g、太子参30 g、生地黄15 g、黄连6 g、泽兰12 g、鹿角片12 g组成。糖肾宁组方中之生黄芪味甘,性微温,用之者,其意有三:其一补脾益气、升举阳气;其二补气利尿、利水消肿;其三行气化瘀、益气生津。对糖尿病肾病常见的疲乏无力、肢体水肿、肢端麻木疼痛、尿糖阳性等症每倚为主药,是为君。生地黄甘寒质润味苦,清热凉血、养阴而生津。两药相配,有滋阴益气、升降相因、阴阳同用之妙;太子参甘平微苦,益气生津、补益脾肺,为清补之品,在方中助生黄芪补中益气之力;黄连性味苦寒,清热燥湿,泻火解毒,与生地黄相合,降心火滋肾水,水火相济,阴虚得补,津液得生,消谷善饥、烦渴多饮从之而解;糖尿病肾病后期,多兼夹血瘀为患,配泽兰活血祛瘀,行水消肿而改善微循环;鹿角片温肾助阳,既可收阳生则阴长泉源不竭之效,又可却糖尿病肾病从肾阴亏虚进展至阴阳两虚之虞。全方重用益气健脾,以后天养先天,使气血得以流行,津液得以输布,贴合糖尿病肾病的病机。方中鹿角片乃"阳中求阴"之意,使阴得阳升而泉源不竭。

第二节 滋水之源以利清化

【患者概况】

冯先生,44岁,初诊:2019年6月26日至上海中医药大学附属曙光医院就诊。

主诉:反复泡沫尿伴下肢水肿3年。现病史:患者患1型糖尿病20年,高血压15年,2011年患者无明显诱因出现双下肢水肿、泡沫尿,至上海交通大学医学院仁济医院就医,尿检蛋白阳性。患者患病以来一直采用西医治疗控制血压、血糖,定期复查血肌酐及尿蛋白。近年来患者自觉抵抗力下降,畏寒肢冷,腰酸耳鸣,下肢水肿症状反复发作。于2019年6月26日至上海中医药大学附属曙光医院就诊。查尿常规:蛋白质++,尿糖++++,白细胞未见,红细胞0~1个/HP。尿微量蛋白872 mg/L。肾功能:血肌酐123 μmol/L,尿素氮7.6 mmol/L,尿酸289 μmol/L,血白蛋白42.5 g/L,肾小球滤过率72 mL/(min·1.73 m^2),空腹血糖5.5 mmol/L,糖化血红蛋白7.1%。24 h尿蛋白定量1.41 g。初诊症见:患者腰酸耳鸣,神疲乏力,面目和双下肢轻度水肿,小便泡沫多,肢寒怕冷,手足麻木,夜尿频多,一夜3～4次,无肉眼血尿,食欲佳,夜寐欠安,大便一日2次。舌暗红苔薄稍黄腻,脉细弦滑。

西医诊断：1. 1型糖尿病性肾病；2. 慢性肾脏病2期。中医辨证为脾肾两虚、湿浊渐盛,治以补肾健脾、祛湿化浊。

【诊疗经过】

初诊处方：

党参30 g	黄芪30 g	赤芍15 g	白芍15 g	当归15 g
制大黄9 g	炒牛膝15 g	桃仁12 g	红花9 g	丹参30 g
仙灵脾15 g	菟丝子15 g	肉苁蓉30 g	薏苡根30 g	蝉蜕6 g
蚕茧壳9 g	芡实30 g	车前子(包煎)30 g		川黄连6 g
酸枣仁15 g	牛蒡子12 g	玄参15 g	藿香梗15 g	紫苏梗15 g

7剂,水煎服,日1剂,早晚分服。

二诊(2019年7月3日)：服药7剂后,患者诉面目水肿好转,双下肢轻度水肿,腰酸乏力较前改善,泡沫尿仍有,纳佳,肢体麻木感有减轻,夜尿2～3次/夜,夜寐欠安。舌暗红,苔薄黄腻,脉细弦滑。复查尿常规：蛋白质＋＋,尿糖＋＋＋＋,白细胞、红细胞均未见。初诊方加用清热健脾化湿之品。初诊方加蒲公英15 g,苍白术各15 g。14剂。清热化湿健脾,继续观察。

三诊(2019年7月17日)：服药14剂后,无明显腰酸乏力,泡沫尿仍有少量,面目水肿明显减轻,双下肢午后有轻度水肿,夜尿减少到一夜2次,舌暗红,苔仍黄腻,脉细沉。复查尿常规：蛋白质＋,尿糖＋＋＋＋,红细胞、白细胞未见。改肾病1号方增强清热化湿滋阴功效。

三诊处方：

党参30 g	黄芪30 g	生地黄15 g	山茱萸15 g	山药15 g
枸杞子15 g	知母15 g	黄柏15 g	白术15 g	陈皮9 g
佛手12 g	蒲公英15 g	蝉蜕6 g	蚕茧壳9 g	薏苡根30 g
僵蚕9 g	防己12 g	炒川续断15 g	炒杜仲15 g	酸枣仁15 g
牛膝15 g	芡实30 g	覆盆子15 g	丹参30 g	益智仁15 g

14剂,水煎服,日1剂,早晚分服。

四诊(2019年7月31日)：服药14剂后,舌苔黄腻较前好转,面目和下肢水肿均有显著改善,泡沫尿少量,舌暗红,苔黄稍腻,脉细。复查尿常规：蛋白质＋,尿糖＋＋＋,白、红细胞未见。尿系列微量蛋白477 mg/L。白蛋白36.5 g/L,肌酐102 μmol/L,尿素氮6.9 mmol/L,尿酸232 μmol/L,肾小球滤过率87 mL/(min·1.73 m^2),24 h尿蛋白定量0.92 g。血糖5.6 mmol/L,糖化血红蛋白6.9%。

患者随访8月余,随证加减,水肿和泡沫尿显著好转,夜尿次数减少,一夜1~2次,睡眠质量得到保证。2020年3月9日复查,尿常规：蛋白质少量,白细胞阴性、红细胞阴性。血肌酐98 μmol/L,尿素氮6.3 mmol/L,尿酸268 μmol/L,24 h尿蛋白定量0.76 g。

【按】

患者为青年男性,有1型糖尿病和高血压病史数十年,平素体质虚弱,饮食不太控制,容易舌苔厚腻,治则立法于先温补脾肾化气利水,后滋养肾阴健脾化湿,活血祛瘀贯穿始终。初诊时何教授用肾病2号方加减为基本方,方中黄芪、党参、仙灵脾、菟丝子、肉苁蓉温补脾肾,赤芍、当归、桃仁、丹参等活血化瘀,蝉蜕祛风利水化湿消肿;本病患者的舌苔并不似大多数糖尿病患者阴虚的舌红苔少,而是黄腻苔,考虑是脾虚失运,湿热蕴结于脾胃,方中用藿香梗、紫苏梗化湿和胃。二诊时,患者水肿腰酸乏力的情况得到改善,舌苔仍黄腻,肢体麻木感明显好转,水肿仍有,夜尿也较多,在初诊方上继续调整,加用蒲公英、苍白术清热利水,化脾胃湿热。三诊时,患者除夜尿多外,其余症状均有好转。患者夜尿次数减少,舌苔仍厚腻。遂转用肾病1号方增强清热养阴,化湿利水之力；用药两周后,患者舌苔转薄,夜尿减少,睡眠质量得到保证。四诊时,患者病情基本稳定。

【特色亮点】

患者虽年轻,但病程日久,肾虚为本,饮食不节,脾虚失运,腰酸耳鸣,神疲乏力,面目和双下肢轻度水肿,小便泡沫多,肢寒怕冷,手足麻木,夜尿频多清长,结合舌脉,舌暗红,苔薄稍黄,脉细弦滑,辨证为脾肾两虚、湿浊渐盛,先温补脾肾化气利水,水肿、泡沫尿有所改善,但黄腻苔反复出现,故转为滋养肾阴健脾化湿,使虚火得除,湿化亦不伤正,诸症悉减。

【共识进展】

糖尿病是以高血糖为特征的代谢性疾病,在我国的发病率也比较高,是继高血压、高血脂之后较为常见的一种累及血管的代谢病。糖尿病肾病是糖尿病微血管主要病变之一,1型糖尿病和2型糖尿病均可发生,其临床特征为高血压、水肿、蛋白尿、渐进性肾功能损坏,严重者可出现肾功能衰竭,是导致糖尿病患者死亡的主要原因,严重威胁患者的生命。

糖尿病属于中医"消渴"范畴,其病机为阴津亏损、燥热偏胜,阴虚为本,燥热为标,属本虚标实之证[1],以清热、益气、养阴、活血化瘀为主要治疗方法[2]。糖尿病肾病属糖尿病慢性并发症中的一种,是肾脏所表现出的全身的微血管病变。一般慢性肾脏病总属本虚标实,正虚为本,邪实为标,本虚多为肺、脾、肾三脏的虚损,标实是指水湿、湿热、气滞、瘀血等病理产物。1型糖尿病患者可因全身微血管病变累及肾脏,早期糖尿病肾病可应用有效的治疗延缓病情进展,使蛋白尿减少或消失,推迟进入终末期肾病的时间[3]。临床糖尿病肾病患者多以气阴两虚为表现,突出表现为脾肾气阴两虚,常兼有痰浊、水湿、瘀血,三者亦是导致糖尿病肾病病情加重的主要因素[4]。一项研究选取2013年6月—2014年6月接受治疗的1型糖尿病肾病患者26例,观察组在常规治疗基础上加用益气活血方治疗,发现益气养阴活血方治疗1型糖尿病肾病可有效改善患者的临床症状,疗效确切,用药过程中无任何不良反应[5]。

针对糖尿病肾病,因其具有病程长、病情演变较复杂的特点,在目前公认的综合治疗方案的基础上,给予益气养阴活血法中药辨证加减治疗[6],可以显著减少患者蛋白尿,药简力专,组方严谨,切中病机演变规律,既起到执简御繁的作用,同时又不失中医的灵活性、个体化特点,且被证实在中远期随访过程中临床疗效仍稳定,充分体现了中医药辨治糖尿病肾病的优势。

参考文献

[1] 周仲瑛.中医内科学[M].北京:中国中医药出版社,2003.
[2] 关怿.糖尿病中医用药规律分析[J].河南中医,2013,33(6):981-982.
[3] 徐莹,郭立忠.中医对慢性肾脏病的认识和治疗[J].河南中医,2013,33(6):832-833.
[4] 陈娟,倪秀琴,魏仲南.中西医结合治疗早期糖尿病肾病36例[J].中国中医急症,2010,19(8):1406-1407.
[5] 毕菲菲,姚岚,王敏,等.益气活血方治疗1型糖尿病肾病13例[J].河南中医,2015,35(12):3048-3049.
[6] 张宁,李同侠,刘世巍,等.益气养阴活血法综合方案对糖尿病肾病患者尿微量蛋白排泄率及中远期疗效的影响[J].北京中医药大学学报,2012,35(03):209-212,216.

第三节 风伏肾络

【患者概况】

黄女士,58岁,2018年5月12日初诊。

主诉:血糖升高8年余,伴蛋白尿2年。现病史:患者8年前因尿频、尿急在当地医院就诊,检查发现血糖升高,空腹血糖8.8 μmol/L,餐后2 h血糖14 mmol/L,糖化血红蛋白8%,予饮食控制及适度运动,以及口服格列齐特、二甲双胍等药物,血糖控制不佳。2年前发现泡沫尿,查尿常规示:蛋白++,红细胞1~3个/HP,肾功能正常,改予格列喹酮、阿卡波糖降糖,并间断服用中草药及肾炎康复片等治疗,平时随访空腹血糖控制在7~8 mmol/L,餐后2 h血糖10~12 mmol/L。近两周患者觉腰酸乏力,查尿常规:蛋白++,红细胞0~2个/HP,24 h尿蛋白定量1.6 g,肾功能:肌酐68 μmol/L,尿素氮6.5 mmol/L,空腹血糖7.8 mmol/L,餐后2 h血糖11.2 mmol/L,糖化血红蛋白7.3%。现症见:口干咽燥、腰膝酸软,心烦,纳食一般,夜寐欠安,泡沫尿,夜尿3次,大便干结,舌质暗红,苔薄,脉细数。

西医诊断:糖尿病肾病。中医诊断:消渴肾病,证属肾阴亏虚,固摄无权。治法:滋阴补肾、祛风固本。

【诊疗经过】

初诊处方:

太子参15 g	生黄芪30 g	生地黄15 g	丹参15 g	知母12 g
牡丹皮12 g	牛蒡子12 g	蝉蜕6 g	僵蚕9 g	金樱子30 g
酸枣仁12 g	佛手12 g	山药15 g	山茱萸15 g	黄柏12 g
玄参15 g	蚕茧壳9 g	黄连3 g		

14剂,水煎服,日1剂,早晚分服。

二诊:上方服用14剂后,患者诉泡沫尿减少,腰膝酸软、口干咽燥较前减轻,仍觉心烦,夜寐不安,舌红少苔,脉细数。尿常规示:尿蛋白+,红细胞0~1个/HP。治守原法,初诊方加栀子12 g,14剂,水煎服,日1剂,早晚分服。

三诊:二诊方续服14剂后,患者诸症好转,舌淡红少苔,脉细。

后以原方随证加减,随访至2018年10月25日,复查尿常规示:尿蛋白±,红细胞

0~2个/HP,24 h尿蛋白定量0.7 g,肾功能：肌酐66 μmol/L,尿素氮6.2 mmol/L,空腹血糖6.9 mmol/L,餐后2 h血糖9.9 mmol/L,糖化血红蛋白6.9%,患者自觉无明显不适,纳眠可,少许泡沫尿,大便调。

【按】

糖尿病肾病是从糖尿病发展而来的,糖尿病属中医"消渴病"的范畴,消渴本系阴虚燥热,若迁延日久,治不得法,或失治误治,则阴津愈耗,若肾阴不足,肝失所养,常致肝肾阴虚,阴虚火旺之证；阴伤不止,同时耗气,则成气阴两伤之候；气虚失摄,精微外泄,则出现尿多、尿浊。风为百病之长,常兼他邪致病,风为阳邪,易袭阳位,并由表入里,直中伤肾,伏于脾肾,脾失升清,清气下降,肾失封藏,精气下泄,导致蛋白尿。糖尿病肾病患者多有颜面和肢体水肿,有泡沫尿,遇外感受风而复发或加重,这些都是"风伏肾络"的表现。方中太子参、生黄芪益气养阴,生地黄甘寒滋阴补肾,知母、牡丹皮、牛蒡子疏风清热,蝉蜕、僵蚕搜风祛邪,使邪去正安,精微得藏,金樱子固精缩尿,丹参活血,全方共奏益气养阴,补肾祛风之功。

【特色亮点】

肾络伏风的病机在肾虚,风邪经皮毛而入血脉,经血脉而入脏腑,经脏腑五行生克乘侮而伏于肾络。从风论治肾病有五法,从浅到深为御风法、祛风法、搜风法、剔风法和熄风法。御风之法,为肾病者先天禀赋不足,本气自虚,易感冒、易反复、易疲劳者而设,故肾病治风,当先御风。御风之法,其功在于把风邪等六淫外邪御挡于体外,此为肾风治疗的第一关,气虚者益气御风,血虚者养血御风,阳虚者温阳御风,阴虚者滋阴御风。第二关为祛风之法,风中皮肤腠理,当祛除皮肤腠理之风邪,此法可截断风邪传变入里。依肾病证型不同而有祛风寒法、祛风湿法和祛风热法之异。第三关是搜风之法,若风邪入里留滞血脉,则须搜通血脉之风,依肾病证型不同亦有搜风寒法、搜风湿法和搜风热法之异。第四是剔风之法,若风邪伏留肾络,寻常之法难以奏效者,则须剔除肾络伏风,依肾病证型不同亦有剔风寒法、剔风湿法和剔风热法之异。最后,当风邪传变形成风动之象时,便是熄风之法,包括镇肝熄风法、调血熄风法和温阳熄风法等。本案健脾益气、滋阴补肾御风,疏风清热祛风,搜通血脉、剔除肾络伏风,层层深入,使肾络伏风无从匿藏。

【共识进展】

肾络伏风是糖尿病肾病发病的重要病理机制,其形成与糖尿病热伤气阴的核心病机及火热邪气可遍及五脏六腑、常与有形邪气胶结、易损伤络脉的特殊属性关系密切。基于肾络伏风的病理机制，"从风论治"糖尿病肾病的临床治疗，具体分为疏风清热、疏风散寒、祛风除湿等治外风六法与益气活血祛风、清热解毒祛风、通络祛风、散结祛风等治内风九法，共计治风十五法。在诊疗时既要重视"从风论治"，又要重视糖尿病热伤气阴的核心病机，糖尿病火热邪气的特殊属性及"微型癥瘕"病理学说[1]，重视活血化瘀、通活络脉、散结消聚。

现代医学的肾炎属于中医"肾风"范畴，在治疗过程中常用到各类风药，例如荆芥、防风、金银花、连翘等疏风解表类药，雷公藤、青风藤等祛风通络类药，全蝎、蜈蚣等搜风通络类药，这些都是治疗肾炎的常用中药，经过多年的临床验证，其疗效得到普遍认可。风药之所以在治疗肾炎方面疗效显著，其可能的原因就是这类药物普遍存在调节免疫炎症反应的作用，而免疫炎症机制在肾炎的发生发展过程中起着关键的作用。近年来研究发现，糖尿病肾病的发生发展过程中也存在免疫炎症机制[2-3]，与IgA肾病有所不同的是，从风论治糖尿病肾病的病因病机多强调消渴病所引起的肝肾阴虚：消渴病日久，热伤气阴，久病及肾，肾络亏虚，风邪乘虚侵袭人体，伏于肾之络脉。此外，消渴病日久，热蕴成毒，热盛生风；肝肾气阴两虚，阴虚可以生风；久病入络，肾络"微型癥瘕"形成，络脉不通，失于气血的濡养，血虚生风[4]。因此，应根据患者体质、证候、症状及疾病的不同阶段及风邪的不同表现形式，灵活运用疏风清热、疏风散寒、固表祛风、祛风除湿、祛风利水、通络祛风、益气活血祛风、清热解毒祛风、滋阴养血息风、平肝潜阳息风、散结祛风、泄浊祛风等多种治法，以期更好地服务临床。

参考文献

[1] 张耀夫,赵进喜,朱荔炜,等.再谈糖尿病肾病"肾络伏风"病理机制及"从风论治"治法[J].中华中医药杂志,2023,38(8):3669-3673.

[2] Perlman AS, Chevalier JM, Wilkinson P, et al. Serum inflammatory and immune mediators are elevated in early stage diabetic nephropathy[J]. Annals of clinic and laboratory, 2015, 45(3): 256-263.

[3] Katherine RT. Linking metabolism and immunology: diabetic nephropathy is an inflammatory disease[J]. Journal of the American Society of Nephrology, 2005, 16(6): 1537-1538.

[4] 南赫,黄晓强,王宣权,等.糖尿病肾病"肾络伏风"病机学说及"从风论治"治法的探讨[J].环球中医药,2020,13(4):620-623.

第四节 治水先治气

【患者概况】

何先生,82岁,初诊:2019年7月8日至上海中医药大学附属曙光医院就诊。

主诉:反复蛋白尿4年伴水肿乏力。现病史:患者患糖尿病10余年,2015年患者无明显诱因下出现双下肢水肿,检查出肾功能异常,一直接受西医治疗,定期复查肾功能,具体不详。近一月来患者自觉疲劳乏力,伴皮肤瘙痒时作,并有腰酸腰痛,走路时下肢无力。遂于2019年7月8日至上海中医药大学附属曙光医院就诊。初诊症见:患者双下肢有轻微水肿,小便泡沫多,全身皮肤瘙痒,腰酸耳鸣,神疲乏力,肢寒怕冷。无肉眼血尿。食纳可,夜寐尚安,大便日1行。舌红,苔薄白,脉沉细。查尿常规:蛋白质++,尿糖-,白细胞、红细胞均未见。肌酐127 μmol/L,尿素氮10.7 mmol/L,尿酸522 μmol/L,肾小球滤过率61 mL/(min·1.73 m^2),24 h尿蛋白定量2.67 g。血糖5.69 mmol/L,糖化血红蛋白6.9%。

西医诊断:1. 糖尿病肾病;2. 2型糖尿病。中医辨证为消渴肾病,证属脾肾两虚、风湿内扰,治以补肾健脾、祛风利湿。

【诊疗经过】

首诊处方:

党参30 g	黄芪30 g	生地黄15 g	山茱萸15 g	山药15 g
枸杞子15 g	知母15 g	黄连3 g	白术15 g	陈皮9 g
佛手12 g	蝉蜕6 g	蚕茧壳9 g	薏苡根30 g	僵蚕9 g
防己12 g	菟丝子15 g	仙灵脾15 g	牛膝15 g	丹参30 g
桃仁12 g	肉桂6 g	紫苏叶15 g	浮萍15 g	玄参15 g
桑椹15 g				

7剂,水煎服,日1剂,早晚分服。

二诊(2019年7月15日):服药7剂后,患者诉面目和下肢水肿均好转,皮肤瘙痒感较前减轻,怕冷情况也改善,泡沫尿仍有少量,纳可寐安。舌暗红,苔稍黄腻,脉细。复查尿常规:蛋白质+++,尿糖-,白细胞、红细胞均未见。加用清热利水消肿之品。

初诊方加猪苓 15 g。14 剂。

三诊(2019 年 7 月 29 日)：服药 14 剂后，患者水肿消退，皮肤瘙痒改善，诉因夜间睡觉吹空调未避风，出现咽痛咽干等类似感冒症状。泡沫尿仍有少量，舌暗红，苔仍黄腻，脉细沉。复查尿常规：蛋白质＋，尿糖＋，红细胞、白细胞均未见。二诊方去肉桂，加黄芩 15 g，桔梗 12 g。14 剂。

四诊(2019 年 8 月 12 日)：服药 14 剂后，黄腻苔消退，咽痛无，皮肤瘙痒缓解，面目和下肢水肿显著改善，泡沫尿少量，舌暗红，苔薄白，脉细沉。复查尿常规：蛋白质＋，尿糖阴性，白、红细胞未见。肌酐 112 μmol/L，尿素氮 4.9 mmol/L，尿酸 361 μmol/L，肾小球滤过率 65 mL/(min·1.73 m^2)，24 h 尿蛋白定量 1.22 g。血糖 5.9 mmol/L。三诊方去黄芩、桔梗。

随访 1 年余，效不更方，随证加减。2020 年 9 月 16 日尿常规：蛋白质少量，尿糖阴性，白细胞阴性、红细胞阴性。血肌酐 103 μmol/L，尿素氮 5.2 mmol/L，尿酸 376 μmol/L，24 h 尿蛋白定量 0.87 g。

【按】

本病案的病情特点在于患者除双下肢有轻微水肿、小便泡沫多、腰酸耳鸣、神疲乏力、肢寒怕冷的肾虚相关症状外，还伴有全身皮肤瘙痒，辨证为脾肾两虚、湿浊渐盛，治以补肾健脾、祛风清热。由于其全身瘙痒，当从风论治，治水先治气，配伍蝉蜕、蚕茧壳疏风利湿；水化于气，故其标在肺，加以紫苏叶、浮萍开宣肺气，陈皮、佛手行气畅中，气行则水行。方中黄芪味甘、性温，益气补虚损；生地黄甘寒质润，气味俱厚，性沉而降，滋补肾中真阴，两药相配，升降相合，阴阳同用，益气补阴。党参味甘、性微温，补肺健脾，补益元气，助黄芪补中益气之力；黄连用量少，清热泻火，与生地黄相合，降心火、滋肾水，水火相济，津液自生，气血得养；玄参、桑椹养血平肝，祛风润燥；菟丝子、仙灵脾温阳，既有阴中求阳、阳中求阴，又有防止疾病传变至阴阳两虚之意。

【特色亮点】

《金匮要略·水气病脉证并治篇》提出五脏水，其中肺水的表现为"其身肿，小便难，时时鸭溏"。在本篇中提出治疗水肿的总原则："风气相击，身体洪肿，汗出乃愈""诸有水者，腰以下肿，当利小便；腰以上肿，当发汗乃愈"，同时提出了水肿病的发汗禁忌"然诸病此(风水、皮水、黄汗)者，渴而下利，小便数者，皆不可发汗"。《景岳全书》云"凡水肿等证，乃肺脾肾三脏相干为病，盖水为至阴，故其本在肾；水化于气，故其标在肺；水唯畏土，故其制在脾……凡治肿者，必先治水，治水者，必先治气。若气不化则水必不利"。张景岳先生认识到水肿与肺脾肾相关，强调宣畅肺气为先。清代张璐在《张氏医通》中提及："凡治水肿喘促，以顺肺为主。肺气顺则膀胱之气化，而水自行矣"，指出通过顺肺以治疗水肿。清代叶天士治疗水肿善用宣肺通阳之法"尤其对于风湿阻遏三焦，上下不通者，以杏仁、葶苈子、苏叶等轻宣开上，以薏苡仁、滑石、通草等淡渗利下；以生姜皮、大腹皮、陈皮等行气畅中，开上畅中利下"。

【共识进展】

糖尿病肾病复杂多变，其发病大多由糖尿病久而不愈，饮食失节、劳倦失常、失治误治等因素而致脾肾出现亏损；水饮不化，湿浊弥漫，脾肾阳虚，水气不利，病为"水肿"。《重订严氏济生方·水肿门》云："水肿为病，皆由真阳怯少……肾水不流……下为足膝水肿，面浮腹胀，小便不利"[1]，由此可见，古代医家也认为阳虚水停与糖尿病肾病的发生发展密切相关，阳虚则以致水停，水停阻遏阳气，是糖尿病肾病难治的重要原因。

肾与膀胱互为表里且司气化主水，肾阳不足，无以蒸腾津液上承，上焦燥热故口渴，阳虚不化，水流不行故小便不利，或可见腰以下水肿，治疗中用瓜蒌生津润燥以止渴，附子、瞿麦、茯苓合用温阳化气，淡渗利水。此外，周英等认为糖尿病肾病的病程一般呈长期慢性，存在分期演变的特点，辨证多属本虚标实，虚实错杂。糖尿病肾病发展中后期脾肾阳虚的表现尤为明显，用真武汤治疗后可明显降低糖尿病肾病患者的血糖及尿蛋白水平，调理脂代谢异常，降低肌酐、尿素氮，从而纠正肾脏功能[2]。马济佩教授认为，中晚期糖尿病肾病水肿的病机总属本虚标实，以脾肾阳虚为本，湿浊、血瘀、气滞为标[3]，治疗上紧扣病机，灵活辨证。急则治标，缓则治本，以补肾健脾、温阳利水为大法，兼顾化湿泄浊、活血化瘀和调畅气机，配合中药熏洗，内外同治，能够大大改善患者的水肿程度，减少蛋白尿，有效提高患者的生活质量。

糖尿病肾病是糖尿病发展后期的难治疾病之一，其前期病机可参考糖尿病的病机，为燥热内生、津液输布异常。表现为口干喜饮，烦热多汗，尿量频多，不寐易梦，舌红苔薄而黄，脉洪数。疾病在此阶段，应防止燥热伤津、津失输布而致的水液停留，所以关键在于滋阴以养津行津，故治疗以滋阴清热、增液行津为主。药物多用葛根、瓜蒌根、石膏、生地黄、黄芩、人参、黄连、山药等。中期为气阴两虚，水湿内停，糖尿病肾病早期燥热伤阴、津液失约继而发展为气阴两虚、水湿内停，表现为口渴引饮、能食、大便稀溏、精神倦怠、或食欲不振、下肢水肿、尿量或多或少、舌质淡红苔白而干，脉弱。本病为糖尿病早期发展而来,燥热伤阴耗气,则气阴两虚,气阴不足则无力行水,所以可见下肢水肿。此时考虑到疾病进一步发展及水肿问题,仅仅养阴已不能解决水肿,还需在此基础上健脾以行水,使得水有出路,药用党参、白术、黄芪、茯苓、甘草、木香、葛根、麦冬等,以补气滋阴,佐以行水为治。

参考文献

[1] 严用和.重订严氏济生方[M].北京:人民卫生出版社,1980.
[2] 周英,郭建辉.温阳利水法治疗糖尿病肾病临床疗效探讨[J].糖尿病新世界,2021,24(15):187-190.
[3] 张琦,马济佩.马济佩治疗中晚期糖尿病肾病水肿经验介绍[J].新中医,2023,55(24):222-225.

第五节 谨守病机复用有效

【患者概况】

雷先生,75岁,初诊:2017年4月27日至上海中医药大学附属曙光医院就诊。

主诉:反复泡沫尿伴下肢水肿6年。现病史:2011年患者无明显诱因下出现双下肢水肿,尿中有泡沫,自觉神疲乏力。附近医院检查血肌酐187 μmol/L,尿常规:蛋白质++。后遂间断在上海交通大学医学院附属瑞金医院肾脏科就诊治疗。患者有糖尿病病史19年,高血压5年,平素血糖、血压控制尚可。B超:肾脏大小正常;集合系统未见分离;被膜光滑。近几年患者感觉自己精神气力都明显退化,常有肢体麻木感,睡眠差,想通过中医治疗改善病情,遂来我院就诊。患者初诊症见少量泡沫尿,肢体麻木感时作,双下肢轻微水肿,食纳可,夜寐欠安,夜尿2~3次,大便日2行。诉平素易疲劳,常有腰酸乏力伴耳鸣,怕冷,无肉眼血尿,行走时迈腿无力。舌淡胖,苔薄白,脉细沉。尿常规:蛋白质++,白细胞未见,红细胞未见,白蛋白36.6 g/L,肌酐237 μmol/L,尿素氮8.7 mmol/L,尿酸528 μmol/L,肾小球滤过率37 mL/(min·1.73 m^2),24 h尿蛋白定量2.02 g。

西医诊断:1. 糖尿病肾病,慢性肾脏病4期;2. 2型糖尿病;3. 高血压病。中医辨证为消渴肾病,证属脾肾两虚,浊毒渐盛,治以补肾健脾、化浊祛湿。

【诊疗经过】

> 首诊处方：
>
> | 党参 30 g | 黄芪 30 g | 赤芍 15 g | 白芍 15 g | 当归 15 g |
> | 制大黄 9 g | 炒牛膝 15 g | 桃仁 12 g | 仙灵脾 15 g | 丹参 30 g |
> | 肉苁蓉 15 g | 菟丝子 15 g | 山茱萸 15 g | 枸杞子 15 g | 车前子 30 g |
> | 黄连 6 g | 薏苡根 30 g | 蝉蜕 6 g | 蚕茧壳 9 g | 僵蚕 9 g |
> | 陈皮 9 g | 佛手 12 g | 芡实 30 g | | |
>
> 7 剂，水煎服，日 1 剂，早晚分服。

二诊(2017 年 5 月 4 日)：服药 7 剂后，患者腰酸乏力较前改善，泡沫尿仍有，双下肢轻度水肿，食纳可，夜尿多，夜寐不安。舌淡胖苔薄白，脉细。复查尿常规：蛋白质＋，红细胞未见，白细胞未见；24 h 尿蛋白定量 3.18 g。肌酐 276 μmol/L。初诊方加鬼箭羽 15 g、炒川续断炒杜仲各 15 g。14 剂。化湿散瘀，滋阴补肾，继续观察。

三诊(2017 年 5 月 18 日)：服药 14 剂后，下肢水肿明显消退，泡沫尿仍有，每日午后有轻度水肿，偶有腰膝酸软，舌红苔薄，脉沉细。复查尿常规：蛋白质＋＋，白细胞未见，红细胞未见，隐血阴性。24 h 尿蛋白定量 2.37 g。二诊方加牛蒡子 12 g、玄参 15 g。14 剂。增强清热养阴的功效。

四诊(2017 年 6 月 1 日)：服药 14 剂后，腰酸乏力下肢水肿均有明显改善，泡沫尿少量，舌淡红苔薄白，脉细沉。复查尿常规：蛋白质＋，白细胞未见，红细胞未见。白蛋白 42.2 g/L，肌酐 188 μmol/L，尿素氮 8.4 mmol/L，尿酸 467 μmol/L，肾小球滤过率 39 mL/(min·1.73 m^2)，24 h 尿蛋白定量 1.64 g。效不更方。续方 14 剂。

患者服用一段时间中药后，病情趋于稳定，遂于 2018 年 3 月停药数月，而后患者自觉畏寒、乏力、水肿症状又有加重，遂于 2018 年 8 月 16 日来我院就诊，查尿常规：蛋白质＋＋，白细胞未见，红细胞未见。白蛋白 42.2 g/L，肌酐 224 μmol/L，尿素氮 14.5 mmol/L，尿酸 515 μmol/L，肾小球滤过率 19 mL/(min·1.73 m^2)，24 h 尿蛋白定量 3.14 g。继续中药治疗。

> 处方：
>
> | 党参 30 g | 黄芪 30 g | 赤芍 15 g | 白芍 15 g | 当归 15 g |
> | 制大黄 9 g | 炒牛膝 15 g | 桃仁 12 g | 红花 9 g | 丹参 30 g |

薏苡根 30 g	蝉蜕 6 g	蚕茧壳 9 g	僵蚕 9 g	鬼箭羽 15 g
防己 12 g	肉苁蓉 15 g	菟丝子 15 g	山茱萸 15 g	枸杞子 15 g
陈皮 9 g	佛手 12 g	芡实 30 g	车前子 30 g	

14 剂,水煎服,日 1 剂,早晚分服。

随证加减,随访一年余,2019 年 10 月 17 日查尿常规:蛋白质+,白细胞未见,红细胞未见。白蛋白 40.2 g/L,肌酐 192 μmol/L,尿素氮 12.5 mmol/L,尿酸 465 μmol/L,24 h 尿蛋白定量 1.63 g。

【按】

该患者为老年男性。临床除了证见水肿、蛋白尿以外,患者还经常出现夜寐不安、怕冷、腰膝酸软、耳鸣耳聋、抵抗力差等症状。患者肾病日久,病机归纳为脾肾虚衰、瘀血壅滞。患者年老体弱正气亏虚,卫气不固,免疫力差。脾肾两虚是慢性肾衰竭发生发展的基础,故补肾健脾在整个慢性肾衰竭治疗过程中都是主要治法之一。该患者疾病日久,瘀血阻络,故治则立法于培补脾肾、益气活血。"风为百病之长",防风祛风散邪;对于慢性肾脏病患者存在肾纤维化,活血化瘀贯穿肾病始终,故而用牛膝、桃仁、丹参活血祛瘀,芡实收涩固涩从而起到止血作用。初诊时何教授用了肾病 2 号方为基本方,方中黄芪、党参、山茱萸、枸杞子等补益脾肾;赤芍、当归、桃仁、丹参等活血化瘀;蚕茧壳、蝉蜕、僵蚕祛风利水、化湿消肿;薏苡根、车前子健脾化湿,利水消肿;菟丝子、仙灵脾、肉苁蓉、芡实、牛膝补肾温阳;陈皮、佛手理气健脾。二诊时,患者水肿腰酸乏力的情况得到改善,诉睡眠不佳,继续在初诊方基础上调整,加用鬼箭羽清热活血,炒川续断、炒杜仲补肾健脾。三诊时,患者水肿腰酸均明显改善。针对患者出现了舌红的症状,用了牛蒡子、玄参养阴清热,疗效得到巩固。四诊时,患者病情基本稳定,遂继续维持原方治疗。

【特色亮点】

消渴病多禀赋亏损,《灵枢经·五变》谓:"五脏皆柔弱者,善病消瘅",而"五脏之伤,穷必及肾",若肾阴不足,肝失所养,常致肝肾阴虚、阴虚火旺之证;阴伤不止,同时耗气,则成气阴两伤之候;气虚失摄,精微外泄,则出现尿多尿浊;久则阴损及阳,阴阳两虚,精微外泄增多,水湿气化不利,水液潴留,泛溢肌肤,从而尿浊水肿并见;若病情继续发展,肾体劳衰,肾气失司,气血俱伤,血脉瘀阻,浊毒内停,则诸证迭起,最终导致肾气衰败,五脏受损,三焦阻滞,升降失常,水湿浊毒泛滥,转为气机逆乱之"关格""肾衰"。消渴之病,本系阴虚燥热,若迁延日久,治不得法,或失治误治,则阴津愈耗,阴伤耗气,阴损及阳是其基本的病理机转和发展趋势。芡实最早记录源自《神农本草经》,因其味甘、涩,中医将其归于肾、脾二经。芡实具有补脾固肾、涩精止带、开胃止泻的功效,民间自古亦有煮食芡实粥的习俗,因此芡实可谓一种"药食同源"的天然补品。

【共识进展】

消渴肾病是由消渴病引起肾脏损害的常见疾病,相当于西医学中的糖尿病肾病[1]。2019版《中国糖尿病肾脏疾病防治临床指南》中指出,我国成人2型糖尿病患者糖尿病肾病患病率为10%～40%,且与不合并糖尿病肾病的糖尿病患者相比,糖尿病肾病患者病死率更高[2]。中西医治疗消渴肾病的体系目前愈加完善,在延缓消渴肾病进展,改善患者预后及提高患者生活质量等方面具有明显优势[3,4]。

消渴肾病是消渴病后期常见并发症,其基本病机特点为脾肾亏虚为本,湿痰瘀毒为标,故治疗上以补益脾肾为治疗总则,并根据脾肾亏虚程度及标实不同进行辨证论治。

消渴肾病早期以脾气亏虚为主,兼见肾虚。叶景华认为糖尿病肾病先有脾虚"清浊不分、浊留清流",后有肾虚"开阖失司、气化失功",脾失健运引起的湿浊之邪是引起消渴肾病进展的关键。脾失健运,精微物质转输失常,精微下泄,加之肾气受损,固摄失职,故临床常见神疲乏力、尿多、尿液浑浊。治疗上以益气健脾为主,兼以补肾。

消渴肾病迁延愈久,肾气愈亏,后天之脾失去先天之精充实,脾虚愈重,无力化生水谷精微,先天之肾失于后天培补,肾气愈亏,由此致脾肾俱虚。张琪强调"脾肾两脏相互为用,相互滋养",认为蛋白尿是脾不升清与肾气不固共同作用的结果,治疗上应脾肾同补。

消渴肾病发展至晚期,久病入络,肾体受损,肾用失职,肾脏衰惫,浊毒内停,脾肾衰败,气血阴阳俱虚,以肾虚为主,兼见脾虚。脾主运化水液,肾主水,脾虚水湿停滞,肾阳虚衰蒸腾气化无力,临床可见头面、下肢水肿,尿量多,尿液混浊,畏寒肢冷等。治疗上应阴阳双补,兼以治脾。

因此针对消渴肾病的治疗,在以补肾健脾为大法的同时,应根据脾肾之间的密切联系、不同时期的病情变化,采取针对性的治法,不仅要见表知里,更要知所先后,正确认识消渴肾病病程中脾肾二脏的辨证关系。

参考文献

[1] 田娟娟,陈强,周欣欣,等.益气养阴活血法治疗糖尿病肾病理论探究[J].陕西中医,2020,41(12):1781-1783.

[2] 中华医学会糖尿病学分会微血管并发症学组.中国糖尿病肾脏疾病防治临床指南[J].中华糖尿病杂志,2019,11(1):15-28.

[3] 袁瑾,赵灿,张渭涛.依普利酮通过靶向微小RNA-192和微小RNA-29a/b/c减轻糖尿病肾病模型大鼠肾损伤机制研究[J].陕西医学杂志,2022,51(3):293-297,302.

[4] 刘晴,解进,杜凯,等.糖尿病肾病的中医药实验研究进展[J].天津中医药大学学报,2022,41(5):675-680.

第六节 急则治其标

【患者概况】

谢先生,43岁,初诊:2018年8月9日至上海中医药大学附属曙光医院就诊。

主诉:反复蛋白尿3年伴腰痛1周。现病史:患者患糖尿病20年,2015年5月患者无明显诱因下出现双下肢水肿泡沫尿至上海交通大学医学院附属瑞金医院就医,查出肾功能异常,做肾穿刺病理提示:糖尿病肾病合并肾小球硬化。患者患病以来一直采用西医治疗控制血糖,定期复查肾功能。近年来患者自觉疲劳乏力感加重,伴畏寒肢冷、腰酸耳鸣。1周前患者右侧腰痛,无肉眼血尿,遂来我院就诊。初诊症见:患者右腰痛,面目和双下肢有轻微水肿,小便泡沫多,腰酸耳鸣,神疲乏力,肢寒怕冷,手足麻木。无肉眼血尿。食纳可,夜寐欠安,大便日2行。舌红苔薄稍黄,脉细。尿常规:蛋白质++,尿糖+,白细胞未见,红细胞4~5个/HP。血白蛋白42.5 g/L,肌酐136 μmol/L,尿素氮5.3 mmol/L,尿酸469 μmol/L,肾小球滤过率63 mL/(min·1.73 m^2),24 h尿蛋白定量1.44 g。血糖6.5 mmol/L,糖化血红蛋白7.3%。B超示双肾大小正常;集合系统未见分离;被膜光滑;外形正常;右肾见多个强回声光点,最大的2 mm×3 mm,后方声影不明显。

西医诊断:1. 糖尿病肾病,2型糖尿病;2. 肾小球硬化;3. 慢性肾脏病3期;4. 右肾结石。中医辨证为脾肾两虚、湿浊内蕴,治以补肾健脾、祛湿化浊。

【诊疗经过】

首诊处方：

党参 30 g	黄芪 30 g	生地黄 15 g	山茱萸 15 g	山药 15 g
枸杞子 15 g	知母 15 g	黄柏 15 g	白术 15 g	陈皮 9 g
佛手 12 g	蒲公英 15 g	蝉蜕 6 g	蚕茧壳 9 g	薏苡根 30 g
僵蚕 9 g	芡实 30 g	车前子(包煎) 30 g		川连 6 g
酸枣仁 15 g	牛蒡子 12 g	玄参 15 g	藿香梗 15 g	紫苏梗 15 g
海金沙 15 g	金钱草 15 g	王不留行子 15 g		

7剂，水煎服，日1剂，早晚分服。

二诊(2018年8月15日)：服药7剂后，患者诉面目水肿好转，双下肢轻度水肿，腰酸乏力较前改善，泡沫尿仍有少量，纳好，肢体麻木感有减轻，夜寐改善。舌暗红苔稍黄腻，脉细。复查尿常规：蛋白质++，尿糖++，白细胞未见，红细胞5～7个/HP。加用清热止血之品。初诊方加茜草15 g、荠菜花15 g、白茅根30 g。14剂。继续观察。

三诊(2018年8月29日)：服药14剂后，无明显腰酸乏力，泡沫尿仍有少量，面目水肿明显减轻，双下肢午后会轻度水肿，舌暗红苔仍黄腻，脉细沉。复查尿常规：蛋白质+，尿糖++++，红细胞3～4个/HP，白细胞未见。二诊方加小蓟30 g、石韦15 g。14剂。

四诊(2018年9月12日)：服药14剂后，舌苔黄腻较前有好转，面目和下肢水肿均有显著改善，泡沫尿少量，舌暗红，苔黄稍腻，脉细。复查尿常规：蛋白质+，尿糖++，白、红细胞未见。尿系列微量蛋白477 mg/L。白蛋白48.2 g/L，肌酐102 μmol/L，尿素氮4.9 mmol/L，尿酸361 μmol/L，肾小球滤过率83 mL/(min·1.73 m^2)，24 h尿蛋白定量0.41 g。血糖5.25 mmol/L，糖化血红蛋白6.9%。肾脏B超提示：右肾结石未见。

患者随访半年，随证加减，病情稳定，各项指标均稳定。

【按】

《诸病源候论·淋病诸候》云："石淋者，淋而出石也。肾主水，水结则化为石，故肾客砂石。"《本草述》云："石淋等症，讵知其种种所患，皆本于湿土之气不能运化，而又有火以合之，乃结聚于水道有如是耳。"所以，肾结石并非简单的热邪煎灼尿液而成，而是要有个前提——尿"浊",尿中先有"浊"邪,其或遇气滞、或遇血瘀、或遇湿热、或因虚劳,皆可凝积为石。《素问·遗篇刺法论》云:"邪之所凑,其气必虚",故首当扶正以助气机。其次,主用"三金"消石,金钱草清利湿热、通淋,具有抗炎、松弛平滑肌作用,现代研究发现其多糖成分对尿路结石主要成分——草酸钙的结晶有抑制作用;海金沙利水通淋,《本草经疏》曰:"甘寒淡渗之药,故主通利小肠,淡能利窍",现代研究发现其能促进输尿管蠕动,具有排石作用,此外还有抑菌、抗炎、镇痛作用;鸡内金通淋化石,《医学衷中参西录》云:"鸡内金,鸡之脾胃也……中有瓷、石、铜、铁皆能消化,其善化瘀消积可知。"

本案患者患病时间较长,合并肾结石,症状表现为右腰痛,面目和双下肢有轻微水肿,小便泡沫多,腰酸耳鸣,神疲乏力,肢寒怕冷,手足麻木,结合舌脉,舌红苔薄稍黄,脉细,辨证为脾肾两虚、湿浊渐盛,治以补肾健脾、祛湿化浊。针对肾结石,加以海金沙、金钱草等清热排石,经过1月余的治疗,患者肾脏B超提示:右肾结石未见。症状均有所好转,治疗有效,随访半年病情稳定。

【特色亮点】

何教授急则治其标,针对尿路结石瘀血湿热之病机,治疗大法着眼于活血利湿,且贯彻整个病程。对活血化瘀药的选择,他认为若能活血祛瘀兼有利湿之功,则一药而两善,最切合病机,故喜用牛膝、王不留行。牛膝味苦酸,性平,功擅逐瘀通经、补肝肾、利尿通淋,《药性论》述之可"补肾填精,逐恶血流结",《本草纲目》称其可治"五淋尿血,茎中痛";王不留行味苦性平,可活血通经、下乳消肿、利尿通淋,《本草备要》谓其"走血分、通血脉""通经利便"。

【共识进展】

糖尿病肾病是糖尿病微血管并发症之一,是导致终末期肾衰竭和肾脏替代治疗的主要原因之一。针对糖尿病肾病的病机,许多医家都在相关文献中提出了不同观点,仝小林教授[1]认为其基本病机为虚、瘀、浊,三者常互相影响,兼见而致病。虚为基本条件;瘀为核心病机;浊是最终结局。栗德林教授将该病的病因病机概括为"奇恒柔弱、内热熏蒸、伤津耗气、血稠液浓、蓄浊失精",强调其基本病机为气阴两虚,瘀浊阻滞贯穿疾病发生发展的全过程[2,3]。赵进喜教授[4]提出"微型癥瘕"的观点,认为糖尿病肾病的病机要点为"气阴虚兼瘀郁",气阴虚为本,瘀郁为标。消渴内热,炼津为痰,痰凝血瘀,加之气虚而滞,痰气血热互结,瘀阻肾络而成。国医大师周仲瑛认为[5]该病之病机不可单纯以阴虚燥热片面概括，本病虚实夹杂，本虚标实并存，痰、湿、瘀作为病理因素阻碍津气运行，化热伤阴，出现消渴；久而阻滞于肾络，阻碍气化，致肾主水功能失常，"血不利则为水"，则出现水肿。吴深涛教授提出[6]"浊毒为糖尿病病机的启变要素"，由浊致毒，血浊内蕴，使机体内浊毒留滞不能排出，则损害脏腑经络、气血阴阳，肾脏受损，久则涉及五脏六腑。陈慧楠等[7]从中医络病理论角度出发，结合《黄帝内经》及《临证指南医案》等古代文献中"久病入络"的观点，认为糖尿病肾病的病机为络虚有瘀，久病及肾，肾络气血阴阳亏虚，因虚而致瘀。

综上所述，就目前研究来看，关于糖尿病肾病的病因病机主要概括如下：① 古今医家普遍认为其病机本质为本虚标实，虚实夹杂。虚则有气虚、阴虚、阳虚的不同，或三者合而为之，表现为气阴两虚、阴阳俱虚等不同类型；标实则包括血瘀、痰浊、湿热、气滞、毒邪等不同病理因素互相交结而成。② 不少医家提出瘀为重要的病理因素，既以病理产物的形式存在，又以致病因素的方式贯穿疾病的始终。因虚致瘀，瘀阻肾络而致病。③ 浊、毒作为病理因素在此病的病因病机研究中同样重要。"浊毒内蕴"与"毒损肾络"学说的提出，说明从浊毒论糖尿病肾病已成为一大热点，已受到人们的关注。

曲晓璐等[8]对155例糖尿病肾病患者病情资料进行分析，得出中医兼证以血瘀证为多，结合糖尿病肾病分期与中医证型相关性分析，得出血瘀证贯穿疾病的始终。王颖辉、赵进喜教授等[9]选取该病不同阶段的患者，对症状、证候进行采集，统计频率和构成比等，进一步比较、分析和探讨，推断该病的证候和病机变化，发现糖尿病肾病早期标实以血瘀证为多。王刚等[10]对80例糖尿病肾病患者的临床分期与中医标证、本证之间的关系做了分析，同样得出标证出现最多的证型为血瘀证。胡筱娟等[11]观察糖尿病肾病的中医证型与瘀血证相关性，通过血流变、血脂及瘀血证中医积分值分析得出各证型均有不同程度的瘀血证表现，主要以气阴两虚证兼有血瘀证发生率最高，血瘀证表现越重，对应的血流改变越明显。

现代医学研究已证实，糖尿病肾病阶段微血管病变的部分临床表现符合中医血瘀证，据报道糖尿病合并血管病变时，血瘀的发生率为50%以上。糖尿病肾病同时存在血脂升高、血液流变异常、血液黏稠度增高、循环灌注不足以及微血栓形成等通常被认为是血瘀证微观辨证的重要指征[12]，故应急则治其标，以活血化瘀为主。现代研究显示[13,14]，补阳还五汤能够改善血液流变学的"黏""浓""凝""聚"状态，具有抗血栓的作用，可以显著降低气虚血瘀证模型大鼠全血黏度、红细胞压积、血沉、纤维蛋白原，这为临床治疗糖尿病肾病提供了思路。

参考文献

[1] 仝小林,周强,赵林华,等.糖尿病肾病的中医辨治经验[J].中华中医药杂志,2014,29(1):144-146.

[2] 耿嘉,王丹,朴胜华,等.栗德林教授辨治糖尿病肾病的学术思想简介[J].中国中西医结合肾病杂志,2005(5):253-254.

[3] 耿乃志,郝娅妮,初云海,等.对糖尿病肾病病因病机的再探讨——栗德林教授辨治糖尿病肾病的学术经验总结[J].中医药信息,2012,29(1):68-69.

[4] 肖遥,赵进喜.赵进喜治疗糖尿病肾病经验[J].中华中医药杂志,2018,33(1):159-162.

[5] 苏克雷,朱垚,郭立中.国医大师周仲瑛治疗糖尿病肾病经验[J].中华中医药杂志,2012,27(11):2854-2857.

[6] 吴深涛.糖尿病病机的启变要素——浊毒[J].上海中医药大学学报,2004(1):24-26.

[7] 陈慧楠,林敏.糖尿病肾病从络病论治研究进展[J].中国实验方剂学杂志,2022,28(8):265-271.

[8] 曲晓璐,陈大舜,姚欣艳,等.1718例2型糖尿病患者糖尿病肾病发病率及其中医证型分布特点[J].中国中西医结合肾病杂志,2003(12):713-715.

[9] 王颖辉,赵进喜,王世东,等.糖尿病肾病不同分期证候演变研究[J].中华中医药杂志,2012,27(10):2687-2690.

[10] 王刚,罗艳,汤秀珍.糖尿病肾病分期及中医证型分布特点分析[J].光明中医,2018,33(11):1529-1531.

[11] 胡筱娟,李群,李婷,等.糖尿病肾病中医证型与瘀血证相关性研究[J].陕西中医,2012,33(11):1487-1488.

[12] 卢洪梅,吕雄.糖尿病肾病中医证型研究及其"气虚血瘀"机理探讨[J].中国中医基础医学杂志,2015,21(4):388-389.

[13] 肖洪彬,刘立萍,李然.补阳还五汤现代研究进展与临床应用[J].中药药信息,2005(6):52-54.

[14] 胥显民,陈显久,陈然,等.补阳还五汤对大鼠全血比黏度、TXB_2、LPO及SOD的影响[J].山西医科大学学报,2002(3):212-214.

第七节 增液以行舟治疗糖尿病肾病便秘

【患者概况】

张女士,76岁,初诊:2019年7月8日至上海中医药大学附属曙光医院就诊。

主诉:反复下肢水肿和泡沫尿7年余伴便秘。现病史:患者患糖尿病20年,2012年患者无明显诱因下出现双下肢水肿去医院检查,查出肾功能异常。患者近几年来一直接受西医治疗控制血糖,定期复查肌酐及尿蛋白。患者有长期便秘病史,大便数日1

行,干结难解,伴排便无力感,经常需要吃缓泻剂和用开塞露解决。平素自觉易疲劳,既怕冷又怕热,下肢水肿症状不能明显改善,遂来我院就诊。初诊症见:患者双下肢水肿,小便泡沫多,手足心怕热,腰背部又怕冷,大便4～5日一行,干硬难解,食纳可,夜寐欠安。舌胖色红苔少,脉细沉。尿常规:蛋白质++,尿糖+,白细胞、红细胞均未见。肌酐183 μmol/L,尿素氮7.6 mmol/L,尿酸289 μmol/L,肾小球滤过率27 mL/(min·1.73 m^2),24 h尿蛋白定量2.04 g。血糖5.5 mmol/L,糖化血红蛋白7.1%。

西医诊断:糖尿病肾病,慢性肾脏病4期。中医诊断:水肿,辨证为气阴两虚、瘀血阻络,治以益气养阴,活血化瘀。

【诊疗经过】

首诊处方:

党参30 g	黄芪30 g	生地黄15 g	山茱萸15 g	山药15 g
枸杞子15 g	知母15 g	黄柏15 g	白术15 g	陈皮9 g
佛手12 g	车前子30 g	猪苓15 g	紫苏叶15 g	浮萍15 g
菟丝子15 g	肉桂6 g	薏苡根30 g	丹参30 g	牛膝15 g
炒川续断15 g	炒杜仲15 g	桃仁12 g	桑寄生15 g	黄连6 g
豨莶草15 g				

7剂,水煎服,日1剂,早晚分服。

二诊(2019年7月15日):服药7剂后,水肿情况明显改善,面目水肿减轻,双下肢轻度水肿,泡沫尿仍少量,食纳好,肢体麻木感有减轻,大便2～3日1行,仍干硬,并有里急后重感,夜寐欠安。复查尿常规:蛋白质++。尿糖-。舌体胖色红苔稍黄腻,脉沉细。加用清热通便化湿利水之品。初诊方加制大黄9 g、火麻仁15 g、枳实15 g。14剂。

三诊(2019年7月29日):服药14剂后,面目和双下肢水肿均除,泡沫尿仍有少量,诉腰背怕冷症状好转,大便日1行,排便顺畅,夜寐安。舌暗红苔薄稍黄,脉沉细。复查尿常规:蛋白质+,尿糖-,白、红细胞未见。肌酐129 μmol/L。二诊方去白术、肉桂、桑寄生、猪苓,加肉苁蓉30 g、牛蒡子15 g、玄参15 g。14剂。患者诸肿皆消,舌苔稍厚,调整用药,清热化湿。

四诊(2019年8月12日):服药14剂后,患者舌苔转薄,面目和下肢无水肿,精神气力均可,泡沫尿少量,舌红苔薄白,脉细沉。复查尿常规:蛋白质+,白细胞、红细胞未见,隐血阴性。三诊方加制香附15 g、郁金15 g。14剂。

患者随访两年,随证加减,血肌酐稳定在150 μmol/L左右,水肿和泡沫尿显著好转。大便规律,每日1行,怕冷和怕热情况都有缓解,病情稳定。

【按】

本病早期多见气阴两虚,病变后期阴损及阳,阴阳俱虚。气虚则血行无力,阴虚则脉络失于润泽、血行不畅,故而久病易致瘀血入络。所以患者出现了反复的水肿,怕冷怕热,大便不畅等症状。方中黄芪、党参、山茱萸、枸杞子等补益脾肾;知母、黄柏清热滋阴泻火除虚热;丹参、牛膝、桃仁等活血化瘀;肉桂、黄连交通心肾,清火安神;紫苏叶、浮萍、猪苓、车前子利水消肿;再加炒川续断、炒杜仲补肝肾益精气。该患者有习惯性便秘的病史,平素排便困难。方中特地交替使用了养阴生津增液行舟的生地黄、玄参;润肠导滞的火麻仁、枳实等;同时又用了补气健脾养阴的药物,使患者长期便秘的情况得到了明显缓解。

【特色亮点】

本病案的特色之处在于患者有双下肢水肿,小便泡沫多的肾脏相关症状之外,还有长期便秘病史,大便数日一行,干结难解,伴排便无力感,手足心怕热,舌胖色红,苔少,脉细沉,和一般的肾病水肿不同,结合舌脉及伴随症状,从气阴两虚考虑入手,辨证为气阴两虚、瘀血阻络,治以益气养阴,活血化瘀,加用养阴增液润肠通便之品,使得腑气得通,水有去路。

【共识进展】

糖尿病肾病是糖尿病的常见并发症之一,中医古籍文献中并无此病名的明确记载,根据消渴日久出现的水肿、尿浊、肾消等消渴肾病症状的相关描述,本病可归属于"消渴病"变证的范畴。

临床上水肿、口干、尿浊、蛋白尿及消瘦为糖尿病肾病的常见症状,这一系列症状表现与脾的功能失调密切相关。《黄帝内经》中有"脾瘅""消瘅"病名的相关记载,并指出其病因大致为恣食肥甘炙煿之品损伤脾胃,致使运化功能失调,日久耗伤进而蕴热气滞,变生他证,若失治或误治,脾瘅则会进一步发展成为消渴。所以在糖尿病肾病的形成与发展过程中,脾胃失调是重要的病理因素。具体而言,脾胃为后天之本,气血生化之源,脾胃运化的水谷精微是人体脏腑发挥正常生理功能的前提,若饮食失节而损伤脾胃致使运化功能失职,一则会影响精微物质化生,二则会引起气机升降失调,以上两端会导致脾胃升降失司,精微物质随尿液流失,尿浊即为见症[1]。

从中医角度看,葡萄糖为水谷精微物质的重要成分,胰岛素的功能之一是增加葡萄糖的转运与利用以保证人体生命活动的能量需求,当"脾不散精"或胰岛素抵抗时,就会引发血糖的异常升高,此机制亦符合"脾失运化"的特点[2]。随着中西医结合研究的不断发展,越来越多的学者认为,中医概念上的"脾"并不等同于西医学所认为的脾脏,根据其生理功能还应包括胰腺。何绍奇教授[3]认为,脾、胰解剖位置邻近,生理功能趋同,胰的生理功能包含于脾的"转输"和"散精"功用之中,并提出"脾胰同源"之说。

近代学者在糖尿病肾病的治疗上亦多从脾虚立论。该病以蛋白尿为主要表现,龚丽娟认为蛋白为人体之精微,由脾化生,由肾收藏,蛋白尿的出现当属人体精微物质的外漏,她提出本病的基本病机为肾元亏虚,湿瘀阻络,肾元亏虚为本,涉及肝脾诸脏[4];湿热瘀血为标,贯穿疾病始终。治疗上遵循"先天生后天,后天养先天"的理论基础,重视调理脾肾以治本。在健脾益气的基础上补肾,使肾中精气更加充足,气血得以生化,水湿得以健运。叶景华教授认为糖尿病肾病长期迁延不愈,穷必及于脾肾,脾阴不足不能化生津液,强调补脾重在健脾,因脾为湿土,土湿才能滋生万物,补脾气以固下脱之阴津,养脾阴可化涸竭之津液[5]。

参考文献

[1] 姚涛,徐江雁,刘文礼,等.从脾论治糖尿病肾病的现代医学解读[J].中华中医药杂志,2023,38(8):3619-3623.

[2] 晁俊,刘桠,钟文,等.基于"脾胰同源"理论从脾论治糖尿病[J].中医杂志,2017,58(17):1458-1461.

[3] 何绍奇.关于糖尿病的若干问题答读者问[N].中国中医药报,2003-02-10.

[4] 刘苏,叶丽芳.龚丽娟治疗糖尿病肾病经验[J].江苏中医药,2013,45(8):15.

[5] 张彤.叶景华主任治疗糖尿病肾病的临床经验[J].中医药信息,2003,20(3):29.

第四章 高血压肾病诊治经验

第一节 概 述

高血压肾病(hypertensive renal disease)系原发性高血压引起的良性小动脉肾硬化(又称高血压肾小动脉硬化)和恶性小动脉肾硬化,并伴有相应临床表现的疾病。长期持续的高血压会造成肾脏的损伤,引起高血压性肾病。高血压肾病多发生在40岁以上,有高血压病史5年以上。早期一般仅有肾动脉痉挛,临床无明显异常表现。当出现肾小动脉硬化时,会出现夜尿增多,继之出现蛋白尿,个别病例可因毛细血管破裂而发生短暂性肉眼血尿,但不伴明显腰痛。随着病程缓慢进展,少部分患者渐发展成肾功能衰竭,多数患者肾功能轻度损害、尿常规异常。恶性高血压患者舒张压需超过120 mmHg,伴有明显心脑合并症且迅速发展,大量蛋白尿,常伴有血尿,肾功能进行性减退。高血压肾病分为:Ⅰ期微量白蛋白尿期:尿中白蛋白排泄率异常,肾功能正常,尿常规中尿蛋白阴性;Ⅱ期临床蛋白尿期:尿常规中尿蛋白阳性,24 h尿蛋白定量>0.5 g,肾功能正常;Ⅲ期肾功能不全期:以肾小球滤过率下降、肌酐升高为特征,分非透析期和透析期(尿毒症期)。非透析期:肾小球滤过率80~10 mL/(min·1.73 m^2),肌酐133~707 μmol/L;透析期(尿毒症期):肾小球滤过率<10 mL/(min·1.73 m^2),肌酐>707 μmol/L。

《景岳全书》云:"五脏之伤,穷必及肾"。肾乃先天之本,是全身脏腑阴阳之本,滋养后天之精。五脏久病必损,阴阳俱虚,必扰先天肾之根本。在我国传统医学中,没有高血压肾病的病名,但因其为长期高血压所致,大多可根据其发展过程中的临床表现将其归为"眩晕""头痛""腰痛""尿浊""水肿"等范畴。中医认为,高血压肾损害多为内有先天不足、气血失调、年老体衰;外有饮食不节、劳欲过度等所致。

慢性肾衰竭患者病因主要为先天禀赋不足,加之后天失养所致。本病病久而难愈,起初病位在脾肾,为脾肾阳虚,阳虚日久出现水湿停聚,气血津液壅积,瘀久化热,又因久病阳损及阴,而出现阴虚症状,最终阴阳俱虚,五脏皆衰。《景岳全书》所云:"气虚者即阳虚也,精虚者即阴虚也。"早期就有精微外泄,所以肾衰竭早期就存在阴虚。肾阴为一身阴液之根本,主养五脏而化生气。肾衰竭多为肾中阴精亏虚,气化失权,肾之气化功能既失,开阖不利,而致精微洞漏,湿毒瘀浊内停。所以,肾衰竭早期脾肾阳虚开始损及阴液时,首先应出现肾阴的不足,"五脏之阴,非此不能滋",可导致多个脏腑出现阴虚症状,因此,在治疗中针对不同症状,应用的方法也不尽相同。脏腑阴阳衰败是肾衰竭的本质,可波及五脏,如心、肺、肝、心包等。所以,疾病初期何教授治疗常以健脾益气为主,以养后天而补先天之不足与后天之亏耗,在后期治疗中不仅要滋肾阴,也要坚固五脏之阴,以治肾阴为主,亦要安未病的五脏之阴。

高血压病发病机理为肝阳上亢,肝体失柔。肝郁日久化火,肝火易伤阴,易动血,灼伤肾体,耗伤肾络精血,肾络失养,脉络瘀阻。高血压肾损害则由多种病理因素相互影响,相互作用,终归肾体损伤,肾络瘀阻,肾脏气化功能失司,溺毒留滞。何教授认为:肾病多虚,该病的病机为本虚标实之证,痰浊瘀毒贯穿本病始终。脾肾两虚为本虚,标实则主要为瘀血和痰湿,可归纳其主要病机为脾肾两虚、痰瘀阻络。病位以肾、脾为主,涉及心、肝等脏腑。病程日久、累及多个脏腑,最终形成本虚标实、虚实夹杂之证。何教授组方特点是重脾胃、护肝肾、调气血、清痰瘀。

高血压肾病的早期,肝肾阴虚为本。不良生活习惯等诸多因素导致真阴亏耗,肝肾同源,肾阴亏虚,水不涵木,则肝阴亏损,肝阳上亢。故可用女贞子、旱莲草以补益肝肾,天麻、钩藤平肝熄风、平抑肝阳;熟地黄为滋阴补肾,填精益髓;山茱萸补养肝肾,并能涩精,取"肝肾同源"之意;山药补益脾阴,亦能固肾。熟地黄、山茱萸、山药配合,肾肝脾三阴并补,以补肾阴为主。肾虚不能封藏,往往出现蛋白尿、多尿等,在滋阴补肝肾的基础上佐以芡实、覆盆子以益肾固精。何教授注重早期顾护脾胃,因脾胃受损则易聚痰生湿,亦可损伤肾络,导致肾脏病情加重;"五脏之邪,皆通脾胃",肾为封藏之本,"受五脏六腑之精而藏之"。肾阳虚衰,不能温煦脾土,脾失健运,则清阳不升,精微下注,脾虚不能摄精,出现蛋白尿。故何教授往往在调补肝肾的同时兼以茯苓、山药、炒白术顾护脾胃,收效甚佳。

基于高血压肾损害病程进展缓慢,久病入络,久病必瘀等特点,在脾肾两虚、肝肾阴虚的推动下,出现肾精亏虚,进而痰瘀阻络、肾络风动,肾络瘀损,伤及肾气、肾精。病久不愈、邪气由气及血,致精凝血滞,化浊生毒,痰瘀浊毒,日久蕴结为瘀毒。肾络成积、瘀毒伤肾是高血压肾病的重要病机。常配以当归、制大黄、炒牛膝、桃仁、红花、丹参、泽兰等活血祛瘀泄浊。何教授善以滋阴清热、补益肝肾、滋阴止血之法治疗高血压肾损害。

第二节　肝脾肾同调治疗高血压肾病

【患者概况】

蒋女士,68岁,初诊:2018年7月5日至上海中医药大学附属曙光医院就诊。

主诉:血压升高20年,泡沫尿5年。现病史:患者有高血压病史20年,血压最高时达185/115 mmHg,目前服用缬沙坦胶囊(代文)控制血压,血压维持稳定。5年前出现泡沫尿,社区医院体检发现肾功能异常,肌酐、尿素氮、尿酸都升高。小便见泡沫尿,腰酸腰痛伴夜尿频,双下肢无水肿,怕热,纳寐可,大便2日1行,遂来我院就诊治疗。初诊症见:腰酸乏力,泡沫尿,夜尿频,肉眼血尿,无水肿,食纳可,怕热,夜寐安,二便调。舌红苔黄腻,脉细。血压165/95 mmHg,尿常规:蛋白质+,肌酐141 μmol/L,尿素氮9.1 mmol/L,尿酸473 μmol/L,肾小球滤过率62 mL/(min·1.73 m^2),24 h尿蛋白定量0.89 g。葡萄糖5.4 mmol/L。

西医诊断:高血压肾病,慢性肾脏病3期。中医诊断:慢性肾衰,辨证为肝火上炎、风瘀搏结,治以清热平肝潜阳。

【诊疗经过】

首诊处方:

党参30 g	黄芪30 g	赤芍15 g	白芍15 g	当归15 g
制大黄9 g	炒牛膝15 g	桃仁12 g	红花9 g	丹参30 g
陈皮9 g	佛手12 g	蚕茧壳9 g	薏苡根30 g	蒲公英15 g
车前子(包煎)30 g	菟丝子15 g	天麻15 g	钩藤9 g	
僵蚕12 g				

7剂,水煎服,日1剂,早晚分服。

二诊(2018年7月12日):服药7剂后,腰酸乏力较前改善,泡沫尿仍有,无面目水肿,无双下肢水肿,食纳可,夜寐不安。舌红苔稍黄腻,脉细。复查尿常规:蛋白质++。舌苔稍黄腻,加用清热健脾化湿之品。初诊方加藿苏梗15 g,苍术15 g。14剂。清热化湿健脾,继续观察。

三诊(2018年7月26日):服药14剂后,无明显腰酸乏力,泡沫尿仍有,无水肿,舌红苔薄,脉细。复查尿常规:蛋白质+,白细胞未见,红细胞++。肌酐 132 μmol/L,尿素氮 7.6 mmol/L,尿酸 464 μmol/L,葡萄糖 4.8 mmol/L。原方加萹蓄 12 g、瞿麦 12 g。14 剂。增强清热利湿通淋的功效。

四诊(2018 年 8 月 9 日):服药 14 剂后,腰酸有反复,泡沫尿少量,舌红苔薄,脉细。复查尿常规:蛋白质+,肌酐 129 μmol/L,尿素氮 7.6 mmol/L,尿酸 432 μmol/L。三诊方去苍术、藿苏梗,加炒川续断 15 g、炒杜仲 15 g,强腰膝利筋骨。14 剂。

患者随访两年,随证加减,病情稳定,2020 年 9 月 21 日查尿常规:蛋白质微量,肌酐 113 μmol/L,尿素氮 6.8 mmol/L,尿酸 456 μmol/L。

【按】

高血压肾病病位在肝、脾、肾三脏,其病机以肝、脾、肾亏虚为病理基础,气血同源,阴阳互根,所以病变过程中常常互相影响,出现一脏受病,累及他脏。肝阳上亢、风痰湿瘀互结为重要的病理因素,阳亢、痰湿、血瘀互相影响,交互纠结,进一步损伤肾络,肾虚亦甚,病程缠绵,终致本虚标实,虚实夹杂的慢性肾衰竭。

【特色亮点】

高血压肾病分为良性小动脉肾硬化症和恶性小动脉肾硬化症,其中良性小动脉肾硬化症较为常见。早期可能无症状或症状不明显,但随着病情发展,可能出现夜尿增多、尿蛋白增多等症状。中医治疗时,会根据患者的具体症状和体质,进行个体化的辨证治疗。中医认为高血压病的核心病机是脾肾亏虚,治疗时以调理脾肾为本,通过健脾益肾来改善病情,这种方法适用于不同年龄段的高血压患者。中老年患者肝肾亏虚,通过调和肝、脾、肾三脏的阴阳平衡来治疗高血压,注重整体平衡,强调不同脏器间的相互影响和协调。

本病案的病情特点在于患者有高血压病基础病史 20 年,症状表现为腰酸乏力,泡沫尿,夜尿频,肉眼血尿,怕热,舌红苔黄腻,脉细,根据证候及舌脉,辨证为肝火上炎,风瘀搏结,治以清热平肝潜阳,从肝、脾、肾入手,平肝潜阳,健脾益肾,使得肝体得养,脾气充沛,肾气温煦,体质调和,诸证皆减。

【共识进展】

中医古籍中并无高血压肾病相关的记载,根据其头晕、头疼及四肢水肿、蛋白尿、后期肾功能下降等主要临床表现和病程的不同,可归属到"眩晕""水肿""虚劳"等范畴。

本病的病因病机复杂,历代医家在临床实践中总结出自己的学术观点,各抒己见。刘玉宁教授[1]认为肾精亏虚是高血压肾病的最基本病机,痰瘀阻络、肾络风动是其常见的病机,发展到最后阶段易形成络息成积,治疗时应用补肾益精、化痰逐瘀、平肝熄风、软坚散结等法。姚阳婧等[2]立足于阴阳及先后天理论,认为阴阳失衡是高血压肾病的病机关键,先天肾元不坚、后天脾胃功能受损直接导致高血压肾病的发生发展与转归。远方教授[3]基于中医血脉理论辨治,认为其病机为气血逆乱,血脉失和,脉道胀满,病理性质有虚实之分,瘀血、湿浊、毒邪壅塞脉道为实证,脾肾两虚、肝木失养,无力推动气血,气血滞涩脉道为虚证,临床常见虚实夹杂之证。秦建国等基于肾络瘀损的核心病机,认为高血压肾病可分为肝阳上亢、肾络瘀阻,肝肾阴虚、肾络瘀损,正气虚衰、气阴两虚、肾络瘀结的早中晚三期,治疗上化裁郭士魁先生的降压通脉方,以平肝、活血、通络为法,有效地降低高血压肾病患者尿蛋白,改善肾损害[4,5]。李思宁教授认为高血压肾病病机虚实夹杂,以脾虚、肝肾不足为本,湿浊、血瘀、气滞为标,治法多以活血通络、行气降浊为主,佐以健脾或补肾[6]。

总之,高血压肾病病因病机复杂,涉及多个脏腑,发病过程多虚实夹杂,但目前普遍认为其病变脏腑主要在肝、脾、肾,本虚标实为根本病机,虚者为肝、脾、肾亏虚,实者主要责之血瘀、湿滞、痰阻。

参考文献

[1] 万承东,王旭,刘玉宁.刘玉宁教授治疗高血压肾损害的经验[J].中国中西医结合肾病杂志,2018,19(3):189-191.

[2] 姚阳婧,李昀泽,方祝元.从阴阳及先后天论治高血压肾损害[J].四川中医,2018,36(4):48-51.

[3] 韩颜霞.远方教授基于血脉理论指导高血压肾损害辨治经验[D].沈阳:辽宁中医药大学,2019.

[4] 张琪,李冰,马钰,等.秦建国高血压肾损害"肾络瘀损"辨治经验[J].北京中医药,2018,37(3):235-237.

[5] 秦建国,郭一,韩琳,等.从"肾络瘀损"探讨高血压肾损害的中医病机与治疗[J].中国中西医结合肾病杂志,2015,16(9):834-835.

[6] 夏加辉,褚庆民,李思宁.李思宁教授治疗高血压肾病临证经验采撷[J].天津中医药大学学报,2020,39(6):615-618.

第三节 风在肾经

【患者概况】

裘某,男,68岁,初诊日期:2012年2月11日。

主诉:发现血压升高30余年,泡沫尿11年。2001年前患者无明显诱因下出现泡沫尿,当时无肢肿,无关节疼痛,无尿频、尿急等症状,当时未予重视。同年,患者因言语含糊至当地医院就诊,查头颅CT示:脑梗死。肾功能:肌酐324 $\mu mol/L$。予降压、活血等治疗,症情好转出院,后患者至我院门诊加用中药治疗,血肌酐稳定在130~140 $\mu mol/L$,并用盐酸贝那普利片(洛汀新)、可乐定降压,血压控制尚平稳。2008年10月底,患者出现头晕加重,视物旋转,泡沫尿,至当地医院就诊,查血压170/100 mmHg,予盐酸乌拉地尔注射液(亚宁定)降压,血压稳定后出院。后患者多次出现头晕,恶心呕吐,视物旋转,反复予门诊亚宁定降压治疗,并加用波依定(非络地平缓释片)控制血压,血压控制仍不理想,维持在160/100 mmHg左右。2008年11月底,患者因头晕、呕吐,自测血压220/130 mmHg,入住上海交通大学医学院附属瑞金医院,查肾动脉B超:右肾肾动脉血流稀疏。予顾沙坦片(安博维)、硝苯地平缓释片(拜新同)、拉贝洛尔、托拉噻米降压,血压稳定后出院。2012年2月患者血压波动,头晕恶心,乏力明显,查肌酐134 $\mu mol/L$,24 h尿蛋白定量0.198 g。2012年2月11日至上海中医药大学附属曙光医院何立群主任医师门诊就诊。

西医诊断:1. 高血压肾病;2. 慢性肾脏病3期;3. 高血压病。中医辨证为脾肾气阴两虚,风瘀相搏。治以健脾益肾,祛风化瘀。

【诊疗经过】

初诊处方:

党参30 g	赤芍30 g	白芍30 g	当归15 g	制大黄9 g
黄芪30 g	牛膝15 g	桃仁12 g	丹参30 g	山茱萸15 g
枸杞子15 g	菟丝子15 g	管花肉苁蓉30 g		蝉蜕6 g
蚕茧壳9 g	蕙苡根30 g	芡实30 g	天麻15 g	白术9 g
陈皮9 g	女贞子15 g	墨旱莲30 g		

14剂,水煎服,日1剂,早晚分服。

随访：服药14剂血压稳定,头晕乏力好转,长期门诊随访,随证加减,肾功能波动于100～130 μmol/L,24 h蛋白尿定量波动于0.1～0.5 g,至今肾功能仍稳定。

【按】

何教授注重风药的运用。张景岳认为："肾主水,风在肾经,即名风水"。何为风,风为阳邪,其性轻扬开泄;风善行而数变。风轻扬开泄,易使腠理开泄宣发,外邪得以内侵。风善行而数变,内风与外风同气相求,故临床上慢性肾衰竭的患者多易受风邪而致感冒,常因外感风邪而致风邪内搅,肾封藏失司,精微不固,清浊相混,最终导致蛋白尿、水肿、血尿等症状反复出现或加重。何立群教授认为风邪是贯穿肾病发病始终的一个重要因素,在初期、中期以外风为主,后期以内风为主。治风需分病位,外风宜宣,内风宜疏。以风药调肝,使其疏泄有度,肾风乃去。故临床上何教授常用四蚕汤：蝉蜕、僵蚕、蚕茧壳、蚕砂。四味药皆味咸,能入肾经,且治疗内外之风。蝉蜕"散风热,宣肺散风热",蚕茧壳祛风利水化瘀,僵蚕劫痰湿、散肝风,蚕砂为风湿专药善治外风且和胃降浊。

【特色亮点】

本病案的病情特点在于患者以头晕、呕吐的高血压症状为主,伴泡沫尿,为风水相搏所致,结合患者舌脉,辨证为脾肾气阴两虚、风瘀相搏,治以健脾益肾、祛风化瘀,使用四蚕汤治疗内外风,效果显著。

【共识进展】

《素问·风论》中所述"肾风"之病状：面部水肿、汗多恶风、腰脊痛、色暗而黑、阳痿,均可见于现代医学所言肾小球肾炎一病,且"肾风"乃风邪从皮肤、经脉内犯于肾,肾气受伤,不能主水,外溢为肿,可以解释肾小球肾炎因感染后发病的机理。二者在病状和病机上是符合的。《诸病源候论》曰："风邪入于少阴则尿血",由于风邪内入,穿透肾之膜原、血络,膜络受损而开泄,则有血液外渗,发为尿血。故名之"肾风",可以解释尿血的形成。而"水肿"则无以解释何以导致尿血。慢性肾风的病机核心在于肾之体、用受损。内、外各种病因损及肾之精气,肾体失养,卫气虚不能束邪,邪毒由少阴之脉下犯,伤于肾之膜原及毛脉、缠络、结络、斜络、孙络,造成"络脉缠绊"气街不通,"气化代谢失常",导致血道不畅而癖塞,"血液稽留,为积为聚,为肿为毒"。毒热之邪久积盘踞于血络、膜原,奎而为积,积久则肿,导致血脉肿胀,脉络膜变薄,甚则破裂,故血液及精微外渗，为血尿、蛋白尿。

古今对肾风和风水两者的关系一直存在争论，清代张隐庵[1]认为："肾风者，因风而动肾脏之水，故又名风水"，认为二者属同病异名；任继学教授认为肾风为现代医学的肾小球肾炎，可以分为急性肾风（急性肾小球肾炎）和慢性肾风（慢性肾小球肾炎及部分肾病综合征）[2]；也有学者认为，风水类似现代医学中的急性肾小球肾炎，而肾风类似于慢性肾小球肾炎[3,4]。王建康教授[5]善用风药贯穿疾病的不同时期。邪入肾络，风药散之；郁火内结，风药发之；瘀血停阻，风药行之；湿浊内蕴，风药胜之。《读医随笔》言："大抵治病，必先求邪气之来路，而后能开邪气之去路。"对于邪气的祛除，应早期注重"来路"，晚期注重"去路"。疏风宣肺重在开鬼门，益肾祛湿则可洁净府，表里上下分消，活血泄浊则起去宛陈莝之效。

参考文献

[1] 张隐庵.黄帝内经素问集注[M].上海：上海科学技术出版社，1959.
[2] 刘艳华，任喜洁，王健，等.任继学应用喉肾相关理论诊治慢性肾风经验[J].中医杂志，2015,56(4)：283-285.
[3] 周盈，宋子威，谢璇，等.中医对特发性膜性肾病发病机制的认识[J].中华中医药杂志，2020,35(11)：5662-5664.
[4] 王永钧.论肾风病的现代观[J].中国中西医结合肾病杂志，2015,16(2)：95-98.
[5] 邓颖萍，王建康，冯慧，等.肾风治风论[J].新中医，2021,53(24)：209-213.

第四节　重脾胃、护肝肾兼祛风消肿

【患者概况】

俞先生，69岁，初诊：2019年1月10日至上海中医药大学附属曙光医院就诊。

主诉：血肌酐升高1年余。现病史：患者有高血压史20余年，血压最高165/100 mmHg，一直服用降血压药物控制血压，目前血压控制欠佳。双下肢轻微水肿，反复泡沫尿年余，伴肌酐升高。曾在西医医院间断治疗，具体不详。病情反复发作，尿常规：蛋白质+，肌酐344 μmol/L。初诊症见：小便见泡沫尿，无夜尿频，无肉眼血尿，双下肢水肿，怕冷，纳寐可，大便2日一行。舌淡苔薄，脉细。西医诊断：高血压肾病。中医辨证为脾肾两虚、风瘀搏结，治以健脾益肾、祛风化瘀。

【诊疗经过】

首诊处方：

党参 30 g	黄芪 30 g	赤芍 15 g	白芍 15 g	当归 15 g
制大黄 9 g	炒牛膝 15 g	桃仁 12 g	丹参 30 g	黄连 6 g
车前子 30 g	薏苡根 30 g	蝉蜕 6 g	蚕茧壳 9 g	鬼箭羽 15 g
蒲公英 15 g	菟丝子 15 g	仙灵脾 15 g	肉苁蓉 15 g	苏叶 15 g
浮萍 15 g	上肉桂 6 g	猪茯苓 15 g	陈皮 6 g	佛手 12 g

7 剂，水煎服，日 1 剂，早晚分服。

二诊（2019 年 1 月 17 日）：服药 7 剂后，患者怕冷、水肿、腰酸乏力较前改善，尿中泡沫尿仍有，下肢仍有轻度水肿，食纳可，夜寐安。舌淡苔薄白，脉细。复查尿常规：蛋白质＋，24 h 尿蛋白定量 0.96 g。肌酐 359 μmol/L，舌红苔薄黄，脉细。加用利尿通淋、清热止痛之品。初诊方加萹蓄 12 g、瞿麦 12 g、红藤 15 g、鬼箭羽 15 g。14 剂。继续观察。

三诊（2019 年 1 月 31 日）：服药 14 剂后，患者无明显腰酸乏力，泡沫尿仍有，下肢午后会轻度水肿，舌淡苔薄，脉细。复查尿常规：蛋白质＋，白细胞－，红细胞－。二诊方去鬼箭羽，加豨莶草 15 g。14 剂。

四诊（2019 年 2 月 14 日）：服药 14 剂后，腰酸乏力、下肢水肿均有明显改善，泡沫尿少量，舌淡苔薄，脉细。复查尿常规：蛋白质＋，白细胞未见，红细胞未见，隐血阴性。B 超未见结石。三诊方去萹蓄、瞿麦；加鬼箭羽 15 g、红花 9 g、红藤 15 g、败酱草 15 g。14 剂。

五诊（2019 年 2 月 28 日）：服药 14 剂后，患者自诉腰酸乏力和水肿均有改善，泡沫尿少量，舌红苔薄，脉细。复查尿常规：蛋白质＋。四诊方去红藤、败酱草，加黄精 15 g、鸡血藤 15 g、芡实 30 g、覆盆子 15 g。14 剂。

患者随访至今，随证加减，病情稳定。

【按】

高血压肾病病位在肝、脾、肾三脏，其病机以肝、脾、肾亏虚为病理基础，气血同源，阴阳互根，所以病变过程中常常互相影响，出现一脏受病，累及他脏。肝阳上亢、痰湿血瘀互结为重要的病理因素，阳亢、痰湿、血瘀互相影响，交互纠结，进一步损伤肾络，肾虚亦甚,病程缠绵,终致本虚标实,虚实夹杂的终末期肾衰竭。该患者的治则,立法于运脾纳肾,祛风化湿。本方陈皮、佛手疏肝理气;炒白术健脾运湿;薏苡根、猪茯苓健脾化湿,利水止泻;苏叶、浮萍祛风消肿。

【特色亮点】

本病案的特色之处在于患者高血压病史伴肌酐升高,症状表现为:小便见泡沫尿,双下肢水肿,怕冷,舌淡苔薄,脉细,根据舌脉及症状,辨证为脾肾两虚、风瘀搏结,治以健脾益肾、祛风化瘀,加用利尿通淋、清热止痛之品,症状改善明显,实验室指标亦有所改善。

【共识进展】

高血压肾病尚无统一的辨证分型标准,目前临床上主要以分期论治和分型论治为主,分期论治主要是根据疾病所处临床阶段的不同而确定不同的治则,如乐文才[1]将高血压肾病分为早、中、晚期,早期以疏肝理气为法;中期以活血利水为治;晚期治以化痰解毒为主。甘盼盼[2]将高血压肾病其分为高血压期、肾损害期、肾衰竭期,其中肾损害期治以健脾补肾、活血利水渗湿。

其中,分型论治主要是根据临床症状的表现不同而分为不同的证型,此受各个医家主观因素的影响较大,故多有不同。第一点治疗方向是祛风:如方祝元[3]认为本病主要由肝阳上亢引起,兼见风、火、痰、瘀四个兼证,予以熄风清火治疗为主。出自《金匮要略》的防己黄芪汤,是治疗风水的名方,临床应用以身见水肿、身体困重、汗出恶风为主症。有医家运用防己黄芪汤温阳利水、补脾益气、活血通络治疗此病症,可有效减轻高血压肾损害,改善肾功能,增加尿量,缓解水肿。徐佩华教授[4]认为肾水亏虚,水不涵木,肝木化风而动,阳亢于上,发为眩晕、头晕头痛等症,故治疗应从风论治,平肝潜阳之药量可为重,方药中多加煅龙骨、煅牡蛎、珍珠母、钩藤、白菊花、天麻、白芍等,量为多取。

第二点治疗方向是胜湿。陈伟涛等[5]通过因子分析法得到9个高血压肾损害的中医临床类证候分类,认为高血压肾损害为本虚标实之证,脾肾两虚为本虚,标实则主要为痰湿,其主要病位在脾、肾,可归纳其主要病机为脾肾两虚、痰湿阻络,而针对实证主要从利湿角度出发。一项研究[6]纳入72例通过中医辨证论治分型为痰浊内阻型高血压肾病的患者,随机分为对照组与治疗组。对照组的患者使用西医常规药物治疗,治疗组的患者在西医常规药物治疗的基础上佐以益气健脾祛湿化痰方;结果表明治疗后的数据显示治疗组的尿微量白蛋白、肌酐、尿β_2-微球蛋白下降程度更加优于对照组,治疗组总有效率91.9%,对照组总有效率81.8%,结果显示治疗组治疗效果优于对照组,故得出：益气健脾,祛湿化痰方治疗高血压肾病(痰浊内阻型)的临床效果显著,方药具备改善患者的临床症状、实验室指标的作用。

第三点治疗方向是化瘀。李莹[7]根据多年临床经验总结,认为高血压肾损害主要由痰瘀互结引起,治以化痰祛瘀；张承承等[8]通过研究下瘀血汤治疗高血压肾病夜尿增多临床观察发现,主要含大黄等中药的下瘀血汤可改善肾络瘀阻状态,恢复肾脏气化之机,从而改善夜尿多及频数等症状,其认为治疗机理可能与大黄具有改善肾脏微循环、增加肾血流量及抑制肾小管间质炎症等有关。宋乐勇[9]运用桃红四物汤加减治疗高血压早期肾损害,发现该方通过改善患者的血压控制情况,提高了临床疗效水平。周冬梅等[10]结合中医基础理论与现代医学知识,并根据高血压肾病临床特点,提出"高血压病早期肾损害为瘀阻肾络这一病机学说,活血通络为治疗大法,拟双石汤合二至丸(赭石、石决明、天麻、丹参、田七、地龙、钩藤、牛膝、杜仲、桑寄生、菊花、女贞子、墨旱莲)治疗高血压早期肾损害,通过观察60例患者治疗效果发现,试验组总有效率为93.3%；对照组总有效率为86.7%,试验组降压疗效优于对照组,该方具有良好的降低血液黏稠度及改善脂代谢,降低尿微量蛋白排出的作用。由此可见,活血通络法是高血压病早期肾损害的一种有效治法。

近年来,随着高血压肾损害研究的不断深入,中医的治疗优势逐渐被接受与认可,中医治疗高血压肾损害不仅强调降压带来的肾保护作用,更重视药物所特有的肾保护作用,且可以通过辨证论治及整体、个体化施治发挥中医药多靶点、多途径、多环节干预的作用,而且还能在一定程度上减少西药引起的不良反应,有效减轻患者的临床症状,改善患者生活质量[11]。

参考文献

[1] 蔡红凯.乐文才教授分期治疗高血压肾病经验[J].国医论坛,2014,29(5):41-42.
[2] 甘盼盼,贺芹,丁念.中医分期辨证论治高血压肾病疗效观察[J].辽宁中医杂志,2017,44(8):1678-1680.
[3] 丁康,方祝元.从整体观辨治高血压肾损害初探[J].山东中医杂志,2014,33(1):3-5.
[4] 阮宜敏,徐佩华,何桂顺,等.徐佩华主任自拟天麻五白汤论治高血压性肾病临床经验撷萃[J].中西医结合心血管病电子杂志,2017,5(31):12-13.
[5] 陈伟涛,张红,任可.高血压肾损害中医证候的临床研究[J].北京中医药,2014,33(1):47-49.
[6] 曹盖.益气健脾祛湿化痰方治疗高血压肾病(痰浊内阻型)的临床观察[D].昆明:云南中医药大学,2023.

[7] 史耀勋.李莹教授治疗高血压性肾损害经验介绍[J].中西医结合心血管病电子杂志,2015,3(16):75-76.

[8] 戴小华,梁昌年,王朝亮,等.养肝益水颗粒对高血压病早期肾损害及多重心血管危险因素的影响[J].中西医结合心脑血管病杂志,2017,15(8):901-904.

[9] 栾小平.五苓散合六味地黄汤对高血压早期肾损害患者肾功能的影响[J].陕西中医,2013,34(6):669-670.

[10] 王毅超.杞菊地黄汤加减对高血压早期肾损害的保护作用[J].长春中医药大学学报,2014,30(1):107-108.

[11] 张蓓蓓,方媛,王晗.浅述高血压肾损害的病机及中医药治疗的临床研究进展[J].中医药临床杂志,2021,33(5):1003-1007.

第五节 补肾通络不忘证虚

【患者概况】

宋女士,61岁,初诊：2018年9月27日至上海中医药大学附属曙光医院就诊。

主诉：乏力、眩晕、小便泡沫多15年余。现病史：患者20年前无明显诱因下出现血压升高,最高180/100 mmHg,服用氯沙坦钾片(科素亚)控制血压,血压维持在150/100 mmHg左右。10年前患白血病做过化疗,具体不详。目前情况稳定。为求进一步诊治来我院就诊,血压165/110 mmHg。肌酐82 μmol/L,尿素氮11.1 mmol/L,尿酸487 μmol/L,葡萄糖5.7 mmol/L,肾小球滤过率73 mL/(min·1.73 m^2)。24 h尿蛋白定量0.318 g。尿常规：蛋白质+++,红细胞++。B超：双肾形态变小,肾皮质光点增多,实质回声增强,皮髓境界尚清,提示肾实质性损害。初诊症见：患者面目虚浮,小便泡沫多,神疲乏力,眩晕心悸时作,腰背酸痛,无肉眼血尿,双下肢轻微水肿,食纳可,夜寐不安,大便1日1行,质偏干。面色偏白,舌淡红苔薄白,脉细弱。

西医诊断：高血压肾病。中医辨证为脾肾两虚、气血亏虚,治以健脾益肾、补气养血。

【诊疗经过】

首诊处方：

| 党参30 g | 黄芪30 g | 生地黄15 g | 山茱萸15 g | 山药15 g |
| 枸杞15 g | 知母15 g | 黄柏15 g | 当归15 g | 丹参15 g |

黄精 15 g	炒白术 15 g	防风 12 g	陈皮 9 g	佛手 12 g
酸枣仁 15 g	青龙齿 15 g	小蓟 30 g	荠菜花 15 g	白茅根 30 g
覆盆子 15 g	芡实 30 g	郁金 15 g	制大黄 9 g	

7 剂,水煎服,日 1 剂,早晚分服。

二诊(2018 年 10 月 4 日):服药 7 剂后,患者气短乏力、头面下肢水肿稍有改善,泡沫尿仍有,腰酸乏力仍有,食纳可,夜寐安,大便日行 1 次,成形。血压 155/110 mmHg,舌淡红苔薄白,脉细。复查尿常规:蛋白质++,红细胞+。初诊方加夜交藤 15 g、炒川续断、炒杜仲各 15 g、苏叶 15 g、浮萍 15 g、车前子 30 g。14 剂,继续观察。

三诊(2018 年 10 月 18 日):服药 14 剂后,腰酸气短乏力明显缓解,泡沫尿少量,头面部和下肢水肿消退,大便日 1 次,成形偏硬,夜寐安。舌淡白,苔薄白,脉细弱。血压 165/110 mmHg,复查尿常规:蛋白质+,红细胞 0~2 个/HP。肌酐 89 μmol/L,尿素氮 10.2 mmol/L,尿酸 530 μmol/L,葡萄糖 5.2 mmol/L,24 h 尿蛋白定量 0.318 g。二诊方去苏叶、浮萍、夜交藤,加火麻仁 15 g,枳实 15 g,14 剂。

四诊(2018 年 11 月 1 日):服药 14 剂后,患者诸症俱减,泡沫尿少量,食纳可,大便日一行,夜寐安。舌淡红苔薄白,脉细。血压 155/100 mmHg,复查尿常规:蛋白质++,白细胞未见,红细胞未见,隐血阳性。肌酐 84 μmol/L,尿素氮 8.9 mmol/L,尿酸 510 μmol/L,葡萄糖 6.7 mmol/L,24 h 尿蛋白定量 0.218 g。三诊方加萹蓄 12 g、瞿麦 12 g。14 剂。

患者随访 9 个月,随证加减,症情稳定。

【按】

补肾通络,不忘证虚。患者气血两虚,则应以益气补虚、补血活血为主,采用黄芪、党参、当归。黄芪擅于补气,气能生血,气旺血亦旺,且补气可行滞;党参能健脾益气、抗肿瘤、抗氧化、增强机体免疫力;当归长于补血养血,为血中之气药兼圣药,辛散行滞。两药合用,气血双补,共行益气补虚、补血活血之功。丹参具有凉血散结、抗炎、抗肿瘤、抗纤维化、调节血管内皮细胞、促进组织修复再生、保护心脑血管等药理作用;制大黄具有泻下、改善肾功能、调节免疫能力等药理作用。

【特色亮点】

本病案的特色之处在于患者以肾虚为主,症状表现为:面目虚浮,小便泡沫多,神疲乏力,眩晕心悸时作,腰背酸痛,双下肢轻微水肿,夜寐不安,面色偏白,舌淡红苔薄白,脉细弱,结合舌脉,辨证为脾肾两虚、气血亏虚,治以健脾益肾、补气养血,治疗以补虚为主,症状改善明显。

【共识进展】

中医文献中对"高血压肾损害"无统一、规范命名,目前将其归结为"眩晕""腰痛""头痛""水肿"等范畴。《神农本草经》言:"欲疗病,先察其源,先候病机"。高血压肾病病程较长,其病因病机虚实夹杂,故治法应明辨虚实,把握准确病机,才能正确辨证施治,取得良好疗效。

中医学将本病的病机分为虚实两端,虚以肝、脾、肾三脏亏虚为主,实以痰浊、瘀血为多见,在疾病的发生发展过程中虚中夹实,实中夹虚,相互转化。高慧等通过临床观察将高血压肾病病机归结为肝肾阴阳双亏,伤及脾阳,从而导致浊毒壅滞,故当以肝肾阴阳双补,兼顾脾阳,活血利浊为治法[1,2]。秦建国等[3]认为高血压肾病的核心病机在于肾络瘀损;肾体受伤,伤及肾气与肾精,最终导致溺毒留滞。黄新光[4]研究发现高血压肾病主要病机是患者脾气虚弱,肾脏营养不足导致的肾元亏虚,故以滋补脾肾、活血养阴及通经活络为原则。李七一教授[5]认为高血压病早期肾脏病中,肝肾阴虚为根本,脾肾亏虚为主要病机,兼痰浊、瘀血为主要病理因素,故而分为肝肾阴虚、脾肾亏虚、痰瘀阻络等证候,治法当予滋肾平肝为先,常以"滋肾平肝合剂"治疗,即六味地黄丸三补三泻之配伍基础上加牛膝引血下行,与夏枯草泄肝热、平肝阳,白蒺藜滋阴平肝解郁;法半夏燥湿健脾化痰;丹参行气活血、祛瘀生新;水蛭破血逐瘀通络。李教授喜使用大剂量黄芪和芡实以脾肾同治、培土固元,兼活血化痰、疏通肾络,方可药证相符,收效明显。史耀勋[6]总结了李莹教授多年的临床经验将高血压肾病分为五型论治,即阴虚阳亢证、痰瘀互结证、肾精不足证、脾肾阳虚证、阴阳两虚证。且李莹教授认为早期在给予有效的中医辨证治疗的同时,应注意顾护脾胃,因脾胃受损易聚痰生湿,亦可损伤肾络,加重病情。

纵观各家观点,高血压肾病的发生发展以肝脾肾亏虚为本,以瘀血、痰浊为标,故治疗上以补益肝肾、健脾排浊、活血化瘀为原则,使肝肾得养,脾气健运,祛瘀生新,临床疗效满意。总之,中医辨证分型治疗高血压肾病,标本同治,从根本入手,以补益肝肾、健脾益气为本,中医治疗本病临床优势明显。

参考文献

[1] 张英杰.补肾活血法治疗慢性肾衰竭心得[J].河南中医,2013,33(8):1356.

[2] 杨玲,王志良.益肾降浊汤联合中医特色疗法治疗慢性肾衰竭临床观察[J].中医学报,2012,27(11):1485-1486.

[3] 秦建国,郭一,韩琳,等.从"肾络瘀损"探讨高血压肾损害的中医病机与治疗[J].中国中西医结合肾病杂志,2015,16(9):834-835.

[4] 黄新光.滋阴大补汤治疗30例高血压肾病致慢性肾衰竭效果观察[J].内蒙古中医药,2016,13(40):38.

[5] 王道成,李七一.李七一治疗早期高血压肾损害的经验[J].江苏中医药,2013,45(5):6-7.

[6] 史耀勋.李莹教授治疗高血压性肾损害经验介绍[J].中西医结合心血管病电子杂志,2015,3(16):75-76.

第五章　尿酸性肾病诊治经验

第一节　概　　述

尿酸性肾病（uric acid nephropathy，UAN）是由于血尿酸产生过多或排泄减少形成高尿酸血症所致的肾损害，通常称为痛风性肾病，临床表现可有尿酸性结石、小分子蛋白尿、水肿、夜尿、高血压、血尿、尿酸升高及肾小管功能损害。并常伴有跖、趾、膝、踝、腕、手指关节的红肿热痛及发热等肾外表现。古代文献对本病没有明确的记载，根据其症状表现及病证特点，本病属于"痹证""痛风""历节"等范畴。

何教授认为其主要病因为先天禀赋不足，肾气亏虚，加之嗜食肥甘、情志失调、劳欲过度、感受外邪，损伤脾肾；或形体肥胖，年老体衰，精气日渐衰退，加之饮食不节，嗜食肥甘，久之脾肾脏腑功能受损。脾主运化，五味藏于胃，脾胃虚弱，无以养五脏、化生气血，气滞血瘀；肾主水，肾虚则膀胱气化失司，湿浊不能排出体外，复感外邪，内外相因，风寒湿热留注经络关节，淫居脉络之中，日久邪气缠绵不去，湿浊凝滞，气血不行，不荣、不通则痛，出现痹病。若病情进一步发展，肾虚脾弱，水液运化失常则见水肿。反复发作，伤害脏腑，致肺、肝、脾、肾各脏虚损。更甚者入脏则"穷必及肾"，致肾气不足，封藏失职，精微下泄出现腰酸、泡沫尿、夜尿频等。

何教授临床通常辨病与辨证相结合，病能决定证，反之证的动态性亦影响病。季节、时辰、自然环境、社会环境、情绪、饮食等皆导致证发生变化，故何教授临床治疗强调病证结合。基于现代医学手段，通过实验室检查诊断出"病"，辨"前证"，辨病辨证结合，早期治疗；中医证的动态性导致该证难以贯穿疾病始终，临床常见症状缓解但理化指标仍恢复正常，则病未痊愈。针对尿酸性肾病发病隐匿的特点，治疗上何教授坚持辨病辨证相结合，自创矢志方，方药由王不留行、白芥子、冬葵子、车前子组成，本方以白芥子、王不留行为君，通络逐瘀、祛痰散结，车前子为臣药淡渗利湿，冬葵子为佐药利水消导。全方具有健脾益肾、活血利湿之功效。通过临床理化指标早期发现肾脏损伤，在西医辨病的基础上辨证论治,病证结合。何教授认为尿酸性肾病的基本病机为脾肾气虚,湿浊内蕴,湿浊、瘀血贯穿始终,它们既是病理产物也是病理因素,矢志方能改善肾功能,降低尿酸,促进尿酸排泄,可能是通过抑制黄嘌呤氧化酶的生物合成,从而抑制血尿酸生成。

一、补脾益肾扶助正气

高尿酸血症属于中医湿浊、痰湿,是水液代谢性疾病,脾主运化,喜燥恶湿,故脾虚则运化失司,升清降浊失常,且脾虚则易受湿邪侵袭,内外相合,湿浊内蕴,故在治疗上无论是否导致肾病,皆应重视补脾益肾、健脾利湿。"急则治其标,缓则治其本",在高尿酸血症早期及慢性期应以调理脏腑功能为主。"五脏之病,虽俱能生痰,然无不由于脾肾。""故治痰者,必当温脾强肾以治痰之本,使根本渐充,则痰将不治而自去矣。"治疗高尿酸血症必须"见痰休治痰,而治生痰之源",盖因"痰必因病而生,非病之因痰而致""故善治痰者,惟能使之不生,方是补天之手"。故临床上何师常用党参、黄芪、茯苓、山茱萸、枸杞、山药、菟丝子、仙灵脾等。一方面健脾益肾,通过调理脾肾来治其本,另一方面取其药性温和,"病痰饮者,当以温药和之"。除痰饮外,慢性肾脏病后期多为虚实夹杂,且时有"大实有羸状",如过用温补则易劫阴精,加重病情。若过用滋腻之品,则易气血不畅,瘀阻脉络。

二、活血化瘀贯穿始终

无论高尿酸血症是否影响肾功能,活血化瘀应贯穿始终,久病必虚,久病及肾,久病必瘀,久病入络。络脉为气血运行的通道,如若不通,则脏腑功能受损。久病肾络瘀阻,气血运行不畅,肾主封藏,主水的功能失调。《血证论》言:"须知痰水之壅,由瘀血使然,但去瘀血,则痰水自消。""络病以通为用",即使早期没有瘀血症状,也须给予活血化瘀治疗。未病用之,重在未病先防;已病用之,重在防病之变。西医认为尿酸盐沉积于肾小管间质,直接引起其炎症、纤维化损伤,或形成结石导致梗阻性肾病。溶于血的尿酸则能促进血小板黏附、聚集,导致血栓形成,从而造成肾损伤。故临床上何教授使用丹参、桃仁、红花、川牛膝、赤芍、当归等活血祛瘀药物取得了满意的临床疗效。

三、湿热伤肾为基本环节

脾失运化而生内湿,湿邪留连气分,弥漫三焦,加之脾虚则水谷精微无以输布,聚而生湿,郁而生热。湿性重着趋下,脉络瘀阻,故生肾病。故何教授认为湿热伤肾为其致病特点,脾肾两虚是其致病之本,脾虚运化失司则湿浊内蕴,久则郁而化热,内生湿热,湿热阻络则腰痛，封藏受影响则精气下泄出现蛋白尿，伤及血络则出现血尿。故临床上治疗高尿酸肾病，教授十分重视祛湿、补益脾肾药物的使用。对于祛湿药物，则根据临床病情，决定清热与祛湿孰轻孰重。祛湿药分为化湿、燥湿、利湿。常用化湿药有藿香梗、紫苏梗、佩兰、白术；燥湿药有厚朴、苍术、陈皮；利湿药为车前子、猪苓、茯苓、薏苡根、泽泻、茵陈等。清热喜用半边莲、半枝莲、黄连、栀子、黄芩、黄柏、知母等。脾虚则多用黄芪、白术、党参、茯苓、薏苡根等。湿热易伤阴耗液，对此何教授常将祛湿清热药与滋肾养阴药合用，根据个体湿热与阴虚的情况调整用量，达到湿热祛而阴未伤，阴津复而湿热祛，常用药有女贞子、旱莲草、南沙参、北沙参、鲜石斛等。何教授认为湿热、瘀血是痛风的两大重要病理因素，同时也是病理产物，两者相互影响，互相促进，导致湿瘀互结，使病情反复，缠绵难愈。

何教授认为尿酸性肾病为痰瘀互结，血行不畅，郁而化热，导致痰、热、瘀积聚于体内，本虚标实，以脾肾两虚为主，患者初来时脚趾疼痛，处于痛风急性期，故以活血泄浊为主，以桃仁、牛膝、丹参、赤芍、当归、制大黄等活血化瘀，"血行风自灭"，故活血补血以息风。痰瘀郁久化热故见脚趾灼痛，尿少色黄，舌苔黄腻，陈皮、佛手调畅三焦。何教授自创矢志方治疗高尿酸肾病：王不留行归肝肾经，祛痰通络；白芥子归肺经，利气豁痰、通络止痛，以"治痰"见长，"主除肾邪气，利九窍"，具有提壶揭盖之功；车前子性甘寒，入肾、膀胱经，利水且宣通肺气，清湿热，利水不伤阴，不仅走水道通下窍，还能走脉道而清一身之火；冬葵子入大小肠、膀胱经，利水通便使邪有出路；诸药合用以达活血通络、化痰降浊之功效。矢志方配合猪苓、茯苓、薏苡根、黄芩等增强清热利湿泻浊之功。久病及肾，肾络受损故见尿血，予小蓟、荠菜花、茜草根凉血止血，肉苁蓉、制大黄补肾活血，且予邪有出路。全方从气、血、瘀、湿几个方面入手，使邪走二窍，从而祛邪不伤正，攻补兼施。

第二节　由内而治绝其源头

【患者概况】

牟先生，62岁，初诊：2018年3月8日至上海中医药大学附属曙光医院就诊。

主诉：反复游走性关节红肿热痛5年，加重一周。现病史：患者5年前大量进食海鲜后出现足跗趾关节红肿热痛，服用止痛药后缓解，平素未控制尿酸，痛风反复发作。一周前出现左踝关节疼痛不适，行走时疼痛加重。易疲劳，腰部酸软，下肢沉重，颜面及下肢水肿,尿中见泡沫。食纳可,怕热也怕冷,夜寐安,大便干结。舌红苔黄腻,脉细。尿常规:蛋白质+,白细胞未见,红细胞未见。肌酐 136 μmol/L,尿素氮 7.6 mmol/L,尿酸 483 μmol/L,肾小球滤过率 62 mL/(min·1.73 m²),24 h 尿蛋白定量 0.62 g。B 超提示,双肾偏小。

西医诊断:1. 高尿酸血症,尿酸性肾病,慢性肾脏病 2 期;2. 痛风。中医辨证为脾肾气虚、湿浊渐盛,治以补肾健脾、祛湿化浊。

【诊疗经过】

首诊处方:

党参 30 g	黄芪 30 g	赤芍 15 g	白芍 15 g	当归 15 g
制大黄 9 g	炒牛膝 15 g	桃仁 12 g	丹参 30 g	陈皮 9 g
佛手 12 g	砂仁 6 g	蒲公英 15 g	车前子 30 g	炒白术 15 g
苍术 15 g	防风 12 g	芡实 30 g	肉苁蓉 30 g	王不留行 15 g
冬葵子 15 g	生大黄 9 g			

7 剂,水煎服,日 1 剂,早晚分服。

二诊(2018 年 3 月 15 日):服药 7 剂后,脚踝疼痛明显缓解,腰酸乏力较前改善,泡沫尿仍有,面目水肿好转,双下肢轻度水肿,食纳可,二便畅,夜寐不安。舌红苔稍黄腻,脉细。复查尿常规:蛋白质+,红细胞未见。加用清热健脾化湿之品。初方加牛蒡子 12 g、玄参 15 g、红花 9 g。14 剂。滋阴清热,活血利水,继续观察。

三诊(2018 年 3 月 29 日):服药 14 剂后,患者脚踝疼痛无,能正常行走活动。偶有咽痛咳嗽,无明显腰酸乏力,泡沫尿仍有,面目水肿消退,下肢午后有轻度水肿,食纳可,二便调,夜寐安。舌红苔薄白,脉细。复查尿常规:蛋白质+,白细胞未见,红细胞未见。肌酐 129 μmol/L,尿酸 437 μmol/L。

三诊处方:

党参 30 g	黄芪 30 g	赤芍 15 g	白芍 15 g	当归 15 g
制大黄 9 g	炒牛膝 15 g	桃仁 12 g	丹参 30 g	陈皮 9 g
佛手 12 g	蒲公英 15 g	车前子 30 g	炒白术 15 g	防风 12 g

芡实 30 g	肉苁蓉 30 g	牛蒡子 12 g	玄参 15 g	王不留行 15 g
冬葵子 15 g	红花 9 g	桑叶皮 15 g	前胡 12 g	天麻 15 g

14 剂,水煎服,日 1 剂,早晚分服。

四诊(2018 年 4 月 12 日):服药 14 剂后,咳嗽止,面目和下肢水肿均有明显改善,泡沫尿少量,舌红苔薄,脉细。复查尿常规:蛋白质+,白细胞未见,红细胞未见。三诊方去桑叶皮、前胡,加南北沙参各 15 g、白花蛇舌草 15 g。14 剂。

患者随访半年,随证加减,病情稳定。

【按】

对因虚致实者的祛湿之法,何教授认为此类湿邪由内而生,当绝其源头,应如同西医对高尿酸血症的治疗,从防止湿邪生成和促进湿邪排泄两个角度共同施治,故须在清热利湿时佐以化湿之品。又脾主运化水液、肾主水,故脾肾虚弱与湿邪之生成关系最为密切,临床应辨证予以健脾补肾之品,正气得复,则三焦水道秩序井然,湿邪自可消失殆尽。

【特色亮点】

本病案的特色之处在于,患者尿酸增高引起反复游走性关节红肿热痛 5 年,具体症状表现为:左踝关节疼痛不适,行走时疼痛加重,伴易疲劳,腰部酸软,下肢沉重,尿中见泡沫,畏寒怕热,大便干结,舌红苔黄腻,脉细,结合舌脉,辨证为脾肾气虚、湿浊渐盛,治以补肾健脾、祛湿化浊,加用清热化湿之品,使得湿从小便而去,疗效俱佳。

【共识进展】

尿酸性肾病是机体嘌呤代谢紊乱导致血尿酸排泄减少或大量产生,尿酸结晶沉积于肾脏,引起的肾脏持续性炎症细胞浸润、肾小管上皮细胞损伤及肾间质纤维化等一系列肾脏病变[1,2]。患者以小管间质性肾炎、高尿酸血症及肾纤维化为主要特征[3]。目前,尿酸性肾病发病机制尚待明确,中医古籍从古至今无"尿酸性肾病"这一病名,但有与其症状相关的记载:前期关节疼痛不适时,可归属于中医"痹证""白虎历节病""痛风"等范畴;病情逐渐加重,临床表现为尿频、尿血、腰部酸痛、小腹胀满、遗尿、水肿时,可归属于"淋证""肾痹""腰痛""水肿"等范畴;后期严重时,出现恶心、呕吐则归属于"关格""肾劳"等范畴[4-6]。这恰与西医中慢性尿酸性肾病、急性尿酸性肾病、尿酸性尿路结石3种病理变化及分型相合[7]。尿酸性肾病内因为先天禀赋不足，肾气亏虚，加之情志失调、复感外邪，内外相因，导致风寒湿热留滞于经络关节，痰浊内生，气血运行不畅，随之病损至肾，肾虚脾弱，最终致病。故中医多以祛痰、行瘀、化湿为治疗原则。

尿酸性肾病有其独特的临床表现，初期病性以实为主，以受寒湿、湿热、痰瘀或饮食因素等引起关节或某一部位不适为主要表现，治以祛邪为主，后期脏腑受损可出现虚证或虚实夹杂，全身症状较为明显时标本兼治。叶景华教授将急性发作期分为痹证及淋证：寒湿痹证用桂枝芍药附子汤加减；湿热痹证用白虎加桂枝汤合四妙丸加减；淋证则予排石汤加减。稳定期分为5种证型：脾肾气虚证予参苓白术散加减；肝肾阴虚证用归芍地黄汤加减；气阴两虚证予参芪地黄汤加减；痰湿蕴结、瘀血内停证予桃红四物汤和三妙丸加减；阴阳俱虚证予肾衰方加减[8]。何邦友等[9]将该病急性期分为两种证型：风寒湿痹阻证，方用桂枝加附子汤、桂枝芍药知母汤加减；风湿热痹阻证，方用白虎汤合四妙散加减。稳定期分为4种证型：肝肾阴虚、血瘀痹阻证，方用杞菊地黄丸合桃红四物汤加减；脾肾气虚、水湿滞留证，方用自拟健脾化湿泄浊汤加减；脾肾阳虚、湿瘀浊阻证，方用金匮肾气丸理中丸加减；气阴两虚、阴虚瘀滞证，方用参芪地黄汤加减。骆言等[10]将其分为3个"脾肾气虚、湿浊聚集"阶段：无明显表现时，为上医治未病阶段，嘱患者大量饮水或加小苏打口服，中药可予补益脾肾及利水渗湿药物为主，方用参苓白术散加减；中期"湿毒浸淫"阶段，以"寒湿困阻""湿热不化"为主，饮食多以芳香化湿为主。

对于尿酸性肾病病因病机的认识，古今医家有异同，但总的可概括为外邪侵袭，血脉不通；经络失和，日久及肾；饮食情志，脏腑不调，病位在肾，与肝脾联系较为密切，病性多为本虚标实。在治则上总括为祛邪扶正、健脾祛湿。

参考文献

[1] 李晓倩,纪伟,瞿伟.尿酸性肾病中西医研究进展[J].实用中医内科杂志,2021,35(10):136-139.

[2] Isaka Y, Takabatake Y, Takahashi A, et al. Hyperuricemia-induced inflammasome and kidney diseases[J]. Nephrol Dial Transplant, 2016, 31(6): 890-896.

[3] Ko J, Kang H J, Kim D A, et al. Uric acid induced the phenotype transition of vascular endothelial cells via induction of oxidative stress and glycocalyx shedding[J]. FASEB J, 2019, 33(12): 13334-13345.

[4] 国家中医药管理局.中医病证诊断疗效标准[M].南京:南京大学出版社,1994.

[5] 都洁丽,王洁,刘宝利,等.中医药治疗尿酸性肾病研究进展[J].中国老年保健医学,2021, 19(4):108-111.

[6] 郭亚芳,李清华,辛文琳,等.尿酸性肾病中医辨证论治[J].中国中西医结合肾病杂志, 2021,22(12):1086-1087.

[7] 中华医学会风湿病学分会.原发性痛风诊断和治疗指南[S].中华风湿病学杂志,2011,15 (6):410-413.

[8] 杨慰,葛俊伟,刘琦,等.叶景华治疗高尿酸血症肾病经验[J].辽宁中医药大学学报,2015, 17(1):132-133.

[9] 何邦友,程晓霞.程晓霞教授治疗尿酸性肾病经验[J].中国中西医结合肾病杂志,2020,21 (7):627-628.

[10] 骆言,熊维建,雷蕾,等.国医大师郑新工作室运用中医药防治尿酸性肾病临证经验[J]. 中医临床研究,2020,12(13):74-76.

第三节 祛风利湿除痰、破瘀通经散积

【患者概况】

解先生,69岁,初诊:2019年1月21日至上海中医药大学附属曙光医院就诊。

主诉:发现血肌酐升高13年。现病史:患者诉13年前无明显诱因下出现足跟趾关节疼痛,当时于我院风湿科门诊查血肌酐、尿酸均升高(具体不详),诊断为痛风,未予重视。2014年4月30日患者于我院门诊复查肾功能,提示:尿素氮8.1 mmol/L,肌酐108 μmol/L,尿酸536 μmol/L,先后予碳酸氢钠片、别嘌醇(具体不详)等治疗后症情好转。后每3个月复查肾功能,2015年4月15日于我院门诊复查,提示:尿素氮6.1 mmol/L,肌酐100 μmol/L,尿酸422 μmol/L,肾小球率过滤70.83 mL/(min·1.73 m^2),患者自述无明显不适。3周前体检B超查出左肾结石,遂来我院就诊,初诊症见腰酸腰痛,行走乏力,无明显水肿,尿中见泡沫。食纳可,手足心热,眼睛干涩,视力模糊,身体怕冷,夜寐不安,常耳鸣起夜,二便调。舌红苔少,脉细弦。尿常规:蛋白质+,白细胞未见,红细胞未见。肌酐146 μmol/L,尿素氮10.4 mmol/L,尿酸452 μmol/L,肾小球滤过率44 mL/(min·1.73 m^2),24 h尿蛋白定量1.09 g。葡萄糖5.2 mmol/L,糖化血红蛋白6.0%。B超:双肾形态大小位置正常,包膜完整,实质回声均匀,右集合系统排列规则,左集合系统分离,见深约8 mm的液暗区,右肾内未见明显异常回声,左肾内可见一个大小约3 mm×3 mm的强回声光点,后方声影不明显。膀胱不充盈,双侧输尿管显示不清。诊断意见:1 左肾积水;2 左肾结石可疑,请结合临床及化验。

西医诊断：1. 高尿酸血症，尿酸性肾病，慢性肾脏病 3 期；2. 左肾结石；3. 痛风。中医辨证为肝肾阴虚，治以滋肝养肾。

【诊疗经过】

首诊处方：

党参 30 g	黄芪 30 g	赤芍 15 g	白芍 15 g	当归 15 g
制大黄 9 g	炒牛膝 15 g	桃仁 12 g	丹参 30 g	车前子 30 g
白芥子 15 g	菟丝子 15 g	仙灵脾 15 g	杜仲 15 g	川续断 15 g
枸杞子 15 g	女贞子 15 g	墨旱莲 15 g	海金沙 30 g	金钱草 15 g
鸡内金 12 g	虎杖 15 g	蒲公英 15 g	香附 15 g	王不留行 15 g
冬葵子 15 g				

7 剂，水煎服，日 1 剂，早晚分服。

二诊（2019 年 1 月 28 日）：服药 7 剂后，患者诉腰酸乏力较前明显改善，泡沫尿仍有，双下肢不肿，食纳可，二便畅，易烦躁，眼睛干涩，夜寐不安。舌红苔少，脉弦细。复查尿常规：蛋白质−，红细胞未见。加用活血化瘀清热化湿之品。初诊方加牛蒡子 12 g、玄参 15 g、红花 9 g、白菊花 9 g。14 剂。滋阴清热，活血利水，继续观察。

三诊（2019 年 2 月 11 日）：服药 14 剂后，患者诉乏力、腰酸症状都明显好转。泡沫尿仍有少量，无水肿，食纳可，眼睛干涩有好转，二便调，夜寐安。舌红苔薄白，脉细。复查尿常规：蛋白质−，白细胞未见，红细胞未见。肌酐 131 μmol/L，尿酸 392 μmol/L。

三诊处方：

党参 30 g	黄芪 30 g	赤芍 15 g	白芍 15 g	当归 15 g
制大黄 9 g	炒牛膝 15 g	桃仁 12 g	丹参 30 g	车前子 30 g
白芥子 15 g	菟丝子 15 g	仙灵脾 15 g	杜仲 15 g	川续断 15 g
枸杞子 15 g	女贞子 15 g	墨旱莲 15 g	海金沙 30 g	金钱草 15 g
鸡内金 12 g	虎杖 15 g	蒲公英 15 g	香附 15 g	王不留行 15 g
冬葵子 15 g	牛蒡子 12 g	玄参 15 g	防己 12 g	

14 剂，水煎服，日 1 剂，早晚分服。

四诊(2019年2月25日)：服药14剂后，复查B超：双肾未见明显异常。左肾结石、积水均未见。尿常规：蛋白质＋，白细胞未见，红细胞未见。效不更方，14剂。

患者随访至今，随证加减，病情稳定。

【按】

尿酸性结石处方必以清热利湿通淋药数味相伍而祛湿，临床喜投以虎杖、冬葵子。虎杖味微苦，性微寒，具祛风利湿、破瘀通经之功。何教授认为，车前子既可化痰，又通淋利水道，一药兼具化痰化湿之功，故投于因痰湿之邪为病的尿酸性结石可谓恰到好处。两药相合，白芥子偏于温化，车前子偏于清利，车前子得白芥子则能遍走全身以搜剔痰湿，白芥子得车前子则尤化水道之痰，故合用则寒热相制而疗效立增。另外，对偏嗜肉食海鲜、嘌呤摄入过多之患者，何教授还常加山楂以增强消食化痰之功。

何教授治疗尿酸性肾病经验方矢志方：王不留行15 g、白芥子15 g、车前子30 g、冬葵子15 g。组方原则：痰瘀为患在尿酸性肾病的发病过程中占有非常重要的地位。矢志方正是从此点出发，确立了活血通络、利湿祛痰的治则。方以车前子利水祛痰和王留行子祛瘀通经为主，配伍白芥子化痰散结，冬葵子活血祛瘀，再加粉萆薢、威灵仙祛风湿、通经络，诸药合用则痰瘀得除。组方分析如下。

王不留行：味苦、平。《本草备要·草部》谓："其性行而不住，能走血分、通血脉……除风去痹，止血定痛，通经利便，下乳"。《药性论》谓其"通血脉，治风毒"。《神农本草经》记载其："主金创，止血逐瘀，出刺，除风痹内寒"。《名医别录》谓其"除痈疽恶疮，心烦鼻衄，瘘乳，妇人难产"。《本草纲目》谓其"利小便"。

白芥子：始载于《开宝本草》："性温，味辛，味厚气锐，内而逐寒痰水饮，宽利胸膈；外而走经络，消痰结，止痹痛，除麻木。"元代朱丹溪曰："痰在胁下及皮里膜外，非白芥子不能达。"《开宝本草》谓其主"湿痹不仁……骨节疼痛"。《本草纲目》亦谓白芥子可治"痹木脚气、筋骨腰节诸痛"。朱良春老先生认为：久痹疼痛，未有不因停痰留瘀阻于经隧者，因此所谓治"骨节疼痛""不仁"云云，皆指其辛散温通，入经络、搜剔痰结之功。

车前子：味甘、咸、寒。《证类本草·卷第六》记载其"主气癃，止痛，利水道，除湿痹"。《医学启源》谓其"主小便不通，导小肠中热"。《雷公炮制药性解》谓其"主淋沥癃闭，阴茎肿痛，痰涎水饮，湿疮，赤白带浊，血闭难产"。现代药理研究发现车前子有利尿作用，可增加动物的尿量，促进尿中尿素氮、氯化钠和尿酸的排出。新近研究还发现，车前子具有清除自由基，发挥抗氧化的能力。

冬葵子：性凉，味甘，涩。始载于《神农本草经》，列为上品。《本草纲目》曰："葵菜……有紫茎、白茎二种，以白茎为胜。大叶小花，花紫黄色，其最小者名鸭脚葵。其实大如指顶，皮薄而扁，室内子轻虚如榆荚仁。八九月种者为冬葵"，功用：通大便，消水气，滑胎，治痢。《神农本草经》谓其"主五脏六腑寒热羸瘦，五癃，利小便"。《本草经集注》曰：葵子汁解蜀椒毒。《别录》谓其疗妇人乳难血闭。《药性论》谓其"治五淋，主奶肿，下乳汁"。《中华人民共和国药典》载其功用：清热利尿，消肿，用于尿闭、水肿、尿道感染、口渴等。

本病系痰湿内停，血行不畅，导致痰瘀互阻，滞留血脉。故本方选王不留行及白芥子为君药，共奏通络逐瘀、祛痰散结之效，使瘀血化，痰涎祛，津血运行通畅；配伍车前子为臣，因其利水除湿之功甚殊，与王不留行及白芥子相配，强通络涤淡之效佐以冬葵子利水消导，使邪有去路，津行得通，而使化瘀祛痰之效更甚。诸药合用，则脉道得通，血行得畅；水道通利，津行不滞。

【特色亮点】

本病案的特色之处在于患者有尿酸性结石，症状表现为：腰酸腰痛，行走乏力，无明显水肿，尿中见泡沫。食纳可，手足心热，眼睛干涩，视力模糊，身体怕冷，夜寐不安，常耳鸣起夜，二便调。舌红苔少，脉细弦，结合舌脉，辨证为肝肾阴虚，治以滋肝养肾，使用尿酸性肾病经验方矢志方治疗，以清热利湿、通淋祛瘀，疗效甚佳。

【共识进展】

尿酸性肾病初起以病位所在关节的炎性反应为主，此时可归属于"痹症""痛风"，当疾病误治或者失治之后，尿酸盐最终会沉积到肾脏而引发水肿、蛋白尿、血尿、结石等泌尿系疾病，此时当属"水肿""尿浊""血尿""石淋"，若疾病进一步发展，最终会进入肾脏病终末期，甚至死亡。据此可以将尿酸性肾病分为关节炎疾病急性期和肾脏病慢性期，其中关节炎疾病急性期多因平素暴饮暴食，喜食肥甘厚味，起居失常，或者先天禀赋不足，而引起体内尿酸水平居高不下，导致体内瘀浊内生，流注于关节，不通则痛；而肾脏病慢性期多因患者脾肾气虚，正气亏耗，瘀血内阻，脉络郁闭，而肾脏功能失调[1,2]。陈岱认为，尿酸性肾病本为肾虚，同时兼有脾气虚，标为水湿痰瘀，而虚实夹杂是本病的病机特点，饮食不节、脾胃损伤为发病诱因[3]。赵用[4]认为，尿酸性肾病无外乎内外因合而致病，而总的病机为经络阻塞，气血不通，可总结为四点，分别是：① 外感六淫，壅塞经络；② 饮食不节，湿热内生；③ 劳伤太过，正气亏虚；④ 气化障碍,痰瘀阻滞。作为病理产物的痰湿、瘀血,在尿酸性肾病的进展过程中起到了重要的作用。

王昕等[5]采用自拟痹宁汤(药物组成:红花、桃仁、苍术、川芎、天南星、防己、羌活、威灵仙、神曲、白芷及黄柏)治疗尿酸性肾病42例,并与西医常规治疗42例对照观察。结果:治疗组总有效率92.86%,对照组总有效率76.19%,治疗组疗效优于对照组,且治疗组治疗后肌酐、尿素氮、尿酸、24 h尿蛋白定量改善均优于对照组。黄小娜[6]采用温肾通痹方(药物组成:仙灵脾、巴戟天、桂枝、威灵仙、黄芪、川芎、桃仁、红花、苍术、萆薢、菟丝子、干姜、杜仲及牛膝)联合苯溴马隆片治疗脾肾阳虚、浊瘀阻滞型尿酸性肾病35例,并与单纯采用苯溴马隆片治疗35例对照观察。结果:治疗组总有效率87.9%,对照组总有效率67.6%,治疗组疗效优于对照组,且治疗组治疗后肌酐、尿素氮、尿酸、24 h尿蛋白定量及胱抑素C水平改善均优于对照组。以上均是针对痰瘀互结型尿酸性肾病的临床试验,发现通过活血化瘀、温肾通痹可明显改善患者症状,改善肌酐、尿素氮、尿酸、24 h尿蛋白定量值,从而改善患者的生活质量。总之,尿酸性肾病治疗当以化痰祛瘀、补益脾肾,最终促尿酸排泄,抑制尿酸产生、保护肾脏为主。

参考文献

[1] 谢招虎,解静,李兆福,等.痛风性肾病中西医治疗研究进展[J].中华中医药学刊,2019,37(12):2937-2940.

[2] 初洪波,王银萍,刘艳华.中医药治疗尿酸性肾病的研究概况[J].中国中医药现代远程教育,2016,14(23):142-144.

[3] 朱美凤,张玲,卢佳伟,等.陈岱治疗痛风性肾病之经验[J].江苏中医药,2021,53(6):31-33.

[4] 赵用.基于《黄帝内经》痹病理论源流探究苓泽合剂防治痛风性肾病的作用机制[D].沈阳:辽宁中医药大学,2020.

[5] 王昕,刘勇,李扬.自拟中药复方痹宁汤方对痛风性肾病患者的临床疗效及其对肾功能改善的影响[J].抗感染药学,2018,15(7):1246-1249.

[6] 黄小娜.温肾通痹方联合苯溴马隆片治疗痛风性肾病(脾肾阳虚、浊瘀阻滞型)的临床观察[D].兰州:甘肃中医药大学,2019.

第四节 本虚标实、攻补兼施

【患者概况】

项女士,61岁,初诊:2019年3月25日至上海中医药大学附属曙光医院就诊。

主诉:发现血尿酸升高6年。现病史:患者6年前体检发现血尿酸升高,未予重视。半年前发现身体水肿伴泡沫尿,右胁胀痛,腰酸腰痛明显。平素常有乏力,纳呆,进食后常胀气不消化,余无明显不适,二便调。有肝硬化病史10年,平素随访肝功能基本正常。1989年有胃出血1次。刻下舌淡黯、齿痕明显,苔黄腻,脉滑。肝功能正常,肌酐84 μmol/L,尿素氮7.1 mmol/L,尿酸551 μmol/L,肾小球滤过率40 mL/(min·1.73 m^2),24 h尿蛋白定量1.09 g。葡萄糖5.2 mmol/L,糖化血红蛋白6.0%。尿常规示:白细胞-,红细胞+++,蛋白-。B超示:右肾2个强回声光点,后方声影不明显,最大为4 mm×3 mm,提示右肾结石。

西医诊断:1. 高尿酸血症,尿酸性肾病,慢性肾脏病3期;2. 右肾结石。中医辨证为气虚血瘀、湿热阻滞,治以益气活血、清热利湿。

【诊疗经过】

首诊处方:

黄芪30 g	党参30 g	赤芍15 g	当归15 g	炒白术12 g
茯苓15 g	炒杜仲15 g	炒白芍18 g	虎杖15 g	冬葵子15 g
车前子30 g	金钱草15 g	川牛膝15 g	王不留行15 g	陈皮9 g
川楝子9 g	延胡索9 g	石韦30 g	潼蒺藜15 g	白蒺藜15 g
萹蓄15 g	瞿麦15 g			

7剂,水煎服,日1剂,早晚分服。

并嘱多饮水、少食肥甘厚腻之品,加强尿前跳跃运动。

二诊(2019年4月1日):腰部酸痛明显好转,乏力亦较前减轻,已无纳呆,舌红苔薄白,二便调,夜寐安。初诊方去炒白术,加丹参15 g、桃仁12 g、红花9 g、鸡内金15 g,14剂。

三诊(2019年4月15日):腰部酸痛消失,胁痛纳呆缓解,无明显乏力,舌淡黯、稍有齿痕,苔薄白,脉缓。二诊方去川楝子、延胡索,加太子参30 g,继服2周。2019年4月26日复查B超示两肾未见异常,尿常规:蛋白质+,白细胞未见,红细胞未见。

四诊(2019年4月29日):守三诊方继服1个月巩固疗效后,未曾复发。

【按】

尿酸性结石这一特殊结石类型以老年患者多见,嘌呤代谢异常为其发病基础。由于嘌呤代谢异常者常呈痰湿体质,故嘌呤类物质当属湿邪之"痰湿",故治疗应在普通清热利湿基础上佐以化痰。本患者症情比较复杂,既往有肝硬化和胃出血史,脾胃运化功能差,体质虚弱,同时伴有瘀血症状。除了清热利湿化痰治疗外,还要同用活血化瘀、益气健脾的中药。攻补兼施,以得良效。

【特色亮点】

本病案的特色之处在于患者尿酸升高伴肾结石,症状表现为身体水肿伴泡沫尿,右胁胀痛,腰酸腰痛明显,伴乏力,纳呆,舌淡黯、齿痕明显,苔黄腻,脉滑,结合舌脉,辨证为气虚血瘀,湿热阻滞,治以益气活血、清热利湿,在祛湿化痰祛瘀的同时,加强补气健脾的力度,使得事半功倍。

【共识进展】

高尿酸血症(hyperuricemia,HUA)是一种以血清尿酸升高,尿酸盐沉积于组织器官为病理表现的代谢性疾病。在发展至痛风之前,积极治疗、有效干预可以预防和延缓HUA的持续恶化,防止痛风性疾病的发生。大量中医古籍、临床实践及药理实验已经证实中医药具有改善HUA的作用。

传统中医理论体系中未见"高尿酸血症"一说,但根据患者血清尿酸升高,尿酸盐沉积导致的远端关节红肿热痛等证候表现来看,中医能够基于"气血精液"理论、"藏象"理论、"经络"理论对其进行病理生理分析。中医理论体系认为人体脉道中的血液,是由营气和津液所构成,而营气和津液是饮食经脾胃所运化得来。《灵枢·决气》记载:"中焦受气取汁,变化而赤,是谓血"[1]。认为中焦脾胃的运化功能在机体生成血液的过程中尤为重要。中医认为饮食不节是致病因素之一,当人体长期偏嗜高嘌呤食物,就会导致脾胃损伤,运化失常,正如《素问·痹论》所言:"饮食自倍,肠胃乃伤"[2],又《灵枢·阴阳清浊》曰:"受谷者浊,受气者清……清者其气滑,浊者其气涩,此气之常也",表明水谷精微之气为浊气,并认为浊气带有涩滞的性质,且阳经与浊气相通。故高嘌呤膳食结构影响中焦脾胃的正常运化,变性的浊气所化生的异常血液,其"气涩甚也",于经络运行中更易形成瘀滞。《温热逢源》记载:"伏邪随气血流行在诸经中"[3]提示无症状高尿酸血症患者血液中已经存在大量单钠尿酸盐,并逐渐开始在血管及组织中积累沉积,但尚未引起局部的炎症反应症状。此外《素问·生气通天论》有曰:"膏粱之变,足生大丁"。提示了偏嗜高糖、高脂、高嘌呤食物可引起肢体发生病变。临床上,痛风性关节炎常累及患者第一跖趾关节,即在足太阴脾经荥穴处造成局部红肿热痛的关节功能障碍[4]。

茅建春教授[5]将 HUA 的病机归结为脾虚运化无权,湿浊郁久化热,痰瘀互结入血,认为治疗 HUA 当以健脾化湿泄浊为要,临床上以芪术泄浊方(黄芪、白术、薏苡仁、石韦、土茯苓、丹参、菟丝子、金蝉花、浙贝母、虎杖、生山楂)为基础方加减治疗 HUA,研究结果表明芪术泄浊方组相比对照组中医证候积分显著降低,芪术泄浊方组总有效率显著高于对照组,出组时其相比对照组血尿酸水平更低,痛风发作方面芪术泄浊方组发作率显著低于对照组,提示 HUA 的中医致病机制可能与脾失健运,痰湿内停,郁热入血有关,黄芪、白术、石韦、土茯苓、丹参、虎杖等中药能够补气健脾、利湿清热、活血通痹,具有改善 HUA 的临床疗效。

参考文献

[1] 佚名.灵枢经[M].北京:人民卫生出版社,2021.
[2] 佚名.黄帝内经素问[M].北京:人民卫生出版社,2021.
[3] 柳宝诒.温热逢源[M].北京:人民卫生出版社,1982.
[4] 孙磊,邱红霞,刘丹,等.关节超声在急性痛风性关节炎诊断中的应用价值[J].临床医学研究与实践,2020,5(10):100-101.
[5] 沈翌迪."芪术泄浊方"在脾虚痰浊型高尿酸血症合并糖、脂代谢紊乱中的作用[D].上海:上海中医药大学,2019.

第五节　溶石与排石共同作用

【患者概况】

林先生,70岁,初诊:2019年1月24日至上海中医药大学附属曙光医院就诊。

主诉:发现血尿酸升高10年余。现病史:患者10年前体检发现血尿酸升高(具体不详),小便泡沫增多,间断中西医治疗,肾功能逐渐进展。有高血压病史20年,口服降压药控制,血压在140/90 mmHg左右。患者尿酸高引起左肾结石,于2017年做了左肾结石超声波碎石手术。现左肾又出现新的结石。2019年1月来上海中医药大学附属曙光医院就诊，希望通过中药治疗，稳定肾功能，治疗结石。初诊症见：患者诉常常神疲乏力，腰背酸痛，易出汗，小便泡沫多，无肉眼血尿，双下肢轻微水肿，纳寐可，大小便调。舌淡红，苔白腻，脉细。血压155/105 mmHg。24 h尿蛋白定量0.182 g。尿常规：蛋白质＋。肌酐197 μmol/L，尿素氮8.6 mmol/L，尿酸：544 μmol/L，肾小球滤过率30.43 mL/(min·1.73 m^2)。B超：右肾萎缩，轮廓欠清，左肾见点状强回声约2 mm。

西医诊断：1. 高尿酸血症，尿酸性肾病，慢性肾脏病3期；2. 左肾结石术后；3. 左肾结石；4. 高血压病。中医辨证为脾肾两虚、脾虚夹湿，治以健脾益肾、健脾化湿。

【诊疗经过】

首诊处方：

党参 30 g	黄芪 30 g	赤芍 15 g	白芍 15 g	当归 15 g
制大黄 9 g	炒牛膝 15 g	桃仁 12 g	丹参 30 g	车前子 30 g
白芥子 15 g	石韦 30 g	炙甘草 9 g	炒川续断 15 g	炒杜仲 15 g
郁金 12 g	香附 15 g	薏苡根 30 g	苍术 15 g	菟丝子 15 g
仙灵脾 15 g	冬葵子 15 g	王不留行 15 g		

7剂，水煎服，日1剂，早晚分服。

二诊（2019年1月31日）：服药7剂后，患者头面水肿有改善，泡沫尿仍有，下肢轻度水肿，小腹胀，腰酸乏力较前好转，食纳可，二便调，夜寐安。舌红苔白稍腻，脉细。复查尿常规：蛋白质＋＋。24 h尿蛋白定量0.171 g，糖化血红蛋白5.7%，葡萄糖5.1 mmol/L，肌酐188 μmol/L，尿素氮8.2 mmol/L，尿酸610 μmol/L，加用清热健脾化湿、利尿通淋之品。初诊方去炒川续断、炒杜仲，加红藤15 g、萹蓄15 g、瞿麦12 g、猪苓15 g。继续观察。

三诊（2019年2月14日）：服药14剂后，腰酸乏力明显缓解，泡沫尿仍有，头面部和下肢水肿消退，大便日2次，成形。舌红苔薄白，脉细。复查尿常规：蛋白质＋＋，红细胞5~6个/HP。糖化血红蛋白6.6%，葡萄糖5.4 mmol/L，肌酐182 μmol/L，尿素氮7.3 mmol/L，尿酸535 μmol/L。二诊方去萹蓄、瞿麦，加蒲公英15 g、石韦30 g、陈皮9 g、佛手12 g。14剂。

四诊(2019 年 2 月 28 日)：服药 14 剂后，腰酸乏力和双下肢水肿均有明显改善，泡沫尿少量，舌淡苔薄，脉细。复查尿常规：蛋白质＋＋，白细胞未见，红细胞未见，隐血阴性。糖化血红蛋白 6.2%，葡萄糖 5.7 mmol/L，肌酐 178 μmol/L，尿素氮 7.2 mmol/L，尿酸 551 μmol/L。三诊方去萹蓄、瞿麦，加猪苓 15 g。14 剂。

患者随访至今，随证加减，症情稳定。

【按】

何教授认为，炒牛膝、王不留行二药均能入血以逐瘀，入水以利湿通淋，用于兼有湿、瘀属性的尿路结石甚为妥贴，不仅可溶石，更可防止结石核的形成，切断成石的途径，实乃治疗尿路结石之要药，相合则其效益彰。为防止炒牛膝、王不留行有走窜破血之弊，何教授常配以当归、丹参养血活血以制约之。若逢结石划伤引起出血，为防血势更甚，何教授则暂停使用此数药，转为活血与止血同用，常以化瘀止血通淋之蒲黄炭、清热利湿止血之荠菜花相伍，待出血渐止，继以前药治之。

【特色亮点】

本病案的特色之处在于患者血压升高、尿酸升高、伴肾结石反复发作，症状表现为神疲乏力，腰背酸痛，易出汗，小便泡沫多，双下肢轻微水肿，舌淡红苔白腻，脉细。根据舌脉，辨证为脾肾两虚、脾虚夹湿，治以健脾益肾、健脾化湿，加用清热健脾化湿利尿通淋之品，症状明显缓解，水肿消退，治疗见效。

【共识进展】

泌尿系统结石，多属中医"石淋""尿血"的范畴。对于其病因病机，古代医家多认为是由于下焦积热或肾虚引起。如《诸病源候论》载："石淋者，淋而出石也，肾主水，水结则化为石，故肾客砂石。肾虚为热所乘，热则成淋，其病之状……甚者塞痛，令闷绝。"《医宗金鉴》云："石淋犹如硇结档，是因湿热炼膀胱。"现多认为石淋之首要病因为湿热之邪蕴结于下焦，湿热相煎，炼液为石而成。

在治疗泌尿系统结石的溶石、排石中药中，以利水渗湿药居多，其中金钱草以其显著的临床疗效，成为首选药物[1]。中药治疗尿酸性肾结石的药理机制主要包括：① 促进尿酸排泄。陈光亮等[2]发现，萆薢总皂苷具有促进尿酸排泄的作用，并可抑制黄嘌呤代谢，进而保护肾脏，达到治疗尿酸性肾结石的目的。另有研究发现，菊苣能够干预尿酸转运体，促进尿酸排泄[3]；土茯苓可升清降浊、健脾除湿，促进尿酸排泄[4]；车前草具有清热利尿、祛痰、凉血、解毒之功,其所含的总黄酮可增强膀胱的排泄功能,促进尿酸的排泄,对泌尿系统结石具有较好的治疗作用[5]。② 抑制尿酸生成。研究发现,土茯苓、薏苡仁、当归、秦皮、栀子、鸡矢藤、菊苣、大黄等药物可抑制肝脏黄嘌呤氧化酶活性、降低体内尿酸水平,同时改善肾功能,抑制尿酸肾结石的形成[6,7];牛蒡子水煎剂具有较好的降尿酸作用,可显著减少高尿酸引起的肾脏损伤,其作用机制可能与抑制黄嘌呤氧化酶活性有关[8]。③ 减少尿酸盐沉积。林凤平等[9]研究表明,威灵仙可减少痛风性肾病大鼠肾小管中的尿酸盐沉积,抑制肾组织核因子κB的活化,下调趋化蛋白-1的表达,进而保护肾脏组织。④ 减轻结石对人体的损害。研究发现,活血通络补肾药莪术、水蛭、雷公藤、仙灵脾等提取物及活性成分均可抑制细胞增殖活化、调节基因表达、改善机体尿酸代谢紊乱、干预氧化应激反应、调节机体免疫功能,从而降低尿酸性肾结石对肾脏的损害[10,11]。以上研究表明,单味中药可通过降低尿酸水平、干预尿酸合成、防止肝肾损害和尿酸盐沉积等多种途径治疗尿酸性肾结石,具有广阔的临床应用前景。

在尿酸性肾结石的诊断与治疗方面,中医药疗效显著,通过抑制体内尿酸生成、促进肾脏和肠道的尿酸排泄、减少尿酸盐沉积、减轻结石对人体的肝肾损害及缓解平滑肌痉挛等途径治疗尿酸性肾结石,具有较好的临床应用前景。

参考文献

[1] 孟令栋,冯松杰.金钱草治疗泌尿系结石研究进展[J].中医学报,2011,26(4):493-495.

[2] 陈光亮,刘海鹏,韩茹,等.草薢总皂苷合用牛膝总皂苷降血尿酸和抗炎作用的组方合理性研究[J].中国药理学通报,2007,23(11):1467-1471.

[3] 王雨,林志健,聂安政,等.菊苣提取物对高尿酸血症大鼠肾脏果糖转运体9表达的影响[J].中国中药杂志,2017,42(5):958-963.

[4] 徐婷婷,承志凯,尹莲,等.土茯苓抑制黄嘌呤氧化酶活性的物质基础研究[J].中药材,2012,35(4):582-585.

[5] 彭璇,李玉山.车前草总黄酮对大鼠膀胱和尿道平滑肌收缩反应的影响[J].中医杂志,2015,56(21):1875-1879.

[6] 朱继孝,朱玉野,罗光明,等.栀子提取物降低小鼠急性高尿酸血症血尿酸水平及机理研究[J].安徽农业科学,2011,39(36):22317-22318,22324.

[7] 庞明群.鸡矢藤环烯醚萜苷对尿酸性肾病大鼠的保护作用及机制研究[D].合肥:安徽医科大学,2010.

[8] 黄桂琼,陈洪,周迎春,等.牛大力防治尿酸性肾病的疗效及机制研究[J].中药材,2019,42

(8):1907-1910.

[9] 林凤平,任开明,宋恩峰,等.威灵仙对尿酸性肾病大鼠肾小管间质病变的保护作用[J].实用医学杂志,2006,22(1):18-20.

[10] 孙硕,曹爽,张莎莎,等.从郁论治尿酸性肾病[J].国医论坛,2020,35(2):20-21.

[11] 张静,彭六保,刘俏,等.中药某些活性成分治疗慢性肾衰的药理研究概况[J].中南药学,2011,9(9):696-699.

第六节 脾肾相资

【患者概况】

李先生,42岁,初诊:2019年9月16日至上海中医药大学附属曙光医院就诊。

主诉:右足趾部肿痛伴泡沫尿2个月。现病史:患者2个月来右足趾部行走时肿痛,脚趾有红肿,肤温热,同时小便多,见泡沫尿。无明显水肿,腰酸腰痛明显,夜寐差,大便干结,夜尿多。2017年出现肾功能异常,未重视,未进一步检查,未治疗。刻下舌淡红苔薄白,脉细。肝功能正常,肌酐124 μmol/L,尿素氮5.3 mmol/L,尿酸599 μmol/L。葡萄糖5.2 mmol/L。肾小球滤过率62 mL/(min·1.73 m^2)。尿常规示:白细胞—,红细胞—,蛋白—,隐血+。B超提示:双肾囊肿,前列腺钙化灶,膀胱未见明显异常,双输尿管未见扩张。

西医诊断:1. 高尿酸血症,尿酸性肾病;2. 痛风。中医辨证为脾肾两虚、湿热阻滞,治以健脾益肾、清热利湿。

【诊疗经过】

首诊处方:

党参30 g	黄芪30 g	赤芍15 g	白芍15 g	当归15 g
制大黄9 g	炒牛膝15 g	桃仁12 g	丹参30 g	冬葵子15 g
王不留行15 g	白芥子15 g	车前子30 g	菟丝子15 g	仙灵脾15 g
杜仲15 g	川续断15 g	狗脊15 g	桑寄生15 g	女贞子15 g
墨旱莲30 g	肉桂3 g	巴戟天15 g		

7剂。水煎服,日1剂,早晚分服。并嘱多饮水、少食肥甘厚腻之品。

二诊(2019年9月23日):患者诉行走时右足趾疼痛明显减轻,腰部酸痛明显好转,乏力亦较前减轻,大便通畅,舌红,苔薄白,二便调,夜寐不安。初诊方去肉桂、巴戟天,加酸枣仁 15 g、青龙齿 15 g、火麻仁 15 g、枳实 15 g,14 剂。

三诊(2019 年 10 月 7 日):患者诉右足趾痛基本缓解,脚趾消肿,皮温正常,行走活动均无异常。腰部酸痛也缓解,乏力亦较前减轻,大便通畅,舌红苔薄白,二便调,夜寐安。二诊方去狗脊、桑寄生继服两周。2019 年 10 月 10 日复查 B 超示两肾未见异常,肌酐 105 μmol/L,尿素氮 5.24 mmol/L,尿酸 524 μmol/L。葡萄糖 5.3 mmol/L。尿常规:蛋白质+,白细胞未见,红细胞未见。

四诊(2019 年 10 月 21 日):患者诉诸症俱减,情况稳定。守方继服 1 个月巩固疗效后,未曾复发。

【按】

患者脾虚夹湿,脾肾两虚。健脾渗湿常选党参、茯苓、白术、山药、薏苡仁,补肾祛湿则予续断、杜仲、狗脊、桑寄生等。肾阴虚者应同时予滋阴清热,常用女贞子、墨旱莲等;若有畏寒肢冷等阳虚见症,则应根据"湿非温不化"之旨,于清热利湿中佐以大剂量温补之品,益火之源以消阴翳,使湿邪得温而化,药选仙灵脾、肉桂、巴戟天等,可获良效。车前子既可化痰,又通淋利水道,一药兼具化痰化湿之功,故投于因痰湿之邪为病的尿酸性结石可谓恰到好处。

肾居下焦,为先天之本、元气之根,功能主水。《素问·逆调论》曰:"肾者水脏,主津液。"脾为后天之本,气血生化之源,主运化。脾肾二脏生理上相互资助,相互促进。脾肾阳虚,水谷运化无权,聚而成湿,蕴而化热,故湿热生。脾主统血,"(脾)气……居中央,畅四方……血即随之,运行不息"(《血证论》),脾虚则气血运行无力,久则血瘀。临床上见有慢性肾脏病患者表现为脾肾阳虚证或兼有湿热、血瘀者,当警惕高尿酸血症的发生;对于慢性肾脏病患者已出现高尿酸血症,在辨证论治的基础上应适当予以补益脾肾、化湿化瘀的药物。

【特色亮点】

本病案的病情特点在于患者尿酸升高引起的痛风,具体症状表现为右足趾部行走时肿痛,脚趾有红肿,肤温热,同时小便多,见泡沫尿,腰酸腰痛明显,夜寐差,大便干结,夜尿多,舌淡红苔薄白,脉细。结合舌脉,辨证为脾肾两虚,湿热阻滞,治以健脾益肾、清热利湿,起效快,半个月后痛风完全缓解,治疗效果明显。

【共识进展】

尿酸性肾病在中医古籍中并无相应的病名,但根据其临床症状及转归,一般可归属于中医学"痛风""痹证""历节""水肿""关格""溺毒"等范畴。朱丹溪在《格致余论·痛风论》中言:"彼痛风者,大率因血受热已自沸腾,其后或涉冷水,或立湿地,或扇取凉,或卧当风……污浊凝涩,所以作痛",《丹溪心法》云:"肥人肢节痛,多是风湿与痰饮流注经络而痛"[1],与现代医学对于高尿酸疾病的发病诱因及症状特点认识已经十分接近。本病病机多属本虚标实,脾肾亏虚为其本,肾毒内蕴为其标。当今社会,物质水平得到了极大的提高,很多人长期起居无常、饮食失节、贪凉嗜冷、喜嗜烟酒、好肥甘厚味,再责之先天禀赋不足、后天劳损过度或体弱年迈,致脾失健运、肾失藏泄,脏腑功能失调,"肾毒"化生,而发为本病。

尿酸性肾病发展过程中,脾肾亏虚是基础。尿酸性肾病患者一般禀赋薄弱,肾元不足,脾气不充,而在不良生活习惯和饮食的影响下,后天失养,逐渐发为此病。尿酸性肾病前期主要以脾气亏虚为主,脾之运化升清功能受损,随着疾病的进展,进入尿酸性肾病阶段后,除了脾气亏虚致功能紊乱外,肾之主水、气化、封藏等正常生理功能亦逐渐遭到破坏,脾肾双亏。所以"益脾肾"是治疗尿酸性肾病的基础。扶正需注意忌用峻补,宜用平补,在临证用药时选用性味平和之品,以期补而不滞、滋而不腻、温而不燥,缓求徐图。脾气亏虚,运化升清功能生碍,土不制水,会出现纳呆便溏、疲乏、脘腹胀满、水肿等症状,临证常遣太子参、党参、麸炒白术、茯苓、生黄芪、淮山药、薏苡仁等以补脾胃调理后天,取参苓白术散或四君子汤之意。肾之封藏失职、气化失司、主水功能受损,会出现水肿、腰酸、怕冷、下肢萎软、小便频短或清长、泡沫尿等症状,临证常根据肾气阴阳亏虚的多寡选用酒萸肉、枸杞子、女贞子、生地黄、桑寄生、杜仲、续断、菟丝子等以补肾气、育肾阴、温肾阳。同时在运用补益药时注意少佐行气开胃之品,如陈皮、佛手、焦山楂、焦神曲、谷芽、麦芽等,以达补而不滞之效。

一项临床研究收集脾肾气虚型慢性尿酸性肾病患者 94 例[2],随机分组为对照组和治疗组各 47 例,治疗组予基础治疗加益肾健脾中药口服,对照组予基础治疗加别嘌醇片口服,结果发现治疗组中医证候积分改善情况优于对照组;治疗组总有效率 84.78%,优于对照组的 76.09%;治疗组治疗前后肌酐、尿素氮、肾小球滤过率、24 h 尿蛋白定量、24 h 尿尿酸、血和尿 β_2-MG、尿红细胞均改善,且改善情况优于对照组。故得出益肾健脾法中药配合基础治疗可以显著降低脾肾气虚型慢性尿酸性肾病患者的血尿酸,较好地改善症状,且能改善肾功能、延缓慢性肾衰竭进展。

参考文献

[1] 田思胜,高巧林,刘建青.朱丹溪医学全书[M].北京:中国中医药出版社,2006.
[2] 王建挺,林辉宇,阮诗玮,等.益肾健脾法治疗脾肾气虚型慢性尿酸性肾病46例[J].福建中医药,2017,48(4):1-3.

第七节 气机调则湿热扬泄而散

【患者概况】

史女士,60岁,初诊:2019年5月6日至上海中医药大学附属曙光医院就诊。

主诉:发现血尿酸升高5年,右足趾疼痛两周。现病史:患者5年前体检发现血尿酸升高,伴肾结石,未予重视。两周前行走时出现右脚趾疼痛,脚趾局部有肿大,肤温不高。平素常有乏力,纳呆,进食后常胀气不消化,月经不规律,经期延迟,经量少伴瘀血。平素常烦躁,睡眠差,易怒。二便调。舌淡红苔薄黄,脉细弦。肌酐124 μmol/L,尿素氮8.1 mmol/L,尿酸551 μmol/L,肾小球滤过率61 mL/(min·1.73 m^2),24 h尿蛋白定量1.34 g。葡萄糖5.4 mmol/L。尿常规示:白细胞-,红细胞3+,蛋白+。

西医诊断:1.高尿酸血症,尿酸性肾病,慢性肾脏病2期;2.肾结石,中医辨证为气虚血瘀、湿热阻滞,治以益气活血、清热利湿。

【诊疗经过】

初诊处方:

黄芪30 g	党参30 g	生地黄15 g	山茱萸15 g	山药15 g
茯苓15 g	虎杖15 g	冬葵子15 g	王不留行15 g	车前子30 g
川牛膝15 g	柴胡9 g	郁金15 g	延胡索15 g	赤芍15 g
当归15 g	炒白术12 g	赤芍15 g	白芍18 g	酸枣仁15 g
青龙齿15 g	萹蓄12 g	瞿麦15 g		

7剂,水煎服,日1剂,早晚分服。并少食肥甘厚腻之品。

二诊(2019年5月13日):足趾部疼痛明显好转,乏力亦较前减轻,消化不太好,睡眠有改善,舌红苔薄白,二便调。尿常规示:白细胞-,红细胞+,蛋白+。初诊方去炒白术,加丹参15 g、桃仁12 g、红花9 g、生鸡内金15 g,14剂。

三诊(2019年5月27日)：足趾部疼痛消失，无明显乏力，舌淡红苔薄白，脉缓。二诊方去生鸡内金、延胡索，加太子参30g继服2周。尿常规：蛋白+，白细胞未见，红细胞未见。

四诊(2019年6月10日)：守三诊方继服1个月巩固疗效后，未曾复发。

【按】

女子以肝为先天，肝肾不足，月经失调。枸杞子为平补肾精肝血之品。白芍养血敛阴柔肝，常与赤芍共奏养血活血柔肝之效。当归补血活血，为补血圣药。鳖甲、肉苁蓉有滋阴潜阳之效，况其通便之功，对肾病过程中出现的热结便秘尚可为用。如临证遇肝郁甚者，当配合理气活血，所谓顺气理血。投以广郁金、延胡索，二者均归肝经，共施调理肝经气血之功。

肝肾二脏在生理上存在着母子关系，《素问·阴阳应象大论》云："肾主骨髓，髓生肝"，道明了乙癸同源、精血互滋。肝血需依赖肾精滋养，才得以主持藏血和疏泄之职。肝血充足又可化为肾精，肾精充盛则主水、藏精之功正常。故湿热壅遏当循疏肝，肝木曲直有度，气机调则湿热扬泄而散；阴血亏耗当以肝肾同滋，水木逢源，精血生则真阴乃藏。

【特色亮点】

本病案的病情特点在于尿酸升高伴肾结石，症状表现为脚趾疼痛，脚趾局部有肿大，皮温不高，伴乏力，烦躁易怒，纳呆腹胀，经期延迟，经量少伴瘀血，舌淡红苔薄黄，脉细弦。结合舌脉及全身症状，辨证为气虚血瘀、湿热阻滞，治以益气活血、清热利湿，配伍排石通淋药物，症状明显改善，且未复发。

【共识进展】

尿酸性肾病发生发展的基础在脾肾亏虚，而"肾毒"内蕴则是其病机关键。"肾毒"在尿酸性肾病的发生发展中起到了重要的推动作用，其不仅导致尿酸性肾病的发生，更是尿酸性肾病的病理产物，一旦进入恶性循环，病情将不断进展恶化，最终进入肾病终末期。因此，在治疗上应以益脾肾为基础，将补益肝肾、解"肾毒"作为治疗的核心和重点，并贯穿始终。临证时注意辨别轻重缓急，随证变通。

沈庆法[1]主编的《中医肾脏病学》将尿酸性肾病分为6型，针对肝肾阴虚、瘀血内结，治以补益肝肾、化瘀通痹，方用左归丸合桃红四物汤加减；时振声[2]认为尿酸性肾病程较长,多数为虚实夹杂之证,因此治疗上既要治本补虚,又要治标祛邪,针对肝肾阴虚型:治以滋养肝肾为主,方用归芍地黄汤加减;舒惠荃[3]认为尿酸性肾病为虚实夹杂、邪胜正虚之证,针对肝肾阴虚兼血瘀,治以滋补肝肾、辅以活血化瘀,方用枸杞地黄丸加减。邵朝弟[4]在治疗尿酸性肾病时,针对肝肾阴虚型,治以滋补肝肾法,方用一贯煎加减。毛黎明等[5]根据自己多年临床经验,针对肾气亏虚、水湿不化型治以健脾益肾、化气行水兼化湿浊法,方用生黄芪、党参、仙灵脾等;罗珊珊等[6]则将45例尿酸性肾病患者辨证分为6型,对肾阴亏虚、湿热痹阻型治以六味地黄丸合宣痹汤(熟地黄、淮山药、山茱萸、茯苓、泽泻、牡丹皮、防己、滑石、薏苡仁、赤小豆、牛膝);嵇长杰、宋立群等[7]自拟降酸保肾汤治疗尿酸性肾病,试验组32例应用基础治疗加降酸保肾汤,对照组31例应用基础治疗加别嘌醇。试验组总有效率为83.33%,对照组为70.00%。在中医症状疗效方面,试验组治疗前后症状改善显著,对照组治疗前后症状改善不明显。组间比较治疗组显著优于对照组。

针对肝肾阴虚引起的尿酸性肾病,不同医家在补益肝肾的同时,加以活血化瘀、健脾祛湿,用方如左归丸合桃红四物汤、归芍地黄汤、枸杞地黄丸、一贯煎、六味地黄丸合宣痹汤等,辨证论治,随证治之,均起到了较好的疗效。

参考文献

[1] 沈庆法.中医临床肾脏病学[M].上海:上海科学技术文献出版社,1998.

[2] 时振声.痛风性肾病的治疗经验[C]//中国中医药学会中医肾病专业委员会.第十二届全国中医肾病学术会议论文汇编,1997:97-99.

[3] 杨小梅,张小玉.舒惠荃教授治疗慢性尿酸性肾病的经验[J].实用中西医结合临床,2010,(10)3:67,94.

[4] 金劲松.邵朝弟教授治疗慢性尿酸性肾病的经验[J].中国中西医结合肾病杂志,2005,6(4):190-191.

[5] 毛黎明,朱彩凤.慢性痛风性肾病中医辨治[J].浙江中医学院学报,2005,29(6):38-39.

[6] 罗珊珊,曲晓璐.中医辨证为主治疗痛风性肾病45例[J].湖南中医药导报,2000,6(4):20-21.

[7] 嵇长杰,宋立群.化痰祛瘀通络法治疗尿酸性肾病的临床观察[D].哈尔滨:黑龙江中医药大学.

第六章 过敏性紫癜性肾炎诊治经验

第一节 概 述

过敏性紫癜性肾炎，又称紫癜性肾炎，属血管变态反应性疾病，其致病因素与患者饮食、微生物感染及药物等因素相关，以皮肤紫癜、血尿、蛋白尿为主要临床表现，部分患者可伴有不同程度的水肿、肾功能不全及高血压，同时还常常伴有其他系统损害，如紫癜性皮损、关节肿痛、腹痛、便血等。该病临床上较为常见，多见于儿童及青少年，成人也不少见。根据其临床表现该属中医"发斑""肌衄""葡萄疫""尿血""血症""紫癜风""水肿"之范畴。其病因分为内因和外感两个方面，内因乃先天禀赋不足，素体肝肾阴虚、脾肾亏虚、血热内蕴、脏腑虚损；外感多为感受风、湿、热、毒之邪，或过食肥甘，或食用鱼、虾、蟹等动风之品，或用药失宜，或因虫咬，致风热互结，热毒乘虚而入，灼伤血络，血热妄行，外溢肌肤，内迫肠胃，流注关节，甚则损伤肾络而发为本病。

何教授认为，过敏性紫癜性肾炎的病因多与外感、饮食、劳倦相关，主要是风、热、湿、虚、瘀几方面，初期风、湿、热、瘀俱见，但以风、热为主，风热壅于肺胃，迫血妄行，发于肌腠则为肌衄。何教授常用水牛角、生地黄、牡丹皮、白茅根、当归、连翘等清热疏风、解毒凉血，丹参、水牛角性凉味苦可凉血止血、清热解毒，当归、紫草、茜草具利水活血之功，川芎、蝉蜕等祛风止痛、化瘀活血，诸药合用，共奏祛风清热、凉血解毒之功。若患者为热盛或阴虚之体，外邪随风而入，易从阳化热，显现热毒瘀盛之候，宜加入僵蚕、蝉蜕、金银花、连翘、蒲公英等祛风清热解毒之品。

发展到中后期则为风湿热互结、气阴不足，导致脉络受损、阴阳失调或气血不和，使血液不循常道，溢出脉外，瘀滞于肌肤而成，热扰肾络则发为尿血。方用知母、黄柏、生地黄、山茱萸、牡丹皮、茯苓、墨旱莲、紫草、茜草、侧柏叶，滋阴补肾、清热凉血治疗。后期多见气阴两虚，常以党参、黄芪、生地黄、山药、赤芍、丹参、山茱萸、牡丹皮、茯苓、泽泻等益气养阴、凉血活血。

患者在迁延期会出现阴虚、气阴两虚之证,但多以阴虚为重,治疗宜平补,益气养阴时益气药用量不宜过大,或治用清补,不宜过用温药,耗气伤津。气虚不明显者,慎用补气药以免助热。

何教授认为过敏性紫癜性肾炎病变过程中产生的瘀,既是病理产物,又是加重病情的病理因素,瘀血贯穿于本病的始终,瘀血不去,新血难生,导致病情反复,病程迁延难愈。何教授主张,治疗过程中运用活血化瘀药物,应活血不伤正、止血不留瘀,使用活血药为防大量止血之品止血留瘀,其剂量要适中,当患者血尿较重时,活血药应慎用,防出血加重。

过敏性紫癜性肾炎是一种免疫介导的全身性血管炎性疾病并肾脏受累的临床疾病,何教授在治疗过程中常会使用地龙、乌梅、五味子、蝉蜕、防风、柴胡、生甘草、牡丹皮等药物,据现代研究表明,这些药物可抗变态反应,其中地龙具有抗组胺作用。

本病的治疗通常会使用滋补、苦寒之品,苦寒滋腻易伤脾胃,何教授用药时常常注重健脾、顾护胃气,强调用药滋腻不碍胃、苦寒不伤胃。方药中常酌加醒脾和胃之药,如木香、砂仁、陈皮、谷麦芽、香橼、白豆蔻、半夏、党参、黄芪、白术、山药等。重视权衡湿热之轻重,强调在湿则治脾为主,在热则治胃为主,脾湿有内外之别,辨证采用健脾、温脾、醒脾之法,胃热有虚实之分,酌以养阴、泄热之法治之。

何教授治疗过敏性紫癜性肾炎常以祛风清热、凉血止血、益气养阴、健脾护胃之法,辨证与辨病相结合,以达消斑之功。

第二节 风湿热互结、瘀血贯穿始终

【患者概况】

吕女士,76岁,初诊日期:2017年12月7日。

主诉:双下肢反复紫癜伴泡沫尿近3个月。现病史:2017年9月12日,患者劳累后出现双下肢紫癜,无明显过敏诱因,当时患者就诊于上海交通大学医学院附属瑞金医院,予大剂量"维生素C"静滴1 d后,患者紫癜较前消退,双下肢水肿,无尿频尿急,无腰酸腰痛,无恶心呕吐。1周后患者自觉尿中泡沫多,就诊于复旦大学附属华山医院,查尿常规提示尿蛋白++,尿潜血++,肾功能提示尿素氮8.0 mmol/L,肌酐63 μmol/L,尿酸462 μmol/L。予代文(缬沙坦胶囊)80 mg qd,络活喜(苯磺酸氨氯地平片)5 mg qd po口服治疗。后门诊随访,尿蛋白波动在++~+++,11月7日患者至复旦大学附属华山医院入院治疗,行肾穿刺,确诊为紫癜性肾炎,继续予前剂量代文、络活喜治疗。2017年12月患者觉泡沫尿增多,查 24 h 尿蛋白定量 3.13 g,肾功能提示:尿素氮 9.0 mmol/L,肌酐 83 μmol/L,尿酸 0.384 mmol/L,就诊于复旦大学附属华山医院,建议其使用激素或免疫抑制剂治疗,患者拒绝治疗,为求中医药治疗,来我院就诊。初诊症见双下肢皮肤紫癜,下肢水肿,泡沫尿,腰酸乏力,夜尿 2～3 次,胃纳可,大便调。舌淡红苔薄腻,脉弦细。

西医诊断:1. 紫癜性肾炎;2. 高血压病。中医辨证为脾肾两虚、风湿热互结,治以健脾益肾、祛风清热化湿。

【诊疗经过】

首诊处方:

女贞子 10 g	旱莲草 10 g	金樱子 12 g	车前草 10 g	碧玉散 15 g
党参 15 g	黄芪 15 g	山药 10 g	茯苓 10 g	生地黄 10 g
黄柏 12 g	丹参 30 g	仙灵脾 12 g	鬼箭羽 10 g	玉米须 10 g
薏苡根 15 g	蚕茧壳 6 g	石韦 10 g	白术 10 g	白芍 10 g
黄连 3 g	乌梅 10 g	防风 10 g	泽兰 9 g	当归 15 g
生蒲黄 15 g	土茯苓 10 g			

14 剂,水煎服,日 1 剂,早晚分服。

随访:服药两周,患者下肢皮肤紫癜消退,下肢水肿较前减轻,泡沫尿,腰酸乏力,夜尿两次,胃纳可,大便调。舌淡红苔薄腻,脉细弦。辅助检查:肌酐 80 μmol/L;尿酸 402.00 μmol/L;尿常规:红细胞＋;白细胞－;蛋白质＋。初诊方去白芍,加赤芍 9 g、牡丹皮 9 g。14 剂。

随访至 2019 年 1 月,患者症情稳定,尿常规:红细胞 5～6 个/HP,白细胞－,蛋白质－,红细胞(尿沉渣)26.7 个/uL。血清肌酐 69 μmol/L,血清尿酸 429 μmol/L,血清尿素氮 7.4 mmol/L。

【按】

紫癜性肾炎发展到中后期则为风湿热互结、气阴不足,导致脉络受损、阴阳失调或气血不和,使血液不循常道,溢出脉外,瘀滞于肌肤而成,热扰肾络则发为尿血。何教授常用知母、黄柏、生地黄、山茱萸、牡丹皮、茯苓、墨旱莲、紫草、茜草、侧柏叶滋阴补肾、清热凉血治疗。后期多见气阴两虚，常以党参、黄芪、生地黄、山药、赤芍、丹参、山茱萸、牡丹皮、茯苓、泽泻等益气养阴、凉血活血。本案为老年患者，肾阳亏虚，故加仙灵脾阳中求阴。过敏性紫癜性肾炎病变过程中产生的瘀，既是病理产物，又是加重病情的病理因素，瘀血贯穿本病的始终，瘀血不去，新血难生，导致病情反复，病程迁延难愈。何教授主张治疗过程中运用活血化瘀药物，应活血不伤正、止血不留瘀，使用活血药为防大量止血之品止血留瘀，其剂量要适中，当患者血尿较重时，活血药慎用，防出血加重。过敏性紫癜性肾炎是免疫介导的全身性血管炎性疾病合并肾脏受累，何教授在治疗过程中常会使用乌梅、五味子、防风、牡丹皮等药物，据现代研究，这些药物可抗变态反应。

【特色亮点】

紫癜性肾炎的病机主要涉及"瘀""热""虚"三个方面。瘀血的形成与热、毒、湿、虚等因素密切相关。热邪内伏，血瘀脉络，导致病情反复难愈。中医治疗包括清热解毒、凉血祛风、解毒化瘀、养阴活血、滋肾清利等，治疗过程中强调活血化瘀、清热解毒，以及益肾清利等方法的应用。在紫癜性肾炎的治疗中，瘀血的治疗是一个重要的方面，治疗时需注重活血化瘀，以改善血液循环和肾脏功能，但同时又要防止出血。

本病案的病情特点在于患者紫癜性肾炎，双下肢皮肤反复紫癜，伴下肢水肿，泡沫尿，腰酸乏力，夜尿频，结合舌脉，舌淡红苔薄腻，脉细弦，辨证为脾肾两虚，风湿互结，治以健脾益肾、祛风化湿。以参芪地黄汤合二至丸为基础方，加以健脾益气养阴，配伍清热活血化瘀中药，疗效显著，服药2周，患者下肢皮肤紫癜消退，随访1年余尿蛋白转阴，肾功能稳定。

【共识进展】

紫癜性肾炎是常见的肾系疾病之一，中医古籍文献中无"紫癜性肾炎"的记载，据其特点，多将其归属于中医学"紫斑""葡萄疫""尿血""尿浊""虚劳"等病范畴。辨证分型主要包括感受外邪、络脉郁滞、脾肾两虚、固摄无权、瘀血内阻、反复缠绵[1]。

外感风、热、湿、毒等时邪或异气，入里化热，蕴于皮肤肌腠之间。邪热与气血相搏，热伤血络，迫血妄行，溢出脉外，渗于皮下，发为紫癜。正如《诸病源候论》所言："斑毒之病，是热气入胃，而胃主肌肉，是热挟毒蕴积，蕴积于胃，毒气熏发于肌肉，状如蚊蚤所啮，赤斑起，周匝遍体。"毒邪久郁，亦可循经入里，易入足太阳膀胱经及足少阴肾经，损伤肾络，导致肾脏分清泌浊及封藏失司，精微下泻膀胱而成尿浊；肾之脉络亦可为邪热所犯,迫血外溢则见尿血。故《诸病源候论》中有:"风邪入于少阴则尿血"之说。《素问·气厥论》中也提道:"胞移热于膀胱,则癃、溺血。"

脾为生化之源,主运化水谷、水液,将水谷精微上输心、肺及头目,并通过心肺化生气血,以营养全身,亦有统摄血液运行之力。肾为封藏之本,为人体精微物质所存之处。脾虚清阳不升,中气下陷,水谷精微不能正常输布而反下流;肾虚封藏失司,精关不固,精微失守而下泄,故脾肾两虚是精微外泄形成蛋白尿的病机关键。故《灵枢·口问》说:"中气不足,溲便为之变。"若脾肾阳虚,膀胱气化不利,水湿浊毒内蕴,泛于肌肤,则可发为水肿。其次,气为血帅,脾气虚弱,统摄无权,则血无所主,泛溢肌肤出现皮肤紫癜;血不循经,随气下陷发为血尿。肾元衰惫,阴虚火旺,灼伤肾络,迫血妄行,可致血随尿出。正如《证治汇补》中言:"脾为后天之本,三阴之首也,脾气健则元气旺而阴血固,肾为先天之本,肾水足则龙火潜血而阴血安。"脾肾两虚失于固摄封藏亦是导致血尿的要害。

瘀血作为一种病理产物,又是一种新的致病病因贯穿本病的整个病程。皮肤紫癜是脉外离经之血,停留局部而成瘀,"瘀血不去,新血不得归经",故又因瘀血的存在而导致血液运行障碍加重出血。血停经脉,阻塞肾络,邪热循经下注膀胱,导致血尿;瘀阻肾络,肾之气化、封藏失司,精微外泄则见蛋白尿,如此致血尿、蛋白尿症状加重或反复,迁延难愈。正如《血证论·时复》中所说:"凡物有根者,逢时必发,失血何根,瘀血即其根也,故凡复发者,其中多伏瘀血。"除了出血本身可以形成瘀血外,湿邪也是瘀血形成的重要因素。热毒炽盛,灼伤血脉,迫血妄行,血不归经,离经叛道,瘀血自生;久病瘀、热互相搏结,易阻气机,导致病情出现恶性循环,反复发作,病情迁延。

参考文献

[1] 宋玲玉,韩娇,田金娜,等.中医"紫癜劳"病因病机及辨证论治框架的构建[J].四川中医,2020,38(12):20-22.

第三节 健脾益肾兼清热疏风

【患者概况】

何女士,36岁,初诊日期:2016年12月19日。

主诉:反复血尿2年余。现病史:2014年患者无明显诱因下出现腰酸,无泡沫尿,无肉眼血尿,无尿频、尿急、尿痛,无腰痛,无颜面及下肢水肿,无发热畏寒,无皮疹、关节肿痛,无口腔溃疡等,当地查尿常规:红细胞＋～＋＋＋,尿蛋白±。2016年12月18日患者自觉腰酸明显,无泡沫尿,无肉眼血尿,至上海市第五人民医院就诊,查尿常规示潜血＋＋,红细胞:＋＋＋,具体治疗不详。目前患者腰酸,全身皮肤散在少量出血点,为求进一步治疗,来我院就诊。自发病以来,患者无头晕头痛、咳嗽咳痰、胸闷心慌、腹痛腹胀、恶心呕吐、关节疼痛、皮下出血、黑便、体重消瘦。否认有糖尿病、高血压等内科疾病史。否认家族性遗传性疾病史。初诊证见:腰酸,全身皮肤散在少量出血点,偶有瘙痒,无泡沫尿,无肉眼血尿,纳寐可,大便1日一行。舌淡红苔薄白,脉细滑。血压:105/65 mmHg。

西医诊断:紫癜性肾炎。中医辨证为脾肾两虚、风热扰络,治以健脾益肾、清热疏风。

【诊疗经过】

首诊处方:

党参15 g	白术15 g	茯苓15 g	当归15 g	生地黄12 g
赤芍15 g	白茅根30 g	旱莲草30 g	桃仁12 g	紫草15 g
连翘9 g	牡丹皮12 g	金银花15 g	蝉蜕6 g	牛蒡子15 g
防风9 g	荆芥15 g	黄芪15 g	甘草6 g	紫花地丁15 g

7剂,水煎服,日1剂,早晚分服。

随访:患者全身皮肤散在少量出血点消退,腰酸时有,无泡沫尿,无肉眼血尿,纳寐可,大便1日一行。舌淡红苔薄白,脉细滑。尿常规:红细胞(尿沉渣):181.70/μL;管型(尿沉渣):0.61/μL;隐血＋＋;红细胞＋＋,尿蛋白－。ENA－、ANA－、PCNA＋,B超示双肾未见明显异常;输尿管上段无扩张。

二诊处方:

党参15 g	白术15 g	茯苓15 g	当归15 g	生地黄12 g
赤芍15 g	白茅根30 g	旱莲草30 g	桃仁12 g	紫草15 g
牡丹皮12 g	蝉蜕6 g	牛蒡子15 g	防风9 g	黄芪15 g
甘草6 g	桑寄生15 g	鹿衔草15 g		

14剂,水煎服,日1剂,早晚分服。

随访半年,随证加减,证情平稳,复查尿常规:尿蛋白-,红细胞 6～8 个/HP。肾功能正常。

【按】

何教授认为紫癜性肾炎急性期以毒热迫血妄行和阴虚血热多见,毒热迫血妄行治以清胃解毒、凉血化瘀,五味消毒饮合犀角地黄汤或化斑汤合小蓟饮子;阴虚血热则宜滋阴降火、凉血化瘀。同时要注意风热扰络,治疗时予以疏风清热、活血宁络之剂,因势利导,透邪外出。用药多选荆芥、防风、金银花、连翘、牛蒡子等品,可适当配伍赤芍、牡丹皮等清热凉血之品。疏风清热药物蝉蜕、防风、紫草等具有抗变态反应的功效,地龙也具有抗组胺的作用。

【特色亮点】

本病案的特色之处在于患者反复腰酸伴血尿后出现全身皮肤散在出血点,考虑为紫癜性肾炎急性期,结合舌脉,舌淡红苔薄白,脉细滑,辨证为脾肾两虚,风热扰络,治以健脾益肾,清热疏风,标本兼治。针对风热扰络使用连翘、丹皮、金银花等清热解毒,缓解全身皮肤出血情况,而加以健脾益肾药物,使人体正气得以卫外抗邪,故不再复发。

【共识进展】

孟如教授认为紫癜性肾病早期以热伤血络为主,后期以脾肾虚损为主,同时多兼有瘀血。血滞脉中或离经之血、瘀滞不行发为瘀血,瘀阻脉道加重出血。瘀血作为病理产物和致病因素贯穿疾病始终。风、热、湿、毒、瘀、虚为本病的主要病机;临床急性期以阳证、热证、实证为主要表现,但久病表现以虚为主。因而可辨证为 7 型:风热搏结、肝经郁热、热伤血络、瘀热壅滞、阴虚火旺、脾肾气虚、气阴两虚[1,2]。赵旭辉[3]通过在生物医学期刊文献数据库中检索 1990 年 1 月至 2011 年 11 月公开发表的中医辨证分型明确、症状及方药完整的紫癜性肾炎临床研究类期刊文献及会议论文,对紫癜性肾炎不同证型、症状、方药进行统计归类,进一步分析总结基本证型,结果发现:发病初期以实证为主,基本证型为风热型、血热血瘀型、热毒型及湿热瘀阻型;中期以虚实夹杂证为主,基本证型为阴虚热瘀型;疾病后期以虚证为主,基本证型为脾肾亏虚型、气阴两虚型、阴虚火旺型、肝肾阴虚型。

根据卫气营血辨证,紫癜性肾病可以从另一角度解释和论治[4]。① 发病前期,紫癜性肾炎发病前可有卫分证前驱症状,主要证候为发热,微恶风寒,咽痛,无汗或少汗,或有咳嗽,口微渴,舌苔薄白舌边尖红,脉浮数。② 发病期,紫癜性肾炎发病时表现为热邪直入营血。主要症状有皮肤突发紫红或青紫之斑点或斑块,或斑疹隐隐,或可伴发热口渴,烦躁不安,溲赤便秘,尿血或便血,腹痛,关节疼痛,舌红或舌绛紫苔黄,脉数有力等。③ 恢复期,紫癜性肾炎恢复期可表现为余邪不解。临床表现为头晕,气短乏力,自汗盗汗,晨起面肿,口干舌燥,舌红少苔,脉细数。血分热毒虽渐衰,但人体正气,特别是阴液大伤,往往导致气阴两伤,肝肾阴伤等证。余邪未净,血热未清,气耗阴伤,是紫癜性肾炎迁延进入慢性期的主要原因。④ 重症期,重症者表现为阴损及阳,临床表现为面色晦滞,精神萎靡,腰膝酸冷,四肢欠温,全身水肿,舌淡胖苔白滑,脉沉细迟而无力。血分热毒过盛,则伤阴耗气,阴损及阳则可表现为脾肾阳虚等证。紫癜性肾炎重症患者可出现肾功能不全。

参考文献

[1] 吉勤,张春艳.紫癜性肾炎的中医辨证论治[J].中国中医药咨询,2012,4(3),326.

[2] 张春艳,王建明,孟如.孟如教授诊治紫癜性肾炎经验总结[J].云南中医中药杂志,2019,40(07):4-5.

[3] 赵旭晖.过敏性紫癜性肾炎中医证型及方药的文献分析研究[D].北京:北京中医药大学,2013.

[4] 宋立群,李慧.卫气营血理论论治过敏性紫癜性肾炎[J].中医药学报,2013,41(01):90-91.

第四节 阳中求阴、以防凉遏

【患者概况】

沈女士,57岁,初诊日期2016年10月13日。

主诉:反复双下肢紫癜两月余,加重两周。现病史:患者两月前劳累后出现双下肢水肿,脚踝内侧出现紫癜样皮疹,伴有腰酸乏力,无其他不适,皮疹无瘙痒,无触痛。遂未行治疗。后每遇劳累则发作。9月5日前往当地社区医院就诊,予脉管复康片口服,服用后未见好转。于9月29日前往闵行区中心医院皮肤科行进一步诊治,检查结果:凝血功能:血浆纤维蛋白原定量1.8g/L,尿常规:尿红细胞++;尿蛋白+;尿潜血++。C反应蛋白1.2mg/L,血常规:中性粒细胞百分比48.5%,其余指标均正常,嘱患者避免剧烈运动。后患者因未见好转再次于10月9日前往闵行区中心医院就诊,复查尿常规:红细胞+++;蛋白+;尿潜血++。余正常。B超双肾、膀胱未见明显异常;双侧输尿管未见扩张。考虑诊断:过敏性紫癜性肾炎,建议患者入院治疗,患者拒绝。近两周患者出现双下肢皮疹增多,伴双下肢水肿,遂来我院我科门诊就诊。患者既往有高血压病史 10 余年,服用苯磺酸氨氯地平片(兰迪)5 mg qd po,血压控制可,平素自测血压 140/80 mmHg,既往心律不齐,房性期前收缩。曾于 2015 年 11 月于复旦大学附属中山医院治疗,服用倍他乐克缓释片控制心率,胸闷心悸症状缓解后停服。否认其他用药史,否认糖尿病等其他内科疾病,否热肝炎结核病史及其密切接触史。否认食物药物过敏史。初诊症见:双下肢脚踝内侧散在出血点,双下肢水肿,腰酸乏力,无牙龈出血,无关节疼痛,无腹痛,无黑便,无发热,二便正常,纳可,夜寐安。舌淡红苔薄黄腻,脉滑。

西医诊断:1. 紫癜性肾炎;2. 高血压病。中医辨证为脾肾两虚、瘀热内留,治以健脾益肾、清热凉血化瘀。

【诊疗经过】

首诊处方:

党参 30 g	黄芪 45 g	山药 15 g	茯苓 15 g	丹参 15 g
仙灵脾 15 g	黄柏 12 g	鬼箭羽 30 g	玉米须 10 g	薏苡根 15 g
蚕茧壳 12 g	石韦 10 g	白茅根 10 g	白术 10 g	白芍 10 g
管花肉苁蓉 30 g	熟地黄 15 g	牡丹皮 12 g	赤芍 9 g	防风 6 g

7 剂,水煎服,日 1 剂,早晚分服。

二诊:双下肢脚踝内侧散在暗红色出血点颜色变淡,未见新鲜出血点,双下肢水肿消退,腰酸乏力减轻,无牙龈出血,无小关节疼痛,无腹痛,无黑便,无发热,二便正常,纳可,夜寐安。舌淡红苔薄黄腻,脉滑。尿常规示隐血+,蛋白质+,红细胞(尿沉渣)23.7 个/μL。24 h 尿蛋白定量 0.246 g。

二诊处方:

党参 30 g	黄芪 45 g	山药 15 g	茯苓 15 g	丹参 15 g
仙灵脾 15 g	黄柏 12 g	鬼箭羽 30 g	玉米须 10 g	薏苡根 15 g
蚕茧壳 12 g	石韦 10 g	白茅根 10 g	白术 10 g	白芍 10 g
管花肉苁蓉 30 g		熟地黄 15 g	牡丹皮 12 g	赤芍 9 g
防风 6 g	泽兰 15 g	山茱萸 15 g		

14 剂,水煎服,日 1 剂,早晚分服。

随访一年,未复发。

【按】

血属阴,以静为体,但阴中蕴阳,静处寓动,而此处的"静"非沉寂之静,乃生化之静。紫癜性肾炎瘀热是基本病机,但何教授认为用药过于寒凉,容易伤真阴,过于温热,又助邪阳。何教授推崇仲景之肾气丸,熟地黄脂膏厚润,大补精血,填充真阴,对于失血所致的阴亏内伤必须采用补血之法,否则阴亏难复。真阴不足,元阳无处依附,故用仙灵脾代桂附阳中求阴,又无桂附刚燥伤阴之虞。牡丹皮味甘气香,可生新消瘀,不仅可清热凉血而且止血不留瘀,是一味不可多得的治血之药。山药、茯苓性味平淡,可以平补脾胃之气,强健后天之本。泽兰引虚热以下行,山茱萸补益肝肾、涩精固脱,以此基本方治疗血证屡试不爽。

【特色亮点】

本病案的特色之处在于患者反复出现双下肢紫癜,症状表现为脚踝内侧散在出血点,双下肢水肿,腰酸乏力,舌淡红苔薄黄腻,脉滑,结合舌脉,辨证为脾肾两虚,瘀热内留,治以健脾益肾、清热凉血化瘀,以熟地黄大补肾阴,仙灵脾阳中求阴,使阴得化生,又防牡丹皮等清热凉血药物凝滞,生新消瘀,使止血不留瘀。

【共识进展】

"阴中求阳"乃明代医家张景岳根据阴阳互根、肾命水火等理论,效《素问·阴阳应象大论》"从阴引阳,从阳引阴"之法用来治疗阳虚的著名辨证补益理论,"阴中求阳"治疗思想是阴阳互根关系在中医治疗上的运用和体现。即在治疗阳偏衰时,在扶阳剂中佐用滋阴药,即张景岳所说:"故善补阳者,必于阴中求阳,则阳得阴助而生化无穷""此阴阳相济之妙也"。"阴中求阳"法是据阴阳互根理论提出的补虚变法,亦是有效的药物配伍规律,可见景岳深得"阴能生阳"之妙理[1]。以八味肾气丸治疗肾虚为例,其《金匮要略》原文是:"虚劳腰痛,少腹拘急,小便不利者,八味肾气丸主之"。方药组成是:熟地黄240 g,牡丹皮90 g,山茱萸120 g,泽泻90 g,山药120 g,茯苓90 g,附子30 g,肉桂30 g。这8味药,非常清楚地体现了"善补阳者必于阴中求阳"的精神。本方是补阳之剂,但是在大量补阴的基础上来补阳。方中均为一补一泻,一温一凉,一走一守。山茱萸补,泽泻泻;熟地黄温,牡丹皮凉;山药健脾,茯苓利湿;附子走而不守,肉桂守而不走,都互相制约,这就是阴阳学说的具体体现,说明了阴阳互根、阴阳相助、阴中求阳的道理。"阴中求阳"实质的研究对于探索中医阴阳互根理论的科学内涵、临床指导肾阳虚证的治疗有重要的意义。

参考文献

［1］陈敏,李政木,高洁,等."阴中求阳"理论及其主方肾气丸的研究探讨［J］.河南中医学院学报,2007(3)：12-14.

第七章 狼疮性肾炎诊治经验

第一节 概述

系统性红斑狼疮(systemic lupus erythematosus, SLE)是我国常见的风湿病之一，临床发病率为 70 例/10 万人口。其中伴肾脏损害者约占 70% 以上，病理检查 SLE 患者 100% 合并有肾损害。目前狼疮性肾炎(lupus nephritis, LN)发病率已占到我国继发性肾炎的第一位。狼疮性肾炎患者除有发热、颧部蝶形红斑、盘状红斑、光过敏、口腔溃疡、关节痛、浆膜炎等系统性红斑狼疮典型表现外，临床还伴有血尿、蛋白尿、水肿、高血压及肾功能下降等肾脏损害表现。本病发病与免疫复合物形成、免疫细胞和细胞因子等免疫异常有关。病理学检测是狼疮性肾炎的诊断金标准，病理可分为Ⅰ～Ⅴ型，对判断狼疮性肾炎活动度、预后和制订治疗方案具有重要价值。

狼疮性肾炎在中医古籍里无确切的名称，但根据临床表现可归属于"虚劳""水肿""腰痛""阴阳毒"范畴。何教授是全国名老中医童少伯先生的主要学术继承人之一，长期从事中医药防治慢性肾脏疾病的临床和基础研究。"脾肾亏虚为本，风湿热瘀毒为标"是所有慢性肾脏病的中医病机特点。狼疮性肾炎往往起病急，病程进展较快，病程缠绵，预后较差，患者接受中医调治同时还伴有激素、免疫抑制剂的使用。

何教授认为狼疮性肾炎中医的病机：早期是血热妄行，热壅血瘀，火热毒邪闭阻肾络，属于热毒症；中期火热毒邪攻其肾络，肾元不足，固摄失司，出现精微泡沫尿，属于正虚邪恋阶段；后期精血暗耗，损及肝肾，脾肾俱虚，出现气机逆乱及水液代谢失调，属于正虚邪盛阶段。本病急性期以邪热耗阴，热毒炽盛，阴虚火旺为主，进展期以热毒伤气，气阴两亏，正邪交织为特点；疾病后期以脏腑气血亏耗、阴阳俱损为特点。

何教授辨证治疗狼疮性肾炎主张：早期予清热疏风、凉血解毒治其标；中期清热祛风兼健脾柔肝，补肾填精，标本兼治；后期重在调补气血阴阳，达到匡复正气、扶正祛邪目的。辨证用药重视监测 24 h 尿蛋白指标，辨证施治蛋白尿，中西医并重、分阶段调治及全程应用活血化瘀药,来提高狼疮性肾炎的治疗疗效。

一、重视24 h尿蛋白定量变化

何教授重视24 h尿蛋白定量变化,虽然肾穿刺活检是狼疮性肾炎确诊、分型、治疗及判断预后的金指标,但患者重复性肾穿的依从性不高,所以提倡24 h蛋白尿定量的观察。蛋白尿既是临床观察疗效指标,又是判断预后的重要因素。这与文献报道24 h尿蛋白定量对狼疮性肾炎足细胞的病理损伤程度具有较高的预测价值相符。狼疮性肾炎患者的治疗及随访,临床症状改善、肾功能好转与24 h蛋白尿呈负相关,并且无创便捷的检查,更能提高患者的依从性。

二、中医辨病施治蛋白尿

蛋白尿属人体精微物质,由肺输布,脾运化,肾封藏,风行则外泄,当外感风邪,可出现精微外泄。黄芩、玄参、牛蒡子等清热解表药都有抗炎作用,而中性粒细胞/淋巴细胞比值(NLR)可作为狼疮性肾炎疾病活动的有效评估。小便泡沫较多时,加用虫类药物,僵蚕、蝉蜕、蚕茧壳有熄风搜络、走窜作用,可祛顽疾。脾肾亏虚时,以调补脾肾,予参芪地黄汤,或以温阳益肾,予川续断、杜仲、牛膝补肾填精,予熟地黄、枸杞子、益智仁使外邪尽去,可用补益固涩,联合使用覆盆子、芡实、金樱子等。

三、主张中西并重分阶段调治

狼疮性肾炎治疗期间,患者往往兼用西药,如激素、细胞毒性药物或免疫抑制剂,中医需要灵活辨证。狼疮性肾炎急性期热毒火盛表现明显,患者有实火或虚火表现,发热口疮、心烦不眠、口干溲黄,当以清热泻火解毒为主,着重予养阴凉血清心肝胃火。予连翘、黄连清心火,牡丹皮、栀子清肝火,石膏、知母泻胃火,并可予生地黄、丹参、茜草根养阴凉血。

激素治疗维持期,有文献报道以脾肾气虚证型为主,该证型尿蛋白定量最大,抗核抗体、抗Sm抗体、抗ds-DNA、阳性率均较高,且血白蛋白、补体C3、补体C4降低,此时注意培补脾肾,投以参芪地黄汤加减。

激素治疗减量期,患者有阳虚表现,当予温补脾肾,适当加用巴戟天、肉苁蓉、仙灵脾等温润之品。有研究报道在狼疮性肾炎患者小剂量激素治疗阶段,联合加味黄芪桂枝五物汤治疗后,可上调狼疮性肾炎患者糖皮质激素受体(glucocorticoid receptor,GR)数量,能明显提高血皮质醇水平及血GRmRNA转录水平,促使下丘脑-垂体-肾上腺皮质轴(hypothalamic-pituitary-adrenal axis,HPAA)功能恢复。患者有阴虚表现时,可予益气滋阴祛瘀疗法,辨证施用二至丸、沙参麦门冬汤、金水六君煎等。有报道狼疮性肾炎患者经治后,可明显改善患者的临床症状,降低其尿蛋白水平,并具有良好的辅助撤减激素作用。

四、重视瘀血阻络

在狼疮性肾炎治疗中瘀与热邪贯穿疾病始终,桃仁、红花、丹参、郁金、赤芍等均有活血通络之功,"气为血之帅,血为气之母",补气药如党参、黄芪能统血行血,养血药熟地黄、当归、川芎能生血助血,补气养血药能显著改善肾络瘀阻的症状,一项狼疮性肾炎患者血红蛋白水平与肾小球微血栓(glomerular microthrombi, GMT)形成相关性研究提示血红蛋白水平是肾小球微血栓形成的独立保护因素。

总而言之,何教授治疗狼疮性肾炎,主张分清标本虚实,灵活辨病,重视蛋白尿和肾络瘀阻,中西并重,主次有序,运用清热凉血、健脾祛风、补益肝肾、活血利水等方法,使病势趋稳。

第二节　清热解毒凉血治其标,柔肝健脾补肾复其元

【患者概况】

童女士,45岁,初诊时间:2019年7月15日。

主诉:反复泡沫尿伴双下肢间歇性水肿2周。现病史:患者有系统性红斑狼疮6年,高血压病2年,就诊前3个月在上海交通大学医学院附属瑞金医院肾内科确诊狼疮性肾炎,接受强的松30 mg/d治疗已2周。近2周来,患者怕热心烦,口干乏力明显,伴有腰膝酸软和脱发耳鸣,同时兼有口腔散在红色小溃疡,无发热咽痛及关节红肿,无恶心,呕吐。大便质硬难解,小便色黄,细小泡沫较多,月经暗红,量少,夹有血块,双下肢有水肿,胃纳可,睡眠欠安。舌暗红苔少,脉弦细。2019年5月12日血常规:WBC 4.2×10^9/L, RBC 4.06×10^{12}/L, HGB 119 g/L, PLT 101×10^9/L。尿常规:尿蛋白++,潜血++。出凝血时间:PT 13.2 s, APTT 47.3 s, FIB 3.28/L。空腹血糖5.4 mmol/L。生化检查:球蛋白34.2 g/L,白蛋白30.8 g/L,肌酐121 μmol/L,尿素氮7.47 mmol/L, K^+ 4.9 mmol/L, Na^+ 141 mmol/L。风湿全套:ESR 72 mm/h, CRP 10 mg/dL。RF 12 IU/mL, ANA+,抗ds DNA抗体+,抗Sm抗体+,补体C_3 0.4 g/L。

西医诊断：1. 系统性红斑狼疮，2. 狼疮性肾炎，3. 慢性肾脏病3期。中医诊断：慢性肾衰，辨证属肝肾阴虚、肾络瘀阻。治以滋补肝肾、凉血活血消肿。

【诊疗经过】

初诊处方：

生地黄20 g	熟地黄20 g	山茱萸15 g	山药30 g	赤芍10 g
白芍10 g	制大黄15 g	肥知母10 g	黄柏10 g	墨旱莲20 g
女贞子20 g	茜草根15 g	杜仲15 g	川续断15 g	蚕茧壳15 g
僵蚕15 g	蝉蜕6 g	汉防己15 g	丹参15 g	牛膝15 g
桃仁10 g	红花6 g			

14剂，水煎服，日1剂，早晚分服。

二诊（2019年7月28日）：患者用药后口腔溃疡转好，水肿泡沫尿稍有减轻，但不慎受凉后，出现鼻塞、咽痛、咳嗽、黄痰，仍有口干、大便不通，小便量多色黄，舌红暗苔薄，脉细。24 h尿蛋白定量1.14 g。空腹血糖5.3 mmol/L。生化检查：球蛋白30.8 g/L，白蛋白34.7 g/L，肌酐102 μmol/L，尿素氮6.34 mmol/L，K^+ 4.26 mmol/L，Na^+ 137 mmol/L。风湿全套：ESR 20 mm/h，RF 9 IU/mL，CRP 2.7 mg/dL。ANA—，抗dsDNA抗体—，抗Sm抗体—，抗心磷脂抗体—，补体C_3、C_4—。

西医治疗方案维持，中药原方去熟地黄、肥知母、黄柏、制大黄。加玄参10 g、牛蒡子10 g、黄芩10 g、紫菀15 g、藿香梗10 g、紫苏梗10 g，治以祛风清热理气，14剂。继续应用激素30 mg/d治疗。

三诊（2019年8月12日）：患者上感症状消失，大便已通，小便中泡沫尿减轻，诉乏力腰酸，不耐体劳。舌红边少量齿痕，脉细弦。强的松减量至20 mg/次，血常规：WBC $4.2×10^9$/L，RBC $4.32×10^{12}$/L，HGB 112 g/L，PLT $111×10^9$/L，尿常规：尿蛋白＋，潜血＋，24 h尿蛋白定量0.21 g。空腹血糖5.6 mmol/L。生化检查：球蛋白30.3 g/L，白蛋白36.7 g/L，肌酐86 μmol/L，尿素氮7.16 mmol/L。风湿全套：ESR 20 mm/h，RF 9 IU/mL，CRP 0.7 mg/dL。ANA—，抗dsDNA抗体—，抗Sm抗体—，抗心磷脂抗体—，补体C_3、C_4—。继续予调补肝肾，扶正固表：党参30 g，黄芪30 g，生熟地黄各15 g，山茱萸15 g，淮山药20 g，枸杞子10 g，丹参10 g，制何首乌10 g，炒白术10 g，牡丹皮10 g，墨旱莲20 g，女贞子20 g，牛膝15 g，桃仁10 g，益智仁15 g，覆盆子15 g，芡实

30 g。14 剂。嘱门诊复诊随访。

2019 年 12 月 27 日，患者水肿泡沫尿症状基本消失，腰酸乏力改善，无面部皮疹及关节痛发热表现。查尿常规：尿蛋白一，潜血＋，24 h 尿蛋白定量 0.22 g。肌酐 79 μmol/L，尿素氮 5.42 mmol/L。

【按】

本例患者初诊表现为心烦、口疮，皮损及便秘的热毒症状，兼有口干，腰酸，耳鸣等虚火上炎表现，投以知柏地黄汤加二至丸。并以清热凉血之生地黄、赤芍、丹参等。同时还有疏风清热的蚕茧壳、僵蚕、蝉蜕，汉防己利水消肿，牛膝、桃仁、制大黄补肾活血通络。二诊时出现风热犯肺，予玄参、牛蒡子清热，黄芩、紫菀止咳，藿香梗和紫苏梗宣肺利气，巩固疗效。三诊患者表证祛除后，出现脾肾两虚，固摄无力时，予大剂量黄芪及党参，并加益智仁、覆盆子、芡实固摄。偏阴虚加二至丸，偏阳虚，加续断、杜仲、牛膝、菟丝子温肾固摄。

【特色亮点】

狼疮性肾炎在中医古代文献没有相应的病名论述，根据临床证候多将其归属于"阴阳毒""血证""水肿""腰痛病""肾衰病"等范畴。何教授认为本病初期有红斑狼疮的典型症状，热毒蕴结肌肤，上泛头面，则面生盘状红蝴蝶疮；热毒内传脏腑，瘀阻于肌肉、关节，则有光过敏、肌肉酸楚、关节疼痛的表现。在病程中，因热毒炽盛，燔灼营血，阻隔经络，则可引起急性发作而见高热；或邪热渐退，则又多表现为低热、疲乏、唇干舌红、盗汗等阴虚火旺、肝肾不足证候；亦可因肝气郁结，久而化火，致气血凝滞；或因病久气血两虚，致心阳不足。病程后期，每多阴损及阳，累及于脾，以致脾肾两虚，水湿泛滥，膀胱气化失权而见便溏溲少，四肢清冷，下肢甚至全身水肿等症状。狼疮性肾炎早期的病机是火热毒邪闭阻，热壅血瘀，血热妄行，属于热毒证；中期火热毒邪攻其肾络，肾元不足，固摄失司，出现精微泡沫尿；后期精血暗耗，损及肝肾，导致脾肾亏虚，正虚邪盛，出现水肿、少尿、恶心等气机逆乱及水液代谢失调。本虚标实是狼疮性肾炎的病机特点。何教授主张以清热、解毒、祛风、凉血来治其标，以养血柔肝、健脾助运、补肾填精来扶其元。重在调补人体气血阴阳，达到匡扶正气、祛邪扶正目的。

【共识进展】

目前西医在狼疮性肾炎的治疗中，多应用激素和免疫抑制剂，但长时间应用可能会引发高血压、高血脂、继发感染等不良反应。现代药理学分析认为，中医可以有效提高药物疗效，减轻不良反应，并且可以采用辨证施治结合西药治疗，充分发挥中医优势，有效提高临床疗效，同时也可以有效避免激素停药后的反弹问题。

根据辨病与辨证相结合的原则，中医临床将狼疮性肾炎分为不同证型辨证施治。朱安琪等[1]的研究表明，狼疮性肾炎可以分为4种证型：热毒炽盛证应选用犀角地黄汤加减治疗；阴虚内热证应用青蒿鳖甲汤加减治疗；脾肾亏虚证应用四君子汤合济生肾气丸加减治疗；肝肾亏虚证应用左归丸合四物汤加减治疗，以改善病情，恢复机体的健康状态。另外一项研究也将狼疮性肾炎分成4型：热毒炽盛证应选择犀角地黄汤加减治疗；血瘀证应选择身痛逐瘀汤加减治疗；阴虚内热证以二至丸合杞菊地黄汤加减治疗；脾肾阳虚者则应选择温补脾肾的方法，如实脾饮或真武汤加减治疗，以缓解畏寒肢冷、水肿等症状[2]。赵亚峰等[3]参照中华中医药学会肾病分会《狼疮肾炎的诊断、辨证分型及疗效评定》，采用统计学方法通过观察血常规、尿常规、尿素氮、血肌酐，24 h尿蛋白定量等指标将患者的中医辨证分型分为：热毒炽盛型、湿热壅盛型、肝肾阴虚型、脾肾气虚型、气阴两虚型。

在临床研究中，杨晔颖等[4]的一项研究将55例患有瘀血痹阻、阴虚内热证的患者随机分为西药组和中西药结合组，西药组应用激素治疗，中西药结合组在使用激素的基础上加用益气滋阴祛瘀方。结果显示，益气滋阴祛瘀方的使用，极大地改善了患者的肾脏功能，并且可以有效减少体内活性激素的用量。张旭东等[5]通过研究发现，参芪地黄汤联用环磷酰胺和醋酸泼尼松能有效改善症状，并且参芪地黄汤能有效降低西药的不良反应发生率。陈健[6]在临床研究中发现，中西药联用组的有效率达到了100%，而西药组的有效率仅为70%，而且联用疗法的不良反应发生率也更低。此外还有研究通过将52例患者随机分成西药组和中西药结合组，中西药结合组在西药组基础上加益肾化瘀透邪方，结果显示中西药结合组的临床有效率达到96.15%，而西药组的有效性仅69.23%[7]。由此可见，中药能增强激素及免疫抑制剂疗效并能减少不良反应的发生，同时能充分发挥多种治疗多靶点、多方位的作用，增强狼疮性肾炎的治疗效果，提高患者的生活质量。

参考文献

[1] 朱安琪,刘春莹.刘春莹主任医师治疗狼疮性肾炎经验撷拾[J].陕西中医,2020,41(7):951-953.

[2] 马一旻,卜建宏.狼疮性肾炎的治疗进展[J].医学综述,2018,24(7):1334-1338,1343.

[3] 赵亚峰,边静,李娜梅,等.狼疮性肾炎患者中医证型与临床病理分析[J].陕西中医,2019,40(11):1555-1558.

[4] 杨晔颖,苏励.益气滋阴祛瘀法治疗狼疮性肾炎的临床观察[J].上海中医药大学学报,2019,33(1):32-35.

[5] 张旭东,梁培,聂子牧,等.参芪地黄汤联合环磷酰胺及醋酸泼尼松片对气阴两虚型狼疮性肾炎缓解期患者血清红细胞沉降率、血肌酐及血管内皮细胞生长因子水平的影响[J].中国民间疗法,2019(13):39-40.

[6] 陈健.四妙勇安汤联合西药治疗狼疮性肾炎的预后分析[J].名医,2019(6):215,217.

[7] 王莉,杜超,杨阳,等.益肾化瘀透邪方治疗系统性红斑狼疮肾炎的临床效果及对感染的预防效果研究[J].中华医院感染学杂志,2019,29(5):691-693,697.

第八章 慢性肾盂肾炎诊治经验

第一节 概 述

慢性肾盂肾炎是临床常见的泌尿系统疾病,常由反复尿路感染、急性肾盂肾炎失治误治迁延不愈、尿流不畅等因素导致,由于炎性反应的久存或反复发作,造成肾间质、肾盂、肾盏的损害、纤维化及变形,久则易致肾功能损伤,最终可发展为肾功能衰竭。应用抗生素对抗炎症,缓解症状是现代医学治疗慢性肾盂肾炎的主要办法,由于抗生素不良反应大,长期使用有耐药性、容易复发等弊端,远期疗效并不理想。众多临床研究表明中医药治疗慢性肾盂肾炎具有独到的优势,正日益受到医学界的关注。何教授在治疗泌尿系统疾病特别是慢性肾盂肾炎方面有丰富的临床经验。

一、对病因病机的认识

根据慢性肾盂肾炎的症状,本病当属中医"淋证"范畴。"淋"之病名,始见于《黄帝内经》,《素问·六元正纪大论》称本病为"淋""淋閟"。东汉张仲景在《金匮要略》提出:"淋之为病,小便如粟状,小腹弦急,痛引脐中",并将其病机归为"热在下焦"。《中藏经》云:"诸淋与小便不利者,皆由五脏不通,六腑不和,三焦痞涩,荣卫耗失。"并指出劳淋如水之滴漏而不断绝。早在隋巢元方《诸病源候论·淋病诸候》中论淋病的病机为:"诸淋者,由肾虚膀胱热故也。膀胱与肾为表里,俱主水……停积于胞,肾虚则小便数,膀胱热则水下涩。数而且涩,则淋沥不宣。"并指出"劳淋者……劳倦即发也。"宋《圣济总录》云:"人因劳伤肾经,肾虚膀胱有热,气不传化,小便淋沥,水道涩痛,劳即发,故谓之劳淋。"明王肯堂《证治准绳》曰:"淋病必由热盛生湿,湿生则水液浑,凝结而为淋。"

从《黄帝内经》首见淋证一词至明清,历代医家对淋证病因病机已有较为完整的认识,特别是宋元至明清,突出了热邪、热毒、湿热的致病作用。何教授认为本病病因多由饮食不节、情志失畅、外阴不洁、过劳久病等引起,导致脾肾亏虚,酿生湿热,湿热蕴结下焦,膀胱气化失司,日久耗伤气阴,损伤肾阴肾阳,脏腑阴阳气血功能失调。本病的病位在肾与膀胱,与肝、脾、肺有关,其主要病机为湿热蕴结下焦,肾与膀胱气化不利。故湿热下注贯穿疾病始终。病初多为邪实之证,久病则由实转虚或转为虚实夹杂。若久淋不愈,湿热留恋膀胱,由腑及脏,继则由肾及脾,脾肾受损,正虚邪弱,遂成劳淋;淋证的病理性质有实,且多见虚实夹杂之证。淋久湿热伤正,由肾及脾,每致脾肾两虚,常见阴虚夹湿热、气虚夹水湿等证型。

二、急则治标,缓则治本

关于淋证的治疗,历代医家主张清热利湿通淋,《丹溪治法·心要》曰:"淋有五,皆属热,解热利小便为主……"何教授在临床工作中发现多数慢性肾盂肾炎患者尤其是老年患者,在临床表现上多有气虚、阴虚、阳虚或气阴两虚的症状,故治疗不能一味清热解毒。明代张景岳亦指出:"热者宜清,涩者宜利,下陷者宜升提,虚者宜补,阳气不固者宜温补命门""切不可因小便黄赤,一概皆从火治"。《医学正传·淋闭》曰:"肾虚极而淋者,当补肾精而利小便,不可独用利水药。"因此何教授在治疗慢性肾盂肾炎患者时,遵中医"急则治标,缓则治本"的治疗原则,以清热解毒为总纲,针对淋证以膀胱湿热为主、热重于湿的病机,故治疗初起以清热解毒为主,兼以化湿。"治湿不利小便,非其治也",尤其下焦湿热,尿液不畅,故必佐以通利。在治疗过程中,患者肾盂肾炎急性期表现多以邪实为主,多选用红藤、败酱草、瞿麦、萹蓄、蒲公英、车前草、石韦、泽兰、泽泻、白花蛇舌草、金银花、紫花地丁等清热利湿之品,治疗时不可苦寒、清利太过,以免重伤肾气;而慢性期则以正虚表现为主,但多有余邪稽留,治疗时不可一味进补,以免碍邪,须佐以祛邪之品,标本兼顾。因此在肾盂肾炎缓解期注重扶正祛邪,固本培元,根据患者临床表现予以补气、滋阴、温阳等治疗。

三、扶正以祛邪,强调益肾健脾

正虚是淋证反复发作的病理基础。而肾为先天之本,治病求本,重视补益肾气可防止复感外邪,同时亦可祛邪外出。淋证日久耗气伤阴,加之湿热毒邪长期蛰伏于体内,或反复使用抗生素治疗,更加重了气阴的损伤,因此当患者的症状改善,何教授常于基本方中加用平补之品以益肾气、养肾阴,避免黏腻、温燥峻烈之品,以恐敛邪耗气伤阴。常用药物如生黄芪、太子参、杜仲、川续断、山茱萸、女贞子、墨旱莲、制黄精、怀牛膝等。其中生黄芪味甘性微温,可补元气、滋肾气,又可走表利小便,补而不滞;太子参味甘性平,补气生津,养阴生津力强,以清补见长,两药合用则补元气而不生热,滋肾而不腻,养阴而不助湿。

如病久阴损及阳,出现腰腹部冷痛、小便频数、四肢不温、舌淡、脉沉细等肾阳亏虚表现,加用益智仁等补气温阳,但用量宜小,中病即止。脾为后天之本,肾之所藏先天本原,依赖脾胃运化的水谷精气不断充养;脾主运化水湿,脾虚则湿邪内生,郁而化热,湿热互结,下注膀胱,淋证反复难愈。同时治疗中使用大量寒凉之品极易损伤脾胃,故顾护脾胃不能忽视。常用药物如炒苍术、炒白术、陈皮、法半夏、炙甘草、淡干姜等,与茯苓及黄芪合用,有六君子汤之义,功在益气补中、健脾养胃、行气化滞。很多患者经治疗,尿路刺激症状改善或消失,此时以乏力、口干、腰酸等正虚症状为主,或亦无明显症状,但其舌仍偏红,苔黄腻,脉滑,何教授认为此时湿热仍存,不可中断治疗,而应继续守方至湿热之舌脉改善似平人;亦不可因症状不显而一味追求滋补,而应滋清并用。

虽古有"淋证忌补"之说,但并不可拘泥于此。何教授认为,素体正气虚弱之人,更易受湿热之邪侵袭而致淋证,或因久病不愈,损伤机体正气,致肾阳虚弱,命门火衰,温煦失司,气化失司,膀胱失其约束而致尿频、淋漓不尽,夜间为甚,伴乏力,小腹及腰部冷痛等,故治疗更应重视扶助正气。

四、疏利少阳三焦,助膀胱气化

女子以肝为先天,肝藏血,肾藏精,乙癸同源,肾气衰,故肝失精血之濡养,肝失疏泄,少阳枢机不利,气化失司,影响下焦湿热不化;肝肾阴虚,易致肝阳上亢,临床常见无明显尿路刺激症状,反而头晕、小腹坠胀感、情志抑郁、口苦等症状明显,何教授认为临证治疗时还需养肝、平肝、疏肝。常加制香附、菊花疏肝平肝,柴胡通利三焦、调畅气机,使邪有出路,正如《血证论》提出"气与水本属一家,治气即是治水"及"气行水亦行"理论。

何教授认为肝失疏泄,木克脾土,导致脾胃气机失调,湿邪内生,或脾气亏虚,膀胱气化失司,而出现尿意频频,余沥不尽,或小便涩痛,兼见少腹坠胀,时常叹息,四肢困倦,神疲乏力,纳呆,舌淡红苔薄白,脉沉细等症状,选用炒白术、茯苓、苍术、黄芪、山药健脾利湿,配伍柴胡、白芍、当归疏肝柔肝。尿频、舌苔黄腻等湿热症状甚者,加萹蓄、生薏苡仁、瞿麦清利湿热;脾肾两虚,腰及小腹凉者,加附子、肉桂温肾助阳。肝郁日久化火,灼伤肝阴,由肝及肾,导致肝肾阴虚,加上湿邪缠绵,迁延不愈,呈一派虚实夹杂征象,见尿感反复不愈,排尿困难,小便余沥不尽,或有尿道灼热感,伴有小腹坠胀,五心烦热,口燥咽干,腰膝酸软,潮热盗汗,视物模糊,胁肋隐痛,舌红少津,脉细数等症状,选用熟地黄、山药、山茱萸、枸杞子、菟丝子、茯苓、泽泻、淡竹叶、王不留行等滋肝益肾,利湿通淋。心烦易怒、情志不舒者，加莲子心、郁金清心解郁；阴虚多伴气虚，口干、乏力明显者，加太子参、黄芪益气生津。

《素问·灵兰秘典论》云："膀胱者，州都之官，津液藏焉，气化则能出矣。"何教授认为治疗淋证应重视调畅气机，临证中注重膀胱气化功能，膀胱气化需阳气的蒸腾，常用桂枝温阳化气，加宣化膀胱浊气之药，如乌药、石菖蒲等。《灵枢·本输》曰："三焦者……约下焦，实则闭癃，虚则遗溺。"三焦为"决渎之官"，又"主一身之气"，湿热壅塞三焦气道，三焦气化失常，导致水液运输和排泄障碍，则小便不利，治宜转运枢机、疏利三焦。清代温病医家叶天士针对"邪留三焦"之湿热病病机提出"分消走泄"之法开上、畅中、渗下，使三焦气化畅通，小便得利，则湿热自去。何教授常以桔梗、蝉蜕宣肺以清上源，厚朴、苍术、茯苓、薏苡仁燥湿醒脾以行中焦之气，以柴胡、白芍、制香附等疏肝以畅"少阳枢机"，黄芩、栀子泄热，以宣上通下，佐以萆薢、车前子分清利湿，则三焦水道畅通，湿热瘀血得以出路。

五、久病行气化瘀

何教授认为反复发作性慢性肾盂肾炎多为病久之患，久病必瘀，又有湿热毒邪蕴结，阻碍三焦气机，气机不畅，则瘀血内生，气滞、血瘀互为因果，既是病理产物，又是使病情缠绵难愈的致病因素；且多与湿热之邪有关，湿邪黏腻最易阻碍气机，亦容易产生瘀血。因"初病在气，久病入血"，故而活血化瘀之剂不可少，且有内热不清热邪不退，湿邪留恋难清，故而何教授临床常用活血凉血药物，喜用当归、红花、桃仁、丹参、牡丹皮、赤芍、紫草。该证以本虚为主，正气不足，且久病耗气，所以反复发作。《景岳全书》曰："淋之初病，则无不由乎热剧，无容辨矣。但看久服寒凉而不愈者，又有淋久不止，及痛涩皆去而胃液不已，淋如白浊者，此惟中气下陷，及命门不固之证也"。故补气必不可少，但须祛邪之后方可补气，以防邪气流恋。不应因《丹溪心法》中所述："最不可用补气之药，气得补而愈胀，血得补而愈涩，热得补而愈盛"，而不用补气之剂。何教授常用补益肾气之剂如黄芪、党参、益智仁、补骨脂、枸杞子等。

何教授认为若湿热久蕴下焦，阻滞脉络，则水停而血阻，且瘀血易与湿热互结，使湿热之邪缠绵难去，伏于下焦，当正气虚弱，或新感则再次发病；"郁久成瘀"，情志不遂，肝气郁结日久，血行不畅，易造成气滞血瘀；久病湿热耗气伤津，脉道干涩，精血不畅，脉络瘀阻，邪无出路，反复发作，致使机体气阴两虚，疾病迁延不愈，王清任亦言"久病入络为瘀"。因此何教授临证中常常佐以活血行气通络之品，如丹参、川芎、益母草、泽泻等既可活血通络，又可清热利尿；牛膝既可补肝肾、强筋骨，又可引药下行利尿通淋，直入血分活血通络,使瘀化血行,气机调畅,助三焦气机条达。

六、重视风药的运用

风药之名源于金代张元素《医学启源》中对"风升生"类药的论述,李东垣在《脾胃论》中最早提出"风药"的概念。后世多认为风药味辛质轻薄,富有生机,药性升浮,善行,以鼓动脾胃阳气为主要作用,能使气机活泼、上升、外散。何教授根据清热解毒类中药的药理作用及前人对风药的认识,立足淋证基本病机,常于方中加入少量风药,在临证中不断挖掘风药在肾盂肾炎治疗中的价值。何教授常在清热利湿基础上加用防风、桔梗、蝉蜕,以宣散肺气,畅达水源,使小便自利。临床上患者虽无肺气失宣之咳喘等症,但用无妨,此所谓"提壶揭盖"法。《素问·阴阳应象大论》曰:"湿伤肉,风胜湿",风药多为升浮之品,具有宣通之性,能升发阳气、振奋气化、疏通气机,故风能胜在下之湿邪。何教授常用防风、藿香、佩兰等药,与黄芪、党参、苍术、白术等合用,既可和中健脾、化中下焦之湿,防止内湿再生,又可固表防外感,挡外湿于身外。

七、病症夹杂,灵活用药

《丹溪心法》有言:"淋有五,皆属乎热"。临床治疗淋证当针对湿热之邪,何教授认为伴随疾病的发展,湿热会发生互相转变,热淋亦可转化为其他类型的淋证,甚则多种淋证同时出现。何教授常依据患者的临床征象,灵活用药。对于难治再发性肾盂肾炎,根据其尿路刺激症状、腰背酸痛、遇劳则发等特征,多为热淋、劳淋二者相互交错而发病,治疗当注重清热,兼顾补脾益气、补肾培本之法,如七情刺激而发病,治疗当兼顾气淋,酌情加用广郁金、柴胡、延胡索等理气之品;如小便泡沫增多,浑浊不清,治疗当兼顾膏淋,酌情加用萆薢、益智仁、车前草等药以化湿祛浊;如小便淋漓涩痛,尿出砂石,选用金钱草、鸡内金、海金沙、冬葵子、石韦、瞿麦等药以利尿通淋排石;如见尿中带血,可加用荠菜花、小蓟、墨旱莲、马齿苋以清热凉血。对于临床多种淋证错综出现,应当仔细辨别轻重主次,治疗当针对主症,对于急症当治其标,标本兼顾,方可取得满意疗效。

八、调畅情志,重视饮食起居

何教授常常要求患者调畅情志,严格遵从清淡饮食,选择易消化食物,每餐不宜过饱,忌辛辣刺激、大荤食物,忌烟酒,切记不可因正虚明显或病情改善而进补。告知患者多饮水、勤排尿是最实用、有效的预防方法。注意阴部清洁,选择透气、吸湿性强的纯棉内裤,每日更换。积极纠正高血糖、尿路畸形等易感因素。

第二节 劳淋瘀热互结

【患者概况】

徐女士,73岁,初诊日期:2019年5月8日。

主诉:反复腰酸腰痛5年余,尿频尿急复发1周。现病史:患者5年前劳累后出现腰酸腰痛,尿频尿急,无明显尿痛,无肉眼血尿,无恶心呕吐,期间间断使用抗生素及中药治疗,治疗期间病情稍有缓解,稍劳即发。1周前患者自觉症情加重,自觉小便淋漓涩痛,小腹微胀,咽干口苦,纳可,寐安,夜尿增多,2~3次/d,大便溏。舌红苔黄腻,脉沉滑数。尿常规示:白细胞++,红细胞+,尿蛋白+,酸碱度6.5,尿比重1.015,镜检白细胞50个/HP,红细胞10个/HP。初诊症见:腰酸乏力,泡沫尿,双下肢轻微水肿,反酸,寐一般,大便调。舌红苔薄白,脉细。

西医诊断:慢性肾盂肾炎。中医诊断:劳淋,证属脾肾亏虚,瘀热下注膀胱。治法:健脾益肾,清热活血,利湿通淋。

【诊疗经过】

首诊处方:

太子参30 g	石韦30 g	通草30 g	荠菜花30 g	山药30 g
山茱萸10 g	半边莲15 g	白花蛇舌草15 g	车前子30 g	萹蓄15 g
瞿麦15 g	薏苡仁30 g	川牛膝12 g	桃仁10 g	红花6 g
丹参9 g	知母12 g	黄柏12 g	甘草6 g	

7剂,水煎服,日1剂,早晚分服。

二诊:小便淋漓涩痛感明显减轻,小腹胀稍和,口苦、口干等症状稍和,夜尿未见减少,一般情况如前。舌淡,苔薄腻,脉滑不数。尿常规:白细胞±,红细胞-,尿蛋白-,酸碱度6.0,尿比重1.020,镜检白细胞3~5个/HP,红细胞1~2个/HP。初诊方加乌药10 g、益智仁30 g、陈皮9 g、柴胡9 g、黄芩9 g。方以补肾纳气、调畅气机。再服用7剂,诸症皆消,尿常规:正常。中段尿培养:阴性。

随访3个月,未再复发。

【按】

该患者为反复发作性尿路感染,年老体衰,初诊时,患者湿热明显,故而急治其标,清热通淋为治疗大法,兼以活血化瘀,以疗湿热与瘀血互结。何教授采用八正散化裁,方中去大黄,防通便力猛,正气愈虚,何教授说不能为成方而用全方,处方用药当方与证合。方中应用太子参,不仅能补气益肾健脾,还可养阴清热,防湿热之邪伤阴,亦防利湿之剂伤阴;方中清热解毒之剂,可解气分之热,解毒之剂亦具有抑制细菌生长的作用。应用薏苡仁清热利湿,且可减少伤阴之弊,《本草新编》称:"薏仁最善利水,又不损耗真阴元气,凡湿感在下体者,最宜用之。"二诊时,湿热之邪已祛,然防其余毒留恋,仍在原方的基础上加上补气、调畅气机之剂,以使其三焦调畅,小便畅通。并且乌药、益智仁合为缩泉丸,可收敛肾气,防止夜尿频多。

【特色亮点】

本病案的病情特点在于患者反复尿路感染,症状表现为小便淋漓涩痛,小腹微胀,腰酸乏力,咽干口苦,夜尿增多,泡沫尿,舌红苔薄白,脉细,结合舌脉,辨证为脾肾亏虚、瘀热互结下注膀胱,治法以健脾益肾、清热活血、利湿通淋为主,配伍缩泉丸治疗夜尿频,以及柴胡、黄芩调畅气机,使补而不滞,瘀血得除,诸证悉减。

【共识进展】

慢性肾盂肾炎是指小便频数短涩,滴沥刺痛,欲出未尽,小腹拘急,或痛引腰腹的病证。病因以膀胱湿热为主,病位在肾与膀胱,初起多邪实之证,久病则由实转虚,亦可呈现虚实夹杂的证候。根据其尿路刺激症状,中医常以"淋证"辨证施治,其病机多为"肾虚"与"膀胱热"。

慢性肾盂肾炎因反复发作,急性期以热毒为主,虚中夹实,或本虚标实,故当以祛邪为主;而非急性期以虚为主,故当以扶正为主。本病的扶正与祛邪,局部与整体的调整,用药之偏颇,实为临床之技巧。实践证明,一派苦寒攻下易于伤胃;妄施淡渗,又易伤阴;重剂峻补,又易恋邪。

赵玉庸教授[1]认为慢性肾盂肾炎的病机要点为脾肾亏虚、湿热屡犯,属于本虚标实之证。湿热留恋,由脏及腑,由肾及脾,脾肾亏虚,正虚邪恋。治疗宜谨守病机,补泻并用,清利膀胱湿热的同时,注重健脾益肾,培元固肾,标本兼治。国医大师卢芳认为[2],肾盂肾炎的病因病机为邪犯足太阳膀胱经,热与湿结,邪由经入腑,膀胱气化不利,气机受阻,久病及肾,膀胱湿热则害肾,引起肾虚,卫外不固,故易反复发作。针对此病因病机,卢老采用清热解毒,活血祛湿的治疗原则,并以泌感汤治疗此病,取得较好临床效果。

参考文献

［1］ 周文平,许畅,徐贺朋,等.赵玉庸治疗慢性肾盂肾炎经验［J］.世界科学技术——中医药现代化,2021,23(10):3788-3793.

［2］ 李光,李佃,卢天蛟,等.国医大师卢芳应用泌感汤治疗肾盂肾炎临床经验［J］.西部中医药,2021,34(6):45-47.

第三节 舒肝调气、温肾缩尿

【患者概况】

张女士,69岁,初诊日期：2019年7月2日。

主诉：反复尿频尿急近半年。现病史：患者半年前劳累后出现尿频尿急尿痛,无肉眼血尿,无水肿,无皮肤紫癜,社区医院就诊查尿常规见白细胞,予左氧氟沙星治疗,病情缓解。1个月后遇劳又发,再服抗生素,病情反复。为求进一步诊治来我院就诊,初诊症见：尿频尿急,腰膝乏力,畏寒,无尿痛,无肉眼血尿,夜尿2次/晚,纳寐可,大便调。舌淡红苔薄白,脉细。辅助检查：尿常规：白细胞++,隐血++,尿蛋白+。

西医诊断：慢性肾盂肾炎。中医诊断：劳淋,中医辨证：脾肾两虚、肝郁气滞,治以健脾益肾、疏肝调气。

【诊疗经过】

首诊处方：

党参 30 g	黄芪 30 g	生地黄 15 g	山药 15 g	山茱萸 15 g
茯苓 15 g	枸杞子 15 g	知母 12 g	黄柏 12 g	炒白术 15 g
防风 12 g	陈皮 9 g	佛手 12 g	红藤 15 g	车前子 30 g
萹蓄 12 g	瞿麦 12 g	川牛膝 15 g	制香附 15 g	丹参 30 g
广郁金 15 g	菟丝子 15 g	肉桂 6 g	仙灵脾 15 g	川续断 15 g
杜仲 15 g

7剂,水煎服,日1剂,早晚分服。

二诊(2019年7月9日):症见尿频尿急减轻,腰膝乏力好转,无畏寒,无尿痛,无肉眼血尿,夜尿2次/晚,纳寐可,大便调。舌淡红苔稍黄,脉细。尿常规:白细胞+,隐血+。初诊方去肉桂、陈皮、佛手、广郁金、续断、杜仲,加女贞子15 g、墨旱莲30 g、砂仁6 g、豆蔻9 g、益智仁15 g、覆盆子15 g,14剂。

三诊(2019年7月23日):症见尿稍频,无尿急尿痛,无肉眼血尿,夜尿1次/晚,纳可,寐欠佳,大便调。舌淡苔薄白,脉细。尿常规:白细胞+。二诊方去红藤、女贞子、墨旱莲、豆蔻、砂仁,加酸枣仁15 g、远志12 g、芡实30 g。14剂。

随访半年未复发。

【按】

淋证日久不愈,遇劳即发,曰劳淋。《医碥·淋》:"劳淋,劳则动火,热流膀胱所致。脾劳(劳倦所伤),补中益气合五苓。肾劳(色伤),阳虚肾气汤,阴虚知柏地黄汤。"初诊治疗切合病机脾气下陷、肾气不固、肾阳不足,故治以健脾益气、补肾固摄之药。二诊时患者尿频尿急之症好转,但仍有夜尿多之候,故加用女贞子、旱莲草补益肾阴,益智仁、覆盆子暖肾缩尿,以达温阳化气之效。三诊患者仍有尿频,余症皆有好转,予芡实加强补脾益肾缩尿。

【特色亮点】

本病案的病情特点在于患者劳累后出现尿路感染,具体症状表现为尿频尿急,腰膝乏力,畏寒,无尿痛,夜尿频,舌淡红苔薄白,脉细,结合每次发病诱因,诊断为劳淋,根据症状及舌脉,辨证为脾肾两虚、肝郁气滞,治以健脾益肾、疏肝调气,尿频尿急症状明显缓解、效如桴鼓。后期针对夜尿频,膀胱气化失司,加强温肾缩尿,患者病情缓解且未复发。

【共识进展】

淋证,中医病名。淋之名称,始见于《素问·六元正纪大论》,称本病为"淋,淋閟"。淋证的临床主要表现为小便频数、淋沥不尽、尿道干涩疼痛、小腹拘急引痛。

女性反复发作性泌尿道感染的中医病因病机非常复杂,并非单一病邪或单一脏腑受累所致,故常常虚实夹杂,本虚标实。由于反复发作性泌尿道感染临床常见于中老年女性,表现为遇劳而发,故中医学一般将反复发作性泌尿道感染归为"劳淋"范畴,可见虚证是此类疾病中的重要证候,同时又夹杂寒湿、湿热、寒热合并证等[1]。王怡教授认为[2]:下焦气机阻滞、脾肾阳虚合并湿热、肾阴亏虚是反复发作性尿路感染的主要病因,且以下焦气机阻滞最为常见。李雪玲等[3]认为：劳淋多以脾肾亏虚为本，湿热蕴结下焦为标，并随着发作频次的递增、病程的迁延不愈，而出现虚实的变化。孙伟教授认为[4]：劳淋是肾虚为本，但又可分为阴虚、阳虚和气虚。基于上述学者所述，我们可以将反复发作性泌尿道感染的病因病机概括为本虚标实：脏腑气机失调，气、阴、阳亏虚为本；湿热、寒湿蕴结下焦、瘀血闭阻为标。

郑桂敏等[5]教授认为：该病的病机关键是肾虚，膀胱气化不利，同时湿热流注膀胱，耗伤阳气，致使损伤阳气，进一步阴损及阳，最终导致阴阳两虚，治疗上采用攻补兼施，方选用瓜蒌瞿麦丸加减（天花粉、茯苓、瞿麦、山药、仙灵脾、生牡蛎、桂枝等药物组成）；李强等[6]治以补益脾肾、清热利湿，兼以活血理气，调畅气机，扶正祛邪，疗效甚佳。费文轶[7]选取2018年1月—2019年12月在上海中医药大学附属曙光医院肾病科门诊和住院的泌尿道感染女性患者60例，随机分为2组，对照组患者予基础治疗＋宁泌泰胶囊；治疗组患者予基础治疗＋扶正清利方；治疗组临床总有效率为77.67%，优于对照组宁泌泰组的57.14%；治疗组在症状改善指标上优于对照组：包括尿频急痛、少腹坠胀、腰膝酸软、少气懒言；治疗组尿红细胞指标改善明显，有效率为86.67%，疗效优于对照组有效率71.42%。说明扶正清利方治疗中老年妇女慢性泌尿道感染［中医诊断为劳淋（脾肾气虚、下焦湿热证）］，具有显著提高临床总有效率、改善典型症状和典型指标（如尿红细胞）的作用，明显优于宁泌泰对照组。

参考文献

[1] 刘代华,李俊明,覃禹,等.成人住院患者尿路感染及经验用药调查[J].中国医院药学杂志,2018,38(19)：69-72.

[2] 王怡,李珺,顾向晨.基于多元统计方法研究慢性尿路感染中医证候规律[J].湖南中医杂志,2010,26(2)：93-95.

[3] 李雪玲,钟逸斐.慢性尿路感染的中医药治疗进展[J].中医临床研究,2016,(33)：101-104.

[4] 陈继红,周栋.孙伟治疗慢性泌尿系感染经验举隅[J].中国中医药信息杂志,2007,14(5)：82-83.

[5] 郑桂敏,孟嫣,施洋,等.加减瓜蒌瞿麦丸治疗复发性尿路感染的临床观察[J].中国中西医结合肾病杂志,2017,(6)：54-56.

[6] 李强,邓丽娥,何世东.何世东教授中西医结合治疗慢性尿路感染的临证经验[J].中国中西医结合肾病杂志,2015,16(8)：668-669.

[7] 费文轶.扶正清利方治疗中老年妇女慢性泌尿道感染的疗效及代谢组学研究[D].上海：上海中医药大学,2023.

第九章 慢性梗阻性肾病诊治经验

第一节 概　　述

梗阻性肾病是指肾盂至尿道外口存在各种梗阻性病变引起的肾脏结构和功能损害。本病病变常为单侧性，但也有双侧性。尿路梗阻通常是造成梗阻性肾病的重要原因。肾盂积水通常是梗阻性肾病的临床表现，但梗阻性肾病并不一定都存在肾盂积水。本病在中医学中多属"淋证""溺毒""关格""癃闭""腰痛""积聚"等范畴。祖国医学认为小便的通畅有赖于三焦气化的正常运行，而三焦的气化除肺、脾、肾三脏外，还有赖于肝气的疏泄和气血的畅通，若肝气郁滞，血瘀阻塞，或兼湿夹痰，脉络不畅，或肿块结石阻塞尿路，均可影响三焦的气化而导致梗阻不畅或不通。

最早在《神农本草经》中就有治疗石淋的药物记载，至魏晋南北朝，石淋治疗多以单味药或单方为主，如《名医别录》有载："小便石淋：葛蕙掘出根，挽断，以杯于坎中承取汁。服一升，石当出。不出更服。"《肘后方》载："治石淋：发髲烧灰，水服之。"

《诸病源候论》曰："石淋者，淋而出石也。肾主水，水结则化为石，故肾客砂石，肾虚为热所乘。"何教授认为，该病多由肾水亏虚，湿蕴下焦，湿热煎熬津液日久为石，瘀阻尿道，致肾与膀胱气化失司。肾虚湿热是其基本病机，病位在肾和膀胱，与肝脾有关，初发多为实证，久病损伤正气，致虚实夹杂。治以清热祛湿、补肾健脾、益气活血、行气止痛。何教授常选用具有排石溶石作用的中药：金钱草、海金砂、石韦、鸡内金、萹蓄、滑石、鱼脑石、瞿麦、车前草、牛膝、冬葵子、虎杖等。石淋发作常伴有疼痛，延胡索、白芷、丁香、木香、两面针、赤芍、枳壳、葛根有明显的止痛作用。

唐代开始逐渐出现治疗石淋的复方，孙思邈的《千金要方》中记载有石韦汤（石韦、黄芩、通草、甘草、榆皮、大枣、葵子、白术、生姜）。《外台秘要》提及范汪疗石淋方："鳖甲烧灰捣筛为散，酒服方寸匕，频服数剂，当去石也"，"疗石淋，沥沥茎中痛，昼夜百行，或血出延命数方"。

宋代治疗石淋的复方除利尿通淋以外，常加以活血化瘀、理气通经之法，如《太平圣惠方》以王不留行散"治石淋及血淋，下砂石兼碎血片，小腹结痛闷绝"；《圣济总录》载："治砂石淋……以菝葜散，服毕用地椒煎汤浴，连腰浸洗。"

《丹溪心法》有云："淋有五，皆属乎热……淋者，小便淋沥，欲去不去，不去又来，皆属于热也"，故何教授认为，湿热贯穿该病的全过程，常用金钱草、海金沙、石韦、车前子、王不留行、滑石、冬葵子、木通、瞿麦等清热利湿之品治疗始终，湿热甚者加大黄、栀子。

明清医家提出碎石、化石、消石的治疗方法，以通利下滑的药物使结石碎开，继而排出。陈士铎《辨证录》有记录化石汤一方，其中写道："人有小便之中溺沙石者，其色不同，而坚实如石投之热汤之中，顷刻不能即化，其欲溺之时，必疼痛欲死，用尽气力始溺出而后快……治法通其肾中之气，利其膀胱，则肾火解而砂石自化矣。"《疡医大全》中的消石丹、《医学衷中参西录》中的砂淋丸都属当时治疗石淋的代表方剂。

何教授认为，湿热并非此病唯一关键因素，应重视血瘀在病程中的重要影响。遂提出了血瘀与湿热并重、溶石与排石相结合的治疗原则。全程予以牛膝、王不留行、当归、丹参、虎杖、冬葵子等活血利湿药，出血期结合蒲黄炭、荠菜花等药活血止血，虚者以党参、茯苓、白术、山药、薏苡仁、续断、杜仲、狗脊、桑寄生等健脾补肾及温化，用白芥子、车前子等化痰治疗尿酸性结石，以乌梅、山茱萸、陈皮、炒麦芽等调整 pH 值以溶石，芍药甘草汤以排石。体现出中西互参、中西医结合思辨的优势。

久病必虚，致脾虚不能运化，肾石日久，损伤肾络，出现脾肾亏虚之象，故兼以黄芪、仙灵脾、菟丝子、牛膝、黄精、山茱萸、淮山药、茯苓等药物补肾健脾。黄芪为补气之要药，气足则运化有源；牛膝能利尿、通淋；仙灵脾、牛膝、菟丝子可温壮肾阳、补肾固精、强壮筋骨；黄精滋补肾阴、补脾益气，女贞子补肾阴，二药同用可增强补肾阴之力。中医认为肾主开阖，脾主运化，脾肾气虚，气血运行无力，则瘀血内阻。何教授强调益气活血，常用丹参、郁金、泽兰、当归、三七、黄芪、党参、柴胡等药。由于脾失健运，肾气化开阖失司，可导致腑气不通，不通则痛。何教授在清热利湿、补肾健脾、益气活血的基础上加强行气通腑止痛，常用青皮、香附、延胡索、白芷、丁香、木香、两面针、赤芍、枳壳、葛根等行气止痛药物。其中延胡索具有行气止痛之效，对于尿路结石肾绞痛发作效果佳。木香行气止痛，具有明显增强肠蠕动幅度和肌张力作用；枳实行气止痛、破气散结，起到行气通腑的作用。

临床部分梗阻性肾病会进展为肾衰竭，何教授治疗时常常攻补兼施，标本兼顾。病情较轻时标本兼顾，治标与治本同时进行；在病情急重时，治标为主，固本为辅，即先解除梗阻，再行辨证施治；病情危重时，固本为主，择期治标。

何教授在梗阻性肾病的治疗上,以补肾健脾、清利湿热、益气活血、行气止痛为法。

第二节 健脾益肾活血、行气通腑止痛

【患者概况】

李先生,男,49岁,初诊日期:2017年7月19日。

主诉:反复腰痛伴肾结石12年,加重1周。现病史:患者2000年体检时查肾功能示尿酸450 μmol/L,尿常规正常,血压正常,当时予以碳酸氢钠片口服,未规律服药。2005年因腰痛难忍,患者至复旦大学附属华东医院就诊,查泌尿系B超示:肾结石,伴肾盂积水,予以行激光碎石治疗后好转,其后服用金水宝补益肺肾。2007开始出现血压升高,最高血压140/90 mmHg,未规律监测血压。2012年开始出现痛风,痛风发作时,患者自行服用碳酸氢钠片。近一周患者腰痛复发,来我院就诊,查肾功能示:尿素氮7.0 mmol/L,肌酐104 μmol/L,尿酸502 μmol/L,白蛋白48.1 g/L,初诊症见腰酸痛、乏力、泡沫尿,无夜尿,胃纳一般,夜寐尚可,无双下肢水肿。舌淡胖苔黄腻,脉细滑。

西医诊断:1. 梗阻性肾病慢性肾脏病2期;2. 肾结石;3. 高尿酸血症;4. 痛风;5. 高血压病。中医辨证:腰痛,证属脾肾两虚、瘀浊内留。治以健脾益肾、祛瘀化浊。

【诊疗经过】

首诊处方:

党参15 g	黄芪15 g	丹参15 g	薏苡根30 g	赤芍15 g
白芍15 g	粉草薢15 g	土茯苓15 g	桃仁12 g	积雪草15 g
六月雪15 g	仙灵脾15 g	冬葵子15 g	石韦15 g	虎杖15 g
紫苏15 g	制黄精15 g	杜仲12 g	威灵仙9 g	生甘草3 g

14剂,水煎服,日1剂,早晚分服。

随访:服药2周,患者乏力、腰酸痛较前改善,无关节疼痛,泡沫尿,胃纳一般,夜寐尚可,无双下肢水肿。舌淡胖苔黄腻,脉细滑。查尿常规:隐血阴性;红细胞0~1个/HP;白细胞阴性;蛋白质阴性;24 h尿蛋白定量0.1 g;24 h尿尿酸3 984 μmol;24 h尿量2.4 L;肾功能:白蛋白46.1 g/L;胆固醇3.62 mmol/L;二氧化碳28.3 mmol/L;肌酐100 μmol/L;胱抑素C 0.97 mg/L;肾小球滤过率78.38 mL/(min · 1.73 m^2);钾

3.88 mmol/L;钠 141.1 mmol/L;磷 0.92 mmol/L;尿酸 432 μmol/L;尿素氮 5.1 mmol/L;血视黄醇结合蛋白 34.3 mg/L。

二诊处方：

党参 15 g	黄芪 15 g	丹参 15 g	赤芍 15 g	白芍 15 g
仙灵脾 15 g	制黄精 15 g	粉萆薢 15 g	土茯苓 15 g	积雪草 15 g
冬葵子 15 g	蒲公英 15 g	王不留行 15 g	苍术 15 g	虎杖 15 g
车前子 15 g	生甘草 3 g			

14 剂，水煎服，日 1 剂，早晚分服。

续服 2 周，随访 3 个月病情平稳。

【按】

何教授在梗阻性肾病的治疗上，以补肾健脾、清利湿热、益气活血、行气止痛为法。何教授认为梗阻性肾病多由肾水亏虚，湿蕴下焦，湿热煎熬津液日久为石，瘀阻尿道，致肾与膀胱气化失司。肾虚痰瘀互结是其基本病机，病位在肾和膀胱，与肝脾有关，初发多为实证，久病损伤正气，本虚标实，虚实夹杂。方中车前子利水祛痰和王不留行祛瘀通经为主，配伍虎杖、冬葵子清热活血祛瘀，再加粉萆薢、土茯苓祛风湿、通经络，诸药合用则痰瘀得除。本方正是从此点出发，确立了活血通络、利湿祛浊的治则。

【特色亮点】

患者反复腰痛伴结石肾盂积水，已呈现慢性病程，久病必虚，致脾虚不能运化，肾石日久，损伤肾络，出现脾肾亏虚之象，故兼以党参、黄芪、仙灵脾、制黄精健脾益肾，补肾精、温肾阳。以王不留行、丹参、虎杖、冬葵子、车前子等活血利湿药，芍药甘草汤缓急止痛、促进输尿管蠕动以利排石及肾盂积水，攻补兼施，标本兼顾。

【共识进展】

梗阻性肾病是临床常见的泌尿系统疾病之一，也是导致终末期肾脏病的重要原因。引起梗阻性肾病的病因很多，其中泌尿系结石导致的梗阻性肾病最常见。泌尿系结石所致的梗阻性肾病经手术解除梗阻、控制感染，可保护肾功能；但患者术后易出现结石复发，或原有结石增大，从而再次出现尿路梗阻及肾盂积液，易出现反复发作泌尿道感染,可导致肾功能持续受损[1]。中医学认为,梗阻性肾病属溺毒、关格、水肿、癃闭、虚劳等疾病范围。其病机多为脾肾衰败,清浊不分。研究结果表明,术前本病辨证分型多为本虚兼有标实,本虚以脾肾气虚、脾肾阳虚、肝肾阴虚、气阴两虚为主,标实则以血瘀、湿浊、湿热为主。脾肾阳虚兼血瘀、脾肾气虚兼血瘀型和脾肾阳虚兼湿浊型的患者多数延续术前的证候[2]。而由于南方湿热天气的特点,患者易感湿热邪气,形成独特的湿热型,而寒湿浸淫型少见。

刘旭生教授应用中医药从整体上进行调节,如采用中药溶石、排石等方法减少泌尿系结石复发;应用健脾、补肾、活血、清热、祛湿等方法进行调理可保护肾功能,这些中医药治疗措施可为梗阻性肾病的中医治疗提供思路[3]。一项研究对近10年梗阻性肾病梗阻解除后的病例进行调查[4],包括四诊信息及实验室检查信息等,结果发现,梗阻性肾病解除梗阻后,毒邪最先影响的当属脾胃,多数患者有面色晦暗或黧黑、口唇紫黯、舌质夹瘀或瘀斑等血瘀证候,且合并湿热气滞亦较多见。梗阻性肾病的特点是病程较长,错综复杂,本虚标实,治疗上多为标本同治,又有偏重。常用方法包括补肾健脾、调理脾胃、活血化瘀、通腑泻浊、清利湿热等。

参考文献

[1] 黎磊石,刘志红.中国肾脏病学[M].北京:人民军医出版社,2008.

[2] 蒋晓松,郭莉.梗阻性肾病围手术期中医辨证规律的临床研究[J].新中医,2009,41(4):34-36.

[3] 马伟忠,梁星,刘旭生.刘旭生教授治疗泌尿系结石梗阻性肾病的中医对策[J].中国中西医结合肾病杂志,2018,19(8):662-664.

[4] 白遵光,郭莉.梗阻性肾病梗阻解除后的中医辨证分型[C]//中国中西医结合学会.全国中西医结合围手术期研究新进展学习班暨第三届全国中西医结合围手术期医学专题研讨会论文集,2008:3.

【下 编】

传承何立群名中医学术思想临床及实验研究

第一章 应用补益肝肾治法治疗 IgA 肾病的临床研究

(博士生张昕贤)

第一节 张昕贤简介

主任医师,医学博士,何立群教授 2008 级博士研究生,上海市名中医何立群工作室执行主任,海派名医童少伯学术思想传承人,上海市海派中医流派传承人才计划,上海市中医药高层次人才引领计划(创新群体)。世界中医药联合会医案专业委员会常务理事,世界中医药联合会临床用药安全委员会理事,中华中医药学会内科分会委员,中华中医药学会肾病分会委员,中国中西医结合学会肾病分会青年委员,中国民族医药促进会肾病分会委员,上海市中西医结合学会肾病分会委员,上海市中医药学会肾病分会常务委员兼秘书,主要从事中西医结合治疗肾脏病及慢性肾脏病中西医结合的临床和实验研究。主持参与科技部慢性肾脏病行业专项、上海市中医临床肾病基地建设、海派名医童少伯学术思想研究、上海中医药研究重点研究项目等多个国家级、省部级项目,获得教育部科学技术进步奖、中华中医药学会科学技术奖、上海市科学技术奖一等奖、上海医学科技奖、上海市科技进步奖等多个奖项。

第二节 研 究 成 果

多点观察补益肝肾中西医结合优化治疗 IgA 肾病的临床疗效。多中心收集 IgA 肾病患者 80 例,按照随机对照原则分为治疗组(中药颗粒剂+氯沙坦钾片)和对照组(中药模拟剂+氯沙坦钾片),每组各 40 例,每 8 周测定患者 24 h 尿蛋白定量、尿微量白蛋白/肌酐比值(MA/Cr)、血肌酐(Scr)、肾小球滤过率(eGFR)并做疗效评估,共观察 24

周。治疗组总有效率为80.0%,对照组为35.0%,两组比较差异有统计学意义($P<0.05$)。治疗组24 h尿蛋白定量、MA/Cr、Scr随治疗时间延长逐渐下降,与对照组比较差异有统计学意义($P<0.05$);eGFR随治疗时间延长逐渐上升,与对照组比较差异有统计学意义($P<0.05$)。研究显示中西医联合优化治疗方案组在降低蛋白尿、保护肾功能方面明显优于单纯西药治疗组,并随时间延长优势进一步显现。

IgA肾病患者血尿、蛋白尿的发生和变化与黏膜免疫失调有密切的关系,IgA肾病患者易出现咽干口苦,小便不利,是肝经受邪的主要表现之一。肝主疏泄,为三焦气机之枢,气能化津、摄液,具有推动水液运行之功,对三焦水道有着重要的调节作用。肝经受邪,气机失于调畅,水道失于通调,故有小便不利,甚至水肿等症状。肝藏血,肾藏精,肝血失养,肾精耗伤,IgA肾病多见血尿,持续性镜下血尿伴或不伴间歇性肉眼血尿。IgA肾病慢性病程,反复难愈,久病入肾入络,肾精亏虚,化生乏源,母病及子,肝肾同病。针对肝肾阴虚型IgA肾病患者开展临床多中心中西医结合优化治疗以重复连续多点观察肝肾同治IgA肾病的临床疗效。

补益肝肾基础方:补益肝肾(1号方):生地黄12 g、山茱萸15 g、枸杞子15 g、女贞子15 g、墨旱莲15 g。随证加减方(2~6号方),平肝潜阳(2号方):天麻12 g、赤芍15 g、白芍15 g、潼蒺藜15 g、白蒺藜15 g;温补脾肾(3号方):党参30 g、生黄芪30 g、炒白术12 g、仙灵脾15 g、菟丝子15 g;祛风胜湿(4号方):鬼箭羽15 g、蝉蜕9 g、蚕茧壳9 g、汉防己15 g、僵蚕12 g;健脾补肾(5号方):党参30 g、生黄芪30 g、炒白术12 g、茯苓15 g、陈皮9 g、川续断15 g、杜仲15 g;活血化瘀(6号方):桃仁12 g、红花9 g、丹参30 g、全当归15 g、川芎10 g、制大黄12 g。所用中药和中药模拟剂均委托江苏省江阴天江药业有限公司制成颗粒剂,以保证药物来源和药物质量统一,口服用药剂量为每日1袋,一日2次。治疗组给予中药颗粒剂和氯沙坦钾片,根据中医辨证论治情况对患者进行基础方加减,氯沙坦钾片100 mg/d。对照组给予补益肝肾中药模拟剂+氯沙坦钾片100 mg/d。总疗程24周。

第三节 研究结果

1. 两组总体临床疗效比较

治疗组总有效率为80.0%,对照组为35.0%,两组比较差异有统计学意义($P<0.05$)(表3-1-1)。

表 3-1-1　两组临床疗效比较例(%)

分　组	例　数	显　效	有　效	无　效	总有效
治疗组	40	8(20.0)	23(57.5)	9(22.5)	31(77.5)*
对照组	40	3(7.5)	13(32.5)	24(60.0)	16(40.0)

注：与对照组比较，*$P<0.05$

2. 两组不同时间点 24 h 尿蛋白定量比较

① 治疗组 24 h 尿蛋白定量治疗前后比较差异有统计学意义，$F=5.649$，$P<0.001$，说明随着治疗时间的延长，24 h 尿蛋白定量均数有降低；对照组 24 h 尿蛋白定量治疗前后比较无统计学意义，$F=0.230$，$P=0.875$。

② 治疗时间与组别之间存在交互作用，Greenhouse - Geisser 系数校正，$df=2.441$，$F=7.213$，$P<0.001$，随着治疗时间的延长，治疗组 24 h 尿蛋白定量下降较对照组明显。

③ 相同时间点的组间比较结果：0 周、8 周、16 周组间 24 h 尿蛋白定量比较差异无统计学意义。24 周组间 24 h 尿蛋白定量比较差异有统计学意义，$F=7.738$，$P=0.007$，治疗组 24 h 尿蛋白定量低于对照组(表 3-1-2)。

表 3-1-2　两组治疗不同时间点的 24 h 尿蛋白定量(g/L)

组　别	n	描述指标	0 周	8 周	16 周	24 周	前后比较 F	前后比较 P
治疗组	40	$\bar{x}$	1.34	1.04	1.08	0.71	5.649	<0.001
		s	0.75	0.78	0.61	0.49		
对照组	40	$\bar{x}$	1.19	1.09	1.01	1.11	0.230	0.875
		s	0.53	0.62	0.66	0.76		
组间比较		F	1.092	0.123	0.979	7.738	—	—
		P	0.299	0.727	0.325	0.007	—	—

注：Mauchly 的球形度检验 $W=0.632$，$P<0.0001$，$\varepsilon=0.814$

3. 两组不同时间点 MA/Cr 比较

① 治疗组 MA/Cr 治疗前后比较差异无统计学意义，$F=0.946$，$P=0.420$，不能说明随着治疗时间的延长 MA/Cr 均数有降低；对照组 MA/Cr 治疗前后比较差异也无统

计学意义，$F=0.687$，$P=0.561$。

② 治疗时间与组别之间存在交互作用，Greenhouse-Geisser 系数校正，$df=2.608$，$F=4.059$，$P=0.011$，随着治疗时间的延长，治疗组 MA/Cr 呈下降趋势，而对照组呈上升趋势。

③ 相同时间点的组间比较结果：0 周、8 周、16 周组间 MA/Cr 比较差异无统计学意义。24 周组间 MA/Cr 比较差异有统计学意义，$F=6.269$，$P=0.014$，治疗组 MA/Cr 低于对照组（表 3-1-3）。

表 3-1-3　两组治疗不同时间点的 MA/Cr(mg/mmol)

组别	n	描述指标	0 周	8 周	16 周	24 周	前后比较 F	前后比较 P
治疗组	40	$\bar{x}$	239.01	170.10	177.36	144.40	0.946	0.420
		s	303.24	239.47	271.23	221.43		
对照组	40	$\bar{x}$	220.36	207.49	259.73	281.26	0.687	0.561
		s	259.1	228.93	287.97	265.4		
组间比较		F	0.087	0.509	1.734	6.269	—	—
		P	0.768	0.478	0.192	0.014		

注：Mauchly 的球形度检验 $W=0.742$，$P<0.0001$，$\varepsilon=0.869$

4. 两组不同时间点血肌酐(Scr)比较

① 治疗组 Scr 治疗前后比较差异有统计学意义，$F=2.777$，$P=0.043$，说明随着治疗时间的延长，Scr 均数有降低；对照组 Scr 治疗前后比较差异无统计学意义，$F=0.146$，$P=0.932$。

② 治疗时间与组别之间存在交互作用，Greenhouse-Geisser 系数校正，$df=1.999$，$F=5.918$，$P=0.003$，随着治疗时间的延长，治疗组 Scr 下降较对照组明显。

③ 相同时间点的组间比较结果：0 周、8 周、16 周组间 Scr 比较差异无统计学意义。24 周组间 Scr 比较差异有统计学意义，$F=6.347$，$P=0.014$，治疗组 Scr 低于对照组（表 3-1-4）。

表 3-1-4　两组治疗不同时间点的 Scr(μmol/L)

组别	n	描述指标	0周	8周	16周	24周	前后比较 F	前后比较 P
治疗组	40	$\bar{x}$	113.95	103.95	102.08	91.53	2.777	0.043
		s	39.60	37.61	36.67	23.16		
对照组	40	$\bar{x}$	110.98	109.28	107.10	106.75	0.146	0.932
		s	35.93	32.69	31.60	30.40		
组间比较		F	0.124	0.457	0.431	6.347	—	—
		P	0.726	0.501	0.513	0.014	—	—

注：Mauchly 的球形度检验 W=0.383, P<0.0001, ε=0.666

5. 两组不同时间点肾小球滤过率(eGFR)比较

① 治疗组 eGFR 治疗前后比较有统计学意义，$F=4.293$，$P=0.006$，说明随着治疗时间的延长，eGFR 均数有降低；对照组 eGFR 治疗前后比较差异无统计学意义，$F=0.147$，$P=0.931$。

② 治疗时间与组别之间存在交互作用，Greenhouse-Geisser 系数校正，$df=2.445$，$F=15.192$，$P<0.001$，随着治疗时间的延长，治疗组 eGFR 下降较对照组明显。

③ 相同时间点的组间比较结果：0周、8周、16周组间 eGFR 比较差异无统计学意义。24周组间 eGFR 比较差异有统计学意义，$F=7.444$，$P=0.008$，治疗组 eGFR 低于对照组(表 3-1-5)。

表 3-1-5　两组治疗不同时间点的 eGFR[mL/(min·1.73 m²)]

组别	n	描述指标	0周	8周	16周	24周	前后比较 F	前后比较 P
治疗组	40	$\bar{x}$	67.80	76.12	77.00	88.60	4.293	0.006
		s	26.85	26.84	29.01	21.05		
对照组	40	$\bar{x}$	72.55	73.72	76.58	73.77	0.147	0.931
		s	29.43	28.03	28.22	27.18		
组间比较		F	0.570	0.153	0.004	7.444	—	—
		P	0.453	0.697	0.948	0.008	—	—

注：Mauchly 的球形度检验 W=0.590, P<0.0001, ε=0.815

本研究主方补益肝肾方包括生地黄、山茱萸、枸杞子、女贞子、墨旱莲五味药物,皆入肝、肾二经。生地黄味厚气薄,善走血分,功专滋阴凉血,生血益精,能清能补。山茱萸补益肝肾,涩精固脱。枸杞子味甘性平质润多液,入肾可益精充髓助阳,走肝能补血明目,归肺以润肺止咳,凡肝肾不足和肺肾阴虚所致诸症均可使用。女贞子味苦性平无毒,能补中,安五脏,养精神,除百病。墨旱莲味甘酸而性寒凉,既能滋阴补肾,又能凉血止血。全方补养精血,以补为泄,使肾精充足,肝气调达,三焦水道通调。

现代药理研究标明,地黄煎剂可不同程度提高小鼠免疫功能及调节内分泌的功能,能够显著促进小鼠脾淋巴细胞 IL-2 的分泌,能使周围 T 淋巴细胞数目增多。山茱萸对免疫系统具有特征性的双向调节作用,随山茱萸的提取物不同,有不同的作用,山茱萸总苷能产生良好的免疫抑制作用,山茱萸多糖具有免疫促进作用。山茱萸多糖能使免疫低下小鼠的碳粒廓清指数、吞噬指数和血清 HC_{50} 值显著升高,使小鼠脾淋巴细胞增殖反应显著提高。枸杞子的主要成分枸杞多糖,能明显提高大鼠血清中免疫球蛋白含量,促进淋巴 T 细胞、巨噬细胞增殖,可以增强免疫力,对机体非特异性免疫功能、细胞免疫功能、体液免疫功能均具有显著的调节作用。女贞子所含齐墩果酸具有促进动物巨噬细胞吞噬功能,淋巴细胞增殖和迟发超敏反应的效应,与 IL-2 还有协同作用;女贞子多糖对小鼠的非特异性细胞免疫有增强作用。墨旱莲水煎剂可以抑制异环磷酰胺诱导的小鼠胸腺细胞凋亡,也可以抑制氢化可的松诱导的小鼠胸腺细胞凋亡,而对正常细胞几乎没有影响。

本研究通过应用补益肝肾主方,并随证加减配合平肝潜阳(2号方)、温补脾肾(3号方)、祛风胜湿(4号方)、健脾补肾(5号方)和活血化瘀(6号方),观察到中西医联合优化治疗方案组在降低蛋白尿、保护肾功能方面明显优于单纯西药治疗组,并随时间延长优势进一步显现。

第二章 抗纤灵治疗肾纤维化的基础研究

（硕士生陈刚）

第一节 陈刚简介

上海中医药大学附属曙光医院肾病科主任医师，硕士，硕士生导师。中华中医药学会肾脏病分会委员、上海市中医药学会中医肾病分会委员、世界中医药联合会病案专业委员会常务理事、中国民族医药学会肾病分会常务理事、上海市中医药学会中青年学术研究分会委员。1997年硕士生导师为何立群教授，至此跟随何立群教授学习，后成为何教授团队成员。深切体悟到何立群教授健脾补肾、活血化瘀的肾脏病治疗原则，并灵活运用到临床工作中，取得了良好的疗效。长期从事中医药防治慢性肾脏疾病的临床和基础研究，擅长慢性肾衰、慢性肾炎蛋白尿及血尿、慢性尿路感染、糖尿病肾病的诊治。曾获中华人民共和国教育部和中国中西医结合学会二、三等奖，和上海市科技进步奖一、二、三等奖多项，发表论文30余篇，其中在《JASN》以第一作者身份发表论文1篇，主持省部级、局级课题5项，参加国家攻关、国家行业重大专项、国家自然基金课题及上海市重点研究项目6项。2008年至2010年于美国贝勒医学院肾脏病系访问学习，在美期间的研究侧重于肾脏炎症在肾脏疾病和高血压病发病中所起的作用和有关机制。

第二节 研究成果

一、趋化因子CXCL16及其受体CXCR6在肾脏纤维化过程中促使骨髓来源成纤维细胞前体细胞的募集

1. 理论基础

长久以来中医有"肾主骨"的理论，何立群教授既往的研究也大多聚焦于肾脏纤维

化的发病机制。肾纤维化是慢性肾脏疾病的标志,间质性纤维化的程度不管深层的病因,都与肾脏疾病的预后相关。此外,间质纤维化是梗阻性肾病的一个关键组成部分,后者是儿童慢性肾脏疾病的主要病因。肾间质纤维化的特点是大量成纤维细胞活化和过度生产和沉积的细胞外基质(extracellular matrix,ECM),从而导致了肾实质毁坏的和肾功能的进一步丧失。因为成纤维细胞是负责纤维化的肾脏中 ECM 产生的主要效应细胞,它们的激活被认为是肾纤维化的一个关键发病机制。然而,这些成纤维细胞仍存在争议。它们是传统上认为起源于肾脏本身的成纤维细胞。最近的证据表明,它们可能来源于上皮/内皮向间充质过渡和骨髓来源的祖细胞。

2. 研究发展

骨髓来源的成纤维细胞的前体细胞称为"纤维细胞",1994 年在外周循环被首次鉴别出。这些细胞表达间充质标志物如Ⅰ型胶原,波形蛋白和比如 CD45、CD11b、CD34 的造血标志物。这些细胞在培养中显示一个附着,纺锤形形态并表达被转化生长因子-β_1(TGF-β_1)处理后增强的 α-平滑肌肌动蛋白(α-SMA),符合它们可以分化成肌成纤维细胞的概念。最近的研究表明,这些细胞参与了肾纤维化的发病机制。然而,募集这些细胞进入损伤肾脏的分子机理还不完全清楚。基于相对位置的半胱氨酸残留在氨基末端,趋化因子分为 4 个主要的家族:CC、CXC、C 和 CX3C。趋化因子激活它们的 7 个跨膜 G 蛋白耦合受体在炎症中扮演介导循环细胞转运的主要角色。CXCL16 是最近发现的一种细胞因子,属于 CXC 趋化因子家族。CXCL16 有两种形式。由 CXCL16 分裂生成的可溶性形式在细胞表面的功能是作为一个化学引诱物招募循环细胞。这个横跨膜的形式有一个表达 CXCR6 细胞的黏附分子和与氧化低密度脂蛋白结合的清道夫受体的横跨膜结构。在本研究中,我们应用 CXCL16 基因敲除小鼠建立了单侧输尿管梗阻(UUO)的小管间质损伤模型探求 CXCL16 募集骨髓来源的成纤维细胞前体进入肾和导致肾纤维化的作用。

3. 研究结果

1) CXCL16 在肾纤维化小鼠模型中是被诱发的

(1) RT-PCR 显示 CXCL16 mRNA 在第 5 d 的 UUO 小鼠梗阻肾脏中高表达。

(2) 免疫荧光显示冰冻切片中梗阻肾脏的 CXCL16 表达高于健侧肾脏。

(3) Western Blot 显示梗阻肾脏的 CXCL16 表达高于健侧肾脏。

2) CXCL16 缺乏阻碍了成纤维细胞前体细胞向损伤肾脏的迁移

（1）用 CoI-GFP 启动子小鼠的骨髓移植到嵌合子小鼠 2 个月后，建立 UUO 模型，第 5 天 CoI-GFP 细胞在梗阻肾检出，健侧肾中未检出。

（2）在 WT 小鼠 UUO 模型中，第 5 d 的肾组织免疫荧光提示 CD45/vimentin、CD11b/vimentin 复合染色细胞表达于梗阻肾，而健侧肾未表达 CD45、CD11b。

（3）流式细胞仪显示 WT 小鼠 UUO 模型中，CD45/collagen Ⅰ 在第 3、5、7 d 的梗阻肾中同时表达，第 5 d 表达最多，而健侧肾仅表达 collagen I。

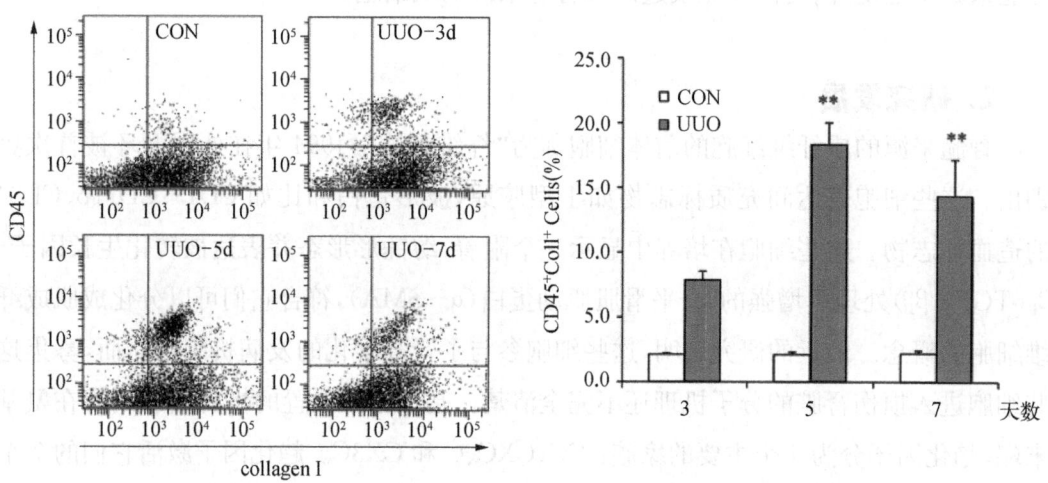

（4）流式细胞仪显示 CXCL16 基因敲除 UUO 小鼠梗阻肾 CD45/collagen I 的共同表达低于 WTUUO 小鼠。

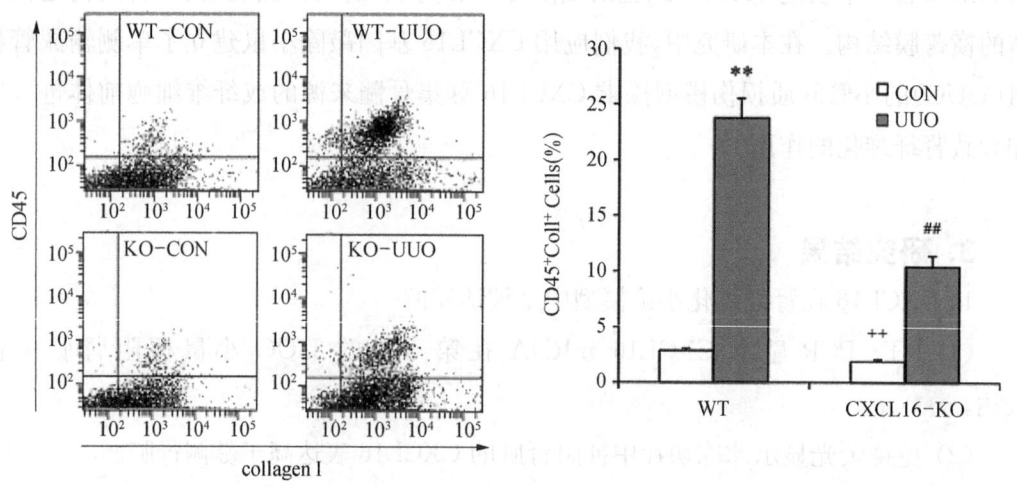

3) 骨髓来源成纤维细胞前体细胞表达 CXCR6 功能

(1) 外周血中存在 CD45/CXCR6/collagen I 复合三染色细胞。

(2) 流式细胞仪显示 CXCL16 基因敲除 UUO 小鼠梗阻肾 CD45/CXCR6/collagen I 共同表达低于 WTUUO 小鼠。

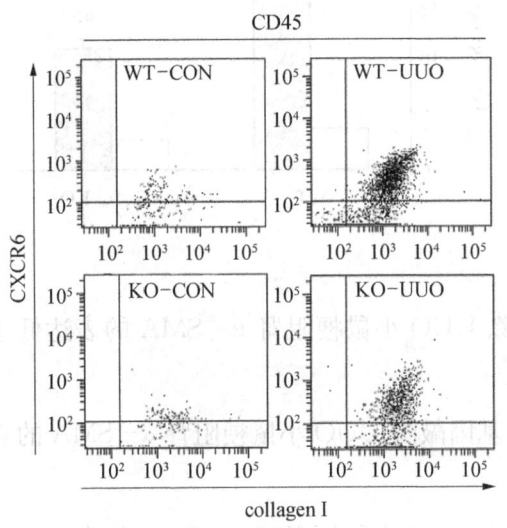
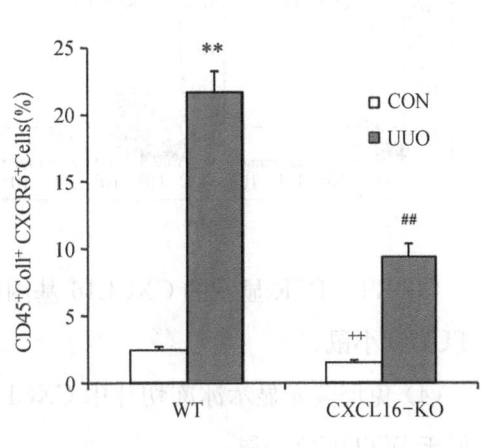

4) 骨髓来源成纤维细胞前体细胞可以分化成肌成纤维细胞

(1) 流式细胞仪显示 WTUUO 小鼠梗阻肾 CD45/α-SMA 在第 3、5、7 d 的梗阻肾中同时表达，第 5 d 表达最多，而健侧肾仅表达 α-SMA。

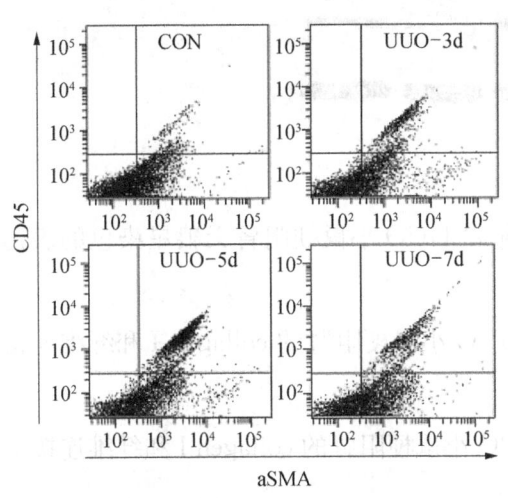
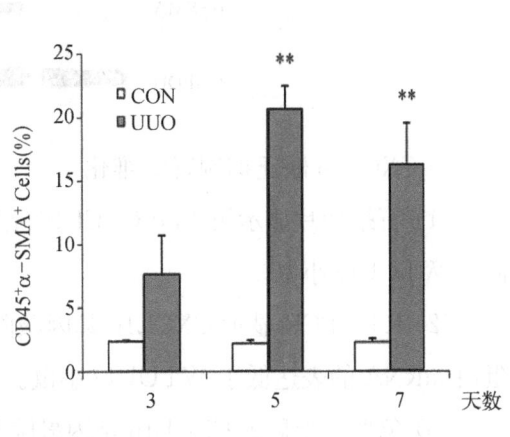

(2) 流式细胞仪显示 CXCL16 基因敲除 UUO 小鼠梗阻肾 CD45/α-SMA 共同表达低于 WTUUO 小鼠。

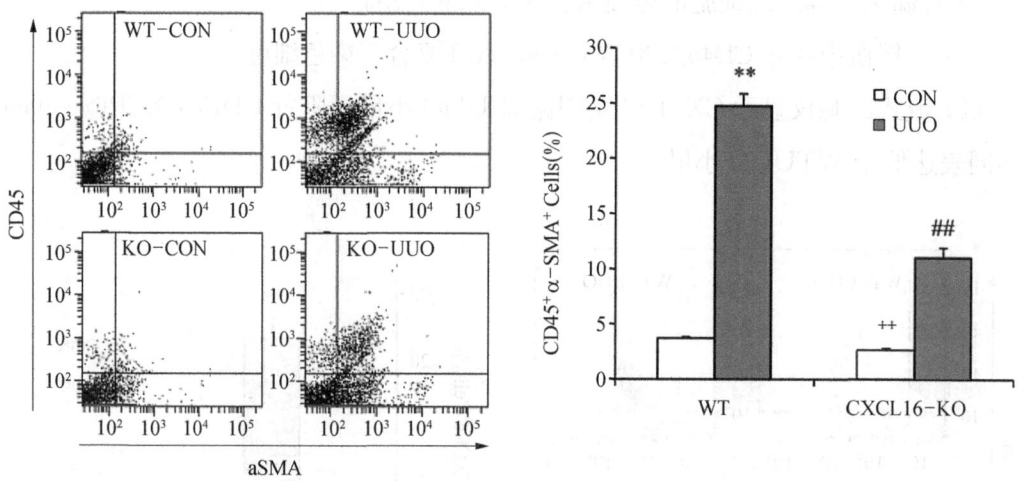

(3) RT-PCR 显示的 CXCL16 基因敲除 UUO 小鼠梗阻肾 α-SMA 的表达低于 WTUUO 小鼠。

(4) 免疫荧光显示冰冻切片中 CXCL16 基因敲除 UUO 小鼠梗阻肾 α-SMA 的表达低于 WTUUO 小鼠。

(5) Western Blot 显示 CXCL16 基因敲除 UUO 小鼠梗阻肾 α-SMA 的表达低于 WTUUO 小鼠。

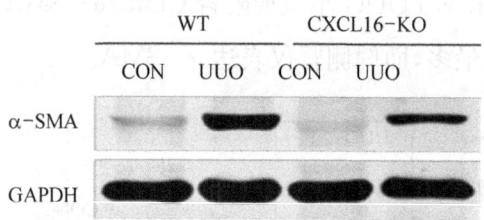

5) CXCL16 缺乏抑制肾纤维化

(1) 石蜡切片显示第 14 d CXCL16 基因敲除 UUO 小鼠梗阻肾天狼星染色的表达低于 WTUUO 小鼠。

(2) RT-PCR 显示 CXCL16 基因敲除 UUO 小鼠梗阻肾的 collagen I 和纤维连接蛋白 mRNA 的表达低于 WTUUO 小鼠。

(3) 免疫荧光显示 CXCL16 基因敲除 UUO 小鼠梗阻肾的 collagen I 和纤维连接蛋白表达低于 WTUUO 小鼠。

(4) Western blot 显示 CXCL16 基因敲除 UUO 小鼠梗阻肾的 collagen I 和纤维连接蛋白表达低于 WTUUO 小鼠。

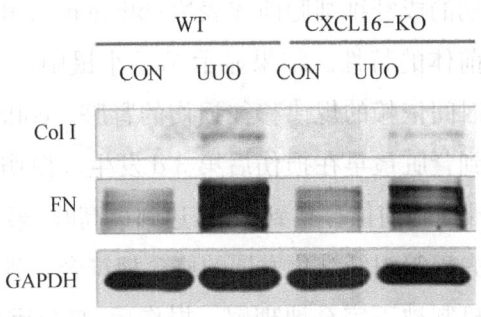

4. 结论

本研究中,我们发现了① 肾纤维化的发病机制中,CXCL16 是在肾脏中被诱发的;② 骨髓来源的成纤维细胞前体细胞是依赖 CXCL16 方式被募集到肾脏的;③ 成纤维细胞前体细胞表达 CXCL16 受体、CXCR6,并在肾脏中有针对性地破坏 CXCL16 抑制 CD45、collagen-Ⅰ和 CXCR6 阳性成纤维细胞前体细胞的募集;④ 有针对性地破坏 CXCL16 可减少肾纤维化的严重程度和 ECM 蛋白的表达。这些结果表明,在梗阻损伤后 CXCL16 通过募集骨髓来源的成纤维细胞前体进入肾脏,从而在肾纤维化的发病机制中扮演了一个关键的角色。

肾纤维化是肾脏病进展的一个特征,肾损伤后肾小管间质纤维化对肾功能的损害极为重要。然而,导致 ECM 过量产生的成纤维细胞的起源仍是激烈争论的话题。最近的报告表明,骨髓来源的成纤维细胞被募集进入肾脏,并促进了肾纤维化。一项在人类的不匹配的肾移植研究已经表明在慢性排斥反应下移植肾中宿主衍生的 SMA 阳性细胞的比例大约是 30%,与之相比无排斥反应时为 10%。在啮齿肾纤维化动物模型中,几项使用骨髓移植的研究表明,骨髓来源的成纤维细胞存在于损伤后的肾脏中。例如,一项研究使用在成纤维细胞特定蛋白启动子控制下强表达绿色荧光蛋白转基因小鼠的骨髓移植发现,梗阻损伤后,15% 骨髓来源的成纤维细胞进入了肾脏。另一项研究使用表达胎盘碱性磷酸酶转基因大鼠的骨髓移植显示在化学再灌注损伤 7 d 后,30% 的 SMA 阳性肌成纤维细胞来源于骨髓。

骨髓来源的成纤维细胞前体在肾纤维化的发病机制中发挥重要作用。这些细胞表达了造血标志物,比如 CD45 和 CD11b,表达了干细胞标志物,比如 CD34,表达了间充质细胞,比如 collagen-Ⅰ和波形蛋白。在本研究中,我们使用基于表达间充质细胞,比如 collagen-Ⅰ和波形蛋白,表达造血标志物,比如 CD45 和 CD11b 的由 collagen-Ⅰ启动子驱动的表达绿色荧光蛋白的嵌合子小鼠,发现梗阻损伤后成纤维细胞前体细胞在肾中积聚。然后基于浸润的成纤维细胞前体表达collagen-Ⅰ和CD45,使用流式细胞仪分析浸润的成纤维细胞前体的特性。结果显示WT小鼠中,collagen-Ⅰ和CD45双阳性的成纤维细胞前体按时间依赖的规律移往损伤的肾脏。collagen-Ⅰ和CD45双阳性的成纤维细胞前体募集到肾脏最早在损伤后第3 d发生。损伤后第5 d时,collagen-Ⅰ和CD45双阳性的成纤维细胞前体募集到肾脏,达到最高峰,第7 d时好像减少了,循环中成纤维细胞前体渗入先于组织纤维化发展的概念相符合。骨髓来源的成纤维细胞前体进入肾脏的底层信号机制被不完全地理解。损伤后,趋化因子在调节成纤维细胞前体渗透方面发挥重要作用。Sakai发现在梗阻诱发的小鼠肾纤维化动物模型中CCL21和它的受体CCR7涉及成纤维细胞前体渗透到肾脏的过程。我们的结果表明CXCL16mRNA的产生对梗阻损伤呈现时间依赖的规律,CXCL16蛋白在损伤肾脏主要上调肾脏上皮细胞。已有报道CXCL16蛋白在正常肾脏上皮细胞较低水平表达,在梗阻损伤后表达上调,符合我们的发现。然而,CXCL16在肾纤维化发病机制中的角色未被报道。在本研究中,我们第一次发现了CXCL16在病理上的重要性,有针对性地破坏CXCL16减少了梗阻损伤后肾脏中骨髓来源的成纤维细胞前体的数量,并不影响循环中成纤维细胞前体。这些数据表明,CXCL16在募集骨髓来源的成纤维细胞前体进入肾脏起重要的作用。

　　成纤维细胞前体表达一定的趋化因子受体,比如CCR2、CXCR4和CCR7,通过抑制这些趋化因子受体可以抑制成纤维细胞前体渗透到各种组织,从而抑制纤维化。本研究中,我们第一次发现骨髓来源的成纤维细胞前体表达CXCL16的受体CXCR6。CXCR6在1997年作为孤独受体第一次被克隆出来,曾被称为STRL33、BONZO、TYMSTR。最近报道,骨髓来源的间充质干细胞表达CXCR6,而这些细胞证明响应CXCL16存在相当可观的趋化迁移。我们的结果表明,有针对性地抑制CXCL16可抑制表达CD45、CXCR6、collagenⅠ三者阳性的成纤维细胞前体渗透到肾脏,表明CXCL16通过和它的受体CXCR6互相作用来控制成纤维细胞前体的迁移。有人指出有针对性地抑制CXCL16不能完全抑制表达CD45、CXCR6、collagenⅠ三者的成纤维细胞前体的渗透。这可以通过观察到的骨髓来源的成纤维细胞前体表达CXCR6以外的趋化因子受体来解释。事实上,CCR7被报道调节成纤维细胞前体渗透到梗阻损伤后的肾脏。我们证明通过CD45和α-SMA双阳性细胞被认定的骨髓来源的肌成纤维细胞在WT小鼠损伤肾脏中积聚,在CXCL16基因敲除小鼠损伤肾脏中骨髓来源的肌成纤维细胞积聚明显减少。这一发现很重要,因为肌成纤维细胞激活通常被认为是肾纤维化发病机制的一个关键节点。此外,实验研究表明,间质肌成纤维细胞的数量和肾小管间质纤维化及肾脏疾病的进展密切相关。我们的研究结果有力地表明,骨髓来源的成纤维细胞前体在肾脏中的激活有助于肾肌成纤维细胞总数的增加。

肾纤维化的关键标志是 ECM 蛋白、胶原和纤维连接蛋白的显著增加和沉积。肾脏切片的天狼星红染色形态测量分析显示梗阻损伤 14 d 后,存在间质胶原的沉积。

此沉积在 CXCL16 基因敲除小鼠梗阻损伤肾脏中明显减少。我们观察到的胶原的数量减少和 CCR7 基因敲除小鼠研究中观察到的相似。以上这些结果,进一步说明在 WT 小鼠损伤肾脏中 collagen Ⅰ 及纤维连接蛋白的 mRNA 和蛋白水平明显增加,然而在 CXCL16 基因敲除小鼠损伤肾脏中明显减少。

综上所述,我们的研究表明了 CXCL16 参与肾脏纤维化的机制。损伤后,上调 CXCL16 导致循环中成纤维细胞前体募集到肾脏,有助于阐明肾纤维化的发病机制。这些数据表明抑制 CXCL16 可能建立新的慢性肾脏病的治疗方法。

二、从血管紧张素Ⅱ诱导肾纤维化小鼠研究抗纤灵方作用及途径

1. 理论基础
1) 血管紧张素Ⅱ与肾脏纤维化

血管紧张素Ⅱ是 RAS 中最重要的生物活性物质。其生成主要由经典的血管紧张素转换酶(angiotensin converting enzyme,ACE)途径完成。即血管紧张素原(angiotensinogen,AGT)首先在肾素的作用下降解为血管紧张素Ⅰ(angiotensin Ⅰ,Ang Ⅰ),ACE 再将 Ang Ⅰ 降解为 Ang Ⅱ。除此传统途径外,AGT 或 Ang Ⅰ 还可以在组织蛋白酶(cathePsin)、胃促胰酶(chymase)、组织型纤溶酶原激活剂(tPA)等非 ACE 酶的参与下直接生成 Ang Ⅱ,肾脏中 40% 的 Ang Ⅱ 由非 ACE 途径产生。Ang Ⅱ 的生物学效应主要通过与 Ang Ⅱ 1 型受体(angiotensin Ⅱ type 1 receptor,AT1)和 Ang Ⅱ 2 型受体(angiotensin Ⅱ type 2 receptor,AT2)结合来发挥,其中 AT1 几乎介导了 Ang Ⅱ 的所有经典作用。Ang Ⅱ 在肾脏中浓度极高,较血浆浓度高出约 1 000 倍,在发生 CKD 时 RAS 活性更被上调,通过血流动力学(升高全身血压及肾小球毛细血管内压)和非血流动力学(包括破坏肾小球基底膜的选择性滤过屏障、上调转化生长因子-β(transforming growth factor - β,TGF - β)、促使细胞外基质(extracellular matrix,ECM)合成增加和降解减少、影响纤溶酶原纤溶酶系统、诱导具有肾毒性的氧自由基产生、迁移炎症细胞在肾脏聚集、激活核转录因子-κB(NF - κB)、导致肾脏细胞

增生及组织重塑等加速肾脏纤维化的进程，故拮抗 AngⅡ是抗肾脏纤维化的重要环节。

2) 现代医学中拮抗 AngⅡ药物的局限性

血管紧张素转换酶抑制剂(ACEI)及血管紧张素Ⅰ型受体阻断剂(ARB)是西医拮抗 AngⅡ的两大利器。遗憾的是，实际运用时存在诸多限制，如血肌酐>265 μmol/L(3 mg/dL)、高钾血症、双肾动脉狭窄、妊娠哺乳、症状性低血压、严重的心力衰竭、少尿、无尿等都是运用 ACEI 的禁忌证，而刺激性干咳、血管神经性水肿、肾功能恶化也是其常见的严重不良反应。ARB 的以上不良反应少于 ACEI，但也不可避免，同时还存在肝损、头晕及嗜睡等不良反应。所以，很多有 ACEI 与 ARB 的适应证的患者因不能耐受，失去治疗时机。而"AngⅡ逃逸"现象的存在，导致长期使用 ACEI 疗效可能被逐渐削弱。故资料表明，只有不到半数的患者运用 ACEI 时能获得较好的肾脏保护疗效。所以，我们必须挖掘更多禁忌证少、不良反应小、疗效确凿的拮抗 AngⅡ药物。

3) 中医药以 AngⅡ为靶点的干预肾纤维化的研究

近年来，中医药以 AngⅡ为靶点的干预肾纤维化的研究取得了很大进展。研究的热点方药有单味中药或其有效成分提取物(如姜黄素、沉香粉、灯盏花素、红花黄色素、丹参等)，有在临床上行之有效的经验方，也有在单味药研究基础上创立的中药复方制剂(大多为补肾健脾、活血通络、解毒泻浊、软坚散结之品，如抗纤灵、活血化瘀消癥通络中药、解毒通络保肾胶囊、肾衰Ⅱ号方、益肾降压方等)。中医药拮抗 AngⅡ的机制和途径主要有如下几个方面：① 减少 AngⅡ生成，如抑制肾素，以阻断 AGT 向 AngⅠ的降解；抑制 AngⅠ或 ACE，减少 AngⅠ向 AngⅡ的转化；增强 ACE2，来平衡和对抗 ACE。② 拮抗 AT1，以阻止 AngⅡ与其的结合，从受体层面阻碍 AngⅡ发挥生物活性。中医中药拮抗 AngⅡ干预肾纤维化有着自己的特色。

4) 抗纤灵方的配伍分析

抗纤灵方由何立群教授研制，该方由丹参、制大黄、桃仁、当归、牛膝组成，丹参善于活血祛瘀、凉血散结，有"一味丹参，功同四物"之说，为活血化瘀要药；制大黄力猛善行，有斩关夺将之力，功效攻破积滞、活血祛瘀、凉血止血、泻热解毒、通泄祛浊，为中医治疗关格的要药；当归味甘而重，故专能补血，其气轻而辛，故又能行血，补中有动，行中有补，为血中之要药，既能补血，又能活血，既可通经，又能活络；桃仁破血行瘀、润燥滑肠，善泄血分之壅滞；牛膝性善下行，有活血通经之能，又善补益肝肾、利尿通淋。综观全方，以活血为特征，兼以扶正泻浊，攻补兼施，温凉并用，使泻而不伤正，补而不滞邪。

5) 抗纤灵方前期研究成果

动物实验研究结果显示,抗纤灵方可通过降低模型大鼠血脂和 24 h 尿蛋白定量延缓肾小球硬化进展。抗纤灵方亦通过上调结构型一氧化氮合酶诱导的一氧化氮含量,下调诱导型一氧化氮合酶诱导的一氧化氮含量,引起 TGF-β_1 表达下调,减轻肾间质纤维化,延缓肾小球硬化,从而对肾脏起到一定的保护作用。抗纤灵方能显著降低组织内 TGF-β_1、NF-κB、TNF-α、PDGFmRNA、IL-6mRNA、ATⅡ、AT1RmRNA 水平,有效诱导 CTGF 基因表达下调,调节 TGF-β_1/P38MAPK 信号转导通路,减轻 ECM 的沉积,抑制肾纤维化的发生。临床研究表明,抗纤灵方能延缓慢性肾功能衰竭的进展,尤其对于早中期有血瘀兼证的慢性肾功能衰竭患者疗效显著。抗纤灵方可明显改善肾衰患者的肾功能、蛋白尿,临床总有效率为 80%,并有降低血管紧张素Ⅰ和Ⅱ、层黏连蛋白、Ⅲ型胶原、Ⅳ型胶原、TNF-α 和升高纤维连接蛋白(fibronectin, FN)的作用。

2. 研究结果

1) 数据分析

实验第 2 周,生理盐水对照组及模型组的血压较正常组升高($P<0.05$, $P<0.01$),生理盐水对照组、抗纤灵组及蒙诺组血压较模型组下降($P<0.05$, $P<0.01$);第 4 周,模型组血压较正常组升高($P<0.01$),生理盐水对照组、抗纤灵组及蒙诺组血压较模型组下降($P<0.05$)。(表 3-2-1)

表 3-2-1 各组小鼠 0、2、4 周收缩压($\bar{x}\pm s$)

组 别	0 周(mmHg)	2 周(mmHg)	4 周(mmHg)
正常组	103.92±20.28	117.08±22.37	120.10±10.67
生理盐水对照组	108.92±12.07	138.18±21.94*△	128.50±23.88△
模型组	98.67±14.67	159.73±22.01**	151.90±21.73**
抗纤灵组	105.33±11.68	131.00±25.53△△	124.56±22.59△
蒙诺组	111.50±13.71	129.55±14.92△△	121.00±32.83△

注:与正常组比较 *$P<0.05$,**$P<0.01$。与模型组比较△$P<0.05$,△△$P<0.01$

生理盐水对照组及模型组的血肌酐数值较正常组显著上升($P<0.05$);模型组及蒙诺组的血尿素氮数值较正常组显著上升($P<0.05$);正常组、生理盐水对照组及蒙诺组 24 h 尿蛋白定量较模型组显著下降($P<0.01$)。(表 3-2-2)

表 3-2-2　各组小鼠血肌酐、血尿素氮、24 h 尿蛋白定量的结果($\bar{x}\pm s$)

组　别	血肌酐(μmol/L)	尿素氮(mmol/L)	24 h 尿蛋白定量(mg)
正常组	9.18±1.30	12.34±1.57	0.45±0.25$^{\triangle\triangle}$
生理盐水对照组	11.33±0.69*	14.44±2.17	0.95±0.15$^{\triangle\triangle}$
模型组	11.85±0.91*	15.05±2.10*	2.86±1.30
抗纤灵组	9.92±1.62	14.49±2.65	2.52±1.36
蒙诺组	10.28±3.92	15.97±2.64*	1.23±0.56$^{\triangle\triangle}$

与正常组比较*：$P<0.05$，**：$P<0.01$。与模型组比较△：$P<0.05$，△△：$P<0.01$

Masson 染色结果：模型组 Masson 结果阳性率显著高于正常组和生理盐水对照组($P<0.05$)，抗纤灵组介于正常组和模型组之间，蒙诺组接近正常组和生理盐水对照组。

免疫组化方面：与正常组相比，模型组的 α-SMA、Collagen I、CD68 的阳性率显著上升($P<0.01$)，CD45、Vcam-1 阳性率上升($P<0.05$)，抗纤灵组的 α-SMA、CD68、Vcam-1 的阳性率显著上升($P<0.01$)，Collagen I、CD45 阳性率上升($P<0.05$)，蒙诺组的 Collagen I、CD68、Vcam-1 阳性率上升($P<0.05$)；与生理盐水对照组比较，模型组的 α-SMA、Collagen I、CD68、CD45、Vcam-1 的阳性率显著上升($P<0.01$)，抗纤灵组的 CD68、CD45、Vcam-1 的阳性率显著上升($P<0.01$)，α-SMA、Collagen I 阳性率上升($P<0.05$)，蒙诺组的 CD68 阳性率显著上升($P<0.01$)、Vcam-1 阳性率上升($P<0.05$)；与模型组相比，抗纤灵组的 CD68、Vcam-1 的阳性率显著下降($P<0.01$)，α-SMA、Collagen I、CD45 阳性率下降($P<0.05$)，蒙诺组的 α-SMA、Collagen I、CD68、CD45、Vcam-1 阳性率显著下降($P<0.01$)；与蒙诺组比较，抗纤灵组的 α-SMA、Vcam-1 阳性率上升($P<0.05$)。

Western Blot 检测：与正常组相比，模型组的 α-SMA、Collagen I、CD68、Vcam-1 的灰度值显著上升($P<0.01$)，CD45 的灰度值上升($P<0.05$)，抗纤灵组的 α-SMA、Collagen I、Vcam-1 的灰度值显著上升($P<0.01$)，CD68 的灰度值上升($P<0.05$)，蒙诺组的 α-SMA、Vcam-1 的灰度值上升($P<0.05$)；与生理盐水对照组比较，模型组的 α-SMA、Collagen I、CD68、Vcam-1 的灰度值显著上升($P<0.01$)，CD45 的灰度值上升($P<0.05$)，抗纤灵组的 α-SMA、Collagen I、Vcam-1 的灰度值显著上升($P<0.01$)，CD68 的灰度值上升($P<0.05$)，蒙诺组的 α-SMA、Vcam-1 的灰度值上升($P<0.05$)；与模型组相比，抗纤灵组的 α-SMA、CD68 的灰度值显著下降($P<0.01$)，

Collagen Ⅰ、Vcam-1 的灰度值下降($P<0.05$),蒙诺组的 α-SMA、Collagen Ⅰ、CD68、Vcam-1 的灰度值显著下降($P<0.01$);与蒙诺组比较,抗纤灵组的 Collagen Ⅰ、Vcam-1 的灰度值上升($P<0.05$)。(表 3-2-3)

表 3-2-3 各组小鼠 Western Blot 表达灰度值的差异($\bar{x}\pm s$)

指 标	正常组	生理盐水对照	模型组	抗纤灵组	蒙诺组
α-SMA	0.106±0.041	0.102±0.038	0.507±0.042**##	0.316±0.047**##△△	0.215±0.045*#△△
Collagen Ⅰ	0.118±0.040	0.130±0.044	0.459±0.040**##	0.325±0.048**##▲	0.172±0.045△△
CD68	0.136±0.050	0.124±0.042	0.459±0.042**##	0.254±0.045*#△△	0.183±0.046△△
CD45	0.069±0.026	0.063±0.036	0.185±0.046*#	0.126±0.037	0.105±0.041
Vcam-1	0.057±0.032	0.064±0.029	0.515±0.065**##	0.358±0.044**##▲	0.202±0.054*#△△

注:与正常组比较,*$P<0.05$,**$P<0.01$。与生理盐水组比较,#$P<0.05$,##$P<0.01$。与模型组比较,△$P<0.05$,△△$P<0.01$。与蒙诺组比较,▲$P<0.05$,▲▲$P<0.01$

2) 抗纤灵方的实验结果分析

本研究以单侧肾切除+微渗透泵灌注血管紧张素Ⅱ诱导肾纤维化小鼠为研究对象,设立不同对照组对比观察,通过观察造模后 4 周肾功能(血液样品),肾脏病理(病理切片),肾脏组织 α-SMA、Collagen Ⅰ、CD68、CD45、Vcam-1(Western Blotting 和免疫组化)等指标,从巨噬细胞和炎症角度观察血管紧张素Ⅱ在肾纤维化过程中的作用及抗纤灵方抗肾纤维化的疗效和机制。在本研究中,肾纤维化的检测指标主要有肾组织 Masson 染色、α-SMA、Collagen Ⅰ,肾脏功能的评价指标有血肌酐、血尿素氮和 24 h 尿蛋白定量,巨噬细胞和炎症角度观察指标有 CD68、CD45、Vcam-1。

小鼠血压方面:实验前各组血压无差异;实验第 2 周时,生理盐水对照组及模型组的血压较正常组升高($P<0.05$,$P<0.01$),生理盐水对照组、抗纤灵组及蒙诺组血压较模型组下降($P<0.05$,$P<0.01$);实验第 4 周时,模型组血压较正常组升高($P<0.01$),生理盐水对照组、抗纤灵组及蒙诺组血压较模型组下降($P<0.05$)。血压的变化说明单侧肾切除+微渗透泵灌注血管紧张素Ⅱ可使小鼠血压升高,而给药抗纤灵及蒙诺可拮抗此升高血压的作用。

肾脏功能方面：生理盐水对照组及模型组的血肌酐数值较正常组显著上升（$P<0.05$）；模型组及蒙诺组的血尿素氮数值较正常组显著上升（$P<0.05$）；正常组、生理盐水对照组及蒙诺组 24 h 尿蛋白定量较模型组显著下降（$P<0.01$）。血肌酐、血尿素氮和 24 h 尿蛋白定量变化说明单侧肾切除＋微渗透泵灌注血管紧张素Ⅱ可加重小鼠肾脏的负担，而给药抗纤灵及蒙诺可拮抗此加重肾脏负担的作用。

肾纤维化方面：模型组 Masson 结果阳性率显著高于正常组和生理盐水对照组（$P<0.05$），抗纤灵组介于正常组和模型组之间，蒙诺组接近正常组和生理盐水对照组。与正常组相比，模型组的 α-SMA、Collagen Ⅰ 的免疫组化阳性率和 Western Blot 灰度值显著上升（$P<0.01$），抗纤灵组的 α-SMA 的免疫组化阳性率和 α-SMA、Collagen Ⅰ 的 Western Blot 灰度值显著上升（$P<0.01$），Collagen Ⅰ 免疫组化阳性率上升（$P<0.05$），蒙诺组的 Collagen Ⅰ 免疫组化阳性率和 α-SMA Western Blot 灰度值上升（$P<0.05$）；与生理盐水对照组比较，模型组的 α-SMA、Collagen Ⅰ 的免疫组化阳性率和 Western Blot 灰度值显著上升（$P<0.01$），抗纤灵组的 α-SMA、Collagen Ⅰ 阳性率上升（$P<0.05$），α-SMA、Collagen Ⅰ 的 Western Blot 灰度值显著上升（$P<0.01$）；与模型组相比，抗纤灵组的 α-SMA、Collagen Ⅰ 免疫组化阳性率和 Collagen Ⅰ 的 Western Blot 灰度值下降（$P<0.05$），α-SMA 的 Western Blot 灰度值显著下降（$P<0.01$），蒙诺组的 α-SMA、Collagen Ⅰ 免疫组化阳性率和 Western Blot 灰度值显著下降（$P<0.01$）；与蒙诺组比较，抗纤灵组的 α-SMA 免疫组化阳性率和 Collagen Ⅰ 的 Western Blot 灰度值上升（$P<0.05$）。这些变化说明单侧肾切除＋微渗透泵灌注血管紧张素Ⅱ可造成小鼠肾脏纤维化，而给药抗纤灵及蒙诺可拮抗此作用，其中蒙诺拮抗此作用更好。

巨噬细胞和炎症方面：与正常组相比，模型组的 CD68 的免疫组化阳性率和 CD68、Vcam-1 的 Western Blot 灰度值显著上升（$P<0.01$），CD45、Vcam-1 阳性率和 CD45 的灰度值上升（$P<0.05$），抗纤灵组的 CD68、Vcam-1 的免疫组化阳性率和 Vcam-1 的 Western Blot 灰度值显著上升（$P<0.01$），CD45 阳性率和 CD68 的灰度值上升（$P<0.05$），蒙诺组的 CD68、Vcam-1 的免疫组化阳性率和 Vcam-1 的 Western Blot 灰度值上升（$P<0.05$）；与生理盐水对照组比较，模型组的 CD68、CD45、Vcam-1 的免疫组化阳性率和 CD68、Vcam-1 的 Western Blot 灰度值显著上升（$P<0.01$），CD45 的灰度值上升（$P<0.05$），抗纤灵组的 CD68、CD45、Vcam-1 的免疫组化阳性率和 Vcam-1 的 Western Blot 灰度值显著上升（$P<0.01$），CD68 的灰度值上升（$P<0.05$），蒙诺组的 CD68 的免疫组化阳性率和 Vcam-1 的 Western Blot 灰度值显著上升（$P<0.01$）、

Vcam-1 阳性率上升($P<0.05$);与模型组相比,抗纤灵组的 CD68、Vcam-1 的免疫组化阳性率和 CD68 的 Western Blot 灰度值显著下降($P<0.01$),CD45 阳性率和 Vcam-1 的灰度值下降($P<0.05$),蒙诺组的 CD68、CD45、Vcam-1 的免疫组化阳性率和 CD68、Vcam-1 的灰度值显著下降($P<0.01$);与蒙诺组比较,抗纤灵组的 Vcam-1 的免疫组化阳性率和 Western Blot 灰度值上升($P<0.05$)。以上结果说明单侧肾切除+微渗透泵灌注血管紧张素Ⅱ可以激活小鼠肾脏巨噬细胞系统,促进炎症,而给药抗纤灵及蒙诺可拮抗此作用,其中蒙诺拮抗此作用更好。

3. 结论

通过研究本课题,我们发现:

(1) 单侧肾切除+微渗透泵灌注血管紧张素Ⅱ可以成功建立小鼠肾纤维化模型及高血压模型。

(2) 单侧肾切除+微渗透泵灌注血管紧张素Ⅱ可以激活小鼠肾脏巨噬细胞系统,促进炎症。

(3) 抗纤灵方可以抑制 α-SMA、Collagen I,从而减轻肾组织纤维化。

(4) 抗纤灵方可能是通过减少 CD68、Vcam-1,来抑制巨噬细胞系统,减轻炎症反应,从而延缓肾组织纤维化。

(5) 蒙诺在本研究中减少蛋白尿、减轻肾纤维化的作用较抗纤灵方更佳。

三、抗纤灵方抑制肾络病慢性肾衰竭大鼠 TGF-β/PI3K/Akt 信号旁路的实验研究

1. 理论基础

1) 肾络病与慢性肾衰竭

祖国传统医学虽然没有"慢性肾衰竭"的病名,但据其临床表现当属"水肿""尿浊""尿血""癃闭""腰痛""肾风""虚劳""溺毒""关格"等范畴。其病位涉及脾、肾、肺、肝、膀胱、心等多脏腑,但以脾肾二脏为主,本虚标实、正虚邪实是其病机特点。

随着中医四诊现代化研究的不断深入,目前比较公认的观点是,肾小球、肾小管、集合管和间质等肾脏精细结构可以作为祖国医学"络脉"之"肾络"的范畴,慢性肾衰竭时出现的肾小管萎缩、消失,肾间质水肿、炎细胞浸润及肾间质增生和纤维化等病理改变,借助肾穿刺和显微镜检查进行微观辨证,多辨属瘀血阻络的范畴,是发生在肾脏的微型癥积。

2) 瘀血阻络是慢性肾衰竭的共有病机

血瘀证与肾脏病的关系在古籍中多处被论述,如《素问·调经论》云:"孙络外溢,则络有留血"。《金匮要略》谓:"血不利则为水"。《血证论》道:"血与水,上下内外,皆相济而行,吾已言之屡矣,病血者未尝不病水,病水者未尝不病血","瘀血化水,亦发水肿,是血病而兼水也"等。现代中医认为肾小球、小管、集合管和间质等肾脏精细结构属于祖国医学"络脉"之"肾络"的范畴。慢性肾脏病病情迁延日久,脏腑日虚,以脾肾阳气亏虚为代表的正气匮乏可使肾络失养、络脉空虚,气机不畅,虚损的络脉更易为寒湿痰浊等实邪侵袭,最终导致了肾络瘀阻,发为络病。肾络瘀阻为慢性肾脏病的共有病机,肾络瘀阻不仅指瘀血阻络,还应包含津凝、痰结、气滞、湿热、浊毒等病邪蕴结,但以瘀血阻络为肾络瘀阻的病变核心,这与中医"病久入络""久病血瘀"的观点不谋而合。

3) TGF-β/Smad 信号通路及 PI3K/Akt 信号通路与肾纤维化

TGF-β是转化生长因子超家族成员之一,分布于多种组织细胞中,在调节细胞增殖与分化、机体生长与发育、ECM形成及免疫功能等方面有重要作用。而Smad蛋白是TGF-β的胞内激酶底物,介导TGF-β的胞内信号转导。近年来,许多实验证明此TGF-β/Smad信号通路的表达会导致和加速肾脏纤维化。基本的TGF-β/Smad信号转导系统为TGF-β家族受体激活受体激活性Smads,其中磷酸化的Smad2或Smad3结合Smad4形成异聚体,并移位至细胞核,激活的复合物和两类DNA结合辅助因子即共抑制子、共激活子结合决定靶基因的转录活性。TGF-β/Smad信号转导通路异常增强与肾组织ECM沉积有关。TGF-β过度表达时刺激系膜细胞、肾小管细胞、间质纤维细胞合成胶原、纤维连接蛋白和层黏连蛋白,可导致ECM积聚。Smad蛋白根据功能不同分为受体激活性Smads、共同介导性Smads及抑制性Smads。Smad2和Smad3属于受体激活性Smads,Smad7属于抑制性Smads。Smad7通过阻断激活Smad2、Smad3而抑制TGF-β诱导的EMT。Smad7是TGF-β/Smad2、Smad3信号系统关键的负调节蛋白。Lan发现,将Smad7基因转入肾小管上皮细胞后,Smad7的过度表达通过阻断EMT过程,可抑制很多慢性肾脏疾病模型(UUO模型、残余肾、新月体肾小球肾炎等)纤维化的形成。亦有研究表明,过度表达的Smad7阻断Smad2、Smad3的激活,从而抑制α-SMA的表达,逆转EMT、抑制肾脏纤维形成。

磷脂酰肌醇3-激酶(PI3K/Akt)信号通路参与增殖、分化、凋亡和葡萄糖转运等多种细胞功能的调节。丝氨酸/苏氨酸蛋白激酶(Akt,也称为 protein kinase B, PKB)是PI3K下游最重要的蛋白因子,是一种分子量为60 kDa的蛋白激酶。PI3K/Akt通路的功能主要是通过磷酸化磷酸肌醇4,5二磷酸(PIP2)成为磷脂酰肌醇-3,4,5—三磷酸

(PIP3),进而激活 Akt/PKB,P70S6kinase,蛋白激酶 C(PKC)等细胞因子来实现,Akt 的磷酸化水平可以反应 PI3K 活性。

Runyan 等发现肾小球系膜细胞中经 TGF-β 刺激 15 min 后即可见 AKT 磷酸化,给予 PI3K 抑制剂 LY294002 可减少 TGF-β 诱导的 I 型胶原的表达。Li 等发现由 Smad 通路诱导的整合素连接激酶(ILK)表达升高是诱导上皮-间质转分化的重要原因。而 Lee 等研究进一步证实 Akt 磷酸化对于 ILK 的激活是必需的,说明在 EMT 过程中 Smad 通路与 PI3K/Akt 通路相互协作。

4) 抗纤灵方立方依据与配伍分析

(1) 抗纤灵方立方依据

正如《黄帝内经》所言"结者散之""血实宜决之""久病者邪气入深,去血脉",当今中医界常以活血化瘀大法治疗各类肾脏疾病,尤其在延缓肾衰竭、抗肾间质纤维化、治疗糖尿病肾病等方面运用广泛。基于 CHKD 期刊全文数据库(2005—2010 年)数据,有关活血化瘀法对慢性肾衰竭治疗的动物实验研究及临床观察的报道约 1 200 余篇文献,其中各地临床医师观察使用活血化瘀法治疗慢性肾脏病患者 38 300 余人,且疗效明显。何立群教授认为血瘀证贯穿肾脏病发生发展始终,提出肾脏病早中期慢性肾衰患者即使没有血瘀证的典型表现,结合其肾小球弥漫性增生、肾小球细胞外基质积聚、血管襻闭塞、球囊黏连、局灶或节段性肾小球硬化与肾间质纤维化、肾盂肾盏的炎性增生、斑痕狭窄、肾实质纤维增生等肾微型瘕积改变,也要给予活血抗纤的治疗。

瘀血阻络是形成肾微瘕积最重要的病理机制,且贯穿于发病过程的始终。所以,我们创制了活血化瘀的抗纤灵方。抗纤灵方的组成是:丹参 15 g、制大黄 15 g、桃仁 12 g、当归 12 g、牛膝 9 g。

(2) 抗纤灵方配伍分析

抗纤灵方由何立群教授研制,该方由丹参、制大黄、桃仁、当归、牛膝组成,丹参善于活血祛瘀、凉血散结,有"一味丹参功同四物"之说,为活血化瘀要药;制大黄力猛善行,有斩关夺将之力,功效攻破积滞、活血祛瘀、凉血止血、泻热解毒、通泄祛浊,为中医治疗关格的要药;当归味甘而重,故专能补血,其气轻而辛,故又能行血,补中有动,行中有补,为血中之要药,既能补血,又能活血,既可通经,又能活络;桃仁功能破血行瘀、润燥滑肠,善泄血分之壅滞;牛膝性善下行,有活血通经之能,又善补益肝肾、利尿通淋。综观全方,以活血为特征,兼以扶正泻浊,攻补兼施,温凉并用,使泻而不伤正,补而不滞邪。

(3) 抗纤灵方前期研究成果

动物实验研究结果显示,抗纤灵方可通过降低模型大鼠血脂和 24 h 尿蛋白定量延缓肾小球硬化进展。抗纤灵方亦通过上调结构型一氧化氮合酶诱导的一氧化氮含量，下调诱导型一氧化氮合酶诱导的一氧化氮含量，引起 TGF-β_1 表达下调，减轻肾间质纤维化，延缓肾小球硬化，从而对肾脏起到一定的保护作用。抗纤灵方能显著降低组织内 TGF-β_1、NF-κB、TNF-α、PDGFmRNA、IL-6mRNA、AT Ⅱ、AT1RmRNA 水平，有效诱导 CTGF 基因表达下调，调节 TGF-β_1/P38MAPK 信号转导通路，减轻 ECM 的沉积，抑制肾纤维化的发生。临床研究表明，抗纤灵方能延缓慢性肾功能衰竭的进展，尤其对于早中期有血瘀兼证的 CRF 患者疗效显著。抗纤灵方可明显改善肾衰患者的肾功能、蛋白尿，临床总有效率为80%，并有降低血管紧张素Ⅰ和Ⅱ、层黏连蛋白、Ⅲ型胶原、Ⅳ型胶原、TNF-α 和升高纤维连结蛋白(FN)的作用。

2. 研究结果

1) 数据分析

与正常组相比，模型组和治疗组的 COL-1、α-SMA、CD45 免疫荧光阳性率增高($P<0.05$，$P<0.01$)，其余各组的血红蛋白数值下降($P<0.05$，$P<0.01$)，各组 24 h 尿蛋白定量及血肌酐数值上升($P<0.01$)，治疗组的 P-Smad2、P-Akt、TGF-β Western Blot 灰度比值上升($P<0.05$)，P-Smad7 Western Blot 灰度比值下降($P<0.05$)，模型组的 P-Smad2、P-Smad3、P-PI3k、P-Akt、TGF-β Western Blot 灰度比值上升($P<0.05$，$P<0.01$)，P-Smad7 Western Blot 灰度比值显著下降($P<0.01$)。与模型组相比，治疗组能够显著降低 5/6 肾切除大鼠的血肌酐($P<0.01$)，改善 5/6 肾切除大鼠的 24 h 尿蛋白定量($P<0.05$)，对照组的 COL-1、α-SMA、CD45 免疫荧光阳性率显著降低($P<0.01$)，治疗组的 α-SMA、CD45 免疫荧光阳性率降低($P<0.05$，$P<0.01$)，治疗组的 P-Smad2、P-Akt Western Blot 灰度比值显著下降($P<0.01$)，对照组 P-Smad2、P-Smad3、P-Akt、TGF-β Western Blot 灰度比值下降($P<0.05$，$P<0.01$)。与治疗组相比，对照组的 α-SMA 免疫荧光阳性率显著降低($P<0.01$)，对照组的血肌酐数值显著下降($P<0.01$)，对照组 P-Akt Western Blot 灰度比值下降($P<0.01$)。(表3-2-4～表3-2-6)

表3-2-4 各组大鼠血肌酐、24 h 尿蛋白定量的结果($\bar{x}\pm s$)

组 别	血肌酐(μmol/L)	24 h 尿蛋白定量(mg)
正常组	64.23±8.98	5.40±1.60
模型组	155.58±12.85**	14.21±4.05**

续 表

组 别	血肌酐(μmol/L)	24 h尿蛋白定量(mg)
治疗组	108.15±7.24**△△▲▲	11.20±2.75**△
对照组	89.93±9.03**△△	10.00±2.74**△△

注:与正常组比较,*$P<0.05$,**$P<0.01$。与模型组比较,△$P<0.05$,△△$P<0.01$。与对照组比较,▲$P<0.05$,▲▲$P<0.01$

表3-2-5 各组大鼠Western Blot灰度比值的差异($\bar{x}\pm s$)

指 标	正常组	模型组	治疗组	对照组
P-Smad2	0.105±0.041	0.402±0.045**	0.224±0.045*△△	0.156±0.042△△
Smad2	0.405±0.039	0.388±0.050	0.397±0.049	0.425±0.044
P-Smad3	0.056±0.031	0.159±0.042*	0.103±0.022	0.075±0.042△
Smad3	0.414±0.044	0.422±0.047	0.401±0.053	0.400±0.046
P-Smad7	0.259±0.041	0.064±0.033**	0.117±0.038*	0.200±0.045
Smad7	0.305±0.039	0.315±0.052	0.295±0.043	0.289±0.042
P-PI3k	0.010±0.004	0.147±0.050*	0.089±0.034	0.062±0.033
PI3k	0.159±0.042	0.161±0.046	0.155±0.051	0.155±0.040
P-Akt	0.106±0.038	0.697±0.042**	0.405±0.049**△△	0.188±0.042△△▲▲
Akt	0.406±0.049	0.405±0.041	0.422±0.038	0.409±0.045
TGF-β	0.037±0.025	0.204±0.038**	0.123±0.042*	0.086±0.037△

注:与正常组比较,*$P<0.05$,**$P<0.01$。与模型组比较,△$P<0.05$,△△$P<0.01$。与对照组比较,▲$P<0.05$,▲▲$P<0.01$

表3-2-6 各组大鼠免疫荧光染色的阳性率差异($\bar{x}\pm s$)

组 别	Collagen I(%)	α-SMA(%)	CD45(%)
正常组	5.67±2.52	5.33±2.52	8.67±3.06
模型组	37.67±4.04**	60.00±3.00**	44.67±4.04**
治疗组	35.00±12.49*	32.00±3.61**△△	26.33±5.51**△
对照组	10.33±3.51△△	22.33±4.51**△△▲▲	16.00±3.61△△

注:与正常组比较,*$P<0.05$,**$P<0.01$。与模型组比较,△$P<0.05$,△△$P<0.01$。与对照组比较,▲$P<0.05$,▲▲$P<0.01$

2) 抗纤灵方的实验结果分析

在本试验中,我们以氯沙坦作为对照,观察抗纤灵方肾络病5/6肾切除慢性肾衰竭大鼠 TGF-β/PI3K/Akt 信号旁路的影响。本研究中,肾纤维化的检测指标主要有肾组织 Masson 染色、CD45、α-SMA、COL-1,肾功能的评价指标有血常规、血肌酐和 24 h 尿蛋白定量,PI3K/Akt 信号通路的观察指标为 PI3K、P-PI3k、Akt,TGF-β/Smad 信号通路观察指标为 TGF-β、Smad2、P-Smad2、Smad3、P-Smad3、Smad7、P-Smad7。

实验结束时,Masson 染色结果显示,正常组仅在血管和基底膜处有绿染的胶原纤维。模型组肾小球肥大,毛细血管基底膜增厚,系膜基质增加,胶原纤维化成分增多,绿染的胶原纤维明显增多。治疗组和对照组肾小球肥大减弱,毛细血管基底膜减弱,系膜基质减少明显,胶原纤维成分少于模型组。由此可见,治疗组和对照组有改善肾间质纤维化的作用。

免疫荧光染色,与正常组相比,模型组和治疗组的 COL-1、α-SMA、CD45 免疫荧光阳性率增高($P<0.05$,$P<0.01$),提示模型组和治疗组的肾组织炎症和纤维化程度高;与模型组相比,对照组的 COL-1、α-SMA、CD45 免疫荧光阳性率显著降低($P<0.01$),治疗组的 α-SMA、CD45 免疫荧光阳性率降低($P<0.05$,$P<0.01$),说明治疗组及对照组肾组织炎症和纤维化程度较模型组轻;与治疗组相比,对照组的 α-SMA 免疫荧光阳性率显著降低($P<0.01$),说明对照组肾组织纤维化程度最轻。

实验结束时,其余各组的血红蛋白数值较正常组下降($P<0.05$,$P<0.01$),各组 24 h 尿蛋白定量较正常组显著上升($P<0.01$),各组血肌酐数值较正常组显著上升($P<0.01$),提示慢性肾衰竭动物模型是成功的;与模型组相比,治疗组和对照组的 24 h 尿蛋白定量下降($P<0.05$,$P<0.01$),治疗组及对照组的血肌酐数值显著下降($P<0.01$),提示抗纤灵方和氯沙坦具有改善模型动物肾功能作用;与治疗组相比,对照组的血肌酐数值显著下降($P<0.01$),说明氯沙坦改善模型动物肾功能作用较抗纤灵方更佳。

根据原设计,实验结束时的 Western Blot 检测只测 Akt、TGF-β、Smad2、Smad3、Smad7 的表达,但结果不佳,Akt、Smad2、Smad3、Smad7 的结果差异没有统计学意义,所以在检测过程中增加了 P-Smad2、P-Smad3、P-Smad7、P-Akt、PI3k、P-PI3k,通过检测具有活性磷酸化指标来研究抗纤灵方。实验结束时的 Western Blot 检测,与正常组相比,治疗组的 P-Smad2、P-Akt、TGF-β 灰度比值上升($P<0.05$),P-Smad7 灰度比值下降($P<0.05$),模型组的 P-Smad2、P-Smad3、P-PI3k、P-Akt、TGF-β 灰度比值上升($P<0.05$,$P<0.01$),P-Smad7 灰度比值显著下降($P<0.01$)提示 P-Smad2、P-Smad3、P-Akt、TGF-β 的过度表达及 P-Smad7 的减少可能促进了肾纤

维化;与模型组相比,治疗组的 P-Smad2、P-Akt 灰度比值显著下降($P<0.01$),对照组 P-Smad2、P-Smad3、P-Akt、TGF-β 灰度比值下降($P<0.05$,$P<0.01$),提示抑制 P-Smad2、P-Akt 可能减少了肾纤维化;与治疗组相比,对照组 P-Akt 灰度比值下降($P<0.01$),提示抑制 P-Akt 可能减少了肾纤维化。

综上所述,P-Akt 受到抑制,肾组织纤维化程度轻,同时我们可见到 P-Smad2、P-Smad3、TGF-β 亦不同程度受到抑制,说明 TGF-β/Smads 信号通路受到抑制;P-Akt 及 P-PI3k 受到促进,肾组织纤维化程度重,同时可见到 P-Smad2、P-Smad3、TGF-β 亦不同程度受到促进,P-Smad7 受到抑制,说明 TGF-β/Smads 信号通路受到激发。抗纤灵方可以抑制 5/6 肾切除慢性肾衰竭大鼠的 P-Smad2、P-Akt 表达,氯沙坦可以抑制 5/6 肾切除慢性肾衰竭大鼠的 P-Smad2、P-Smad3、P-Akt、TGF-β 表达。

3. 结论

通过本课题研究结果,我们发现:

(1) 抗纤灵方具有显著改善 5/6 肾切除慢性肾衰竭大鼠的肾功能,降尿蛋白的作用。

(2) 抗纤灵方能够抑制 α-SMA、CD45 的表达,减轻肾组织纤维化。

(3) 抗纤灵方可能是通过抑制 P-Smad2、P-Akt,从而抑制 TGF-β/Smads 信号通路,达到减轻肾组织纤维化的效果。

(4) P-Akt 受到抑制的同时,Smads 信号通路及 PI3K/Akt 信号通路均受到减弱,P-Smad2、P-Smad3、TGF-β 不同程度受到抑制,P-Smad7 受到促进,说明 Smads 信号通路与 PI3K/Akt 信号通路密切相关。

(5) 氯沙坦在本研究中改善肾功能、减轻肾纤维化的作用较抗纤灵方更佳。

第三章 应用针灸药结合治疗慢性肾脏病实验研究

(博士生李屹)

第一节 李屹简介

主任医师,硕士研究生导师,医学博士。何立群教授2001级硕士,2008级博士。上海中医药大学附属龙华医院副院长。从事中西医结合防治慢性肾脏病临床研究工作。中国中医药研究促进会肾病分会理事,中国民族医药学会科普分会常务理事,上海市中医药学会第三届络病分会副主任委员,上海市中医药学会第一届慢病管理分会副主任委员,上海市中医药学会第十届肾病分会常务委员,上海市中西医结合学会第六届管理专委会常务委员,上海申康医院发展中心"市级医院病种质量与安全研究中心"副主任。

第二节 研究成果

慢性肾功能衰竭是各种慢性肾脏病引起的肾脏功能进行性损害的结果,其最终结果为进入终末期肾病(end stage renal disease, ESRD),预后极差。慢性肾衰竭根据临床表现可归属为祖国医学"关格""虚劳""水肿""癃闭"等范畴,何立群教授认为慢性肾衰竭是一个"本虚标实"的疾病,以本虚为本,尤以脾肾两虚为主,而湿、毒、瘀等实邪成为疾病发展的加重因素。何立群教授经多年的临床观察发现,血瘀证贯穿慢性肾脏病的始终。根据此观点,经多年不断探索总结,何立群教授创制抗纤灵方,该方由丹参、制大黄、当归、牛膝、桃仁组成,全方具有活血化瘀、扶正泻浊作用,攻补兼施,温凉并用,使泻而不伤正、补而不滞邪,适用于慢性肾脏病兼有血瘀证患者。经临床试验发现抗纤灵方在治疗慢性肾衰竭、肾病综合征、慢性肾炎等方面均有明显的疗效,并将抗纤灵方用于5/6肾切除、缺血再灌注损伤、阿霉素诱导肾病、单侧输尿管结扎等多种肾衰动物模型,从抗炎、抗氧化应激、扩张血管,影响细胞因子、炎症因子的合成和分泌,抑制 RAS 系统激活,减轻 ECM 大量沉积等方面进行深入研究,对抗纤灵方治疗慢性肾衰竭尤其是肾纤维化的机制有较深的探索及发现。在慢性肾脏病发生发展中,脾肾阳气虚是导致血瘀证的常见原因,而抗纤灵方活血作用有余而补气温阳作用不足,因此在抗纤灵的基础上,何立群教授增加了黄芪、仙灵脾二味药,创制了益气温阳、活血化瘀的抗纤灵二号方,适用于慢性肾脏病血瘀阳虚证患者。

  作为何立群教授的学生,我有幸跟师并参与何老师课题组工作,在攻读研究生期间参与一项针刺结合活血扶正中药干预大量蛋白尿致早中期慢性肾衰竭的研究:临床选择早、中期慢性肾衰竭伴大量蛋白尿患者 82 例,随机分为对照组、中药组和针药结合组,分别予福辛普利、抗纤灵 2 号方、针刺配合内服抗纤灵 2 号方治疗,疗程 2 个月。结果针刺结合活血扶正中药能明显改善慢性肾衰竭伴大量蛋白尿患者的临床瘀血症状和肾功能,降低蛋白尿,临床总体疗效优于对照组和中药组。

  我在何立群教授研究理论及成果的基础上,结合自己前期研究积累,2013—2014 年作为第一负责人完成了上海市卫生局三年行动计划课题"从炎症介导的足细胞损伤角度研究糖肾宁对糖尿病肾病蛋白尿的临床疗效及机制"。糖尿病肾病(DKD)一旦出现大量蛋白尿,较其他肾脏疾病进展至终末期的速度更快,因此及早干预及治疗对延缓糖尿病肾病的发展,提高患者存活率,改善其生活质量具有非常重要的意义。糖尿病在中医典籍中归属"消渴"范畴,糖尿病肾病由"消渴"久病迁延、缠绵难愈进展而来,是"消渴"发展过程中的一个病理阶段,故有学者提出"消渴肾病"这一命名。以往对"消渴肾病"的论治多以养阴清热为基本治则,而我们在"扶阳学说"理论基础上,由《伤寒论》"寒热并用"的治法基础上,根据何立群教授治疗慢性肾衰的临床经验,认为"消渴肾病"病位在肾,肾中蕴藏"真阴""肾阳",肾中"真阴真阳"常有不足,寒凉药物养阴的同时,不可避免会耗损一部分"真阳",而"寒热并用"则可以制约肾中阴阳一方的消耗;因此,在组方时,应当适当地投入归肾经的温阳药物,顺应肾脏的生理功能,固护阴阳。故而在该课题中,我们采用何立群教授长期临床积累的经验方——糖肾宁方,此方由太子参、生黄芪、生地黄、鹿角片、泽兰、川连组成,全方具有益气养阴、活血温阳的作用。在该项课题中,我们将 70 例早期糖尿病肾病患者随机分为对照组(34 例)、治疗组(36 例),两组均予西医基础治疗,对照组予益气养阴活血的 DM120 方(葛根、丹参、黄芪、生地黄),治疗组予糖肾宁方,治疗 12 周。试验结果表明(表 3-3-1～表 3-3-4):第 12 周,治疗组患者的 24 h 尿蛋白定量降低($P<0.01$),尿足细胞计数减少($P<0.01$),尿足细胞 Podocin 和尿足细胞 Nephrin 亦降低($P<0.05$ 或 $P<0.01$);且治疗组第 12 周的 24 h

尿蛋白定量、尿足细胞 Podocin 的差值均低于同期对照组($P<0.05$)。由此,我们认为糖肾宁方能降低早期糖尿病肾病患者尿蛋白的排泄,其作用机理可能与减轻足细胞的损伤有关。

表3-3-1 两组治疗前、第4周、第12周24h尿蛋白定量值比较($\bar{x}\pm s$,mg)

组别	n	治疗前	第12周	差值
对照组	34	894.11±322.69	953.31±314.32	666.06±234.79#
治疗组	36	893.09±321.27	704.79±232.47#	382.31±168.17*##

注:与同期对照组比较,*$P<0.05$,**$P<0.01$;与本组治疗前比较,#$P<0.05$,##$P<0.01$(下表同)

表3-3-2 两组治疗前、第12周尿足细胞计数比较($\bar{x}\pm s$,个/20HP)

组别	n	治疗前	第12周	差值
对照组	30	49.73±22.72	38.50±14.48	11.23±38.08
治疗组	30	49.93±22.32	30.50±11.33##	19.43±34.35

注:##与本组治疗前比较,$P<0.01$

表3-3-3 两组治疗前、第12周尿足细胞 Podocin 比较($\bar{x}\pm s$,ng/mL)

组别	n	治疗前	第12周	差值
对照组	30	8.79±3.03	8.51±3.49	0.28±3.98
治疗组	30	10.27±3.27	7.67±3.62##	2.60±4.64*

注:*与同期对照组比较,$P<0.05$;##与本组治疗前比较,$P<0.01$

表3-3-4 两组治疗前、第12周尿足细胞 Nephrin 比较($\bar{x}\pm s$,μg/L)

组别	n	治疗前	第12周	差值
对照组	30	5.10±2.14	4.41±1.99	0.69±2.68
治疗组	30	5.31±1.71	3.99±2.13#	1.32±2.43

注:#与本组治疗前比较,$P<0.05$

在何立群教授慢性肾衰竭"肾虚血瘀"的理论基础上,以"蛋白尿从络病论治"为基本观点,我于2014—2016年主持完成国家自然科学基金青年科学基金项目的课题——"从血管内皮生长因子及其受体表达研究局灶硬化性肾炎蛋白尿的机制和艾灸的活血通络作用"。西医学认为肾性蛋白尿形成的主要环节在于肾小球滤过膜损伤以致蛋白质通透性增加,而肾小球是由肾中毛细血管网组成。现代医学认为,肾小体中的毛细血管是血与津液在肾络系统末端发生广泛的交换与流通的结构基础,而小球血管袢狭窄、阻塞或肾间质纤维化等改变病理基础为络脉瘀阻,这在病理形态学角度证实"肾络瘀阻"的客观性。蛋白尿的病位在肾络,属本虚标实之证,肾络亏虚为本,邪气壅滞肾络为标,"不通"是络病病变的共性。此理论在何立群教授"肾虚血瘀"的慢性肾衰竭病机基础上,将瘀定位在肾络上。外治灸法"透诸经"以"理气血",具有补益元气、调和气血、疏经通络、扶正祛邪的功效。《素问·举痛论》中,首次明确提出了应用艾灸疗法治疗血瘀证:"寒气入经而稽迟,泣而不行,故卒然而痛,得灸则痛立止。"艾灸临床治疗血瘀证的目标是疏通经脉,活血化瘀,祛瘀才能生新,达到治疗疾病的目的。近年来,临床运用艾灸、温针灸或灸药结合等治疗血瘀证及对艾灸的活血化瘀机制的研究报道逐年增多,通过临床和实验研究证实,活血化瘀是艾灸的主要功能之一,应用艾灸疗法治疗血瘀证能够取得较好的临床疗效。故而在此课题设计时,我们不拘泥于内治方药扶正活血治疗慢性肾衰竭的想法,而是设想是否可以通过灸法活血化瘀、温经通络的特点调整肾络郁滞状态来改善肾小球滤过功能、干预肾纤维化进程。研究将 SD 大鼠随机分为正常组、假手术组、模型组、氯沙坦组、肾俞灸法(短时、中时、长时)组和膈俞灸法(短时、中时、长时)组,根据何立群教授前期制备局灶硬化性肾炎大鼠模型经验,通过单肾切除加尾静脉重复注射阿霉素复制 FSGS 大鼠模型。氯沙坦组给予氯沙坦灌胃,每日 1 次;肾俞灸法组和膈俞灸法组按短时(10 min)、中时(20 min)、长时(30 min),分别予温和灸大鼠"肾俞"(双)和"膈俞"(双),隔日 1 次,均干预 12 周。通过观察不同灸时灸法对 FSGS 模型大鼠肾组织病理结构变化及 VEGF、VEGFR-2、TGF-β、HGF、AngⅡ、ET、NO、α-SMA 等因子表达的影响,从 VEGF 调节 GFB、抑制 EMT 角度研究 FSGS 蛋白尿机制和艾灸的活血通络作用。研究结果显示:与模型组相比,氯沙坦组、肾俞长时组和膈俞长时组大鼠血肌酐、血尿素氮、尿酸、尿蛋白均有不同程度降低($P<0.05$)(如图 3-3-1 至图 3-3-3 所示);肾组织 α-SMA、Col-Ⅰ、FN、TGF-β、HGF、ET-1、AngⅡ、AT1R、VEGF、VEGFR-2 表达降低($P<0.05$),NO 含量升高($P<0.05$);肾组织 Podocin、Nephrin、CD2AP 及其相关 mRNA 表达增强($P<0.05$);肾小球硬化指数降低($P<0.01$)、肾小球毛细血管丛管腔开放直径及毛细血管袢横截面积显著增加($P<0.01$)、系膜基质相对面积减小($P<0.01$)(表 3-3-5、表 3-3-6)。同一腧穴灸法组内比较,灸法长时组各项指标的改善相对于灸法短时组更具优势。研究结果论证了艾灸疗法可以改善 FSGS 模型大鼠的尿蛋白和肾功能;适当地延长艾灸时间保证灸量,可能

会达到更好的治疗效果;艾灸活血化瘀、温经通络的特点可以调整肾络瘀滞状态,改善FSGS模型大鼠的肾脏病理;其治疗效应可能是通过影响VEGF及其受体的表达,减轻足细胞损伤、抑制肾间质纤维化,进而改善肾小球硬化实现的。该课题以慢性肾衰竭"肾虚血瘀"为基本病机,认为"肾络瘀阻"是肾病蛋白尿形成的关键,在何立群教授运用扶正祛邪方药治疗慢性肾脏病的多个临床观察及动物实验的成果基础上,采用外治灸法"扶正祛邪通络"的思路,观察艾灸对FSGS大鼠蛋白尿及肾功能的影响,并从血管内皮生长因子及其受体表达探讨其机制,为临床应用外治灸法治疗慢性肾衰提供部分理论依据。

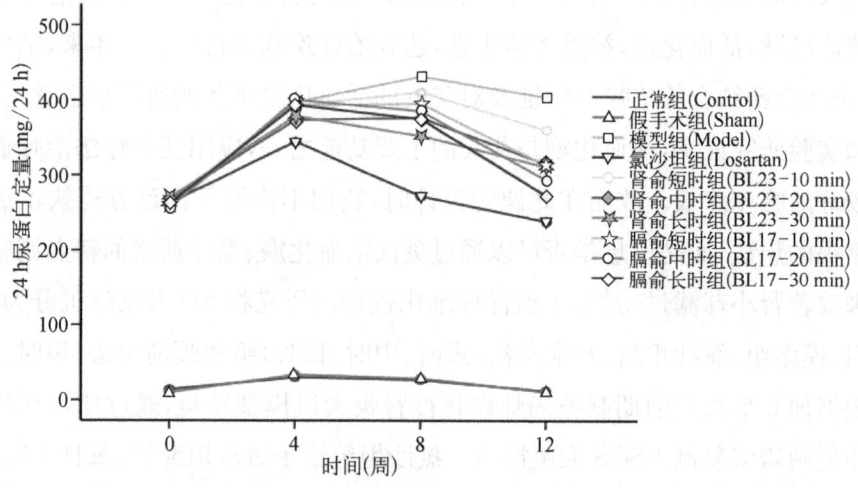

图 3-3-1　各组大鼠 24 h 尿蛋白随时间的变化

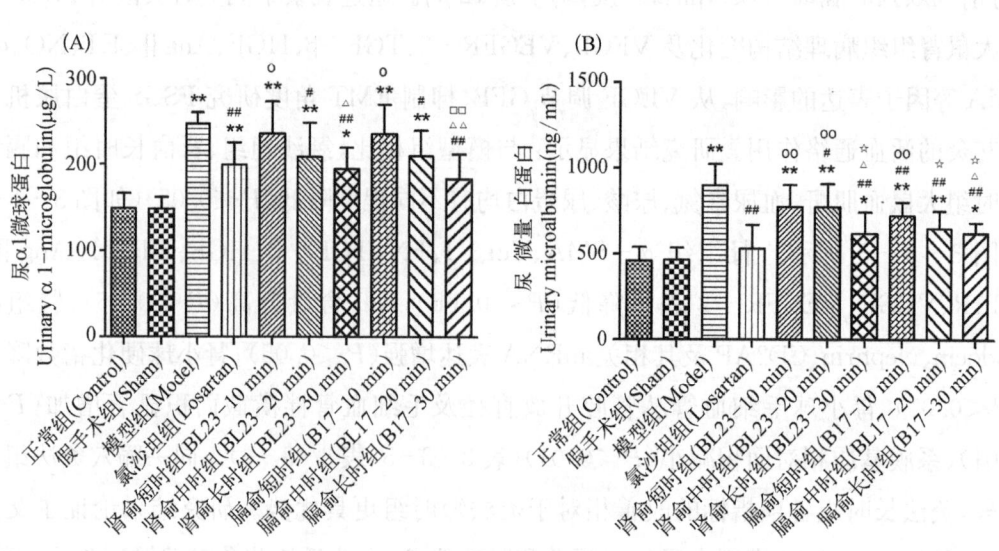

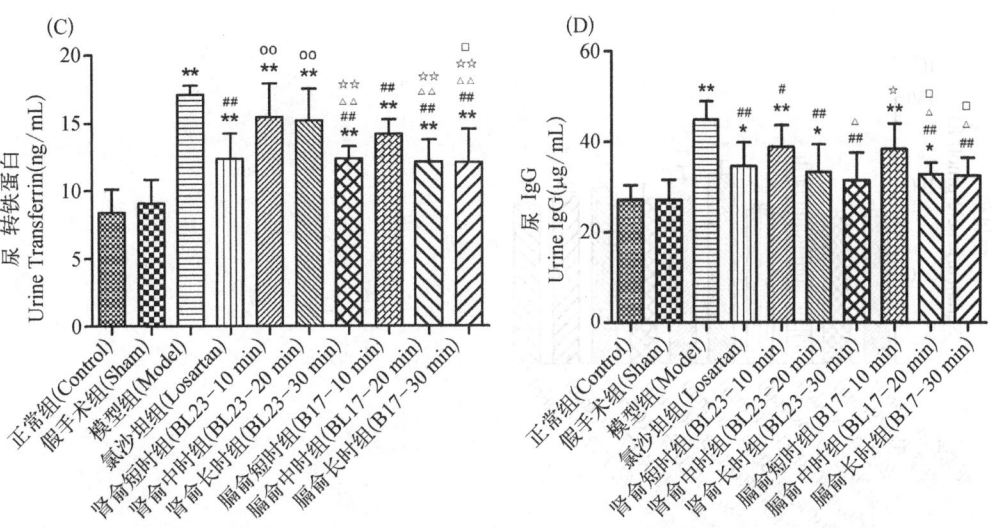

图 3-3-2 各组大鼠尿 α1 微球蛋白(A)、尿微量白蛋白(B)、尿转铁蛋白(C)、尿 IgG(D)比较

注：与假手术组比较，*P<0.05，**P<0.01；与模型组比较，#P<0.05，##P<0.01；与氯沙坦组比较，°P<0.05，°°P<0.01；与肾俞短时组比较，△P<0.05，△△P<0.01；与肾俞中时组比较，☆P<0.05，☆☆P<0.01；与膈俞短时组比较，□P<0.05，□□P<0.01

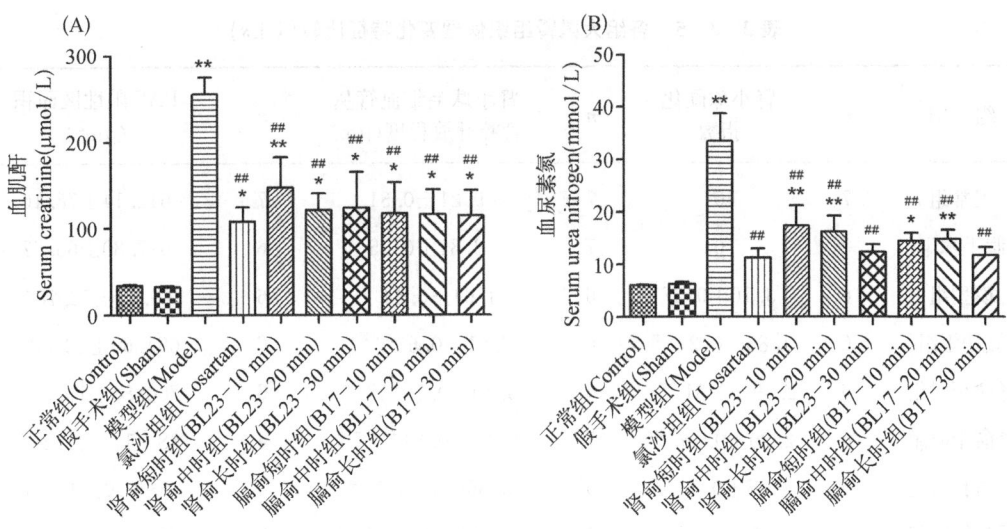

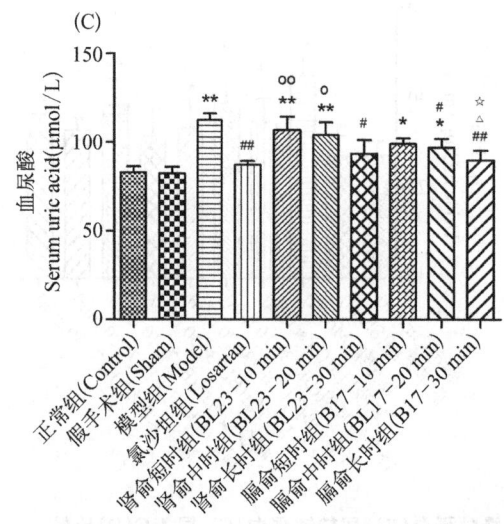

图 3-3-3 各组大鼠血肌酐(A)、血尿素氮(B)、血尿酸(C)比较

注：与假手术组比较，*P<0.05,**P<0.01；与模型组比较，#P<0.05,##P<0.01；与氯沙坦组比较，°P<0.05,°°P<0.01；与肾俞短时组比较，△P<0.05,△△P<0.01；与肾俞中时组比较，☆P<0.05,☆☆P<0.01

表 3-3-5 各组大鼠肾组织病理变化特征比较($\bar{x}\pm s$)

组别	n	肾小球硬化指数	n	肾小球毛细血管丛管腔开放程度(μm)	n	PAS 阳性区面积(μm^2)
正常组	7	0	7	9.21±0.31	7	612.14±78.16
假手术组	7	0	7	8.81±0.35	6	647.80±66.57
模型组	6	3.16±0.27	6	4.64±0.44**	6	746.67±72.78**
氯沙坦组	6	1.83±0.27##	6	7.01±0.66**##	6	654.60±62.88#
肾俞短时组	6	2.49±0.31##°°	6	5.70±0.78**##°°	6	700.83±76.89*
肾俞中时组	6	2.20±0.46##°	7	6.13±0.34**##°	6	684.17±41.28*
肾俞长时组	6	1.75±0.43##	6	6.85±0.64**##	6	683.20±43.21
膈俞短时组	6	2.29±0.32##°	7	5.90±0.38**##°°	7	755.43±76.17**°
膈俞中时组	7	2.14±0.28##	7	6.34±0.35**##°	7	692.29±45.53*
膈俞长时组	6	1.72±0.14##	6	6.64±0.58**##	6	642.00±56.89##

注：与假手术组比较，*P<0.05,**P<0.01；与模型组比较，#P<0.05,##P<0.01；与氯沙坦组比较，°P<0.05,°°P<0.01

表 3-3-6　各组大鼠肾组织病理变化特征比较($\bar{x} \pm s$)

组　别	n	毛细血管襻横截面积(μm^2)	n	肾小球系膜基质相对面积(%)
正常组	7	11 148.43±414.87	7	5.12±0.59
假手术组	7	10 770.86±464.47	7	5.02±0.36
模型组	6	6 635.17±466.19**	6	38.81±3.08**
氯沙坦组	6	9 057.40±634.28**##	6	23.28±4.19**##
肾俞短时组	6	7 733.40±794.34**##∞	6	33.51±2.57**##∞
肾俞中时组	7	8 188.00±328.26**##∞	7	31.73±3.33**##∞
肾俞长时组	6	8 920.50±650.27**##	7	25.62±3.09**##
膈俞短时组	7	7 923.86±400.78**##∞	7	32.36±3.79**##∞
膈俞中时组	7	8 533.71±365.38**##	7	26.57±2.02**##○
膈俞长时组	6	8 984.00±627.78**##	6	22.42±2.06**##

注：与假手术组比较，$*P<0.05$，$**P<0.01$；与模型组比较，$\#P<0.05$，$\#\#P<0.01$；与氯沙坦组比较，$^{○}P<0.05$，$^{∞}P<0.01$。

经过对慢性肾脏病蛋白尿运用中医药内外同治的临床和实验研究，在前期研究基础上，2017—2019 年我们展开对针刺扶正活血改善高血压肾损害氧化应激和纤维化的作用机制的深入研究探讨。我们认为针刺疗法作为外治法的一种，较少有不良反应，更好地体现了中医"整体观"与"攻邪不伤正"的治疗原则，针刺扶正活血的特点与高血压肾损害、血管外膜纤维化正虚血瘀的中医理论契合。该课题以自发性高血压（spontaneous hypertension，SHR）大鼠制作高血压肾损害模型为研究对象，用科素亚作为对照，研究电针干预肾俞穴、膈俞穴、肾俞穴＋膈俞穴，观察针刺前后各组大鼠肾脏病理组织变化及抗衰老基因 klotho 表达差异，检测 TGF-β_1、TIMP-1、TSP-1、TSP-1-CD47 等表达，从而探讨针刺改善高血压肾损害的理论依据。实验结果表明：针刺外治法可以改善 SHR 模型大鼠的血压、尿蛋白及肾功能；针刺扶正活血、温经通络的特点可以调整高血压肾损害正虚血瘀状态，改善模型大鼠的肾组织病理变化；其治疗效应可能是通过调控 Klotho 蛋白的表达，进而影响高血压引起的肾脏氧化应激，从而减轻肾脏毛细血管管壁增厚、肾小管萎缩及蛋白管型等病理损伤，进而改善肾脏纤维化。

何立群教授认为，慢性肾衰竭的基本病机为"肾虚血瘀"，由此创立经验方，广泛应用于临床，并开展一系列实验研究及机制探讨。在后期研究中，我们在何立群教授的学术研究思想上，不拘泥于内治方药，重视外治法治疗慢性肾衰竭的探索。

第四章 应用益气活血、健脾化痰治疗糖尿病肾病实验研究

(博士生曹和欣)

第一节 曹和欣简介

主任医师,硕士生导师,医学博士,何立群教授1998级硕士,2001级博士。上海市名中医何立群工作室成员,上海中医药大学第二批"杏林学者",第五批全国老中医药专家学术经验继承人,国家自然科学基金通讯评审专家。1998年师从何立群教授攻读硕士研究生,开始从事慢性肾脏病的相关研究。主要研究方向是糖尿病肾病,在何教授益气活血温阳治疗糖尿病肾病的理论指导下,作为负责人完成国家自然科学基金和上海市卫生局资助课题各一项,发表相关论文十余篇。参与课题获得上海市科技进步奖、中华中医药学会科学技术奖、高等学校科技进步奖、上海医学科技奖、中国中西医结合学会科学技术奖等多个奖项。

第二节 研究成果

糖尿病是以高血糖和高血糖继发的脂肪、蛋白质、水、电解质紊乱为特征的代谢性疾病,隶属于中医学"消渴"范畴,消渴病日久不愈,久病及肾,肾阴亏虚,不能化生阳气,阴阳俱虚,故发为糖尿病肾病,其病机为本虚标实。《灵枢·本脏》云:"肾脆则善病消瘅易伤",说明消渴病患者肾脏虚弱容易发生肾脏并发症,强调了发病的内因。消渴病之病因,首先与先天禀赋有关,脏腑虚弱,尤以肾脏素虚,是发病的重要内在因素。饮食失节、过食肥甘醇酒厚味则是发病的直接因素。《素问·奇病论》谓:"此人必数食甘美而多肥也,肥者令人内热,甘者令人中满,故其气上溢,转为消渴。"其次长期的情志失调、过度劳欲亦可导致该病的发生。消渴的病机主要在于阴津亏损、燥热偏盛,以阴虚为

本,燥热为标,病理性质为本虚标实。病变脏腑主要是肺、脾、肾,其中肾脏最为关键。由于阴阳互根,病程日久,阴损及阳,阳气无以化生,最终导致阴阳俱虚。消渴病日久伤及脾肾,脾气虚无以转输水谷精微,则水谷精微下注膀胱;肾气亏虚,失于封藏,精关不固,固摄无权,致膀胱开阖不利,气化失常,而见尿浊;气阴两虚,阴损及阳,脾肾阳虚,脾阳虚则转输运化水液无权,水湿内停,肾阳虚则不能蒸腾气化,水湿蕴结周身而发为水肿;脾肾衰败,先天之精不足,后天气血生化乏源,不能濡养诸脏,故糖尿病肾病是以肾虚为根本,最终导致脏腑气血阴阳俱衰的病证。"至虚之处,便是留邪之地",一旦形成了正气亏虚的病理基础,多种病理产物便开始产生。气虚运血无力,阴虚血行滞涩,以及阳虚寒凝均可形成血瘀证。随着现在生活水平的提高,衣食住行改善、运动减少成为肥胖及糖尿病发病率逐年增高的直接原因。现代医学提出,胰岛素抵抗及胰岛分泌缺陷是2型糖尿病的发病基础,而肥胖是胰岛素抵抗的临床特征之一。中医学将肥胖责之于脾虚,古人曰"胖人多痰湿",属脂膏聚积体内,痰湿为患。痰浊的成因可归纳为:糖尿病初期燥热,热灼津液,炼津成痰;糖尿病进一步发展,燥热伤阴而致阴虚、虚火,灼液为痰;糖尿病由阴虚发展为气阴两虚,气虚不能行津,津停为痰;糖尿病日久,阴损及阳,阳虚失于温煦,液凝为痰。脾为后天之本,主运化而升清,当各种原因致脾失运化,初期水谷不能化生精微而酿生痰浊,痰浊内阻,中焦气机升降失常,脾气受损,脾功能障碍加重,而出现脾虚湿盛、本虚标实之证,瘀血、痰浊不仅是病理产物,同时亦可作为致病因素,影响该病的发展与转归。瘀血阻气碍津,化热伤阴,使糖尿病肾病之消渴加重,瘀血阻滞于肾,阻碍气化,使肾主水的功能不能正常发挥,导致水肿发生;痰浊阻塞经络,壅滞气血,又成为引起和加重血瘀证的要素;痰浊壅塞三焦,阻碍气机,影响气化,导致脏腑功能失调加重。瘀血痰浊阻塞肾关,使肾主开阖之职失常,致使精微失摄而下泄,形成蛋白尿。痰浊与瘀血是病变过程中的病理产物,它们一经形成又交互为患,并可与气阴两虚这一基本病机互为因果,使病情呈恶性循环式加重。因此,痰瘀内阻贯穿糖尿病肾病全过程,是导致糖尿病肾病发生、发展的重要因素。

  根据糖尿病肾病的病机特点,结合长期的临床实践,我们总结制订了具有益气活血、健脾化痰作用的中药复方,该方由太子参、生黄芪、白术、黄连、泽兰、丹参、全瓜蒌等组成,方中太子参味甘,性微温,补肺健脾,大补元气,在方中以助生黄芪补中益气之力,助白术健脾之功;生黄芪味甘性温,能益气补虚损,泽兰活血利水配合丹参以增强活血化瘀之功;黄连起佐制之效、全瓜蒌清热化痰。

1. 实验结果

各组大鼠蛋白尿的变化：模型组大鼠 24 h 尿微量白蛋白和 24 h 尿蛋白定量均较正常组明显升高，差异有统计学意义（$P<0.01$）；各药物组较模型组均有不同程度降低，其差异均有统计学意义（$P<0.01$ 或 $P<0.05$）。中药+格列喹酮组降蛋白尿效果优于单纯中药组（$P<0.01$）。见表 3-4-1。

表 3-4-1　治疗后各组大鼠 24 h 尿微量白蛋白、24 h 尿蛋白定量的比较

组别	n	24 h 尿微量白蛋白(μg)	24 h 尿蛋白定量(g)
正常组	10	289.95±37.58	0.05±1.10
模型组	12	1397.03±393.91##	2.41±4.13##
中药组	12	952.65±454.78★★##	1.62±4.93##★★
格列喹酮组	12	1124.75±392.44★##	1.43±3.89##★★
中药+格列喹酮组	12	856.91±230.67★★##▲	1.17±4.26##★★◆

注：与正常组比较，#$P<0.05$，##$P<0.01$；与模型组比较，★$P<0.05$，★★$P<0.01$；与中药组比较，◆$P<0.05$，◆◆$P<0.01$；与格列喹酮组比较，▲$P<0.05$；▲▲$P<0.01$

各组大鼠血脂、脂质过氧化物（lipid peroxide，LPO）的比较：模型组大鼠的胆固醇、甘油三酯水平明显高于正常组（$P<0.01$ 或 $P<0.05$），模型组大鼠 LPO 较正常组明显升高（$P<0.01$）；各药物组大鼠血清 LPO 较模型组均有不同程度降低（$P<0.01$ 或 $P<0.05$），中药+格列喹酮组大鼠的血清 LPO 下降水平优于单用中药组（$P<0.05$）。见表 3-4-2。

表 3-4-2　治疗后各组大鼠血脂、LPO 的比较

组别	n	甘油三酯(mmol/L)	总胆固醇(mmol/L)	LPO(nmol/L)
正常组	10	1.31±0.69	1.14±0.23	36.36±7.15
模型组	12	2.53±0.87##	1.53±0.30##	73.26±7.70##
中药组	12	2.13±0.35##	1.41±0.22#	53.92±4.78★##
格列喹酮组	12	2.37±0.64##	1.44±0.22##	41.19±5.29★◆
中药+格列喹酮组	12	2.08±0.22##	1.39±0.11#	39.31±5.61★◆

注：与正常组比较，#$P<0.05$，##$P<0.01$；与模型组比较，★$P<0.05$，★★$P<0.01$；与中药组比较，◆$P<0.05$，◆◆$P<0.01$；与格列喹酮组比较，▲$P<0.05$；▲▲$P<0.01$

各组大鼠肾组织 AGEs 与 ROS 的变化：模型组大鼠肾组织 AGEs、ROS 含量均显著高于正常组（$P<0.01$）；各药物组较模型组均有不同程度降低（$P<0.05$ 或 $P<$

0.01)。中药组大鼠肾组织 AGEs 含量低于格列喹酮组,格列喹酮组大鼠肾组织 ROS 含量低于中药组,而中药+格列喹酮组均低于其他两组,但各药物组间比较无显著性差异($P>0.05$)。见表 3-4-3。

表 3-4-3　治疗后各组大鼠 AGEs、ROS 的比较

组别	n	AGEs(ug/mL)	ROS(pg/mL)
正常组	10	28.97±3.10	385.49±57.41
模型组	12	35.35±4.08##	461.29±19.89##
中药组	12	31.13±4.24★	413.33±38.69★
格列喹酮组	12	32.47±3.37	382.84±51.97★★
中药+格列喹酮组	12	29.03±2.91★★	352.38±36.03★★◆

注:与正常组比较,#$P<0.05$,##$P<0.01$;与模型组比较,★$P<0.05$,★★$P<0.01$;与中药组比较,◆$P<0.05$,◆◆$P<0.01$;与格列喹酮组比较,▲$P<0.05$;▲▲$P<0.01$

各组系膜细胞增殖的比较:高糖作用 24 h 和 48 h 的系膜细胞增殖显著高于正常组($P<0.05$)AGE-BSA 组 12 h、24 h 和 48 h 的细胞增殖均有明显增加($P<0.05$),中药+高糖组较高糖组细胞增殖显著降低($P<0.05$);中药+AGE-BSA 组较 AGE-BSA 组细胞增殖也有明显下降($P<0.05$)。见表 3-4-4。

表 3-4-4　各组系膜细胞增殖的比较

组别	n	12 h	24 h	48 h
正常组	3	0.50±0.02	0.49±0.06	0.43±0.12
高糖组	3	0.53±0.02	0.57±0.02#	0.59±0.03#
AGE-BSA	3	0.55±0.03#	0.58±0.02#	0.59±0.01#
中药+高糖	3	0.50±0.02△	0.48±0.02★△	0.44±0.05★△
中药+AGE-BSA	3	0.51±0.03	0.53±0.01	0.47±0.04★△

注:与正常组比较,#$P<0.05$,##$P<0.01$;与模型组比较,★$P<0.05$,★★$P<0.01$;与 AGE-BSA 组比较,△$P<0.05$,△△$P<0.01$

各组系膜细胞 ROS 的比较:高糖组和 AGE-BSA 组作用 12 h、24 h 和 48 h 的系膜细胞 ROS 表达均明显升高($P<0.05$),中药+高糖组作用 12 h、24 h、48 h 较高糖组细胞 ROS 表达均有下降($P<0.05$)。见表 3-4-5。

各组大鼠肾组织 RAGE mRNA 表达的比较:模型组大鼠肾组织 RAGE mRNA 显著高于正常组,差异有统计学意义($P<0.05$);各药物组较模型组均有不同程度降低

（$P<0.05$）。见表3-4-6。

表3-4-5 治疗后不同时间系膜细胞 ROS 的比较

组 别	n	12 h	24 h	48 h
正常组	3	23.31±1.12	23.74±2.27	27.57±1.56
高糖组	3	34.73±3.87#	48.01±3.80#	50.84±5.93#
AGE-BSA	3	39.57±6.94#	45.91±1.15#	45.45±11.62#
中药+高糖	3	28.57±2.67★	27.59±2.49#★	30.22±2.21★
中药+AGE-BSA	3	20.85±4.65#★	26.46±4.95#★	45.25±2.38#

注：与正常组比较，#$P<0.05$；##$P<0.01$；与模型组比较，★$P<0.05$；★★$P<0.01$；与 AGE-BSA 组比较，△$P<0.05$，△△$P<0.01$

表3-4-6 不同时间系膜细胞 RAGE mRNA 的比较

组 别	n	12 h	24 h	48 h
正常组	3	0.56±0.24	0.62±0.25	0.64±0.17
高糖组	3	1.07±0.21#	1.26±0.07#	1.59±0.40#
AGE-BSA	3	0.95±0.3#	1.19±0.12#	1.47±0.26#
中药+高糖	3	0.85±0.24★	0.88±0.21★	1.02±0.12★△
中药+AGE-BSA	3	0.84±0.12#★	0.91±0.17★	0.96±0.12★△

注：与正常组比较，#$P<0.05$；##$P<0.01$；与模型组比较，★$P<0.05$；★★$P<0.01$；与 AGE-BSA 组比较，△$P<0.05$，△△$P<0.01$

研究结论：中药复方可减少糖尿病肾病蛋白尿，其机制可能与调节 AGEs-RAGE 信号通路介导的氧化应激有关。

2. 讨论

近年来研究表明，AGEs 参与糖尿病肾病肾脏纤维化的发病。肾脏血管、肾小球基底膜、系膜等结构含有大量的胶原蛋白，胶原蛋白的寿命较长易形成 AGEs，而且肾脏是 AGEs 的清除器官，AGEs 容易在肾内蓄积，因此肾脏易受到 AGEs 的损害。在糖尿病肾病中，AGEs 主要沉积于结节性肾小球硬化区、肾小球系膜、基底膜、肾小管间质及血管壁等处，其可刺激生长因子合成如 TGF-β_1、CTGF，导致细胞外基质合成与降解失衡，而 ECM 过度沉积可诱导产生肾脏纤维化。AGEs 促进肾脏纤维化的作用可能与多元醇通路激活、二酰基甘油合成增加、蛋白酶 C 激活等机制有关。AGEs 主要通过 RAGE 发挥生物学效应，造成肾脏的病理改变，因此 RAGE 在高血糖导致的肾功能损害中也起重要作用。在糖尿病的整个发生体系中,氧化应激和 RAGE 又存在相互作用,加速病程的进展。氧化应激是胰岛素抵抗、糖尿病和心血管疾病的共同土壤。氧化应激在糖尿病肾病的发病体系中占据重要地位,ROS 是由氧激发的化学性质十分活泼的分子,是氧化应激的基础环节,超氧阴离子和 H_2O_2 为 ROS 家族重要成员。氧化应激水平增高,ROS 产生增多,可引起 NF-κB 活化,激活的 NF-κB 又作用于 *RAGE* 基因启动子,增强 *RAGE* 基因表达。

本研究发现 AGEs 在糖尿病肾病肾组织内表达明显增加,体外实验也证实 AGEs 可诱导系膜细胞增殖和细胞内 ROS 水平升高,促进肾小球系膜细胞表达 CTGF,提示 AGEs 可能部分通过诱导细胞内产生 ROS,从而引起肾小球系膜基质增生和系膜区增宽,最终导致肾小球纤维化。

第五章 基于玄府理论治疗 IgA 肾病的实验研究

（博士生唐英）

第一节 唐英简介

医学博士，主任医师，硕士生导师。毕业于上海中医药大学中医学专业。2003 年进入肾脏科工作，跟师何立群教授，2011 年考取何立群教授博士研究生，现任世界中医药学会联合会医案专业委员会第二届理事会理事；中国民族医药学会肾病分会常务理事；上海市中西医结合学会第五届器官纤维化专业委员会委员；上海市中医药学会第十界肾病分会委员。主要从事慢性肾脏病的中西医结合治疗。临证中重视脾胃在疾病发生发展中的作用。因此在治疗中提出了"治肾先治脾"的学术观点。治疗中善用健脾化湿的方法来治疗肾系疾病；并主持上海市卫健委课题——清上温下法治疗早中期糖尿病肾病的临床疗效观察。IgA 肾病为一类免疫复合物沉积在系膜区的肾小球疾病，结合中医"正虚邪干"理论，认为 IgA 肾病蛋白尿发病为正气亏虚，以致气虚失于固摄而精微下泄所致，并从玄府理论解释肾小球固有细胞足细胞功能，提出益气固摄治疗 IgA 肾病的学术观点。在临证中重用黄芪益气固摄治疗，疗效肯定。并主持国家自然基金课题青年基金项目——从玄府开阖理论探讨足细胞裂隙隔膜在 IgA 肾病中的实验基础和益气固摄法的干预作用。

第二节 研究成果

IgA 肾病（IgAN）是一组以系膜区 IgA 或 IgA 为主的免疫复合物沉积为特征的慢性肾小球肾炎。是亚洲人群发病率最高的原发性肾小球病，占 23.5%。西医学对本病的治疗尚无特效的治疗方法，虽然激素、免疫抑制剂在临床上应用已取得相当的成效，但多数不良反应大，停药易复发。中医药对本病的治疗有其特色优势，临床研究证实中药治疗可有效降低 IgA 肾病患者蛋白尿水平，延缓肾功能进展。现代医学对 IgA 肾病的描述可见病程中多伴有反复呼吸道感染，"邪之所凑，其气必虚"。现代医家认为本病属本虚标实之证。吴永君认为本病急性期属毒邪标实，邪瘀交阻为患；慢性期以气阴虚为本，毒邪瘀阻络脉为标；气滞血瘀、肾络瘀阻是 IgA 肾病的病理基础。吴康衡主张 IgA 肾病的本虚多责之肾，与肺、脾、肝关系密切；标实多为外感风热、湿热、瘀血；肾元亏虚尤其是肾阴虚和气阴两虚多为发病的核心。李建忠等对 IgA 肾病血尿中医用药规律进行了文献研究，发现其主要病机是热伤脉络及脾肾不固，属本虚（脾肾气虚、气阴两虚）标实（瘀血、湿热、热毒），虚实错杂之证；发病部位多在肾与膀胱，涉及肝、肺、脾、胃、心。现代流行病学研究也证实在 IgA 肾病的中医证候分析中，本虚常见的证型依次为气阴两虚证、肝肾阴虚证、脾肾气虚证和脾肾阳虚证。可见气虚在 IgA 肾病的发病中占有非常重要的作用。

IgA 肾病主要是系膜性病变，以往研究亦多侧重于系膜细胞在肾小球硬化中的作用，研究发现，在 IgA 肾病的发生发展中亦存在着足细胞的破坏。足细胞损伤，特别是其引起的裂隙隔膜改变在 IgA 肾病蛋白尿发生中的作用也引起了重视，稳定足细胞裂隙隔膜亦成为 IgA 肾病蛋白尿治疗的一个重要切入点。

"玄府"一词最早见于《素问·水热穴论》："所谓玄府者，汗空也。"张景岳《类经》曰："汗属水，水色玄，汗之所居，故曰玄府，从孔而出，故曰汗空，然汗由气化，出乎玄微，是亦玄府之义。"玄府最早特指汗孔而言。金元期间刘完素进一步延伸了"玄府"的内涵，开创"玄府气液理论"，其著《素问玄机原病式》谓："玄府者，谓玄微府也，然玄府者，无物不有，人之脏腑、皮毛、肌肉、筋膜、骨髓、爪牙，至于世之万物，尽皆有之，乃气出入升降之道路门户也……人之眼、耳、鼻、舌、身、意、神、识能为用者，皆由升降出入之通利也。"现代医家将玄府理论进一步扩展研究，广泛运用于心脑血管病、耳病、眼病、间质性肺病、肝病、皮肤病、糖尿病等疾病的诊治。如黄文强等认为"肝玄府"即肝窦内皮细胞，吕仕超认为"心玄府"即心肌微循环。将玄府的功能归纳为流通气液、渗灌气血、运转神机，以达到调理阴阳之效。中医认为玄府以开泄为顺，而现代医学拓展了玄府的功用，认为其病变总以开阖两端，或太过或不及，形态学表现为孔径增大或减小。我们由此提出疑问，肾脏的玄府实质是否与足细胞裂隙隔膜相关？足细胞裂隙隔膜对于人体精微物质（蛋白尿）的滤过的调节作用与玄府的开阖作用有异曲同工之妙。足细胞裂隙隔膜损伤，导致肾脏玄府开阖不利，产生蛋白尿、水肿等症状。故应予以固摄法治疗，这与何教授治疗慢性肾脏病蛋白尿采用益气固摄法相一致。为本研究以玄府理论治疗 IgA 肾病蛋白尿提供了临床依据。

益气固表之法是治疗玄府开阖太过的根本之法。《古今名医方论》："黄芪能补三焦而实卫,为玄府御风之关键。"固本通络冲剂(黄芪 30 g、女贞子 15 g、墨旱莲 15 g、丹参 15 g、鬼箭羽 15 g、泽兰叶 10 g、白茅根 30 g、土大黄 30 g 等)是我科治疗 IgA 肾病的经验方。该方以黄芪为主药益气固表、利水消肿,配合女贞子、墨旱莲补益肾精;白茅根、土大黄清热凉血止血;丹参、鬼箭羽、泽兰叶通络活血不留瘀。全方补清并举,补而不温燥,清而不伤正,诸药并用,共收益气固摄化瘀之功。

第三节 研究结果

1. 各组大鼠 24 h 尿蛋白定量检测结果

治疗前,模型组、中药组、科素亚组尿蛋白定量显著高于正常组,差异具有统计学意义($P<0.05$)。治疗后,中药组、科素亚组在 2 周、4 周的尿蛋白定量与模型组比较明显下降,具有显著统计学差异($P<0.05$)。详见表 3-5-1。

表 3-5-1 各组尿蛋白定量比较($\bar{x}\pm s$,mmol/L)

组别	n	尿蛋白定量 0 周	n	尿蛋白定量 2 周	n	尿蛋白定量 4 周
正常组	10	9.82±1.20*	10	9.92±1.20*	10	9.97±1.72*
模型组	10	17.10±4.59	10	17.37±4.48	8	17.52±2.16
中药组	10	16.96±3.71	10	10.37±2.53*#	10	10.97±2.40*#
科素亚组	10	17.86±4.36	9	10.56±5.15*#	10	10.60±2.92*#

注:与模型组比较,*$P<0.05$,**$P<0.01$;中药组与科素亚组比较,#$P<0.05$,##$P<0.01$;组内比较,与治疗 2 周比较,△$P<0.05$,△△$P<0.01$

2. 免疫组化法检测足细胞 Nephrin 和 CD2AP 蛋白的表达结果

正常组大鼠可见红棕色的 Nephrin、Podocin、CD2AP 和 α-actnin-4 蛋白表达于肾小球裂孔膜位置,沿基底膜呈线状分布;模型组大鼠的 Nephrin、Podocin 和 CD2AP 蛋白表达减少甚至消失,中药组、科素亚组均有表达;而模型组大鼠的 α-actinin-4 蛋白表达增加,中药组、科素亚组均有少量表达。

3. 各组大鼠肾组织足细胞相关蛋白的表达水平比较

治疗 2 周后检测结果显示与模型组比较,科素亚组的 Nephrin、Podocin 和 CD2AP mRNA 表达增加,具有显著统计学差异($P<0.01$,$P<0.05$)。治疗 4 周后检测结果显

示,中药组、科素亚组的 Nephrin、Podocin 和 CD2AP mRNA 表达均高于模型组,具有显著统计学差异($P<0.01$)。治疗 2 周与 4 周前后比较,中药组、科素亚组 Nephrin、Podocin 和 CD2AP mRNA 表达均有所增加,呈现一定的时效关系,具有显著统计学差异($P<0.01$,$P<0.05$)。

治疗 2 周后检测结果显示与模型组比较,中药组和科素亚组的 α-actnin-4 mRNA 表达均降低,具有显著统计学差异($P<0.01$)。治疗 4 周后检测结果显示,中药组、科素亚组的 α-actnin-4 mRNA 表达均低于模型组,具有显著统计学差异($P<0.01$)。治疗 2 周与 4 周前后比较,中药组、科素亚组 α-actnin-4 mRNA 表达均有所降低,呈现一定的时效关系,具有显著统计学差异($P<0.01$)。见表 3-5-2 至表 3-5-5。

表 3-5-2　各组 Nephrin mRNA 比较($\bar{x}\pm s$)

组　别	n	治疗 2 周	治疗 4 周
正常组	8	$0.176\pm0.031^{**}$	$0.174\pm0.031^{**}$
模型组	8	0.057 ± 0.017	$0.035\pm0.006^{\triangle}$
中药组	8	$0.066\pm0.011^{\#}$	$0.106\pm0.026^{**\#\triangle}$
科素亚组	8	$0.095\pm0.025^{**}$	$0.152\pm0.031^{**\triangle\triangle}$

注:与模型组比较,$^{*}P<0.05$,$^{**}P<0.01$;中药组与科素亚组比较,$^{\#}P<0.05$,$^{\#\#}P<0.01$;组内比较,与治疗 2 周比较,$^{\triangle}P<0.05$,$^{\triangle\triangle}P<0.01$

表 3-5-3　各组 CD2AP mRNA 比较($\bar{x}\pm s$)

组　别	n	治疗 2 周	治疗 4 周
正常组	8	$0.033\pm0.007^{**}$	$0.032\pm0.005^{**}$
模型组	8	0.012 ± 0.003	$0.008\pm0.001^{\triangle\triangle}$
中药组	8	$0.014\pm0.002^{\#}$	$0.022\pm0.006^{**\triangle\triangle}$
科素亚组	8	$0.020\pm0.004^{**}$	$0.026\pm0.004^{**\triangle\triangle}$

注:与模型组比较,$^{*}P<0.05$,$^{**}P<0.01$;中药组与科素亚组比较,$^{\#}P<0.05$,$^{\#\#}P<0.01$;组内比较,与治疗 2 周比较,$^{\triangle}P<0.05$,$^{\triangle\triangle}P<0.01$

表 3-5-4　各组 Podocin mRNA 比较($\bar{x}\pm s$,mmol/L)

组　别	n	治疗 2 周	治疗 4 周
正常组	8	$0.170\pm0.030^{**}$	$0.176\pm0.029^{**}$
模型组	8	0.057 ± 0.012	$0.039\pm0.007^{\triangle}$

续 表

组 别	n	治疗2周	治疗4周
中药组	8	0.105±0.029**	0.143±0.040**
科素亚组	8	0.084±0.022*	0.125±0.024**△△

注：与模型组比较，*P<0.05，**P<0.01；中药组与科素亚组比较，#P<0.05，##P<0.01；组内比较，与治疗2周比较，△P<0.05，△△P<0.01

表3-5-5　各组α-actinin-4 mRNA比较($\bar{x}$±s,mmol/L)

组 别	n	治疗2周	治疗4周
正常组	8	0.046±0.008**	0.041±0.014**
模型组	8	0.150±0.028	0.154±0.020
中药组	8	0.101±0.017**	0.058±0.017**#△△
科素亚组	8	0.101±0.018**	0.080±0.022**

注：与模型组比较，*P<0.05，**P<0.01；中药组与科素亚组比较，#P<0.05，##P<0.01；组内比较，与治疗2周比较，△P<0.05，△△P<0.01

4. 研究结论

IgA肾病主要是系膜性病变，以往研究亦多侧重于系膜细胞在肾小球硬化中的作用，研究发现，在IgA肾病的发生发展中亦存在着足细胞的破坏。足细胞损伤，特别是其引起的裂隙隔膜改变在IgA肾病蛋白尿发生中的作用也引起了大家的重视，蛋白尿是IgA肾病影响公认的预后的最主要的危险因素之一。临床研究均证实肾活检时超过1.0 g/24 h的尿蛋白水平即提示患者预后较差。因此稳定足细胞裂隙隔膜将成为IgAN蛋白尿治疗的一个重要切入点。Nephrin是成熟足细胞的标志，是肾小球滤过屏障裂隙隔膜（slit diaphragm，SD）上发现的第一个跨膜蛋白，也是SD的"主体"部分。属免疫球蛋白超家族的细胞黏附分子，由1241个氨基酸组成，分子量约180 kDa，与CD2AP、Podocin组成复合体，构成SD的拉链样结构，维持肾小球滤过屏障的完整性，阻止蛋白滤出。在肾脏中，Nephrin蛋白特异性地表达在足细胞SD上，对于维持正常的肾小球滤过功能具有重大意义。人类和大鼠缺乏Nephrin均将导致经典SD缺失和大量蛋白尿。而Nephrin的异常，无论是否有足细胞的脱落，都会导致蛋白尿。CD2AP作为一个结构蛋白，通过其SH3结构介导细胞骨架的组织。损坏CD2AP不仅影响SD的功能，还直接损害足细胞的细胞骨架，扰乱细胞骨架的稳定性并导致病理改变，从而导致大量蛋白尿。

　　玄府的功能可归纳为流通气液、渗灌气血、运转神机，以达到调理阴阳之效。其病变总以开阖两端，或太过或不及，形态学表现为孔径增大或减小。与现代医学对足细胞 SD 的认识存在高度相似性。足细胞损伤，以致肾小球滤过屏障功能破坏，通透性增加，即玄府开阖太过，导致尿蛋白排出增加。中医药对 IgA 肾病足细胞保护的机制研究时有报道，这与蛋白尿的病机脾肾气虚，统摄无权，导致封藏失职，精微下泄亦相吻合。而益气固表之法是治疗玄府开阖太过的根本之法。

　　本研究以益气固表之黄芪为主药的固本通络冲剂进行干预，观察其对肾玄府-足细胞裂隙隔膜的作用，研究结果发现固本通络方可明显降低 IgA 肾病大鼠的尿蛋白水平，改善 IgA 肾病大鼠病理损伤程度，减轻系膜细胞及基质增生，改善足突融合。且可明显下调足细胞 Nephrin、Prodocin 和 CD2AP 的蛋白及 mRNA 表达（$P<0.01$）；升高 α-actinin-4 蛋白及其 mRNA 表达，提示固本通络方能减轻 IgAN 大鼠蛋白尿作用可能与调节肾小球足细胞相关蛋白的表达，修复足细胞损伤，进而影响足细胞裂隙隔膜的开阖，从而修复肾小球滤过膜屏障有关。

第六章 应用抗纤灵方对阿霉素肾纤维化的 miRNA 表达谱的作用研究

（硕士生蒋宇峰）

第一节 蒋宇峰简介

主任医师，硕士研究生导师。自2003年起长期跟师上海市名中医何立群教授查房和门诊，在长期的临床工作中，深刻认识了中医理论在肾系病中的病因病机特点，在临证中，注重辨证论治，首重病机，沉耽脉诊，五行合参。勤于问道，上溯灵素，下汲各家经验，积极推动肾系病的学术发展。在诊疗之余，通过大量的临床病例观察，结合我科在肾系疾病中诊疗特色，运用肾系疾病的临证经验，在治法、用方、取药上不断总结提高。对于慢性肾脏病，通过辨病位、辨病因、辨病性，形成温补脾肾、祛风活血、清热化湿、理气机升降等系统规范化治疗慢性肾脏病的临床思维和方法，获得良好的口碑。在何教授指导下，以抗纤灵抗肾纤维化为核心，主持国家自然科学基金、上海市卫生局中医药科研基金项目多项，发表多篇中文核心和 SCI 论文，获得上海市科技进步奖、中华中医药学会科学技术奖等多个奖项。

第二节 研究成果

慢性肾脏疾病的进展是一个不可逆转的过程，最终导致终末期肾功能衰竭。肾纤维化几乎是所有肾脏疾病进展到终末期肾功能衰竭的共同病理途径，属于中医"肾络病"范畴。肾络病是从中医角度研究肾纤维化的，是各种中医致病因素损伤肾络脉引起的病理变化，其内涵是指疾病的发展过程中不同致病因素伤及肾络脉导致的络脉功能障碍及结构损伤的自身病变，外延同时包括络脉病变的致病因素及络脉病变引起的继发性脏腑组织病理改变。肾络即分布于肾脏区域的络脉并成为肾脏结构与功能的有机组成部分,肾脏病变往往表现为肾络的结构与功能失常。肾络在解剖形态上与肾小球的血管结构具有同一性,西医学认为肾单位是肾结构和功能的基本单位,由肾小体和肾小管组成。肾小体中的血管球是其主要组成部分,其毛细血管来自肾动脉的分支,进入肾小体后分为4～5个初级分支,这与络脉支横别出、逐层细分、随络脉不断分支、络体细窄迂曲的结构特点相吻合。因此,从结构上看,肾小球中的血管球符合络病学说中脉络的概念。络息成积是邪气稽留络脉、络脉瘀阻或瘀塞、瘀血与痰浊凝聚而形成的病变。

综上所述,肾络病证是络中营卫气血津液运行、输布及渗化失常,瘀滞痹阻的状态,包括致病因素所引起的脉络损伤和功能障碍,以及脏腑组织继发性病理改变。由于肾络瘀滞或虚滞证候,与贯穿多种慢性疑难肾脏病发生发展过程的共性规律具有高度相关性,导致"络息成积"的状态,这一状态为肾纤维化的主要病理基础,为络脉病变导致的继发性病理改变,成为肾纤维化发展加重的关键因素,这与肾间质纤维化是由于各种原发或继发性肾脏病持续发展,导致肾脏正常组织结构被细胞外基质所取代,并伴随肾脏功能不可逆损害的病理过程,其特征性的病理改变是肾小管萎缩伴间质成纤维细胞增生及细胞外基质的过度聚集是一致的。所以,何教授针对肾纤维化"络脉瘀阻、络息成积"的病理机制,依据"络以通为用"的原则,确立活血化瘀、通络祛毒的治疗大法治疗肾纤维化。

慢性肾衰竭(CRF)是一个复杂的动态变化过程,不少学者认为瘀血占有很重要的地位。叶任高认为瘀血是本病持续发展和肾功能进行性减退的重要原因,提出活血化瘀法贯穿始终。沈庆法认为本病以脏腑气血虚弱,尤以脾肾虚衰为主,湿浊邪毒壅阻为标,病变初期,以脾肾气虚兼风寒湿邪多见;病变中期,正虚渐甚,以气阴两虚、邪浊内壅渐重为主;病变后期,脾肾更亏,以脾肾阳虚夹湿热、瘀血、浊毒阻滞为突出。张琪认为其病机多属本虚标实,虚实夹杂之证,其中本虚以脾肾两虚为主,标实指邪实有外邪、湿浊热毒、瘀血等。慢性肾脏病肾纤维化是由各种病因引起的慢性进行性肾实质损害并进行性恶化,致使肾脏不能维持其基本功能。对于本病,中医学认为是由脏腑气血失职,久病入络,瘀血阻络而导致肾虚气化不利,浊不得泄,升清降浊功能紊乱,湿浊内蕴,日久必化为浊毒,湿浊毒内蕴日久导致血络瘀阻为患,瘀血阻络贯穿其始终,便形成肾络病。诸如慢性肾脏病患者临床上所出现的高凝状态及血尿、舌紫瘀斑等均由瘀血阻络日久所致,瘀血阻络,既是疾病的病理产物,又是疾病反复发作和迁延不愈的原因,久积于体内,从化为热,与热胶结,成瘀热;瘀热日久而致瘀血阻络,形成微癥瘕积聚而致肾纤维化;或阳气衰微,或阳虚阴盛之体,从寒而化,致瘀血阻络,形成微癥瘕积聚而导致肾纤维化。络脉病变的实质是湿、虚、瘀、毒互结,痹阻络脉。而慢性肾脏病肾纤维化病情虽复杂且变化多端,但在病变过程中辨证结果无论是脾肾气虚、肝肾阴虚还是阴阳两虚,其湿浊邪毒瘀阻始终是存在的,只是程度不同。可见慢性肾脏病肾纤维化病变的实质与络脉病变的实质在病机发展上是吻合的。有鉴于肾络病病机特点为本虚标实,毒瘀互结,日久入络而成肾络病,何教授拟定了以活血化瘀为主药的抗纤灵方,近年来,前期大量的药理及临床研究发现抗纤灵方具有抗炎、免疫调节的作用,且不良反应轻微。

抗纤灵方立方依据慢性肾衰竭的病机是本虚标实。本虚为脾肾阳虚、肝肾阴虚、气阴不足、阴阳两虚等,标实为湿浊、水停、动风、瘀血等。肾病日久,气血不足,气虚血虚,气机不畅,气滞血瘀,络脉阻塞,而慢性肾衰竭从发病至死亡,有肾小球纤维化,肾单位毁损,即所谓存在"微癥瘕"。所以从慢性肾衰竭病理上看,一直存在瘀血内停的表现。临床大量研究表明慢性肾衰竭患者或多或少有血瘀证。因此血瘀气滞、络脉阻塞是慢性肾衰竭的病机特点之一。如面色晦黯或黧黑、肌肤甲错、腰部有固定痛、唇甲青紫、舌质紫黯有瘀点、脉涩等。根据有关慢性肾衰竭、肾纤维化病因病机研究,何教授发现慢性肾衰竭、肾纤维化基本病机是肾虚血瘀。以及相关临床及动物实验研究显示,活血化瘀补肾中药复方及单体能延缓慢性肾脏病、肾纤维化进展。因此,从慢性肾脏病、肾纤维化病因病机及治疗方法的指导思想出发,我们确立了在扶正祛邪基础上着重活血化瘀的抗纤灵方组方,由丹参、制大黄、当归、怀牛膝、桃仁五味中药组成,以活血化瘀为主,兼以扶正泄浊。丹参、制大黄为君药,丹参一味功同四物汤,扶正补血活血,制大黄清热泄浊活血;桃仁为臣药,祛瘀活血;当归为佐药,补血活血;牛膝为使药,补肾活血,又引诸药归于肾经。方中丹参、制大黄活血清热,辅以当归、牛膝益肾补血活血,桃仁加强祛瘀活血之力,诸药合用,共为活血化瘀、扶正泄浊之功。纵观全方,以活血为特征,兼以扶正泄浊,攻补兼施,温凉并用,补中有通,行中有补,方证相符,药味组成精简,寒温并用,祛邪不伤正,扶正不留邪。因此,进一步研究肾间质纤维化的分子机制,探索有效的防治措施,对延缓终末期肾病 ESRD 的进程、延长患者寿命意义重大。为此我们进行了从 miRNA 表达谱研究抗纤灵方抑制肾脏纤维化的作用和机制的实验研究。

借助于现代科技手段(光镜、电镜等),慢性肾衰竭患者肾脏病理显示:血管狭窄或闭锁,成囊粘连,细胞增殖,ECM 沉积,炎性细胞浸润,局灶或节段性小球硬化等,有学者称为"微型癥瘕积",提出肾纤维化是发生在肾脏的微型癥积,肾络瘀阻是主要病理基础。西医学发现,慢性肾衰竭患者存在不同程度血流动力学的改变、凝血机制的激活、纤溶系统的异常等,这些病理变化与中医的血瘀一致。在治疗上,即使慢性肾衰竭患者没有宏观的血瘀表现,仍存在肾脏的微型癥积,活血化瘀治疗应贯穿疾病的全过程。中医学文献中没有关于肾小管间质纤维化的记载,但是借助光镜、电镜、免疫等现代分子生物技术手段来检测肾脏的病理形态学,认为肾小管间质纤维化的病理改变似属中医络病的范畴。络病学说是伴随着经络学说而发展起来的,经络学说一出现便受到历代医家的重视和推崇,正如《灵枢·经脉》所说:"经脉者,所以能决死生,处百病,调虚实,不可不通。"络病学说是指导内伤疑难杂病临床治疗的应用理论,掌握络病发病特点、病理变化、临床特征及治疗方药将会使许多病程较长、反复发作的难治性疾病的临床治疗取得新的突破,肾络病就是这样的一种疾病。西医学认为肾纤维化可能与间质成纤维细胞的激活有关,间质中的成纤维细胞是肾间质纤维化的主要效应细胞,间质成纤维细胞的激活是肾间质纤维化的中心环节。在炎症、缺血、缺氧、免疫反应、机械性的牵拉张力过高等因素的刺激下,间质成纤维细胞被激活,转变为肌成纤维细胞。其中最主要的是 Smad 信号传导通路,完整的 TGF-β/Smads 信号转导途径介导细胞外基质上皮-间充质转化(epithelial-mesenchymal transition,EMT)。这些病理机制的共同结果就是肾小管间质、肾小球毛细血管壁乃系膜区细胞外基质(extracelular matrix,ECM)明显增多,最终发展为肾小球硬化。其病理改变既包括正常胶原及 ECM 量的增加,又包括肾小球 ECM 的合成与降解的平衡状态失调,和中医络病学说络息成积具有一致性。

肾络病的病理机制中血行不畅、络脉失养、气血瘀滞、津凝痰结、络毒蕴结等病理变化涉及了血管活性物质调控异常、血管内皮细胞、血管平滑肌细胞的损伤机制、细胞外基质代谢异常、细胞因子及信号转导通路调控异常等生物学内容。津凝标志着正常分布的 ECM 的积聚增多,痰结则代表了 ECM 的异常分布。细胞、组织形态学的不可逆转的变化是络毒蕴结积聚的结果,也是络病发展的晚期阶段。因此,肾纤维化的发展在中医中应属肾络病的范畴。

抗纤灵方由丹参、制大黄、怀牛膝、当归、桃仁组成。多年来何教授从分子、细胞、生物水平对抗纤灵方的作用及机制进行了多方位的研究。本研究从 miRNA 表达谱研究抗纤灵方抑制肾脏纤维化的作用和机制的实验研究是既往研究的深入,从 miRNA 表达谱变化,寻找相关的靶基因来阐明抗纤灵抗肾纤维化的分子机制。

第三节 实 验 结 果

(1) 与假手术组相比,模型组肾功能显著下降,血肌酐、尿素氮、24 h 尿蛋白定量升高($P<0.05$);与模型组相比,低中高剂量抗纤灵方组、科素亚组明显改善肾功能,血肌

酐、尿素氮、24 h 尿蛋白定量明显降低($P<0.05$),抗纤灵方改善效果呈剂量依赖性(表 3-6-1)。

表 3-6-1 各组大鼠肾功能的改变($\bar{x}\pm S, n=9$)

组别	血肌酐($\mu mol/L$)	尿素氮(mmol/L)	24 h 尿蛋白定量(mg)
假手术组	12.91±3.00	18.77±2.35	21.31±2.24
模型组	23.90±2.23*	40.63±6.08*	50.34±9.25*
低剂量抗纤灵方组	21.69±2.21	40.27±5.96△	46.83±7.94
中剂量抗纤灵方组	20.22±2.30△	33.48±6.94△	36.71±10.20△
高剂量抗纤灵方组	16.63±2.22△	25.38±5.57△△▲	34.30±7.68△
科素亚组	20.91±3.28△	27.53±4.25△	36.75±7.10△

注:与假手术组比较,*$P<0.05$;与模型组比较,△$P<0.05$,△△$P<0.01$;与科素亚组比较,▲$P<0.05$

(2) 光镜观察,假手术组肾组织结构基本正常;模型组肾小球多呈中重度局灶节段性硬化,肾小管多颗粒、空泡样变性,大量炎症细胞浸润,间质纤维化,肾纤维化程度明显大于假手术组($P<0.05$);低中高剂量抗纤灵方组、科素亚组肾小球呈轻中度局灶节段性硬化,少量炎症细胞浸润,纤维化程度较模型组减轻,中、高剂量组差异明显($P<0.05$),低剂量组差异无统计学意义($P>0.05$)。

(3) 科素亚组肾组织中 TGF-β_1、Smad3、Col1a1、Col1a2 基因与高剂量抗纤灵方组相比,表达均明显升高($P<0.05$)。与模型组相比,低中高剂量抗纤灵方组、科素亚组表达量降低,抗纤灵方组随着用药剂量增加差异逐渐显著($P<0.05$),低剂量组差异无统计学意义($P>0.05$)(图 3-6-1)。

(4) 主成分分析显示中剂量抗纤灵方组和科素亚组相距最远,其他组介于中间位置,高剂量抗纤灵方组与假手术组相距最近。聚类分析显示假手术组样本聚集,低中高剂量抗纤灵方组与假手术组聚在一起。

(5) 差异表达基因分析显示,与模型组相比,假手术组存在 21 个 miRNA 差异表达,低中高剂量抗纤灵方组分别存在 6、11、18 个 miRNA 差异表达($P<0.05$),其中 miR-542-3、miR-15b、miR-6216、miR-344a-2、miR-542-1 在模型组中表达上调,在高剂量抗纤灵方组中表达下调,miR-107 在模型组中表达下调,在高剂量抗纤灵方组中表达上调(图 3-6-2)。

(6) 本次实验发现,与假手术组相比,模型组大鼠血肌酐、尿素氮、24 h 尿蛋白定量、肾间质损伤、TGF-β_1、Smad3、I 型胶原基因表达水平的变化及肾组织病理改变均显示

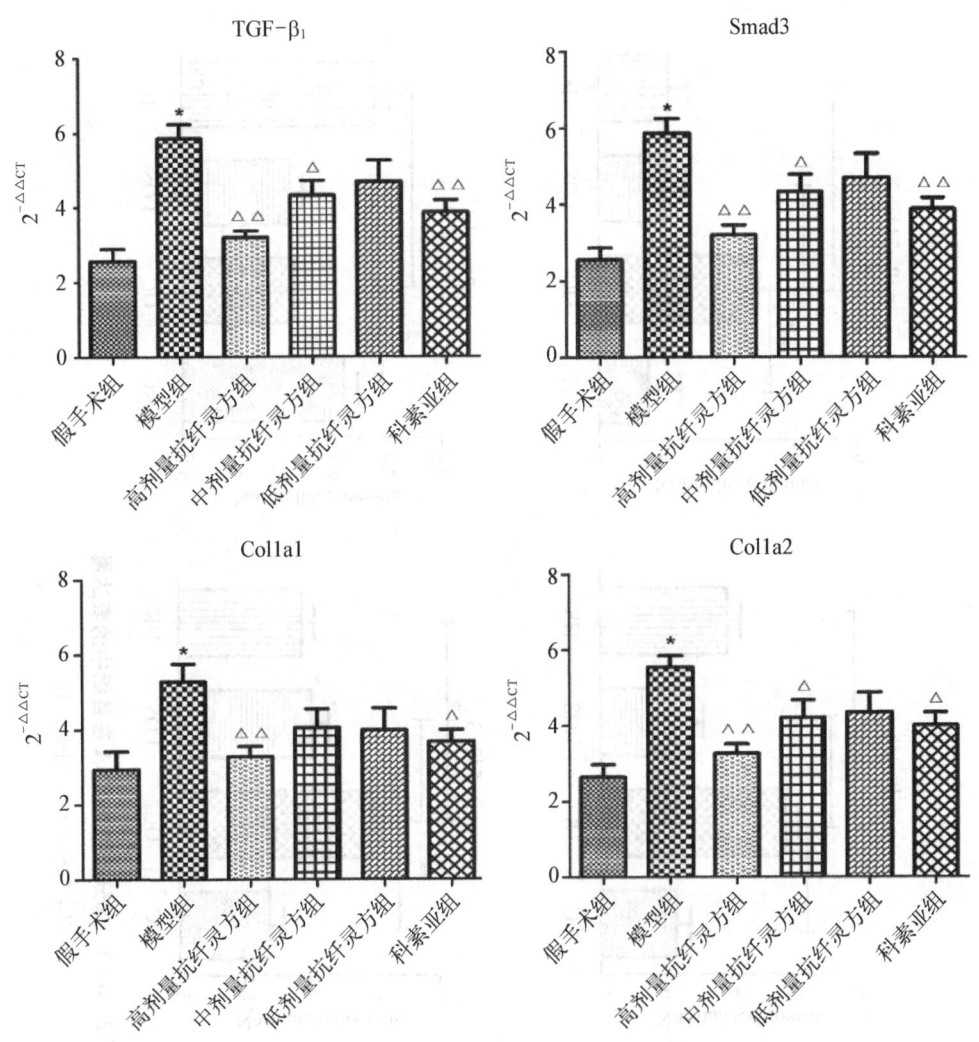

图 3-6-1 抗纤灵方对 TGF-β_1、Smad3、Col1a1、Col1a2 miRNA 表达的影响

注:与假手术组比较,$^*P<0.05$,$^{**}P<0.01$;与模型组比较,$^\triangle P<0.05$,$^{\triangle\triangle}P<0.01$

大鼠肾功能恶化且出现肾脏纤维化。与模型组相比,低中高剂量抗纤灵方、科素亚干预后,各组大鼠血肌酐、尿素氮、24 h 尿蛋白定量、肾间质损伤、TGF-β1、Smad3、Ⅰ型胶原基因表达水平显著下调($P<0.05$),说明抗纤灵方、科素亚能改善肾功能,对该基因的表达存在抑制作用,从而减轻肾脏纤维化。实验结果说明 TGF-β_1、Smad3、Ⅰ型胶原基因都参与肾纤维化的发展过程,与肾纤维化相关,TGF-β_1、Smad3 是 TGF-β_1/Smad3 信号通路的重要分子,促进Ⅰ型胶原合成,为下游产物,在肾纤维化过程发挥重要作用,提示肾脏组织受损后炎症细胞释放 TGF-β_1,激活 TGF-β_1/Smad3 信号通路,发挥促肾纤维化作用,形成闭合循环。为此,我们认为抗纤灵方通过抑制 TGF-β/Smad 信号

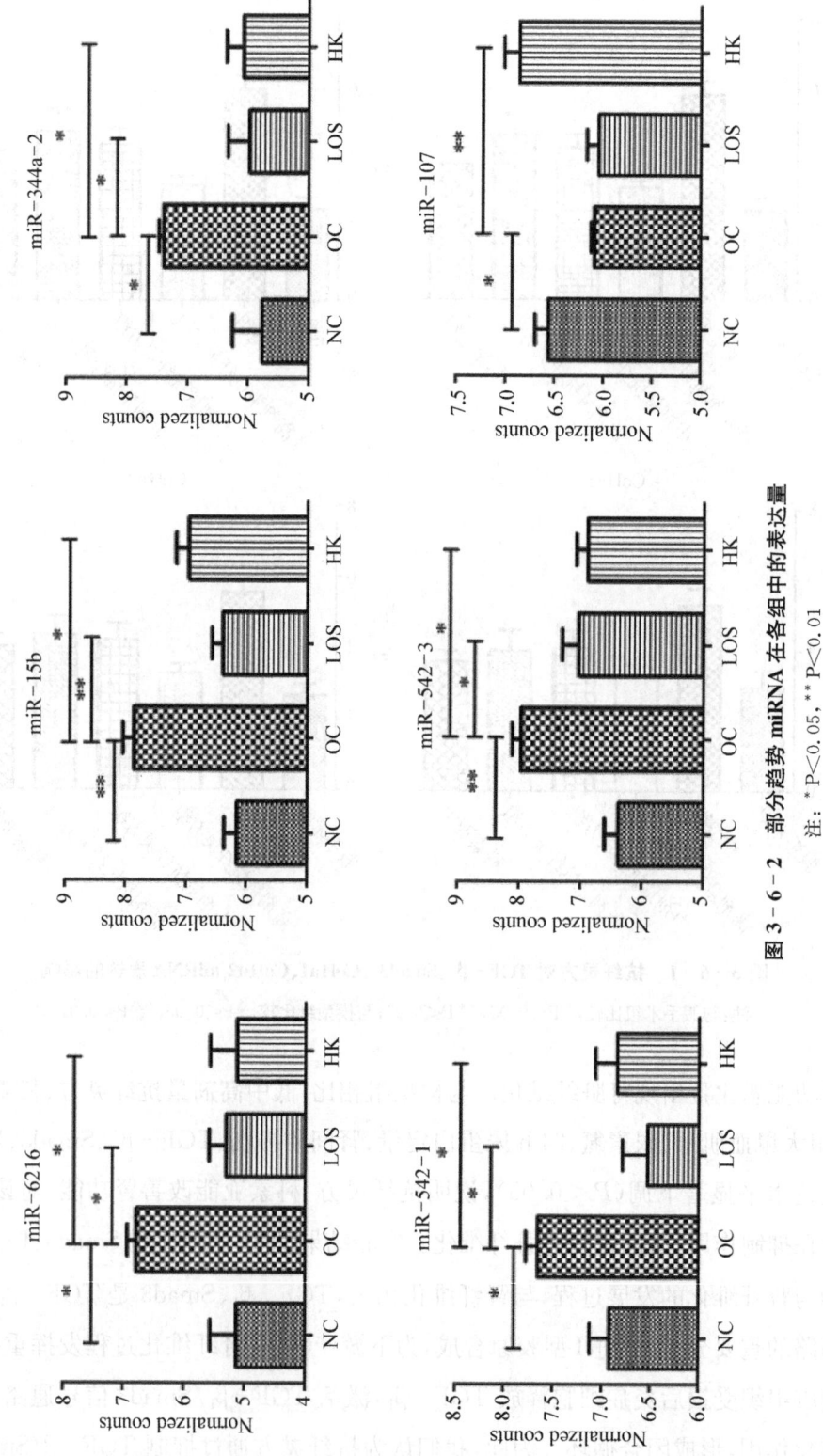

图 3-6-2 部分趋势 miRNA 在各组中的表达量

注：* $P<0.05$，** $P<0.01$

通路以及Ⅰ型胶原基因的表达,改善肾功能,延缓肾纤维化的进程,其中高剂量抗纤灵方作用效果最强。

(7) 抗纤灵方对阿霉素肾纤维化的 miRNA 表达谱的影响

许多研究证明 miRNA 参与调控纤维化的发展,本实验经高通量测序得到原始数据,通过数据转换、质量评估,去除接头序列和低质量读长,获得高质量的 clean reads,使用 HiSat2.0 将序列对比于大鼠 miRNA 数据库,Rnor_5 数据库,得到已知的 miRNA,使用 TPM 对 read counts 进行测序长度和测序深度的处理,使得各组大鼠可以直接进行对比分析。在得到各组大鼠肾组织的 miRNA 表达谱后,首先进行了主成分分析,主成分分析结果可见模型组与假手术组样本距离较大,说明两组大鼠的 miRNA 存在表达差异且差异较大,提示 miRNA 参与肾纤维化发病过程,与其他研究者研究结果一致。抗纤灵方与科素亚药物治疗干预后,低中高剂量抗纤灵方组、科素亚组与模型组呈不同程度距离,其中高剂量抗纤灵方与假手术组的距离最近,说明各组大鼠 miRNA 表达存在差异,且抗纤灵方对 miRNA 的表达存在一定影响,高剂量抗纤灵方影响最大。进一步通过聚类分析,我们发现假手术组聚集在一起,说明样本有比较好的重复性。抗纤灵低中高剂量组与假手术组聚在一起,表明抗纤灵组与假手术组表达谱相似,提示抗纤灵方的治疗存在一定的作用机制。

采用基因表达倍数变化大于 1.5 和 t 检验 <0.05 为标准进行差异表达基因的筛选,对差异表达基因数量进行统计。差异表达分析发现,与假手术组相比,模型组肾纤维化大鼠肾组织中 18 个 miRNA 表达上调、3 个 miRNA 下调,低中高剂量抗纤灵方组分别存在 6、11、18 个 miRNA 差异表达,说明这些差异表达的 miRNA 可能参与促肾脏纤维化的发生发展。在这些差异表达的 miRNA 中,miR-542-3、miR-15b、miR-6216、miR-344a-2、miR-542-1、miR-107 等均可见不同程度的表达上调或下调。与模型组相比,高剂量抗纤灵方组治疗后 miR-542-3、miR-15b、miR-6216、miR-344a-2、miR-542-1 表达被降低,miR-107 表达升高,差异具有统计学意义,提示高剂量的抗纤灵方能够显著降低肾纤维化大鼠上述 miRNA 的表达,使之趋向于假手术组,说明抗纤灵方能影响这些 miRNA 的表达,改善肾纤维化。

通过 TargetScan 和 miRbase 数据库比对,筛选 miRNA 潜在的靶基因,然后对靶基因进行 KEGG 通路分析,筛选出 Smad7、GaPt、TmLhe 相关靶基因,同时分析预测 TGF 信号通路和 Wnt 信号通路与差异 miRNA 的靶基因显著相关。同时通过细胞验证实验,筛选出 miR-15b 的对肾成纤维细胞的增殖影响最大,通过细胞增殖实验干扰 miR-15b 的表达回复验证,从抗纤灵治疗组中可以看出,高剂量抗纤灵组抑制成纤维细胞的的作用最明显。其对 Smad3、Col1a1、TGF-β_1、α-SMA 基因表达产生效应呈现剂量增强效应关系,这与本课题在其他方面的研究结果是相符的。

总结:本研究以阿霉素肾病大鼠模型为肾纤维化平台,研究活血化瘀方抗纤灵制剂对肾纤维化的效应机制的探讨。证实抗纤灵方能减少尿蛋白,改善肾功能,跟病理形态学方面改变具有良好的一致性。在 miRNA 表达谱聚类分析中,提示高剂量的抗纤灵治疗逆转治疗组纤维化,样本的表达谱越与正常对照组相近。通过功能分析发现,纤维化及抗纤维化过程与很多免疫相关的信号通路相关,提示免疫激活可能主导肾脏纤维化过程,并且与抗纤灵的作用机制相关。通过 miRNA 的 DEG 分析显示:筛选出 miR-15b 具有调节肾纤维化的靶分子。在细胞验证实验中证明其对抗纤灵的作用起到调控功能,证实高剂量抗纤灵的治疗效果更佳。验证了抗纤灵通过 TGF/Smad 信号通路调控 TGF-β_1、Smad3、Col1a1、α-SMA 的靶基因表达,起到抗肾纤维化的作用。本研究阐明了"活血化瘀"抗纤灵方对 miRNA 差异表达及 TGF-β 信号通路蛋白基因的调控的主要效应机制,为临床运用抗纤灵"活血化瘀"防治肾纤维化提供重要的实验依据。

第七章 应用中药复方治疗肾间质纤维化及糖尿病肾病实验研究

（博士生张新志）

第一节 张新志简介

中医内科学博士，主任中医师，硕士研究生导师。2007年9月攻读上海中医药大学博士研究生，师从著名中医肾病专家何立群教授。何教授善用健脾补肾、活血化瘀、清热燥湿、祛风通络、通腑泻浊、豁痰利窍、清热解毒等方法治疗各种原发及继发性肾脏病，誉满杏林。跟师16年，宗何教授治肾病之韬略，新病轻病清化祛风治其标，久病重病健脾补肾培其本，临床甚有疗效。入选上海市优秀青年中医临床人才，金山区卫生系统第七周期优秀人才，2016年参加"组团式援藏医疗队"，2019年6月被评为优秀援藏干部人才。跟师后，共发表核心期刊论文20余篇，获实用新型专利1项。主编著作1部，参编著作4部。主持或参与国家自然科学基金面上项目、上海市优秀学科带头人计划、上海申康医院发展中心、金山区科委等各级别6项课题。作为完成人之一，曾获教育部科学技术进步奖、中国中西医结合学会科学技术奖、上海市医学科技奖，上海市科学技术进步奖等奖项。现担任世界中医药学会联合会慢病管理专业委员会常务理事、世界中医药学会联合会医案专业委员会理事，及中国中药协会肾病中药发展研究专业委员会委员等学术职务。

第二节 研究成果

慢性肾脏病在我国发病率为10.8%，逐步进展，最终导致终末期肾脏病（ESRD）。而肾脏纤维化，包括肾间质纤维化是所有原发性及继发性肾脏病进展到ESRD的共同病理途径。何教授认为肾间质纤维化属于中医肾络病范畴。肾络病中肾络瘀滞或虚滞，导致络息成积的状态，与肾间质纤维化导致肾小管萎缩伴间质成纤维细胞增生及细胞外基质的过度积聚相一致。所以，何教授依据肾间质纤维化络脉瘀阻，络息成积的病理机制，遵循络以通为用的原则，确立了活血化瘀通络的治疗大法。

肾络病的病机是本虚标实。本虚包括脾肾阳虚、肝肾阴虚、气阴两虚、阴阳俱虚等，而标实可为瘀血、湿浊、水结、风动等。经进一步研究发现，慢性肾衰竭、肾纤维化的基本病机是肾虚血瘀。据此，何教授确立了肾络病在扶正基础上，着重活血化瘀的抗纤灵冲剂。药物组成：丹参、制大黄、当归、怀牛膝及桃仁。

一、抗纤灵冲剂的实验研究

（一）抗纤灵冲剂对肾功能及蛋白尿的影响

1. 对大鼠肾功能的影响

1) 对单侧输尿管梗阻（unilateral ureteral obstruction，UUO）组大鼠肾功能的影响（表3-7-1、表3-7-2）

表3-7-1 对UUO组大鼠肾功能的影响（$\bar{x}\pm S$）

组 别	UUO 7d		UUO 14d	
	血肌酐(μmol/L)	尿素氮(mmol/L)	血肌酐(μmol/L)	尿素氮(mmol/L)
抗纤灵组	17.50±1.64★▲△	4.33±0.42▲△	35.83±3.43▲△	6.16±1.13▲△
氯沙坦组	21.66±1.21▲△	4.68±0.51▲△	36.33±3.07▲△	6.18±0.81▲△
模型组	28.50±2.07△	5.36±0.60△	42.16±3.76△	7.86±0.68△
假手术组	9.66±1.63	2.53±0.38	9.66±1.21	2.51±0.29

注：与假手术组比较，$\triangle P<0.01$；与模型组比较，▲$P<0.01$，与氯沙坦组比较，★$P<0.01$

表3-7-2 对UUO组大鼠肾功能的影响（$\bar{x}\pm S$）

组 别	UUO 21d		UUO 28d	
	血肌酐(μmol/L)	尿素氮(mmol/L)	血肌酐(μmol/L)	尿素氮(mmol/L)
抗纤灵组	27.83±3.37★▲△	6.33±0.81▲△	25.83±3.76★▲△	5.00±0.33▲△
氯沙坦组	34.00±3.46△	5.85±0.82△	31.66±2.16△	5.63±0.61△
模型组	34.33±3.66△	6.86±0.93△	32.83±3.97△	6.20±0.80△
假手术组	10.01±1.54	2.61±0.44	11.00±0.89	2.80±0.30

注：与假手术组比较，$\triangle P<0.01$；与模型组比较，▲$P<0.01$，与氯沙坦组比较，★$P<0.01$

2) 对单侧输尿管梗阻再通(reversal of unilateral ureteral obstruction,RUUO)组大鼠肾功能的影响(表3-7-3、表3-7-4)

表 3-7-3 对 RUUO 组大鼠 Scr 的影响($\bar{x}\pm S$)

血肌酐(μmol/L)	14 d	21 d	28 d
抗纤灵组	33.10±2.20▲★	24.78±2.00▲★	21.55±1.19▲★
氯沙坦组	38.70±2.65▲▲	27.16±1.78▲	24.95±1.06▲▲
模型组	40.57±1.01△	32.76±1.49△	26.14±2.78△
假手术组	11.54±1.23	11.88±1.23	12.56±0.83

注:与假手术组比较,△△$P<0.05$,△$P<0.01$;与模型组比较,▲▲$P<0.05$,▲$P<0.01$。与氯沙坦组比较,★★$P<0.05$,★$P<0.01$

表 3-7-4 对 RUUO 组大鼠 BUN 的影响($\bar{x}\pm S$)

尿素氮(mmol/L)	14 d	21 d	28 d
抗纤灵组	5.52±0.02▲★	4.30±0.18▲★	3.41±0.21▲★
氯沙坦组	6.40±0.09▲	5.19±0.36▲	4.29±0.26▲
模型组	8.11±0.02△	6.03±0.92△	5.07±0.25△
假手术组	3.25±0.37	2.44±0.02	2.55±0.19

注:与假手术组比较,△△$P<0.05$,△$P<0.01$;与模型组比较,▲▲$P<0.05$,▲$P<0.01$。与氯沙坦组比较,★★$P<0.05$,★$P<0.01$

2. 对大鼠蛋白尿的影响

1) 对 UUO 组大鼠蛋白尿的影响(表 3-7-5)

表 3-7-5 对 UUO 组大鼠 24 h 尿蛋白定量的影响($\bar{x}\pm S$)

	7 d	14 d	21 d	28 d
假手术	3.731±2.083	4.149±1.319	4.549±0.855	7.789±2.544
模型组	8.600±1.763△	14.605±3.677△	14.972±1.996△	16.994±3.531△
抗纤灵	5.339±1.093▲	6.563±2.716▲	6.799±2.428▲★★	11.026±0.563▲★★
氯沙坦	5.504±1.873▲	8.884±1.131▲	9.284±0.864▲	14.467±1.243

注:与假手术组比较,△△$P<0.05$,△$P<0.01$;与模型组比较,▲▲$P<0.05$,▲$P<0.01$。与氯沙坦组比较,★★$P<0.05$,★$P<0.01$

2) 对 RUUO 组大鼠蛋白尿的影响(表 3-7-6)

表 3-7-6 对 RUUO 组大鼠 24 h 尿蛋白定量的影响($\bar{x}\pm S$)

尿蛋白(mg)	14 d	21 d	28 d
假手术组	4.22±0.487	4.174±0.816	4.423±0.725
抗纤灵组	5.896±0.832▲	5.345±2.187▲▲	5.146±1.893▲★★★
氯沙坦组	8.386±0.234▲	8.033±0.573▲	7.523±0.662▲
模型组	14.372±1.608△	13.511±2.483△	13.106±2.596△

注：与假手术组比较，△△$P<0.05$，△$P<0.01$；与模型组比较，▲▲$P<0.05$，▲$P<0.01$。与氯沙坦组比较，★★$P<0.05$，★$P<0.01$

对于 UUO 导致的梗阻性肾病，祖国医学认为脏腑气血失调，"久病入络""久痛入络"，血络瘀阻为患，瘀血阻络为其主要原因，且贯穿其始终。如王刚等认为在肾间质纤维化过程中，由于血流动力学的改变，免疫反应介导的凝血机制被激活，加速凝血酶原活化为凝血酶，促进纤维素在肾组织中沉积。王永钧等通过光镜、电镜检测，结合中医理论，认为肾间质纤维化是发生在肾脏的微型癥积，瘀血阻络则是其主要病理基础。

血瘀证贯穿梗阻性肾病慢性肾衰发病过程，在一定程度上，肾络瘀阻的程度可反映梗阻的程度，且活血化瘀中药在体内外均显示出明显的抗肾间质纤维化作用。我科的抗纤灵冲剂经科研及临床验证治疗早期慢性肾功能衰竭行之有效。近年来的研究显示，该方能明显减少 UUO 大鼠模型 α-SMA 的表达，抑制胶原的合成，同时可促进胶原的降解，抑制 TGF-β_1 激活肾间质成纤维细胞，拮抗 TGFβ_1 导致的 FN 表达和合成，下调 CTGF 的表达，抑制肾小管间质细胞向肌成纤维细胞转化，从而减缓肾间质纤维化的发生与发展。这与我们本次的研究结果相一致。

肾间质纤维化是各种炎症、非炎症性肾脏疾病进展至 ESRD 的共同通路，病程演变复杂且难以逆转，在各种原因所致的慢性肾脏病中，它是衡量慢性肾脏疾病进展的重要指标之一。同时也是反映肾功能下降严重程度和判定预后最重要、最准确的指标之一。

从研究结果可知，UUO 组大鼠肾功能总体上呈恶化趋势，而梗阻 7 d 再通后，可降低血肌酐、尿素氮，逆转肾功能恶化的态势。UUO 组大鼠尿蛋白排出持续增多；梗阻 7 d 再通后，尿蛋白排出逐渐减少。

本研究中，UUO 及 RUUO 抗纤灵组肾功能都显著改善，主要是因为抗纤灵冲剂以活血化瘀、扶正降浊之法立方，切合肾间质纤维化肾络瘀阻的病理基础，方证相符，故而效若桴鼓。本部分研究发现抗纤灵冲剂可减少尿蛋白排泄，抑制 TGF-β 合成及

EMT,使肾间质纤维化逐渐缓解,这可能是其干预肾功能恶化的主要机制之一。

(二) 抗纤灵冲剂对肾组织 TGF-β_1、CTGF、MMP9 及 TIMP1 表达的影响

1. 对 TGF-β_1 表达的影响

表 3-7-7　对 UUO 组 TGF-β_1 表达的影响($\bar{x}\pm S, n=6$)(μm^2)

组　别	7 d	14 d	21 d	28 d
抗纤灵组	41.91±2.98▲	116.46±10.40▲	133.60±8.73▲★★	171.45±11.69▲★★
氯沙坦组	50.16±3.73▲	130.47±8.91▲	167.12±20.64▲▲	224.28±12.68
模型组	77.54±5.60△	173.19±10.55△	205.06±9.01△	256.60±27.71△
假手术组	11.84±1.31	12.56±0.53	13.05±1.02	14.62±1.01

注:与假手术组比较,$^{\triangle}P<0.01$;与模型组比较,$^{\blacktriangle}P<0.01$,$^{\blacktriangle\blacktriangle}P<0.05$;与氯沙坦组比较,$\bigstar P<0.01$,$\bigstar\bigstar P<0.05$

表 3-7-8　对 RUUO 组 TGF-β_1 表达的影响($\bar{x}\pm S, n=6$)(μm^2)

组　别	14 d	21 d	28 d
抗纤灵组	106.21±7.25▲	74.98±7.07▲★★	42.46±3.11▲★
氯沙坦组	125.07±11.64▲	99.57±9.64	68.93±11.62
再通模型组	167.20±10.49△	116.56±9.08△	82.03±4.69△
假手术组	13.22±0.90	13.09±0.83	14.53±0.86

注:与假手术组比较,$^{\triangle}P<0.01$;与模型组比较,$^{\blacktriangle}P<0.01$,$^{\blacktriangle\blacktriangle}P<0.05$;与氯沙坦组比较,$\bigstar P<0.01$,$\bigstar\bigstar P<0.05$

2. 对 CTGF 表达的影响

表 3-7-9　对 UUO 组 CTGF 表达的影响($\bar{x}\pm S, n=6$)(μm^2)

组　别	7 d	14 d	21 d	28 d
抗纤灵组	138.77±5.46▲★	216.49±10.39▲★	233.65±8.73▲★	264.78±14.61▲★
氯沙坦组	180.25±13.37▲▲	282.79±15.57▲	317.09±20.77▲	391.09±12.07▲
模型组	210.71±16.21△	339.92±13.74△	405.02±22.95△	456.63±16.56△
假手术组	11.55±1.27	11.97±0.47	12.14±0.67	12.25±0.95

注:与假手术组比较,$^{\triangle}P<0.01$,$^{\triangle\triangle}P<0.05$;与模型组比较,$^{\blacktriangle}P<0.01$,$^{\blacktriangle\blacktriangle}P<0.05$;与氯沙坦组比较,$\bigstar P<0.01$,$\bigstar\bigstar P<0.05$

表 3－7－10　对 RUUO 组 CTGF 表达的影响（$\bar{x}\pm S, n=6$）（μm²）

组　别	14 d	21 d	28 d
抗纤灵组	239.42±55.60▲★★	159.90±12.90▲★★	145.62±7.95▲★★
氯沙坦组	286.65±38.08▲	206.13±10.28▲	181.55±6.21▲▲
再通模型组	343.81±38.03△	266.59±20.71△	215.36±18.76△
假手术组	11.74±1.29	12.03±0.79	12.18±0.63

注：与假手术组比较，△$P<0.01$；△△$P<0.05$；与模型组比较，▲$P<0.01$，▲▲$P<0.05$；与氯沙坦组比较，★$P<0.01$，★★$P<0.05$

3. 对 MMP9 表达的影响

表 3－7－11　对 UUO 组 MMP9 表达的影响（$\bar{x}\pm S, n=6$）（μm²）

组　别	7 d	14 d	21 d	28 d
抗纤灵组	135.59±5.98▲	88.76±6.68▲★★	67.05±8.07▲▲	59.93±3.40▲★
氯沙坦组	122.19±11.70	71.86±4.87	58.75±7.25	47.54±4.75
模型组	105.05±7.20△	60.21±5.01△	45.12±7.34△	32.28±2.39△
假手术组	9.49±0.81	8.58±0.59	8.66±0.93	8.72±0.66

注：与假手术组比较，△$P<0.01$；△△$P<0.05$；与模型组比较，▲$P<0.01$，▲▲$P<0.05$；与氯沙坦组比较，★$P<0.01$，★★$P<0.05$

表 3－7－12　对 RUUO 组 MMP9 表达的影响（$\bar{x}\pm S, n=6$）（μm²）

组　别	14 d	21 d	28 d
抗纤灵组	92.23±6.14▲	108.90±7.59▲▲	130.12±8.54▲★
氯沙坦组	81.15±8.25	93.01±3.95	103.33±7.96
再通模型组	65.12±8.86△	88.90±9.17△	97.51±6.55△
假手术组	8.09±0.63	8.25±0.75	8.13±0.44

注：与假手术组比较，△$P<0.01$；△△$P<0.05$；与模型组比较，▲$P<0.01$，▲▲$P<0.05$；与氯沙坦组比较，★$P<0.01$，★★$P<0.05$

4. 对各组大鼠肾组织 TIMP1 表达的影响

表 3-7-13 对 UUO 组 TIMP1 表达的影响($\bar{x}\pm S, n=6$)(μm^2)

组 别	7 d	14 d	21 d	28 d
抗纤灵组	38.79±3.44▲	91.50±5.93★★	135.30±7.77▲★	169.94±8.77▲★★
氯沙坦组	50.30±4.73▲	117.77±8.54▲	178.81±12.07▲▲	201.02±7.51▲
模型组	68.17±7.55△	154.84±7.03△	205.19±9.00△	241.95±14.74△
假手术组	10.24±0.94	10.38±0.72	10.28±0.39	10.07±0.44

注：与假手术组比较，$\triangle P<0.01$；$\triangle\triangle P<0.05$；与模型组比较，▲$P<0.01$，▲▲$P<0.05$；与氯沙坦组比较，★$P<0.01$，★★$P<0.05$

表 3-7-14 对 RUUO 组 TIMP1 表达的影响($\bar{x}\pm S, n=6$)(μm^2)

组 别	14 d	21 d	28 d
抗纤灵组	88.65±10.00▲★★	66.79±4.33▲★	44.07±4.25▲★
氯沙坦组	113.02±6.88▲	88.05±3.18▲▲	68.25±3.61
再通模型组	151.69±10.03△	105.09±9.74△	75.40±4.84△
假手术组	10.33±0.56	10.04±0.52	10.23±0.47

注：与假手术组比较，$\triangle P<0.01$；$\triangle\triangle P<0.05$；与模型组比较，▲$P<0.01$，▲▲$P<0.05$；与氯沙坦组比较，★$P<0.01$，★★$P<0.05$

TGF-β_1 是纤维化进程中最主要的、作用最强的关键细胞因子，一直被认为是肾间质纤维化治疗的靶点。本研究中，UUO 组 TGF-β_1 阳性表达面积持续增加，大鼠肾间质纤维化逐渐加重。而梗阻 7 d 再通后，TGF-β_1 阳性表达面积逐渐减少，肾间质纤维化呈现出日益缓解的趋势。在对肾间质纤维化的干预过程中，抗纤灵冲剂与氯沙坦具有相似的作用效果，抗纤灵冲剂更优，二者的抗纤维化机制可能与抑制了关键致纤维化因子 TGF-β_1 的生物活性有关。

CTGF 是 TGF-β 的下游作用因子，在正常生理状态下表达水平较低，生物学效应较单一，可能仅介导 TGF-β 的促纤维化效应，即刺激Ⅰ、Ⅲ、Ⅳ型胶原和纤维连接蛋白等 ECM 成分的合成，还可与受体结合诱导成纤维细胞增生及整合素的表达，并且可使各种肾脏细胞表型改变，增殖肥大，促进肾纤维化的发生发展，是肾间质纤维化的一个共同关键因子，其作用可被 TGF-β 特异性诱导和增强。通过阻断 CTGF 可能减轻 TGF-β 诱导组织纤维化的效应，同时保留 TGF-β 有利的抗炎症和抗肿瘤细胞增生的效应。本研究表明，UUO 大鼠肾间质纤维化逐渐加重，而 UUO 7 d 解除梗阻后肾间质纤维化呈日益缓解趋势，这可能与抗纤灵冲剂及氯沙坦抑制了 CTGF 活性,阻止了其介导 TGF-β_1 致纤维化作用有关。

MMP9 是明胶酶类中的一种,能够降解多种基质成分,是基质金属蛋白酶(MMPs)家族中重要成员之一。肾小球细胞外基质主要成分为 IV 型胶原和纤连蛋白,MMP9 能够降解明胶和基底膜胶原(IV 型胶原),还能降解 V、VII、X 型胶原。也可降解弹性纤维。我们的研究发现,在 UUO 疾病过程中,随着 MMP9 逐渐降低,肾小管间质纤维化持续加重,而在药物干预后,抗纤灵冲剂能显著增加 MMP9 在肾小管间质的阳性表达,抑制肾小管间质纤维化的形成,且疗效明显优于氯沙坦。再通后,肾小管间质纤维化逐渐减轻,在药物干预后,抗纤灵冲剂能显著增加 MMP9 在肾小管间质的阳性表达,抑制肾小管间质纤维化的形成,且疗效明显优于氯沙坦,此种疗效优势在再通 28 d 时尤为显著。抗纤灵冲剂及氯沙坦可增加 MMP9 在肾间质的表达,可能是干预肾间质纤维化的机制之一。

基质金属蛋白酶组织抑制剂(TIMPs)是 MMPs 的抑制物。其中,TIMP1 能抑制大多数的 MMPs,更是 MMP9 主要的抑制物,可增加 ECM 在基质的沉积,导致肾间质纤维化。UUO 时,肾小管间质纤维化持续加重,在此过程中,抗纤灵冲剂及氯沙坦均能减少 TIMP1 在肾小管间质的阳性表达,抑制肾小管间质纤维化的形成,且前者疗效明显优于后者。梗阻 7 d 再通后,肾小管间质纤维化逐渐缓解,在此过程中,抗纤灵冲剂及氯沙坦均能减少 TIMP1 在肾小管间质的阳性表达,抑制肾小管间质纤维化的形成,且前者疗效明显优于后者。

总之,在 UUO 中,TGF-β_1、CTGF、TIMP1 在肾组织表达增加,MMP9 表达则减少,纤维化逐渐加重;而在 RUUO 中,TGF-β_1、CTGF、TIMP1 在肾组织表达逐渐减少,MMP9 表达则逐渐增多,纤维化动态缓解。抗纤灵冲剂正是通过调节它们在肾组织的表达,增加 ECM 降解、减少 ECM 合成,恢复 ECM 稳态,从而缓解肾间质纤维化的。而氯沙坦的抗纤维化效应除上述机制外,可能与抑制 RAS 活化也有一定的关系。

(三) 抗纤灵冲剂对 P38MAPK 信号传导通路的影响

1. 对 UUO 组 P38 蛋白表达的影响

表 3-7-15 对 UUO 组 P38 蛋白表达的影响($\bar{x}\pm S$)

组别	7 d	14 d	21 d	28 d
假手术组	0.008±0.002	0.004±0.002	0.004±0.003	0.002±0.001
模型组	0.946±0.010$^\triangle$	1.060±0.003$^\triangle$	1.117±0.003$^\triangle$	1.308±0.719$^\triangle$

续 表

组 别	7 d	14 d	21 d	28 d
抗纤灵组	0.740±0.028▲★★	0.816±0.017▲★	0.867±0.013▲★	1.008±0.020▲
氯沙坦组	0.800±0.008▲	0.866±0.005▲	0.915±0.010▲	1.052±0.001▲

注：与假手术组比较，$\triangle P<0.01$；与模型组比较，▲$P<0.01$；与氯沙坦组比较，★$P<0.01$，★★$P<0.05$

2. 对 RUUO 组 P38 蛋白表达的影响

表 3-7-16 对 RUUO 组 P38 蛋白表达的影响($\bar{x}\pm S$)

组 别	14 d	21 d	28 d
假手术组	0.006±0.001 2	0.004 7±0.000 6	0.004 0±0.001 9
模型组	1.044 4±0.0026△	0.863 3±0.019 9△	0.646 3±0.002 7△
抗纤灵组	0.688 5±0.032 1▲★	0.602 7±0.056 8▲	0.472 0±0.007 5▲★
氯沙坦组	0.783 9±0.002 3▲	0.650 6±0.013 4▲	0.508 0±0.008 3▲

注：与假手术组比较，$\triangle P<0.01$；与模型组比较，▲$P<0.01$；与氯沙坦组比较，★$P<0.01$，★★$P<0.05$

在肾间质纤维化发生发展进程中，许多信号转导通路参与其中。如丝裂原活化蛋白激酶（mitogen-activated Protein kinase，MAPK）信号通路、Rho-ROCK 信号通路、TGF-β/Smads 信号通路等，由它们构成了复杂的信号网络，共同调控着肾间质纤维化的发展转归。其中，MAPK 信号转导通路是真核细胞调控机制中分布最广、介导细胞外信号引起细胞核反应的主要信号系统，在信号传递过程中占据相当重要的地位，被认为是与细胞增殖、分化或凋亡调控密切相关的细胞信号转导途径，是细胞外信号引起增殖、分化等核反应的共同途径或汇聚点。近年研究发现，TGF-β_1 可使 P38MAPK 活化，从而在肾间质纤维化中起着重要作用。因此，抑制 P38MAPK 的活化及分泌可望成为阻断或延缓肾间质纤维化的一条较好途径。

本研究表明，UUO 时，P38 活化程度持续升高，加剧了肾小管间质纤维化的进程。抗纤灵冲剂及氯沙坦均能下调 P38 蛋白表达水平，抑制肾小管间质纤维化的形成，但以前者的作用更为显著。而再通后，P38 活性逐渐下降，从而促进了肾小管间质纤维化的减轻。抗纤灵冲剂及氯沙坦均能下调 P38 蛋白表达水平，抑制肾小管间质纤维化的形成，但以前者的作用更为显著。

本实验提示，UUO 模型组 P38 蛋白表达持续增多，RUUO 模型组则逐渐减少，且与第二部分中 TGF-β_1 在肾组织中的阳性表达趋势相一致,说明 P38MAPK 作为 TGF-β_1 下游的信号介质,在肾小管间质纤维化发生中具有重要作用,而 P38MAPK 和 TGF-β_1 的相互作用可能是 UUO 及 RUUO 肾纤维化过程发展和维持的一种潜在机制,抗纤灵冲剂可能是通过抑制 TGF-β_1 活性及 P38MAPK 信号转导通路的活化在肾间质纤维化中发挥重要作用的。抑制 P38MAPK 的活化及分泌可望成为阻止或延缓肾纤维化的一条较好途径。

(四)抗纤灵冲剂对定制基因芯片 CTGF、MAPK8、COL4α3 及 MMP9 表达的影响

1. 对 CTGF 基因表达的影响

表 3-7-17 对 UUO 组 CTGF 基因表达的影响

时 间	模型/假手术	抗纤灵/模型	抗纤灵/氯沙坦	氯沙坦/模型
14 d	7.12	−1.79	−1.46	−1.23
21 d	8.26	−1.63	−1.3	−1.25
28 d	6.55	−1.63	−1.34	−1.21

表 3-7-18 对 RUUO 组 CTGF 基因表达的影响

时 间	模型/假手术	抗纤灵/模型	抗纤灵/氯沙坦	氯沙坦/模型
14 d	6.64	−1.75	−1.44	−1.22
21 d	4.75	−1.8	−1.49	−1.21
28 d	3.34	−2.23	−1.93	−1.16

2. 对 MAPK8 基因表达的影响

表 3-7-19 对 UUO 组 MAPK8 基因表达的影响

时 间	模型/假手术	抗纤灵/模型	抗纤灵/氯沙坦	氯沙坦/模型
14 d	5.28	−1.7	−1.32	−1.28
21 d	4.52	−1.5	−1.19	−1.26
28 d	5.37	−1.31	−1.03	−1.27

表 3-7-20 对 RUUO 组 MAPK8 基因表达的影响

时间	模型/假手术	抗纤灵/模型	抗纤灵/氯沙坦	氯沙坦/模型
14 d	5.69	−1.64	−1.24	−1.32
21 d	4.17	−1.96	−1.24	−1.58
28 d	3.55	−2.1	−1.21	−1.74

3. 对 COL4α3 基因表达的影响

表 3-7-21 对 UUO 组 COL4α3 基因表达的影响

时间	模型/假手术	抗纤灵/模型	抗纤灵/氯沙坦	氯沙坦/模型
14 d	10.37	−1.5	−1.26	−1.19
21 d	10.27	−1.52	−1.27	−1.2
28 d	14.34	−1.48	−1.17	−1.27

表 3-7-22 对 RUUO 组 COL4α3 基因表达的影响

时间	模型/假手术	抗纤灵/模型	抗纤灵/氯沙坦	氯沙坦/模型
14 d	17.16	−1.94	−1.36	−1.43
21 d	12.97	−2.48	−1.59	−1.56
28 d	9.18	−3.04	−1.76	−1.73

4. 对 MMP9 基因表达的影响

表 3-7-23 对 UUO 组 MMP9 基因表达的影响

时间	模型/假手术	抗纤灵/模型	抗纤灵/氯沙坦	氯沙坦/模型
14 d	3.16	1.51	1.22	1.24
21 d	2.82	1.57	1.21	1.29
28 d	1.79	1.51	1.23	1.23

表 3-7-24 对 RUUO 组 MMP9 基因表达的影响

时间	模型/假手术	抗纤灵/模型	抗纤灵/氯沙坦	氯沙坦/模型
14 d	1.88	1.25	1.06	1.18
21 d	3.01	1.17	1.08	1.09
28 d	4.46	1.2	1.15	1.04

为了明确导致肾间质纤维化的相关基因在 UUO 及 RUUO 大鼠模型中是否存在动态变化,并据此深入阐释 RIF 的致病机理。我们按实验课题需要定制了 PCR 芯片,该芯片主要包括 TGF-β/smads 信号通路、TGF-βPI3k 信号通路、P38MAPK 信号通路、Rho-ROCK 信号通路有关的 84 个标志基因。我们的定制芯片有以下优点：PCR 芯片主要是针对某些特定的通路、功能或是疾病而设计的,因此该芯片检测目的性更强,针对性更明确。

本研究中发现,PCR Array 结果显示呈现明显差异表达(≥1.5 倍)的基因有 4 条,分别是 CTGF、MAPK8、COL4α3、MMP9 基因。

本实验结果表明：UUO 组各时间点模型组 CTGF 基因水平分别较假手术组上调 7.12 倍、8.26 倍及 6.55 倍,均＞2 倍,具有非常显著差异。经抗纤灵冲剂灌胃干预,各时间点抗纤灵组 CTGF 基因表达分别比模型组下调 1.79 倍、1.63 倍、1.63 倍,下调均＞1.5 倍,具有明显差异。RUUO 组各时间点模型组 CTGF 基因水平分别较假手术组上调 6.64 倍、4.75 倍及 3.34 倍,均＞2 倍,具有非常显著差异。经抗纤灵冲剂灌胃干预,各时间点抗纤灵组 CTGF 基因表达分别比模型组下调 1.75 倍、1.8 倍、2.23 倍,下调均＞1.5 倍,具有明显差异。可见,无论是在 UUO 还是在 RUUO 模型大鼠,抗纤灵冲剂都可以有效诱导 CTGF 基因表达下调,同时免疫组织化学也验证了 CTGF 蛋白在肾脏组织的表达沉积与基因的变化趋势相一致,说明抗纤灵冲剂是通过抑制 CTGF 基因表达发挥其抗纤维化效应的。而氯沙坦未见明显的诱导 CTGF 基因下调的作用。

本实验结果显示：UUO 组各时间点模型组 MAPK8 基因水平分别较假手术组上调 5.28 倍、4.52 倍及 5.37 倍,均＞2 倍,具有非常显著差异。经抗纤灵冲剂灌胃干预,各时间点抗纤灵组 MAPK8 基因表达分别比模型组下调 1.7 倍、1.5 倍、1.31 倍,14 d 及 21 d UUO 组下调均＞1.5 倍,具有明显差异。RUUO 组各时间点模型组 MAPK8 基因水平分别较假手术组上调 5.69 倍、4.17 倍及 3.55 倍,均＞2 倍,具有非常显著差异。经抗纤灵冲剂灌胃干预,各时间点抗纤灵组 MAPK8 基因表达分别比模型组下调

1.64倍、1.96倍、2.1倍,下调均>1.5倍,具有明显差异。可见,抗纤灵冲剂可以有效诱导MAPK8基因表达下调,同时免疫组织化学也验证了P38蛋白在肾脏组织的表达沉积与基因的变化趋势相一致,说明抗纤灵冲剂是通过抑制MAPK8基因表达发挥其抗纤维化效应的,而氯沙坦作用没有抗纤灵冲剂明显。研究表明TGF-β_1可以诱导MAPK8基因的表达上调,故而抑制TGF-β_1可有效抑制MAPK通路的活化,延缓肾间质纤维化的发生与发展。

本实验研究结果表明:UUO组各时间点模型组COL4α3基因水平分别较假手术组上调10.37倍、10.27倍及14.34倍,均>2倍,具有非常显著差异。经抗纤灵冲剂灌胃干预,各时间点抗纤灵组COL4α3基因表达分别比模型组下调1.5倍、1.52倍、1.48倍,14 d及21 d再通组下调均>1.5倍,具有明显差异。RUUO组各时间点模型组COL4α3基因水平分别较假手术组上调17.16倍、12.97倍及9.18倍,均>2倍,具有非常显著差异。经抗纤灵冲剂灌胃干预,各时间点抗纤灵组COL4α3基因表达分别比模型组下调1.94倍、2.48倍、3.04倍,下调均>1.5倍,具有明显差异。综上所述,抗纤灵冲剂及氯沙坦可以有效诱导COL4α3基因表达下调,说明抗纤灵冲剂及氯沙坦是通过抑制COL4α3基因表达发挥其抗纤维化效应的,并且在UUO及RUUO整个过程中,抗纤灵冲剂都有显著疗效,而后者主要在RUUO的后期有显著疗效。

在生理状态下,MMPs与细胞基质之间及各种影响细胞基质产生与降解的因素之间均保持着一种动态平衡,以完成正常的生理功能,一旦受到某些因素的影响,这种动态平衡将被打破,出现病理状态,导致细胞外基质产生增多,降解减少,继而细胞外基质堆积,最终产生纤维化。本实验结果表明:UUO组14 d、21 d模型组MMP9基因水平分别较假手术组上调3.16倍、2.82倍,均>2倍,具有非常显著差异;28 d基因上调1.79倍,上调>1.5倍,具有明显差异。经抗纤灵冲剂灌胃干预,各时间点抗纤灵组MMP9基因表达分别比模型组上调1.51倍、1.57倍、1.51倍,上调均>1.5倍,具有明显差异。RUUO组:21 d、28 d模型组MMP9基因水平分别较假手术组上调3.01倍及4.46倍,均>2倍,具有显著差异;14 d模型组上调1.88倍,>1.5倍,具有明显差异。经抗纤灵冲剂灌胃干预,各时间点抗纤灵组MMP9基因表达比模型组上调均<1.5倍,不具有明显差异。可见,抗纤灵冲剂可以有效诱导MMP9基因表达上调,同时免疫组织化学也验证了MMP9在肾脏组织的表达沉积与基因的变化趋势相一致,说明抗纤灵冲剂是通过上调MMP9基因表达发挥其抗纤维化效应的。而氯沙坦诱导MMP9基因表达上调的作用显著弱于抗纤灵冲剂。

根据本实验研究数据可以得出如下结果：抗纤灵冲剂既可作用于促纤维化基因 CTGF，又可作用于抗纤维化基因 MMP9，还可作用于 MAPK8 通路基因及胶原基因 COL4α3，有效动态调控肾脏中多个系统的基因表达水平，从而多途径、多靶点地改善肾间质纤维化。

（五）总结

(1) 本课题采用 UUO 及 RUUO 模型大鼠，制备肾间质纤维化动物模型成功。

(2) 抗纤灵冲剂能够改善肾功能，减少尿蛋白。

(3) 抗纤灵冲剂是干预肾间质纤维化的疗效确切的中药复方制剂。抗纤灵冲剂可能是通过降低尿蛋白排出量，抑制 TGF-β_1 蛋白合成，减少 EMT；降低 AngⅡ的生成，抑制 RAS 活性；下调 CTGF 基因表达，减少其蛋白表达，减轻 ECM 沉积；下调 MAPK8 基因表达，减少 P38 蛋白表达，抑制 P38MAPK 通路活化；下调 COL4α3 基因表达，减轻其在肾间质的沉积；上调 MMP9 基因表达，增加其蛋白表达，促进 ECM 降解；降低 TGF-β_1 及 TIMP1 在肾组织的蛋白表达，减少 ECM 沉积等诸多途径，恢复 ECM 合成与降解的稳态，从而防治肾间质纤维化的。

(4) 氯沙坦对肾间质纤维化也有一定的改善作用，可能与其抑制 RAS 的活性有关。

二、糖肾宁的实验研究

糖尿病肾病，即消渴肾病，属于消渴、水肿、关格等范畴。本病为本虚标实，虚实夹杂之证。本虚为气阴两虚、阴阳两虚，标实为瘀血、水湿、痰浊等。本病病位在肾，肾气从阳则开，从阴则阖。肾阳虚衰，关门不利则水邪积聚，气虚则血液瘀滞不行，终致水瘀互结，所以肾虚血瘀是消渴肾病的主要病机。瘀血既是糖尿病肾病的病理产物，又是其加重的重要因素。气虚血瘀是贯穿糖尿病肾病病程始终的病理变化。所以，根据久病入络，久病必瘀的规律，何教授确立了益气养阴、活血化瘀的治则。

法随证立，方从法出，针对糖尿病肾病气阴两虚、瘀血阻络的病机，根据多年临床经验，何教授创立了益气养阴、益肾活血的糖肾宁方。药物组成：太子参、生黄芪、生地黄、泽兰、鹿角片、川黄连。

（一）糖肾宁保护糖尿病肾病大鼠肾小管功能的研究

糖尿病肾病是糖尿病特发性全身微血管病变的肾脏表现，是糖尿病最常见的并发症，也是糖尿病患者的主要死亡原因之一。以往对糖尿病肾病的研究一直聚焦于肾小球,其实,其损害除累及肾小球、肾间质、肾血管外,肾小管也常受累。Gilbert 等认为,糖尿病肾病在肾小球滤过膜发生变化的同时甚至之前,小管间质已经发生病变。

表 3-7-25　各组大鼠治疗 8 周后血浆 Ang Ⅰ、Ang Ⅱ 及 FIB 的比较（$\bar{x}\pm s$）

组　别	n	Ang Ⅰ (mg/L)	Ang Ⅱ (mg/L)	FIB(g/L)
正常组	8	9.648±3.612	1 632.399±81.590	0.630±0.152
模型组	7	15.226±4.254**	2 996.140±120.953**	1.061±0.307**
G 组	8	10.890±3.434#	2 991.927±286.212	0.733±0.161##
T 组	7	8.419±4.762##	2 650.233±317.980#	0.716±0.263##

注:与正常组比较,** $P<0.01$;与模型组比较,# $P<0.05$,## $P<0.01$

表 3-7-26　各组大鼠尿 NAG、RBP、β_2-MG 含量比较（$\bar{x}\pm s$）

组　别	n	NAG(U/L)	RBP(mg/L)	β_2-MG(mg/L)
正常组	8	3.405±3.889	12.109±6.811	8.72±7.72
模型组	7	15.162±5.249**	80.879±19.674**	69.21±34.67**
G 组	8	12.201±4.667	38.514±20.662##	49.26±12.65##
T 组	7	7.618±2.692##△△	26.553±14.173##	41.22±22.97##

注:与正常组比较,** $P<0.01$;与模型组比较,## $P<0.01$;与 G 组比较,△△ $P<0.01$

一般认为,糖尿病除了出现血糖、血脂代谢紊乱,体内血流动力学随之也会发生改变,后者的改变是糖尿病肾病发病的始动因素之一。肾小球高灌注、高压力和高滤过是糖尿病肾病形成中的三个关键环节,其中在肾小球高滤过中起核心作用的是肾素-血管紧张素系统(renin-angiotensin system,RAS)。Ang Ⅱ 是 RAS 中具有强大生物活性的最重要的效应分子,它不仅可以导致肾脏血流动力学异常,还可以通过非血流动力学因素参与到肾小管间质纤维化病程进展中。Ang Ⅱ 可通过血管紧张素 1 型受体(AT1)刺激肾小管上皮细胞肥大,诱导转化生长因子-β_1(TGF-β_1)的合成,使间质成纤维细胞、肾小管上皮细胞分化为肌成纤维细胞,细胞外基质生成增加、降解减少,最终引起小管及间质病变。余德芊等研究也表明,高糖和 Ang Ⅱ 可诱导大鼠近端肾小管上皮细胞肥大,继而产生小管功能损害。Liu 等研究发现 Ang Ⅱ 通过结缔组织生长因子(connective tissue growth factor,CTGF)的介导可促进人近端肾小管细胞肥大,同时也发现 Ang Ⅱ 在 CTGF 介导下导致糖尿病大鼠肾小管细胞肥大、ECM 增生中的作用可被厄贝沙坦明显抑制。这都说明肾小管间质病变并不完全依赖肾小球病变,其本身也是导致糖尿病肾病的独立因素之一。

除AngⅡ外,凝血与纤溶系统紊乱也是导致血流动力学紊乱的因素,在糖尿病肾病血管并发症的发生、发展中起关键作用。我们知道,糖尿病是血栓前状态,其患者血浆黏度、纤维蛋白原浓度均明显高于正常。刘丽等的研究也表明在2型糖尿病患者中血浆纤维蛋白原浓度增加,由此认为纤维蛋白原是血浆高凝状态形成的重要原因,可能是糖尿病肾病发生发展的病理基础之一。

由AngⅡ和纤维蛋白原导致的糖尿病肾病大鼠血流动力改变,使肾小球内毛细血管内压力明显升高,引起高灌注、高滤过,出现小分子蛋白滤过增加,肾小管重吸收功能相对下降,由此造成的管球反馈失衡,致纤维化因子TGF-β_1激活及蛋白尿对肾小管的直接毒性作用,都是肾小管间质纤维化的病理基础和肾小管功能减退的启动和加重因素。

尿NAG、RBP、β_2-MG是临床常用的诊断肾小管损伤及功能障碍比较准确可靠的指标,因此,本研究以此三者来验证糖肾宁对肾小管功能的保护作用。本研究结果显示,与糖肾宁组干预后导致的AngⅡ、FIB水平下降相应,T组大鼠尿NAG、RBP、β_2-MG排泌量也显著下降。表明伴随血流动力学改变,大鼠"三高"病理状况改善,肾小管重吸收功能得以有效恢复,从而发挥了保护肾小管功能,延缓疾病进展的作用。

糖尿病肾病可归属于祖国医学"消渴"的范畴,为其后期常见之合并症,现命名为"消渴肾病"。何教授依据多年临床经验,继承历代先贤经验,博采众长并依据现代药理研究成果,根据消渴肾病阴虚为本,燥热为标;气阴两伤,阴阳俱虚;变证百出,常兼血瘀等病机特点制订了中药复方制剂糖肾宁。该方由生黄芪、太子参、生地黄、川黄连、泽兰、鹿角片等组成。现代药理研究认为其君药黄芪的质量检测标志物黄芪甲苷有显著的降糖调脂、改善血液流变学、保护急慢性肾小管损伤等作用。太子参的主要化学成分太子参多糖可明显改善糖耐量,降低空腹血糖,提高胰岛素水平及改善胰岛素抵抗。臣药川黄连、生地黄之配伍源自孙思邈《千金要方》,古称黄连丸,主治消渴。最近研究发现黄连、生地黄及其配伍均能降糖、调脂,而且二者配伍应用具有明显协同性。佐药泽兰能显著改善血瘀动物的异常红细胞流变指标,对大鼠慢性肾衰竭有改善作用。另外,鹿角片作为鹿茸的代用品,具有抑制红细胞凝集和促进纤维蛋白溶解的作用而稍弱。可见,糖肾宁配伍合理、科学精当,因诸药各具降糖降脂、抗氧化、促纤溶改善血液流变学或保护肾小管功能等作用,对糖尿病肾病的防治遂达有源之水有本之木,功效昭彰之效。

本研究结果显示,糖肾宁是通过降低血浆AngⅡ、FIB水平,调节糖尿病肾病大鼠肾脏局部的血流动力,达到了改善糖尿病肾病形成过程中的关键病理环节"三高"状态,减少小分子蛋白质滤过,降低尿 NAG、RBP 及 β_2-MG 排泌量,从而发挥了保护肾小管功能,延缓疾病进展的作用。

(二) 从糖肾宁对糖尿病肾病大鼠糖脂代谢的影响研究其肾脏保护作用

1. 一般情况

实验初期,所有实验动物整体状态及饮食、饮水均正常,反应敏捷,动作自如,毛色光泽。开始造模第 1 周,各组大鼠一般情况较均一,第 2 周个别大鼠出现多饮多食多尿,第 3 周大多数造模大鼠出现多饮多食多尿,体重增长减缓,精神萎靡,反应迟钝,耸毛弓背等表现。造模组大鼠 40 只中最后有 24 只造模成功,成模率 60%,灌胃过程由于呛肺,正常大鼠死亡 2 只。之后由于血糖低、极度消瘦、营养缺乏及呛肺,M 组、T 组分别死亡 1 只。

2. 各组大鼠空腹血糖、空腹胰岛素、糖化血红蛋白的比较

表 3-7-27　各组大鼠治疗 8 周后糖代谢变化的比较($\bar{x}\pm S$)

组别	n	空腹血糖(mmol/L)	INS(μIU/mL)	HbA1c(%)
正常组	8	6.21±1.38	43.24±15.44	8.02±1.49
模型组	7	26.89±1.79★★	7.75±3.78★★	14.52±2.18★★
G 组	8	22.73±3.08	17.05±5.44▲▲	8.57±0.24▲▲
T 组	7	21.73±3.42	14.83±7.55▲▲	12.50±4.60□

注:与正常组比较,★★$P<0.01$;与模型组比较,▲▲$P<0.01$;与 G 组比较,□$P<0.05$

3. 各组大鼠脂代谢的比较

表 3-7-28　各组大鼠治疗 8 周后脂代谢变化的比较($\bar{x}\pm S$)

组别	n	TG(mmol/L)	TC(mmol/L)	HDL	LDL
正常组	8	0.846±0.123	1.251±0.503	1.486±0.110	1.262±0.537
模型组	7	0.842±0.113	2.202±0.661★★	1.3411±0.114★	3.307±0.528★★

续 表

组别	n	TG(mmol/L)	TC(mmol/L)	HDL	LDL
G组	8	0.818±0.120	1.629±0.433▲	1.370±0.054	2.849±0.403
T组	7	0.755±0.155	1.404±0.151▲▲	1.566±0.174▲	1.297±0.134▲▲□

注：与正常组比较，★$P<0.05$，★★$P<0.01$；与模型组比较，▲$P<0.05$，▲▲$P<0.01$；与G组比较，□$P<0.05$

4. 各组大鼠肾重指数、24 h 尿微量白蛋白及肾功能的比较

表 3-7-29 各组大鼠治疗 8 周后肾重指数、24 h 尿微量白蛋白及肾功能比较($\bar{x}\pm S$)

组别	n	肾重指数(mg/g)	24 h尿微量白蛋白(mg/24 h)	BUN(mmol/L)	Cr(μmol/L)
正常组	8	2.553±0.269	2.02±0.78	1.351±0.555	83.534±18.965
模型组	7	5.258±0.614★★	39.52±17.82★★	3.230±0.476★★	123.233±30.051★★
G组	8	5.018±0.361	22.50±6.01▲	3.176±0.944	117.168±22.771
T组	7	4.688±0.322	11.05±5.36▲▲□□	2.333±0.501▲▲	94.561±19.423▲▲□□

注：与正常组比较，★★$P<0.01$；与模型组比较，▲$P<0.05$，▲▲$P<0.01$；与G组比较，□$P<0.05$，□□$P<0.01$

糖尿病肾病(DN)是糖尿病最常见、最严重的微血管并发症之一,约有 30% 的 1 型糖尿病和 40% 的 2 型糖尿病会并发糖尿病肾病。据国际糖尿病联盟统计,全世界糖尿病患者可能已达到 2.85 亿人,据 2008 年中华医学会糖尿病分会的调查资料,我国成人糖尿病患者已达到 9 240 万人,这一数字还将逐年增加。由此可见糖尿病肾病防治形势之严峻。

糖尿病肾病发病机制十分复杂,糖脂代谢紊乱、血流动力学改变、胰岛素抵抗、细胞因子网络、氧化应激、高血压、遗传因素、炎细胞浸润、氧化自由基、组织缺氧等诸多因素都参与其中。研究表明,血糖过高导致的代谢改变为影响糖尿病肾病发生的关键,脂代谢紊乱在其发生及发展中也起着至关重要的作用。血糖过高主要通过肾脏血流动力学改变及代谢异常导致肾脏损害,其中代谢异常导致肾损害的机制主要是肾组织糖代谢紊乱。脂代谢异常是 2 型糖尿病及其并发症的原发性病理生理过程。肝脏脂蛋白合成增加所导致的高脂血症,可直接导致肾小球硬化。其机制为氧化和糖化的 LDL 代谢途径发生改变,促使单核、巨噬细胞释放多种细胞因子和生长因子导致肾小球系膜病变和肾小球足细胞的损伤等途径促进肾小球硬化。另外,在所有脂质成分中,LDL 对肾脏的

作用最为明显,其可刺激肾小球系膜细胞产生炎性介质,促进肾小管上皮细胞增殖和纤连蛋白分泌。我们知道,LDL水平的持续升高和HDL水平的降低,容易导致肾动脉粥样硬化及斑块形成,而斑块所致的管腔狭窄,可使肾组织缺血,肾实质萎缩和间质纤维组织增生。最后,由肾小球硬化及肾间质纤维组织增生共同导致了尿蛋白排泄增加及肾功能下降。

糖尿病肾病病因病机的复杂性,决定了其治疗极其棘手,临床效果大多也不尽如人意。我科前期临床研究表明,糖肾宁可有效调节气阴两虚型早期糖尿病肾病患者血脂水平,改善内皮功能,减轻炎症反应,降低尿微量白蛋白,对糖尿病肾病有保护作用。多个动物实验表明,糖肾宁可通过调节大鼠血流动力学、调节氧化-抗氧化系统、抑制蛋白质非酶糖基化等途径起到对肾脏的治疗作用。糖肾宁组方中生黄芪味甘,性微温,用之者,其意有三:一者补脾益气、升举阳气;其二补气利尿、利水消肿;其三行气化瘀、益气生津。对糖尿病肾病常见的疲乏无力、肢体水肿、肢端麻木疼痛、尿糖阳性等每倚为主药,是为君。生地黄甘寒质润味苦,清热凉血、养阴而生津。两药相配,有滋阴益气、升降相因、阴阳同用之妙;太子参甘平微苦,益气生津、补益脾肺,为清补之品,在方中助黄芪补中益气之力;黄连性味苦寒,清热燥湿、泻火解毒,与生地黄相合,降心火滋肾水,水火相济,阴虚得补,津液得生,消谷善饥、烦渴多饮从之而解;消渴肾病后期,多兼夹血瘀为患,配泽兰活血祛痰,行水消肿而改善微循环;鹿角片温肾助阳,既可收阳生则阴长泉源不竭之效,又可却消渴肾病从肾阴亏虚进展至阴阳两虚之虞。

本研究采用高糖高脂饲料喂养结合腹腔注射福氏完全佐剂加小剂量链尿佐菌素(streptozotocin,STZ)的方法诱导大鼠糖尿病模型,结果表明该模型大鼠的空腹血糖升高,空腹胰岛素降低、糖化血红蛋白升高,肾脏指数增大,标志着动物模型的成功建立。本实验中伴随着模型大鼠糖代谢紊乱,出现了TC、LDL显著升高而HDL明显下降的血脂代谢变化,也符合糖尿病肾病病理生理变化的一般规律。本研究结果显示,格列喹酮和糖肾宁均可不同程度影响血糖水平,糖肾宁还可调节脂代谢,表现为显著降低TC、LDL水平和提升HDL水平。在疗效上,随着糖脂代谢的改善,糖肾宁组大鼠24 h尿微量白蛋白显著下降,肾功能明显好转。提示糖肾宁可能是通过调节肾组织糖代谢及血脂代谢,延缓了肾小球硬化及肾间质纤维化进程,进而发挥了独立于降糖作用之外的降蛋白及肾功能保护作用。

第八章 应用健脾清化方治疗慢性肾衰竭体内外实验研究

（博士生邹赟）

第一节 邹赟简介

主任医师，医学博士，何立群教授 2010 级博士研究生。上海中医药大学副教授，上海中医药大学附属曙光医院硕士研究生导师。中华中医药学会肾病分会青年委员，上海中西医结合学会血液净化专业委员会委员兼秘书，上海市康复医学会肾脏康复专业委员会委员，中国中药协会肾病中药发展研究专业委员会青年委员，上海中医药学会内科分会委员，上海中医药学会补肾活血法分会常委，浦东新区医学会肾内科专委会委员。2004 年进入上海中医药大学附属曙光医院肾病科跟从何立群教授工作学习，2010 年考取上海中医药大学中医内科学博士，师从何立群教授，在读期间深入开展了健脾清化法治疗慢性肾衰竭的临床和基础研究。慢性肾衰竭的病机特点为"虚、瘀、浊、毒"，"湿和热"是贯穿疾病始终的病邪。根据李东垣脾胃学说中"火与元气不两立，一胜则一负，脾胃气虚则下流于肾，阴火得以乘土位"的主要学术理论，何教授创立的"健脾清化方"补脾胃（益气）、降阴火、清已成之阴火，健中焦之脾气，使得精微下流渐少，阴火无隙而乘，脾虚湿热乃治。全方健脾化湿，从脾治肾，补泻结合，攻补兼施，温凉并用，清化湿热为长，体现中医"审因论治"的精髓，在临床实践和动物实验均获显著疗效。主持完成国家自然科学基金项目 1 项，参研多项省部级科研项目，发表学术论文十余篇，其中 SCI 3 篇，参编专著 1 部。获得上海医学科技奖二等奖：慢性肾脏病系列方药临床疗效评价及关键机制（第 5 完成人，2017 年），上海市科技进步一等奖：清化祛瘀法防治慢性肾脏病的理论构建和临床实践（第 11 完成人，2020 年）。

第二节 研究成果

慢性肾衰竭病程冗长,病机错综复杂,属本虚标实、虚实夹杂之证。正虚又有气、血、阴、阳之不同;邪实则以湿浊热毒、瘀血为著。越来越多的临床资料表明,湿热与慢性肾衰竭的发生、发展、治疗和预后有着密切的关系。朱辟疆等选择非透析的CRF患者69例,探讨慢性肾衰竭微炎症状态与中医证型的关系,结果显示夹湿浊或夹湿热证者微炎症状态最明显,认为微炎症状态程度可作为湿浊证及湿热证的重要辨证参考。而氧化应激作为强氧化剂和抗氧化剂的平衡破坏导致的潜在伤害,通过各种途径激活血液中的中性粒细胞和单核细胞,活化补体系统,产生大量的炎症细胞因子IL-1、IL-6及TNF-α等,是慢性肾衰微炎症状态的重要来源。由此推测,氧化应激损伤的有效抑制与慢性肾衰患者湿热状态的改善密切相关,进而对延缓肾衰纤维化进程产生重要作用。故而本次研究试图从湿热证与氧化应激相关性的角度进行探讨。

一、体内实验研究

与假手术组比较,模型组大鼠血清肌酐、尿素氮均有明显上升,Ⅰ型胶原、Ⅲ型胶原、FN、α-SMA表达明显增加,肾组织匀浆中SOD含量降低,MDA含量升高,具有显著差异,肾组织中AT1蛋白表达显著上调,P47PhoxmRNA表达显著增加($P<0.05$);肾组织NF-κB、TNF-α、IL-10及P-p38MAPK蛋白表达均明显增加($P<0.05$);与模型组比较,健脾清化方组血清肌酐、尿素氮含量降低,Ⅰ型胶原、Ⅲ型胶原、FN、α-SMA表达减弱,肾组织匀浆中SOD含量上升,MDA含量下降,肾组织中AT1蛋白表达显著下调,P47PhoxmRNA表达显著降低,健脾清化方组肾组织NF-κB、TNF-α、IL-10及P-P38MAPK蛋白表达均明显下降,具有显著差异($P<0.05$)。(表3-8-1至3-8-10)

表3-8-1 各组大鼠血清尿素氮、血肌酐($\bar{x}\pm s$)

组别	n	尿素氮(mmol/L)	血肌酐(μmol/L)
假手术组	8	6.19±0.59	37.10±3.93
模型组	9	10.34±0.69*	69.67±4.18*
健脾清化方组	9	8.61±0.52*#☆	62.00±6.60*#☆
氯沙坦组	8	8.83±0.33*#	60.25±5.18*#

注:与假手术组比较,*$P<0.05$;与模型组比较,#$P<0.05$;与氯沙坦组比较,☆$P>0.05$

表 3-8-2 治疗后各组肾组织蓝染纤维阳性面积率(AFPAR)比较($\bar{x}\pm s$)

组别	n	阳性反应面积(%)
假手术组	8	3.30±1.04
模型组	9	21.56±2.32*
健脾清化方组	9	14.36±3.05*#▽
氯沙坦组	8	15.31±1.33*#

注：与假手术组比较，*$P<0.01$；与模型组比较，#$P<0.01$，与氯沙坦组比较，▽$P>0.05$

表 3-8-3 治疗后各组肾组织Ⅰ型胶原、Ⅲ型胶原、FN、α-SMA 面积率比较($\bar{x}\pm s$)(%)

组别	n	Col-Ⅰ	Col-Ⅲ	FN	α-SMA
假手术组	8	0.91±0.17	2.01±0.40	1.17±0.37	0.67±0.11
模型组	9	10.34±1.85*	19.35±2.51*	20.98±3.10*	9.24±1.12*
健脾清化方组	9	5.32±1.00*#▽	11.11±0.74*#▽	8.78±1.45*#▽	3.17±0.34*#▽
氯沙坦组	8	5.51±1.13*#	12.34±1.15*#	11.13±3.39*#	3.25±1.18*#

注：与假手术组比较，*$P<0.01$；与模型组比较，#$P<0.01$，与氯沙坦组比较，▽$P>0.05$

表 3-8-4 各组大鼠肾组织 SOD、MDA 含量($\bar{x}\pm s$)

组别	n	SOD(U/mgProt)	MDA(nmol/mgProt)
假手术组	8	219.13±23.41	1.68±0.26
模型组	9	114.70±21.08*	3.78±0.31*
健脾清化方组	9	183.17±20.30*#▼	2.74±0.31*#▽
氯沙坦组	8	159.59±27.32*#	2.46±0.29*#

注：与假手术组比较，*$P<0.05$；与模型组比较，#$P<0.05$；与氯沙坦组比较，▽$P>0.05$；与氯沙坦组比较，▼$P<0.05$

表 3-8-5 各组大鼠肾组织 ATⅠ蛋白表达($\bar{x}\pm s$)

组别	ATⅠ
假手术组	1.34±0.05*
模型组	3.43±0.21
健脾清化方组	1.43±0.11*
氯沙坦组	1.61±0.14*

注：与模型组比较，*$P<0.01$

表3-8-6 各组大鼠肾组织 P47Phox mRNA 表达比较($\bar{x}\pm s, n=3$)

组 别	P47Phox mRNA
假手术组	1.00±0.21
模型组	2.69±0.39*
健脾清化方组	1.67±0.35*#▽
氯沙坦组	1.87±0.22*#

注：与假手术组比较，*$P<0.05$；与模型组比较，#$P<0.05$；与氯沙坦组比较，▽$P>0.05$

表3-8-7 各组大鼠肾组织 NF-κBP65 面积率比较($\bar{x}\pm s$)

组 别	n	阳性反应面积率(%)
假手术组	8	0.85±0.25
模型组	9	7.76±1.54*
健脾清化方组	9	3.76±0.69*#▽
氯沙坦组	8	4.49±0.78*#

注：与假手术组比较，*$P<0.01$；与模型组比较，#$P<0.01$；与氯沙坦组比较，▽$P>0.05$

表3-8-8 各组大鼠肾组织 TNF-α 面积率比较($\bar{x}\pm s$)

组 别	n	阳性反应面积(%)
假手术组	8	0.05±0.02
模型组	9	6.72±1.87*
健脾清化方组	9	2.17±1.14*#▽
氯沙坦组	8	2.20±1.09*#

注：与假手术组比较，*$P<0.05$；与模型组比较，#$P<0.05$；与氯沙坦组比较，▽$P>0.05$

表3-8-9 各组大鼠肾组织白细胞介素10表达($\bar{x}\pm s, n=6$)

组 别	IL-10
假手术组	25.82±2.12
模型组	32.08±0.85*
健脾清化方组	29.22±0.82#
氯沙坦组	29.76±1.54*

注：与假手术组相比，*$P<0.05$；与模型组相比，#$P<0.05$

表 3-8-10　各组大鼠肾组织磷酸化 P38MAPK 蛋白的相对表达量($\bar{x}\pm s, n=3$)

组　别	P-P38MAPK
假手术组	0.052 ± 0.016
模型组	$0.692\pm0.043^*$
健脾清化方组	$0.321\pm0.032^{*\#\triangledown}$
氯沙坦组	$0.196\pm0.124^{*\#}$

注：与假手术组相比，$^*P<0.05$；与模型组相比，$^\#P<0.05$；与氯沙坦组比较，$^\triangledown P>0.05$

健脾清化方全方集清燥、淡渗、和中为一体，具有益气和中、清热化湿之功效，在前期的临床研究工作中，发现能较好的降低肌酐和尿素氮，在第一部分的实验中也已经从动物实验的角度证实了其改善肾功能的作用。本次研究发现，与假手术组比较，模型组大鼠 MDA 含量明显上升，SOD 含量显著下降，说明 5/6 肾切除大鼠模型中存在明显的氧化激活状态。健脾清化方给药后，大鼠血清肌酐、尿素氮较模型组降低显著，肾组织 MDA 含量亦明显降低，SOD 含量显著上升，具有显著差异（$P<0.05$），提示健脾清化方改善肾功能可能与有效清除氧自由基及减少氧自由基的合成相关。实验中同时发现，模型组大鼠肾组织中 ATⅠ蛋白及 P47Phox mRNA 表达较假手术组显著上升（$P<0.05$）；健脾清化方给药后，肾组织中 ATⅠ受体及 P47Phox mRNA 表达较模型组大鼠显著降低。实验结果显示 MDA/SOD 与 ATⅠ/NADPH 的表达存在显著的相关性，表明健脾清化方能显著增加组织抗氧化能力和减少过氧化物的产生，对 ATⅡ/NADPH 氧化应激通路的抑制很可能是其作用机制之一。

模型组大鼠磷酸化 P38MAPK 水平较假手术组明显升高，健脾清化方给药后，P-P38MAPK 表达出现显著下调（$P<0.05$），提示 5/6 肾切除后，P38MAPK 信号转导通路被激活，而健脾清化方能明显降低 P38MAPK 信号通路的活化。模型组大鼠 NF-κBP65 表达较假手术组显著增多，提示在慢性肾衰模型中 NF-κBP65 作为炎症因子产生的核心环节参与其中发挥重要的作用，而健脾清化方和氯沙坦干预后能显著下调 NF-κB 的活化，与 P38 的蛋白表达相平行。

通过实验，可以推测由 AngⅡ诱导的氧化应激反应经过 NADPH 氧化酶的介导，继而引起了 P38 信号转导通路的活化，NF-κB 参与其中启动了下游多种炎症因子的瀑布式产生，从而加重 ECM 的沉积，促进了肾脏纤维化的发展。与已有的报道相符。结合这两部分药物干预组的实验结果，我们推测健脾清化方可能通过有效抑制 NADPH 氧化应激反应，减少 ROS 的生成，从而一定程度下调了 P38MAPK 的活化，后者又进一步降低了与 NF-κB 密切相关的炎症因子的表达,动态调控致炎因子 TNF-α 与抑炎因子 IL-10 的产生,从而有效改善慢性肾衰炎症状态,延缓肾衰进程。

二、体外实验研究

1. 数据分析

系膜细胞在 AngⅡ刺激后较刺激前 SOD 活性明显减弱,MDA 含量明显增加,P47Phox mRNA 及磷酸化 P38 蛋白表达显著增高,健脾清化方干预后能明显改善以上各指标的表达,与体内实验的结果一致。(表 3-8-11 至表 3-8-13)

表 3-8-11 系膜细胞 P47Phox mRNA 表达比较($\bar{x}\pm s, n=3$)

组别	P47Phox mRNA
A 组(10%大鼠正常血清)	1.00±0.24
B 组(5%健脾清化方+5%大鼠正常血清)	0.95±0.15*
C 组(10%健脾清化方)	1.07±0.11*
D 组(5%氯沙坦+5%大鼠正常血清)	0.94±0.11*
E 组(10%氯沙坦)	0.98±0.04*
F 组(10%胎牛血清+AngⅡ)	5.59±0.15
G 组(10%大鼠正常血清+AngⅡ)	5.91±0.53#☆
H 组(5%健脾清化方+5%大鼠正常血清+AngⅡ)	3.32±0.31△▼★
I 组(10%健脾清化方+AngⅡ)	1.94±0.36△*◆□
J 组(5%氯沙坦+5%大鼠正常血清+AngⅡ)	2.26±0.50△*■
K 组(10%氯沙坦+AngⅡ)	1.28±0.03△♯

注:与 A 组比较,* $P>0.05$,☆ $P<0.01$;与 F 组比较,# $P>0.05$,△ $P<0.05$;与 I 组比较,▼ $P<0.01$;与 K 组比较,* $P<0.01$,;与 J 组比较,◇ $P<0.05$,◆ $P>0.05$;与 B 组比较,★ <0.01;与 C 组比较,□ $P<0.01$;与 D 组比较,■ $P<0.01$;与 E 组比较,♯ $P>0.05$

表 3-8-12 各组系膜细胞内 SOD、MDA 含量($\bar{x}\pm s$)

组别	n	SOD(U/mL)	MDA(nmol/mL)
A 组(10%大鼠正常血清)	3	6.08±0.12	0.91±0.05
B 组(10%健脾清化方)	3	5.93±0.07*	0.84±0.04*
C 组(10%氯沙坦)	3	5.70±0.13*	0.91±0.02*
D 组(10%大鼠正常血清+AngⅡ)	3	3.03±0.70△	2.61±0.05△
E 组(10%健脾清化方+AngⅡ)	3	5.18±0.29#▼▽	1.47±0.09#▼▽
F 组(10%氯沙坦+AngⅡ)	3	5.73±0.10*▼	1.20±0.17○▼

注:与 A 组比较,* $P>0.05$,△ $P<0.01$;与 B 组比较,# $P<0.01$;与 C 组比较,* $P>0.05$,○ $P<0.01$;与 D 组比较,▼ $P<0.01$;与 F 组比较,▽ $P>0.05$,□ $P<0.01$

表 3-8-13　各组大鼠系膜细胞磷酸化 P38MAPK 蛋白的相对表达量($\bar{x}\pm s, n=3$)

组　别	P-P38MAPK
A组(10%大鼠正常血清)	0.59±0.03
B组(10%健脾清化方)	0.72±0.07*
C组(10%氯沙坦)	0.66±0.05*
D组(10%大鼠正常血清+AngⅡ)	3.50±0.18△
E组(10%健脾清化方+AngⅡ)	1.82±0.22#▼▽
F组(10%氯沙坦+AngⅡ)	1.59±0.12※▼

注：与A组比较，*$P>0.05$，△$P<0.01$；与B组比较，#$P<0.01$；与C组比较，※$P<0.01$；与D组比较，▼$P<0.01$；与F组比较，▽$P>0.05$

2. 讨论分析

第二部分研究证实 AngⅡ可以上调肾小球系膜细胞 NADPH 氧化酶亚基 P47Phox 基因和刺激细胞内 ROS 的生成，活化 P38MAP 信号转导通路，健脾清化方和 AT1R 拮抗剂氯沙坦干预后能够明显抑制上述氧化反应，并抑制继而发生的 P38 信号转导通路的磷酸化。这一实验结果与前两部分的整体动物实验研究相似，此部分实验进一步从细胞水平验证了氧化应激在慢性肾衰发病中的作用机制以及健脾清化方临床取效的作用途径，提示 AngⅡ可能部分通过诱导细胞内 NADPH 介导的 ROS 产生，进而激活 P38 信号转导通路，促使肾小球系膜细胞表达下游炎症因子，从而引起肾小球系膜基质增生和系膜区增宽，最终导致肾小球纤维化、肾功能衰竭，而健脾清化方治疗对于氧化应激的改善作用可能有助于延缓慢性肾衰的发生发展进程。鉴于中药多层次多靶点的治疗特色，今后可考虑从其他氧化应激通路和炎症信号转导通路，以及各信号通路之间的相互关系进行更为深入的研究。

3. 结论

(1) 健脾清化方能够显著降低 5/6 肾切除大鼠血清肌酐、尿素氮水平，减轻肾脏病理损害，并下调Ⅰ型胶原、Ⅲ型胶原、α-SMA 蛋白、FN 的表达。

(2) 健脾清化方能够明显减少 5/6 肾切除大鼠肾组织 MDA 含量，提高 SOD 活性，下调大鼠肾组织 ATⅠ蛋白和 NADPH 氧化酶亚基 P47Phox mRNA 的表达，从而抑制 ATⅡ/NADPH 氧化应激通路的活化，减少活性氧的产生。

(3) 健脾清化方能够显著下调 5/6 肾切除大鼠肾组织 NF-κB/P65、TNF-α、IL-

10 及 P-P38MAPK 蛋白的表达,提示其具有抑制 P38MAPK 信号转导通路磷酸化并下游炎症因子产生的作用。

(4) 健脾清化方含药血清能够明显下调 AngⅡ刺激下系膜细胞 NADPH/P38MAPK 信号转导通路的活化,这一结果与前期体内实验的研究结果一致,从细胞水平对健脾清化方治疗慢性肾衰的可能作用机制进行了佐证。

4. 创新点

(1) 血管紧张素Ⅱ诱导的以 NADPH 氧化酶为中心环节的氧化应激是本次课题的切入点,研究健脾清化方在对抗氧化应激造成的肾脏纤维化过程中的作用和途径。

(2) 健脾清化方对氧自由基诱发的 P38 信号转导通路的活化及下游炎症因子的调控作用,契合了此方健脾清热利湿与炎症因子间的内在联系,为辨证和辨病治疗的有机结合提供了有力的实验依据。

(3) 从血管紧张素Ⅱ的诱导,到 NADPH 氧化途径的激活,再引起 P38 信号传导通路的活化和下游炎症因子的释放,健脾清化方多靶点、多环节的治疗作用再次验证了祖国医学在现代肾脏病治疗中的重要地位。

(4) 从体内整体动物实验和体外系膜细胞培养两方面同时进行研究,互补了两种实验方法的优缺点,也为实验结果提供了更为可靠的依据,使关于健脾清化方的研究进入到体外实验阶段。

附　录

何立群上海市名老中医学术经验研究工作室发表论文、获奖及专利

一、论文（1995—2024 年）

英文期刊：

1. Ma Y, Xu H, Chen G, et al. Uncovering the active constituents and mechanisms of Rujin Jiedu powder for ameliorating LPS-induced acute lung injury using network pharmacology and experimental investigations[J]. Frontiers in pharmacology, 2023, 14: 1186699.

2. Wang L, Gao X, Tang X, et al. SENP1 protects cisplatin-induced AKI by attenuating apoptosis through regulation of HIF-1α[J]. Experimental cell research, 2022, 419(1): 113281.

3. Ding R, Jiang Y, Yang Y, et al. Calcitriol ameliorates renal injury with high-salt diet-induced hypertension by upregulating GLIS2 expression and AMPK/mTOR-regulated autophagy[J]. Gene, 2022, 820: 146239.

4. Wu J, Duan SW, Yang HT, et al. Efficacy and safety of Shenyankangfu Tablet, a Chinese patent medicine, for primary glomerulonephritis: A multicenter randomized controlled trial [J]. Journal of integrative medicine, 2021, 19(2): 111-119.

5. Ni Z, Zhang Z, Yu Z, et al. Leflunomide plus low-dose prednisone in patients with progressive IgA nephropathy: a multicenter, prospective, randomized, open-labeled, and controlled trial[J]. Renal failure, 2021, 43(1): 1214-1221.

6. Zhao F, Zou Y, Li H, et al. Decreased angiotensin receptor 1 expression in ±AT1 Knockout mice testis results in male infertility and GnRH reduction[J]. Reproductive biology and endocrinology, 2021, 19(1): 120.

7. Lai L, Li Y, Liu J, et al. Bovine serum albumin aggravates macrophage M1 activation and kidney injury in heterozygous Klotho-deficient mice via the gut microbiota-immune axis[J]. International journal of biological sciences, 2021, 17(3): 742-755.

8. Jiang Y, Zhu Y, Zhen T, et al. Transcriptomic analysis of the mechanisms of alleviating renal interstitial fibrosis using the traditional Chinese medicine Kangxianling in a rat model

[J]. Scientific reports, 2020, 10(1): 10682.

9. Zheng Y, Wang NS, Liu YN, et al. Effects of Niaoduqing Particles on Delaying Progression of Renal Dysfunction: A Post-trial, Open-Label, Follow-up Study[J]. Chinese journal of integrative medicine, 2019, 25(3): 168-174.

10. Zhan J, Liu M, Pan L, et al. Oxidative Stress and TGF-β1/Smads Signaling Are Involved in Rosa roxburghii Fruit Extract Alleviating Renal Fibrosis[J]. Evidence-based complementary and alternative medicine, 2019, 2019: 4946580.

11. Ji J, Tao P, He L. Kangxianling decoction prevents renal fibrosis in rats with 5/6 nephrectomy and inhibits Ang II-induced ECM production in glomerular mesangial cells[J]. Journal of pharmacological sciences, 2019, 139(4): 367-372.

12. Chan HCS, Li Y, Dahoun T, et al. New Binding Sites, New Opportunities for GPCR Drug Discovery[J]. Trends in biochemical sciences, 2019, 44(4): 312-330.

13. Xu Y, Hu H, Li Y, et al. Effects of huoxin formula on the arterial functions of patients with coronary heart disease[J]. Pharmaceutical biology, 2019, 57(1): 13-20.

14. Ji J, He L. Effect of Kangxianling Decoction on Expression of TGF-β1/Smads and Extracellular Matrix Deposition [J]. Evidence-based complementary and alternative medicine, 2019, 2019: 5813549.

15. Dai Q, Zhang PQ, Wang XQ, et al. Clinical study on Yishen Qufeng Shengshi Recipe () for glomerular proteinuria patients: A randomized controlled trial[J]. Chinese journal of integrative medicine, 2018, 24(1): 10-15.

16. Wu F, Yao DS, Lan TY, et al. Berberine prevents the apoptosis of mouse podocytes induced by TRAF5 overexpression by suppressing NF-κB activation[J]. International journal of molecular medicine, 2018, 41(1): 555-563.

17. Wu Y, Wang Y, Ou J, et al. Effect and Mechanism of ShiZhiFang on Uric Acid Metabolism in Hyperuricemic Rats[J]. Evidence-based complementary and alternative medicine, 2018, 2018: 6821387.

18. Ma X, He L. The intervention effect of zuogui pill on chronic kidney disease-mineral and bone disorder regulatory factor[J]. Biomedicine & pharmacotherapy, 2018, 106: 54-60.

19. Shen P, Yang X, Jiang J, et al. Wedelolactone from Eclipta alba inhibits lipopolysaccharide-enhanced cell proliferation of human renal mesangial cells via NF-κB signaling pathway[J]. American journal of translational research, 2017, 9(5): 2132-2142.

20. Xia J, Wang L, Ma Z, et al. Cigarette smoking and chronic kidney disease in the general population: a systematic review and meta-analysis of prospective cohort studies [J]. Nephrology, dialysis, transplantation, 2017, 32(3): 475-487.

21. Shen Peicheng, Li Wenwen, He Liqun, et al. Liver fatty acid binding protein pro-tects renal function through down-regulation of oxidative stress in IgA nephropathy[J]. Int J Clin Exp Pathol, 2017, 10(2): 1131-1139.

22. Wu Y, He F, Li Y, Wang H, et al. Effects of Shizhifang on NLRP3 Inflammasome Activation and Renal Tubular Injury in Hyperuricemic Rats[J]. Evidence-based complementary and alternative medicine, 2017: 7674240.

23. Zheng Y, Cai GY, He LQ, et al. Efficacy and Safety of Niaoduqing Particles for Delaying Moderate-to-severe Renal Dysfunction: A Randomized, Double-blind, Placebo-controlled, Multicenter Clinical Study[J]. Chinese medical journal, 2017, 130(20): 2402-2409.

24. Li Y, Sun Y, Zhang C, et al. Moxibustion Alleviates Injury in a Rat Focal Segmental Glomerulosclerosis Model[J]. Evidence-based complementary and alternative medicine, 2017: 7169547.

25. Xia J, He LQ, Su X. Interventional mechanisms of herbs or herbal extracts on renal interstitial fibrosis[J]. Journal of integrative medicine, 2016, 14(3): 165-173.

26. Liang H, Zhang Z, He L, et al. CXCL16 regulates cisplatin-induced acute kidney injury[J]. Oncotarget, 2016, 7(22): 31652-31662.

27. Liang H, Ma Z, Peng H, et al. CXCL16 Deficiency Attenuates Renal Injury and Fibrosis in Salt-Sensitive Hypertension[J]. Scientific reports, 2016, 6: 28715.

28. Li Y, Sun Y, Zhang C, et al. Moxibustion Alleviates Injury in a Rat

29. Ma Z, Jin X, He L, Wang Y. CXCL16 regulates renal injury and fibrosis in experimental renal artery stenosis[J]. American journal of physiology, 2016, 311(3): 815-821.

30. Li Y, Shi H, Wang WM, et al. Prevalence, awareness, and treatment of anemia in Chinese patients with nondialysis chronic kidney disease: First multicenter, cross-sectional study[J]. Medicine (Baltimore), 2016, 95(24): e3872.

31. Dai Q, Liu J, Du YL, et al. Histone deacetylase inhibitors attenuate P-aIgA1-induced cell proliferation and extracellular matrix synthesis in human renal mesangial cells *in vitro*[J]. Acta pharmacologica Sinica, 2016, 37(2): 228-34.

32. Shen P, Shen J, Sun C, et al. A system biology approach to understanding the molecular mechanisms of Gubentongluo decoction acting on IgA Nephropathy[J]. BMC complementary and alternative medicine, 2016, 16(1): 312.

33. Huang Z, He L, Huang D, et al. Icariin protects rats against 5/6 nephrectomy-induced chronic kidney failure by increasing the number of renal stem cells[J]. BMC complementary and alternative medicine, 2015, 15: 378.

34. Yang X, Zhou H, Qu H, et al. Effect of Shenxinning decoction on ventricular remodeling in AT1 receptor-knockout mice with chronic renal insufficiency[J]. Indian journal of pharmacology, 2014, 46(4): 391-397.

35. Zhang L, Li P, Xing CY, et al. Efficacy and safety of Abelmoschus manihot for primary glomerular disease: a prospective, multicenter randomized controlled clinical trial[J]. American journal of kidney diseases, 2014, 64(1): 57-65.

36. He Liqun, Dong Feixia, Fu Qiang, et al. Molecular Mechanisms of Nephro-Protective

Action of HE-86 Liquid Extract in Experimental Chronic Renal Failure[J]. Intech, 2012, 11: 176-196.

37. Shen PC, He LQ, Yang XJ, et al. Renal protection of losartan 50 mg in normotensive Chinese patients with nondiabetic chronic kidney disease[J]. Journal of investigative medicine, 2012, 60(7): 1041-1047.

38. Chen Gang, Lin Songchang, Chen Jiyuan, et al. CXCL16 Recruits Bone Marrow-Derived Fibroblast Precursors in Renal Fibrosis[J]. Journal of the American Society of Nephrology (JASN), 2011, 22(10): 1876-1886.

39. Xiong Ji, Wang Hu, Guo Guangming, et al. Male Germ Cell Apoptosis and Epigenetic Histone Modification Induced by Tripterygium wilfordii Hook F[J]. PLoS ONE, 2011, 6(6): e20751.

40. Shen PC, He LQ, Tang Y, et al. Clinicopathological characteristics and prognostic factors of asymptomatic IgA nephropathy[J]. Journal of investigative medicine, 2010, 58(3): 560-565.

41. Dong F, Cheng J, Lin S, et al. The clinical research on serum cystatin-C alteration on stage II chronic kidney disease with gubenquduyishen decoction treatment[J]. Journal of ethnopharmacology, 2010, 131(3): 581-584.

42. He L, Shen P, Fu Q, et al. Nephro-protective effect of Kangqianling decoction on chronic renal failure rats[J]. Journal of ethnopharmacology, 2009, 122(2): 367-373.

43. Dong FX, He LQ. The change-over of yin-yang and gene regulation in kidney deficiency syndromes[J]. Journal of traditional Chinese medicine, 2009, 29(3): 237-239.

44. Shen Peicheng, He Liqun, Huang Di. Clinical course and prognostic factors of clinical-ly early IgA nephropathy[J]. Netherlands Journal of Medicine, 2008, 66(6): 242-247.

45. Shen P, He L, Li Y, et al. Natural history and prognostic factors of IgA nephropathy presented with isolated microscopic hematuria in Chinese patients[J]. Nephron. Clinical practice, 2007, 106(4): 157-61.

中文期刊：

[1] 汪容,沈沛成,何立群,等.探讨固本通络方基于细菌脂多糖介导的肠B细胞激活对Gd-IgA1的影响[J].辽宁中医药大学学报,2024,26(2):47-53,221.

[2] 刘子洋,段连香,刘文瑞,等.祛风方治疗尿毒症性皮肤瘙痒的效果[J].中国卫生标准管理,2024,15(2):161-164.

[3] 杨晓萍,张冯佐,黄燕莉,等.益气活血方联合依那普利对老年原发性高血压血管内皮功能的影响[J].世界中医药,2023,18(6):828-833.

[4] 吴卿,杨晓龙,周维娜,等.固本通络方对IgA肾病小鼠炎症反应、氧化应激和TGF-β1/Smads信号通路的影响[J].现代生物医学进展,2023,23(3):407-411,427.

[5] 王婉婷,何永茂,李婷婷,等.NF-κB信号通路在糖尿病肾病中的作用及中药干预研究述

评[J].中国中医基础医学杂志,2023,29(7):1213-1218.

[6] 罗磊,宁思思,杨绍政,等.电针对自发性高血压大鼠肾组织转化生长因子-β1及肾小管上皮间充质转化的影响[J].针刺研究,2023,48(2):172-179.

[7] 朱政洁,马雷雷,何立群.从益气养阴、补肾活血论治糖尿病肾病[J].中华中医药杂志,2022,37(12):7170-7173.

[8] 杨晓萍,张翼,张冯佐,等.健脾清化方治疗原发性慢性肾脏病3期脾肾气虚兼湿热证型患者的临床观察及对瘦素与白介素6的影响[J].中华中医药杂志,2022,37(12):7526-7531.

[9] 袁计红,段连香,臧秀娟,等.黄芪甲苷对糖尿病肾病大鼠肾间质纤维化NLRP、Caspase-1表达的研究[J].中国中西医结合肾病杂志,2022,23(11):998-1001,1036.

[10] 麻志恒,何立群.基于"肾与络脉"相关理论探讨抗纤灵治疗慢性肾功能不全的机制[J].中国民间疗法,2022,30(21):12-14.

[11] 杨晓萍,张冯佐,张翼,等.何立群运用"扶正祛邪"理论防治肾纤维化的经验拾萃[J].中国民间疗法,2022,30(17):23-26.

[12] 余柯娜,何立群,林晓蒙,等.温阳消癥方对5/6肾切除小鼠肾纤维化的作用及其机制[J].温州医科大学学报,2022,52(7):524-531,538.

[13] 麻志恒,倪健俐,钟利平,等.Smad3基因敲除对5/6肾切除慢性肾脏纤维化小鼠模型的影响[J].辽宁中医杂志,2023,50(1):189-194,226-227.

[14] 陈晛,徐敏,沈建松,等.液压扩张法联合贝前列素钠片在促进内瘘成熟中的作用研究[J].中国中西医结合肾病杂志,2022,23(6):517-519.

[15] 林晓蒙,蔡旭东,钟光辉,等.温阳消癥方对5/6肾切除小鼠肾纤维化的保护作用及对TGF-β1/Smad3信号通路的影响[J].浙江中医药大学学报,2022,46(4):345-352,387.

[16] 盛广宇,张亚亨,徐子灵,等.何立群运用清化祛瘀法治疗慢性肾脏病经验[J].上海中医药杂志,2022,56(5):19-21.

[17] 袁忠钊,郑淇丹,何立群,等.何立群教授糖尿病肾病临证组方分析[J].中国医药导报,2022,19(8):147-150.

[18] 沈姣姣,徐飞鹏,沈沛成,等.益气固本调免方治疗慢性肾炎脾肾气虚证的临床研究[J].中医药导报,2022,28(1):91-95.

[19] 张新志,董飞侠,钱玲,等.抗纤灵冲剂调控基因与蛋白表达干预肾间质纤维化的机制研究[J].辽宁中医杂志,2022,49(1):173-176.

[20] 陈冬平,兰天鹰,白彦芳,等.慢性肾脏病患者新型冠状病毒奥密克戎变异株感染后中医证候特征调查研究[J].上海中医药杂志,2022,56(10):8-12.

[21] 江雯婷,黄嬿,常昕楠,等.基于药性理论及因子分析法分析中药饮片治疗IgA-肾病的用药规律[J].中国医药导刊,2022,24(9):843-849.

[22] 陈雨柔,徐琳,陈冬平,等.隔三七饼艾灸劳宫穴对自体动静脉内瘘的影响[J].中国中西医结合肾病杂志,2022,23(5):404-407.

[23] 罗磊,王嘉琳,宁思思,等.针药结合治疗慢性肾脏病2~3b期伴抑郁状态患者的临床观

察[J].上海中医药杂志,2022,56(12):61-67.

[24] 王嘉琳,罗磊,李屹.基于"杂合以治"探讨小柴胡汤结合针刺治疗慢性肾脏病伴抑郁状态的思路[J].上海中医药杂志,2022,56(8):50-53,62.

[25] 费秀丽,刘琨,周锦明,等.生脉注射液联合泼尼松和环磷酰胺治疗膜性肾病的临床研究[J].现代药物与临床,2021,36(9):1880-1883.

[26] 曹和欣,蒋宇峰,马振华,等.何立群治疗糖尿病肾脏疾病经验[J].中医文献杂志,2021,39(4):47-50.

[27] 沈姣姣,徐飞鹏,沈沛成,等.益气固本调免方治疗慢性肾炎的临床研究[J].中国中西医结合肾病杂志,2021,22(6):495-498.

[28] 夏嘉,王颖,刘铭洁,等.抗纤灵对慢性肾功能衰竭模型Smad2-KO小鼠心脏CoⅠ、CoⅢ、AngⅡ、TNF-α、IL-6的影响[J].西部中医药,2021,34(2):13-17.

[29] 王杰,何立群.何立群论治慢性肾脏病[J].长春中医药大学学报,2021,37(1):46-49.

[30] 宋晓晓,侯阳波,白宇,等.从肝主疏泄论治郁证[J].中西医结合心脑血管病杂志,2021,19(3):519-520,528.

[31] 王杰,何立群.童少伯治疗慢性肾脏病常用药对浅析[J].中华中医药杂志,2021,36(1):240-243.

[32] 杨洋,龚艳春.无症状高尿酸血症与心血管疾病和肾脏疾病关系的研究进展[J].内科理论与实践,2021,16(5):366-370.

[33] 杨枫,林评兰,邹赟,等.Klotho在慢性肾脏病血管钙化中作用的研究进展[J].中国血液净化,2021,20(3):189-192.

[34] 杨婧,邹赟,吴琪琪,等.肾衰Ⅱ号方对慢性肾脏病3-4期轻中度蛋白尿患者影响的临床研究[J].上海中医药杂志,2021,55(2):71-75.

[35] 赵爽,朱育明,蒋宇峰.基于子午流注的择时中药离子导入治疗老年慢性肾脏病的临床观察[J].老年医学与保健,2021,27(2):313-316.

[36] 宁思思,杨绍政,王嘉琳,等.针刺调控Klotho表达对SHR大鼠蛋白尿及肾脏病理改善的实验研究[J].上海中医药杂志,2021,55(4):73-78.

[37] 张春伶,宁思思,杨绍政,等.电针对自发性高血压大鼠Klotho蛋白及肾间质纤维化的影响[J].中西医结合心脑血管病杂志,2021,19(5):745-749.

[38] 孙成力,张超,高建东,等.中医古代心肺脑复苏术的特色解析[J].中国中医基础医学杂志,2020,26(10):1503-1504,1541.

[39] 王杰,张昕贤,陈晓农,等.中医辨证论治联合氯沙坦钾治疗肝肾阴虚型重症IgA肾病的多中心随机对照试验[J].中华中医药杂志,2020,35(10):5319-5324.

[40] 郑淇丹,金坤,何立群,等.100例慢性肾脏病5期患者中医四诊仪测试后中医证型分布及相关规律分析[J].世界中西医结合杂志,2020,15(8):1507-1510.

[41] 王杰,何立群.肾病Ⅰ号方对原发性慢性肾脏病1、2期脾肾气虚型患者的临床观察及对微炎症状态影响[J].中华中医药杂志,2020,35(8):4226-4230.

[42] 张新志,钱玲,吴锋,等.抗纤灵冲剂对肾间质纤维化大鼠结缔组织生长因子蛋白表达的

影响[J].中华中医药杂志,2020,35(7):3682-3685.

[43] 张新志,钱玲,陈刚,等.何立群诊治泌尿系结石经验[J].中医文献杂志,2020,38(3):50-53.

[44] 冯佳佳,董子洵,史楠楠,等.制定/修订《中成药临床应用循证指南》的方法与程序[J].中国研究型医院,2020,7(3):93-97.DOI:10.19450/j.cnki.jcrh.2020.03.022.

[45] 张昕贤,陈刚,何立群.脾肾同治蛋白尿反复发作伴水肿案[J].环球中医药,2020,13(6):1002-1004.

[46] 王杰,何立群.何立群教授从虚、瘀、湿、风论治慢性肾脏病经验撷要[J].中国医药导报,2020,17(2):136-138,143.

[47] 王杰,吉晶,孙蓓蓓,等.何立群教授论治慢性肾脏病蛋白尿经验[J].中国中西医结合杂志,2020,40(1):110-112.

[48] 王青青,卢嫣,唐英,等.中西医病证结合采用柴芩方治疗IgA肾病的临床疗效观察[J].中国中西医结合肾病杂志,2020,21(4):309-312.

[49] 贺忆培,沈剑箫,牟姗,等.基于真实世界探讨三级综合性医院慢性肾脏病中医证型与疾病关联的多中心研究[J].中国中西医结合肾病杂志,2019,20(11):959-963.

[50] 陈晛,何立群,廖琳,等.叶氏升压方脐疗改善血液透析相关性低血压的临床研究[J].中国中西医结合肾病杂志,2019,20(11):964-967.

[51] 王杰,张昕贤,陈晓农,等.中医辨证联合氯沙坦钾治疗肝肾阴虚型重症IgA肾病的前瞻性多中心临床研究[J].中医杂志,2019,60(22):1929-1934.

[52] 孙蓓蓓,王云满,毕月萍,等.中医辨证治疗206例慢性肾脏病1-2期多中心前瞻性临床研究[J].中华中医药杂志,2019,34(11):5479-5483.

[53] 邹赟,何立群.健脾清化方对AngⅡ刺激下大鼠系膜细胞NADPH/p38MAPK氧化应激通路的影响[J].中成药,2019,41(10):2344-2348.

[54] 侯阳波,白宇,王云满,等.何立群肾病学术特点及诊疗经验介绍[J].新中医,2019,51(10):326-328.

[55] 陈建,曾莉,应汝炯,等.何立群教授治疗反复发作性尿路感染经验浅析[J].中国中西医结合肾病杂志,2019,20(9):753-754.

[56] 何立群.黄蛭益肾胶囊治疗慢性肾脏病专家共识[J].中国中西医结合肾病杂志,2019,20(9):842-844.

[57] 袁杭海,何立群,辛婕琛,等.温补固肾方对慢性肾脏病肾小管间质损害标志蛋白的影响[J].中医学报,2019,34(9):1964-1967.

[58] 孙成力,陆文,何立群,等.慢性肾炎应从少阳枢机论治[J].中国中西医结合肾病杂志,2019,20(8):747-748.

[59] 何立群.黄蛭益肾胶囊治疗慢性肾脏病专家共识[J].中国中西医结合肾病杂志,2019,20(7):656-658.

[60] 胡静,路建饶,张冰冰,等.益肾活血泄浊方联合陆氏针灸治疗糖尿病肾病中炎性细胞因子水平[J].世界中医药,2019,14(5):1274-1277.

[61] 孙蓓蓓,何立群.近10年中医药治疗早中期慢性肾脏病概况[J].世界中医药,2019,14(5):1089-1092,1097.

[62] 孙蓓蓓,何立群.何立群教授运用中医药治疗慢性肾脏病经验集锦[J].世界中医药,2019,14(5):1102-1105.

[63] 胡静,张冰冰,金珠,等.益肾活血泄浊方联合陆氏针灸治疗糖尿病肾病Ⅲ期临床疗效观察[J].世界中医药,2019,14(5):1106-1109.

[64] 吉晶,何立群.大黄素对TGF-$β_1$诱导的NRK-49F细胞增殖的影响[J].世界中医药,2019,14(5):1093-1097.

[65] 陈文浩,何立群.健脾清化方对急性肾缺血再灌注SD大鼠氧化应激损伤的影响[J].世界中医药,2019,14(5):1098-1101.

[66] 余弘吉,何立群.健脾清化方对单侧输尿管梗阻模型大鼠P38MAPK信号通路的影响[J].世界中医药,2019,14(5):1061-1067.

[67] 杨晓萍,黄燕莉,王杰,等.肾纤维化信号通路的中医药研究进展[J].世界中医药,2019,14(5):1084-1088.

[68] 张昕贤,高雅婵,何立群.中西医结合优化治疗方案抑制IgA肾病肾纤维化的免疫机制[J].世界中医药,2019,14(5):1079-1083.

[69] 陈文浩,何立群.肾缺血再灌注损伤机制及保护研究进展[J].世界中医药,2019,14(5):1068-1073.

[70] 张昕贤,陈晓农,王朝晖,等.不同时间点观察肝肾同治IgA肾病的临床疗效[J].世界中医药,2019,14(5):1074-1078,1083.

[71] 杨佳敏,唐英,曹和欣,等.基于玄府理论的固本通络方对IgA肾病大鼠Podocin mRNA和α-actinin-4 mRNA表达的影响[J].山东中医药大学学报,2019,43(3):301-307.

[72] 章诚杰,陈超源,杨雪军,等.消浊化石汤治疗肾结石的临床疗效观察[J].上海中医药大学学报,2019,33(3):33-35,52.

[73] 蒋宇峰,朱尧烩,陈刚,等.miRNA表达谱在肾纤维化中的差异表达及抗纤灵的干预研究[J].长春中医药大学学报,2019,35(2):298-301.

[74] 娄成利,徐业,黄科,等.健脾益气清热活血法联合不同免疫抑制剂治疗IMN临床疗效及安全性评估[J].中国现代医生,2019,57(9):124-127,130.

[75] 陈眖,李祥炜,何立群,等.朱雪萍从"积"论治Ⅲ~Ⅳ期糖尿病肾病经验[J].中国中西医结合肾病杂志,2019,20(2):155-156.

[76] 夏嘉,王颖,高雅婵,等.抗纤灵对慢性肾衰竭小鼠心脏TGF-$β_1$/Smad通路的影响[J].中西医结合心脑血管病杂志,2019,17(3):361-364.

[77] 孙蓓蓓,吉晶,王杰,等.中医辨证延缓慢性肾脏病3期肾功能进展随机对照临床观察[J].辽宁中医药大学学报,2019,21(3):89-93.

[78] 吉晶,何立群.抗纤灵方对5/6肾切除大鼠肾纤维化及ACE-AngⅡ-AT1R轴的影响[J].中国实验方剂学杂志,2019,25(1):57-62.

[79] 吉晶,何立群.抗纤灵方对肾纤维化大鼠肾功能及肾组织ECM表达的影响[J].中国实验

方剂学杂志,2019,25(1):63-68.

[80] 吉晶,何立群.抗纤灵方抗肾纤维化作用研究进展[J].中国实验方剂学杂志,2019,25(1):51-56.

[81] 唐英,曹和欣,张昕贤,等.清上温下法治疗早中期糖尿病肾病的临床疗效观察[J].中国中西医结合肾病杂志,2019,20(10):903-905.

[82] 沈姣姣,王娴娴,唐英,等.益气固本调免方治疗IgA肾病脾肾气虚证的临床观察[J].中医药导报,2019,25(13):61-65.

[83] 朱尧焓,陈潇,唐英,等.抗纤灵方对阿霉素肾纤维化大鼠TGF-β信号通路的影响[J].中医药导报,2019,25(4):22-25.

[84] 杨绍政,宁思思,孙玉霞,等.针刺对自发性高血压大鼠肾脏纤维化相关指标的影响[J].针刺研究,2019,44(12):911-915,921.

[85] 宁思思,杨绍政,马家怡,等.电针对自发性高血压大鼠肾脏Klotho蛋白表达及氧化应激的影响[J].中华中医药杂志,2019,34(8):3739-3742.

[86] 蒋宇峰,朱尧焓,陈潇,等.抗纤灵方对阿霉素肾病大鼠肾纤维化指标的影响[J].吉林中医药,2018,38(12):1429-1433.

[87] 蒋宇峰,朱尧焓,唐英,等.抗纤灵方对阿霉素肾病大鼠肾纤维化作用机制的研究[J].上海中医药杂志,2018,52(12):72-77.

[88] 高雅婵,何立群.肾病1号方加减对肝肾阴虚型重症IgA肾病患者临床疗效及肾纤维化机制指标的影响[J].长春中医药大学学报,2018,34(6):1140-1143.

[89] 王杰,陈文浩,孙蓓蓓,等.海派名医童少伯论治慢性肾脏病经验撷萃[J].中国医药导报,2018,15(33):98-101,121.

[90] 蔡旭东,林晓蒙,余柯娜,等.温阳消癥方对单侧输尿管梗阻小鼠肾间质纤维化的影响[J].中国中西医结合肾病杂志,2018,19(11):952-954,1036.

[91] 高雅婵,何立群.IgA肾病血尿的病因病机及中医临床研究进展[J].中国中西医结合肾病杂志,2018,19(11):1024-1026.

[92] 吉晶,何立群.何立群辨治慢性肾脏病策略及用药经验[J].上海中医药杂志,2018,52(11):27-29.

[93] 杨佳敏,唐英.IgA肾病常用实验动物模型和中西医治疗概况[J].陕西中医,2018,39(11):1653-1657.

[94] 朱尧焓,陈潇,蒋宇峰.不同剂量抗纤灵方对阿霉素肾纤维化大鼠Ⅰ型胶原基因表达的影响[J].中华中医药杂志,2018,33(11):4940-4943.

[95] 朱尧焓,陈潇,蒋宇峰.MicroRNAs调控肾脏纤维化的研究进展[J].中国中西医结合肾病杂志,2018,19(9):832-834.

[96] 李林,孙玉霞,马家怡,等.复方五子口服液治疗女性尿道综合征的临床观察[J].上海中医药杂志,2018,52(1):62-64,68.

[97] 应汝炯,胡粤杭,盛昭园,等.穴位贴敷配合滋肾通淋方治疗女性再发性尿路感染疗效观察[J].上海针灸杂志,2018,37(9):1037-1041.

[98] 费秀丽,于昊新,刘琨,等.益肾解毒汤对单侧输尿管梗阻大鼠肾组织纤维化的影响[J].中国中西医结合外科杂志,2018,24(4):471-475.

[99] 高雅婵,何立群.中西医结合治疗肝肾阴虚型重症IgA肾病临床研究[J].辽宁中医药大学学报,2018,20(10):167-170.

[100] 吉晶,何立群.抗纤灵方对肾纤维化大鼠TGF-β1/Smad信号通路表达的影响[J].中国实验方剂学杂志,2019,25(1):69-75.

[101] 池杨峰,王利,郑拥军,等.益气温阳方治疗原发性CKD 1-2期蛋白尿的前瞻性临床研究[J].上海中医药大学学报,2018,32(4):17-21.

[102] 袁杭海,何立群.海派名医童少伯治疗湿热病经验[J].吉林中医药,2018,38(7):756-759.

[103] 夏嘉,陈文浩,高雅婵,等.抗纤灵对慢性肾衰心脏病变小鼠NO、ADMA、NT-proBNP影响[J].辽宁中医药大学学报,2018,20(8):33-35.

[104] 吉晶,何立群.中西医防治肾纤维化的研究进展[J].中国实验方剂学杂志,2018,24(19):221-228.

[105] 唐英,蒋宇锋,曹和欣,等.基于玄府理论的固本通络方对IgA肾病大鼠Nephrin和CD_2AP表达的影响[J].中国中西医结合肾病杂志,2018,19(5):388-390.

[106] 陈建,应汝炯,盛昭园,等.抗纤灵方对肾纤维化小鼠肾组织CD68、CD45、VCAM-1表达的影响[J].中医杂志,2018,59(9):781-785.

[107] 蒋宇峰,朱尧焓,陈潇,等.血尿灵冲剂治疗气阴两虚型肾性血尿临床观察[J].河北中医,2018,40(4):492-496.

[108] 熊荣兵,何立群,傅晓骏.肾毒宁颗粒对慢性肾衰竭大鼠肾组织的抗氧化及MCP-1炎症因子作用的实验研究[J].中国中西医结合肾病杂志,2018,19(4):288-291,377.

[109] 姜健,唐英,吴卿,等.益气活血通络颗粒治疗气虚血瘀型IgA肾病蛋白尿的临床研究[J].时珍国医国药,2018,29(4):910-913.

[110] 孟伟,姜健,沈沛成,等.益气固本调免方对IgA肾病患者外周血TGF-β1表达的影响[J].西部中医药,2018,31(4):1-4.

[111] 余柯娜,林晓蒙,何立群,等.温阳消癥方对5/6肾切除小鼠肾功能及肾组织病理的影响[J].中国中西医结合肾病杂志,2018,19(2):127-129.

[112] 胡俊华,杨朔,王亚娟,等.抗纤灵方对肾络病慢性肾衰竭大鼠TGF-β/Smads信号通路的影响[J].中国现代医生,2018,56(4):35-38,169.

[113] 麻志恒,施志琴,张汉新,等.抗纤灵汤治疗血瘀型慢性肾功能衰竭34例临床观察[J].甘肃中医药大学学报,2017,34(6):44-47.

[114] 梁婷玉,沈沛成,杨雪军,等.四蚕加味方辨证治疗慢性肾小球肾炎的临床研究[J].上海中医药杂志,2017,51(S1):98-101.

[115] 徐业,赵俊,黄科,等.祛风活血方联合缬沙坦治疗IgA肾病的疗效评价及对肾小管标志性蛋白和酶的影响[J].中国研究型医院,2017,4(6):22-27.

[116] 魏佳,何立群.何立群教授治疗慢性肾衰竭的经验总结[J].中国中西医结合肾病杂志,

2017,18(11):941-942.

[117] 袁杭海,何立群.海派名医童少伯治疗慢性肾衰竭经验总结[J].中国中西医结合肾病杂志,2017,18(9):757-758.

[118] 夏嘉,苏晓,顾明珠,等.养阴活血方对狼疮样小鼠肾组织BMP-7、TGF-$β_1$表达的影响[J].世界中西医结合杂志,2017,12(8):1081-1084.

[119] 王杰,何立群."肾络癥瘕"理论指导下的肾纤维化治疗思路辨析[J].中外医学研究,2017,15(26):157-159.

[120] 史楠楠,申长春,曾宪涛,等.《中成药超说明书使用循证评价》技术操作规范[J].中国研究型医院,2017,4(4):56-61.

[121] 姜健,沈沛成,王娴娴,等.从"虚""瘀""风"论治慢性肾炎研究进展[J].辽宁中医药大学学报,2017,19(8):155-157.

[122] 孙成力,陆文,徐花,等.中医急救的特色评述[J].山东中医杂志,2017,36(7):617-620.

[123] 孙成力,高建东,陶慧琳,等.栝楼瞿麦丸加味治疗慢性尿路感染的临床观察[J].中国中西医结合肾病杂志,2017,18(6):538-539.

[124] 孙成力,陆文,高建东,等.经方中五行生克思想的应用验案[J].辽宁中医杂志,2017,44(6):1292-1294.

[125] 储瑾,何立群.糖肾1号方对气阴两虚型糖尿病肾病Ⅲ期患者影响的临床观察[J].上海中医药杂志,2017,51(6):56-59.

[126] 熊荣兵,张婷,何立群,等.中药肾毒宁颗粒对慢性肾衰大鼠肾保护作用及其机制的实验研究[J].中国中医急症,2017,26(5):775-778,793.

[127] 麻志恒,钟利平,余柯娜,等.抗纤灵治疗慢性肾功能衰竭的动物实验研究述评[J].河南中医,2017,37(4):605-608.

[128] 王颖,麻志恒,钟利平,等.抗纤灵方对5/6肾切除小鼠p38MAPK/NF-κBp65介导的炎症因子的影响[J].中国中西医结合杂志,2017,37(3):365-370.

[129] 李雯雯,黄迪,沈沛成,等.中药固本通络方对IgA肾病小鼠氧化应激作用机制的实验研究[J].四川大学学报(医学版),2017,48(2):210-215.

[130] 詹继红,何立群,刘铭洁.刺梨黄酮对诱导大鼠肾纤维化TGF-$β_1$/Smads信号转导干预作用及机制分析[J].辽宁中医杂志,2017,44(2):380-383,446.

[131] 麻志恒,钟利平,余柯娜,等.抗纤灵对慢性肾功能衰竭小鼠模型肾组织相关炎症因子的干预作用[J].武汉大学学报(医学版),2017,38(3):357-360.

[132] 陈建,曾莉,陈刚,等.抗纤灵方对AngⅡ诱导肾纤维化小鼠肾组织α-SMA和Ⅰ型胶原的影响[J].中华中医药杂志,2017,32(2):739-742.

[133] 麻志恒,钟利平,余柯娜,等.抗纤灵对5/6肾切除诱导的慢性肾纤维化小鼠模型不同时期ColⅠ、α-SMA、FN的影响[J].中成药,2017,39(1):181-184.

[134] 唐英,何立群,朱祎,等.丹酚酸A对慢性肾衰竭大鼠BMP-7/Smads/TGF-$β_1$信号通路的调控作用[J].中国中西医结合肾病杂志,2017,18(1):9-13.

[135] 吴卿,李雯雯,姜健,等.固本通络方对 IgA 肾病患者血 B 细胞活化因子的影响[J].中国中西医结合肾病杂志,2017,18(1):30-33.

[136] 马家怡,孙蓉,张蔚,等.晚期糖基化终产物影响糖尿病肾病自噬轴的作用机制[J].上海中医药杂志,2017,51(S1):233-234.

[137] 孙玉霞,李屹,李林,等.益气活血汤对糖尿病肾病患者血清 CRP,IL-8 的影响[J].中国实验方剂学杂志,2017,23(13):164-168.

[138] 孙玉霞,李屹.基于"扶阳学说"探讨"寒热并用"辨治糖尿病肾病[J].辽宁中医杂志,2017,44(12):2535-2537.

[139] 孙玉霞,李林,张春伶,等.艾灸对局灶节段性肾小球硬化大鼠肾脏病理的影响[J].中国中西医结合杂志,2017,37(9):1114-1118.

[140] 孙玉霞,黄迪,李林,等.糖肾宁方对早期糖尿病肾病患者尿蛋白及尿足细胞的影响[J].时珍国医国药,2017,28(4):778-780.

[141] 孙川,杨雪军,唐英,等.固本通络方治疗 IgA 肾病患者的临床观察[J].上海中医药杂志,2017,51(S1):93-97.

[142] 李林,李屹.从络病论治慢性肾脏病蛋白尿理论基础及研究进展[J].辽宁中医药大学学报,2017,19(7):101-104.

[143] 张春伶,孙玉霞,李林,等.基于血管内皮生长因子及其受体途径的局灶节段性肾小球硬化大鼠的艾灸干预随机对照实验[J].中华中医药杂志,2017,32(2):777-781.

[144] 余柯娜,倪兆慧,汪年松,等.健脾清化方治疗脾虚湿热型慢性肾脏病 3 期的多中心随机对照临床观察[J].中国医学科学院学报,2016,38(6):686-695.

[145] 孙成力,陶慧琳,高建东,等.倪海厦治疗慢性肾衰的特色解析[J].中国中医基础医学杂志,2016,22(12):1704-1706.

[146] 徐业,何立群,戴思思,等.个体化血液透析对糖尿病肾脏疾病患者心血管并发症影响的临床观察[J].临床肾脏病杂志,2016,16(12):723-727.

[147] 储瑾,何立群.中医药治疗糖尿病肾病研究现况[J].中国中西医结合肾病杂志,2016,17(12):1112-1114.

[148] 姜健,王娴娴,沈沛成,等.IgA 肾病患者黏膜免疫系统情况的临床调查[J].大连医科大学学报,2016,38(6):558-561.

[149] 袁杭海,何立群.童少伯治疗慢性肾小管间质损伤临床经验[J].山东中医杂志,2016,35(12):1056-1058.

[150] 张烨,何立群,彭文.糖尿病肾病中医辨证分型及与客观指标关系研究进展[J].山东中医杂志,2016,35(11):1012-1014,1017.

[151] 麻志恒,彭文,倪兆慧,等.健脾清化方治疗慢性肾脏病(3 期)脾虚湿热型患者的临床疗效观察[J].中华中医药杂志,2016,31(10):4333-4337.

[152] 曾宪涛,章友康,艾金伟,等.肾炎康复片联合激素治疗肾病综合征有效性 Meta 分析[J].中国实用内科杂志,2016,36(10):891-897.

[153] 麻志恒,钟利平,余柯娜,等.抗纤灵水煎剂对慢性肾衰模型小鼠 PI3K-AKT-mTOR

mRNA 表达的影响[J]. 中国实验方剂学杂志,2016,22(20):96-100.

[154] 余柯娜,麻志恒,钟利平,等.抗纤灵对 5/6 肾切除小鼠转化生长因子-β 及其下游因子表达的影响[J]. 北京中医药,2016,35(8):730-733.

[155] 唐英,蒋宇锋,邹赟,等.IgA 肾病足细胞损伤机制及中医药治疗的研究进展[J]. 中国中西医结合肾病杂志,2016,17(8):744-746.

[156] 李瑞玲,杜胥壤,丁世永,等.抑囊方治疗脾肾亏虚兼血瘀型多囊肾临床观察[J]. 中国中西医结合肾病杂志,2016,17(8):682-685.

[157] 黄迪,李雯雯,沈沛成,等.基于系统生物网络研究固本通络方治疗 IgA 肾病的分子机制[J]. 中华中医药杂志,2016,31(8):3282-3286.

[158] 张昕贤,陈刚,曹和欣,等.黄芪消白颗粒治疗气虚湿淤型慢性肾小球肾炎蛋白尿随机对照研究[J]. 临床肾脏病杂志,2016,16(6):327-330.

[159] 徐艳秋,杨超茅,顾向晨,等.慢性肾衰竭早期从脾论治的临床疗效分析[J]. 中国中西医结合肾病杂志,2016,17(6):502-505.

[160] 王瑞鑫,陈刚,何立群.抗纤灵方抑制肾络病慢性肾衰竭大鼠 TGF-β/P13K/Akt 信号旁路的实验研究[J]. 中国中西医结合肾病杂志,2016,17(6):480-483,565.

[161] 夏嘉,何立群.IgA 肾病中医药治疗现状[J]. 中国中西医结合肾病杂志,2016,17(5):453-454.

[162] 汪容,曹和欣,何立群.中药复方含药血清对体外培养的肾小球系膜细胞的作用[J]. 中国中西医结合肾病杂志,2016,17(5):390-394.

[163] 沈沛成,何立群.固本通络方对 IgA 肾病小鼠 Peyer 小结 B 淋巴细胞 IgA 类别转换的影响[J]. 四川大学学报(医学版),2016,47(3):337-341.

[164] 张翼,何立群.齐墩果酸、丹酚酸对肾纤维化的拮抗作用[J]. 中国中西医结合肾病杂志,2016,17(4):324-326.

[165] 朱月琴,戴思思,何立群.个体化护理对糖尿病肾病血液透析患者治疗依从性和心血管并发症的影响[J]. 中西医结合护理(中英文),2016,2(4):8-10.

[166] 钟利平,麻志恒,余柯娜,等.mTOR 信号通路与肾纤维化及中医药对该通路影响研究进展[J]. 河北中医,2016,38(2):298-301.

[167] 吴锋,何立群.童少伯运用"少火生气"理论治疗肾病水肿经验[J]. 贵阳中医学院学报,2016,38(2):77-79.

[168] 严嘉伟,何立群.血液透析装置透析液加热配比系统技术分析及透析液温度对肾纤维化透析患者的影响研究[J]. 中国医学装备,2016,13(3):18-21.

[169] 陈晛,李祥炜,何立群.何立群治疗尿路结石理法菁华[J]. 中国中医药信息杂志,2016,23(3):95-97.

[170] 朱祎,何立群,袁敏,等.中医辨证治疗慢性肾脏病(CKD 1-2 期)前瞻性多中心临床研究[J]. 辽宁中医杂志,2015,42(6):1175-1177,1389.

[171] 胥晓芳,张权,何立群,等.抗纤灵二号方干预慢性肾脏病肾小管间质损伤的临床研究[J]. 中国中西医结合肾病杂志,2016,17(2):123-126.

[172] 陈建,曾莉,何立群.海派名医童少伯治疗咳嗽验案探析[J].中国中医药信息杂志,2016,23(2):106-107.

[173] 黄迪,刘丰喆,贺斐,等.血尿灵治疗气阴两虚型肾性血尿临床研究[J].中国中西医结合肾病杂志,2016,17(1):47-50.

[174] 麻志恒,钟利平,余柯娜,等.抗纤灵对5/6肾切除诱导慢性肾脏纤维化小鼠模型细胞外基质的影响[J].分子影像学杂志,2016,39(1):40-43.

[175] 麻志恒,钟利平,余柯娜,等.海派名中医童少伯用药特色拾偶[J].辽宁中医杂志,2016,43(1):128-129.

[176] 孙成力,高建东,陆文,等.皮肤瘙痒验案五则[J].山东中医杂志,2016,35(1):72-74.

[177] 夏嘉,何立群.名医童少伯治疗内科杂病经验初探[J].中医药信息,2016,33(1):62-63.

[178] 李雯雯,黄迪,沈沛成,等.益气固本调免方治疗气阴两虚型IgA肾病热结咽喉证[J].中国实验方剂学杂志,2016,22(1):166-170.

[179] 余柯娜,麻志恒,钟利平,等.何立群从肝论治慢性肾脏病经验拾萃[J].中华中医药杂志,2016,31(1):120-123.

[180] 汪容,曹和欣.炎症及氧化应激机制与糖尿病肾病关系[J].辽宁中医药大学学报,2016,18(5):98-101.

[181] 李林,孙玉霞,马家怡,等.不同取穴不同灸时温和灸对局灶硬化性肾炎大鼠肾功能的影响[J].针刺研究,2016,41(6):521-527.

[182] 陈建,曾莉,陈刚,等.抗纤灵方对高血压肾损害模型小鼠肾功能的影响[J].上海中医药杂志,2015,49(12):65-67,77.

[183] 钟利平,麻志恒,余柯娜,等.抗纤灵方对5/6肾切除小鼠肾组织纤维化作用机制研究[J].中国实验方剂学杂志,2016,22(2):118-121.

[184] 钟利平,麻志恒,余柯娜,等.抗纤灵方对5/6肾切除小鼠肾功能及脂质代谢的作用[J].中国中西医结合肾病杂志,2015,16(11):977-978.

[185] 麻志恒,钟利平,余柯娜,等.抗纤灵对5/6肾切除诱导的慢性肾纤维化小鼠Akt-mTOR信号通路的影响[J].上海中医药杂志,2015,49(11):67-70,90.

[186] 朱政洁,何立群.中医标本兼顾治疗慢性肾脏病的方法概述[J].中华中医药杂志,2015,30(11):4029-4031.

[187] 孙成力,何立群,高建东,等.中西医结合治疗缺血性脑卒中的几点商榷[J].中国中医基础医学杂志,2015,21(10):1275-1277.

[188] 余柯娜,麻志恒,陈建,等.浅谈中医药从炎症角度治疗肾纤维化的研究进展[J].中国中西医结合肾病杂志,2015,16(10):938-940.

[189] 孙峰俐,何立群.海派名医童少伯教授治疗脾胃病验案举隅[J].光明中医,2015,30(10):2205-2207.

[190] 陈建,曾莉,何立群.童少伯从肺论治慢性肾炎经验初探[J].辽宁中医杂志,2015,42(10):1868-1870.

[191] 李雯雯,何立群,沈沛成.四蚕加味方辨证治疗IgA肾病的临床观察[J].辽宁中医杂志,

2015,42(10):1932-1936.

[192] 麻志恒,钟利平,余柯娜,等.海派名医童少伯论治肾脏病经验撷要[J].江苏中医药,2015,47(10):13-15.

[193] 吴凌波,何立群.慢性肾脏病病理与中医辨证动态变化关系的临床研究[J].中华中医药杂志,2015,30(10):3527-3530.

[194] 戴芹,张佩青,王小琴,等.益肾清热化湿方治疗脾肾两虚兼湿热证慢性肾小球疾病蛋白尿的临床研究[J].中国中西医结合杂志,2015,35(9):1039-1043.

[195] 钟利平,麻志恒,余柯娜,等.抗纤灵方通过PI3K/AKT/mTOR信号通路干预肾纤维化机制研究[J].中国实验方剂学杂志,2015,21(18):126-129.

[196] 杨婧,王琛,祝婷婷,等.PI3K/Akt信号通路在慢性肾衰竭大鼠肾组织的表达及肾衰Ⅱ号方的干预作用[J].中国中西医结合肾病杂志,2015,16(9):763-766,847.

[197] 孙成力,张超,肖静,等.五行与五味的比类不是唯心主义[J].辽宁中医杂志,2015,42(9):1659-1660.

[198] 李雯雯,吴卿,沈沛成,等.益气固本调免方治疗IgA肾病的临床研究[J].陕西中医,2015,36(9):1156-1158.

[199] 余柯娜,麻志恒,钟利平,等.SD大鼠与C57小鼠5/6肾切除慢性肾功能衰竭模型的比较[J].中国比较医学杂志,2015,25(8):48-53,87.

[200] 欧娇英,王惠玲,吴燕升,等.益气养阴活血法治疗糖尿病肾病血脂及血黏度的荟萃分析[J].中国中西医结合肾病杂志,2015,16(8):693-697.

[201] 陈建,曾莉,何立群.海派中医童少伯治疗慢性肾炎经验[J].光明中医,2015,30(8):1612-1614.

[202] 孙成力,高建东,陆文,等.良性前列腺增生症的病机探讨[J].辽宁中医杂志,2015,42(8):1428-1429.

[203] 钟利平,麻志恒,余柯娜,等.抗纤灵方对5/6肾切小鼠肾组织中基质金属蛋白酶2及基质金属蛋白酶组织抑制因子1 mRNA表达的影响[J].中医杂志,2015,56(16):1425-1428.

[204] 方东行,何立群,郑贤国.中医药治疗慢性间质性肾炎研究概况[J].中医学报,2015,30(9):1357-1359.

[205] 钟利平,麻志恒,余柯娜,等.海派名医童少伯治疗慢性肾脏病学术思想浅析[J].河北中医,2015,37(9):1285-1287.

[206] 陈建,曾莉,何立群.从巨噬细胞角度研究肾纤维化发病机制进展[J].中国中西医结合肾病杂志,2015,16(7):639-641.

[207] 沈烨渠,廖顺花,张新志,等.活血祛瘀方治疗慢性肾脏病3期血瘀证的临床观察[J].时珍国医国药,2015,26(7):1664-1666.

[208] 陈晛,何立群.童少伯治疗慢性疾病药对探幽[J].时珍国医国药,2015,26(7):1744-1745.

[209] 钟利平,麻志恒,余柯娜,等.抗纤灵方对5/6肾切除小鼠肾衰模型肾纤维化作用及机制

研究[J].时珍国医国药,2015,26(7):1547-1549.

[210] 陈晛,李祥炜,何立群.何立群教授治疗肾性骨病心得集贝[J].中国中西医结合肾病杂志,2015,16(6):477-478.

[211] 孙峰俐,曹和欣,何立群.中医药治疗糖尿病肾病研究进展[J].四川中医,2015,33(6):186-188.

[212] 陈晛,李祥炜,何立群.童少伯治疗肺病经验集萃[J].中医药导报,2015,21(10):38-40.

[213] 麻志恒,钟利平,余柯娜,等.何立群教授运用抗纤灵治疗慢性肾脏纤维化的经验[J].中国中西医结合肾病杂志,2015,16(5):386-387.

[214] 刘丰喆,贺斐,何立群,等.慢性肾炎肾性血尿的中医研究近况[J].中国中西医结合肾病杂志,2015,16(5):453-454.

[215] 费秀丽,何立群.生脉注射液对慢性肾衰不安腿综合征患有炎症反应的影响[J].中国中医药现代远程教育,2015,13(9):47-48.

[216] 何立群,唐英,张昕贤,等.基于抗肾纤维化的益气活血方及有效成分对慢性肾脏病疗效机制分析[J].中国中西医结合肾病杂志,2015,16(4):283-285.

[217] 吴锋,张新志,王骆冰,等.益肾止衰颗粒治疗慢性肾脏病3~5期的随机对照研究[J].中国中西医结合肾病杂志,2015,16(4):311-313.

[218] 孙峰俐,何立群.海派名医童少伯教授诊治崩漏病临床经验[J].四川中医,2015,33(3):1-2.

[219] 戴思思,徐业,赵俊,等.聚醚砜膜透析器对肾纤维化终末期血透患者血清β_2微球蛋白清除作用的研究[J].中国医学装备,2015,12(3):1-3.

[220] 王永钧,何立群,孙伟,等.中药辨证组方联合苯那普利对慢性肾炎CKD 3期的肾保护作用——317例多中心、前瞻、双盲、随机对照试验[J].中华中医药学刊,2015,33(3):522-526.

[221] 黄迪,李雯雯,沈沛成,等.益气固本调免方治疗脾肾气虚型IgA肾病临床观察[J].上海中医药杂志,2015,49(3):54-56.

[222] 陈晛,李祥炜,张昕贤,等.何立群教授治疗慢性肾脏病韬略[J].中华中医药杂志,2015,30(3):758-760.

[223] 陈建,曾莉,陈刚,等.单侧肾切除及微渗透泵灌注血管紧张素Ⅱ诱导小鼠肾纤维化与高血压模型的建立[J].中国比较医学杂志,2015,25(2):26-29,37,85.

[224] 于昊新,何立群,费秀丽,等.益肾解毒汤对单侧输尿管梗阻大鼠模型肾组织氧化应激反应的干预作用[J].湖北中医药大学学报,2015,17(1):22-24.

[225] 徐业,戴思思,赵俊,等.不同透析膜在肾纤维化患者血液透析中对血清β_2MG、iPTH和hs-CRP的影响[J].中国医学装备,2015,12(2):5-7.

[226] 吴锋,张佩青,王小琴,等.辨证论治慢性肾炎CKD 1~2期蛋白尿的多中心随机对照研究[J].四川大学学报(医学版),2015,46(1):145-148.

[227] 张权,陈刚.以血管紧张素Ⅱ为靶点的中药抗肾纤维化研究进展[J].中国中医药信息杂

志,2015,22(4):125-128.

[228] 许毅,曹和欣.夏翔治疗儿童自闭症临床经验[J].辽宁中医杂志,2015,42(7):1204-1206.

[229] 许毅,郑岚,曹和欣.夏翔治疗过敏性紫癜临床经验[J].新中医,2015,47(1):15-16.

[230] 李会龙,蒋宇峰,钱玲,等.血尿灵颗粒治疗气阴两虚型肾性血尿33例疗效观察及机制探讨[J].中国中西医结合肾病杂志,2015,16(9):784-787.

[231] 孙玉霞,黄迪,马家怡,等.灸药结合对慢性肾功能衰竭大鼠肾纤维化的影响[J].上海中医药大学学报,2015,29(6):64-69.

[232] 贺斐,高建东,何立群.中医药减轻尿酸性肾病炎症损伤的机制研究进展[J].中国中西医结合肾病杂志,2014,15(12):1110-1112.

[233] 朱祎,唐英,何立群.黄芪甲苷对肾间质纤维化的拮抗作用[J].辽宁中医杂志,2014,41(12):2700-2702.

[234] 蒋宇峰,邹赟,唐英,等.健脾清化方对脾虚湿热型慢性肾功能衰竭患者微炎症指标的影响[J].中医杂志,2014,55(24):2106-2109.

[235] 杨婧,严睿俊,王琛,等.肾衰Ⅱ号方对慢性肾脏病患者肾功能及炎症因子的影响[J].中国中医药信息杂志,2014,21(12):15-18.

[236] 杜义斌,吴晓,吴锋,等.灯盏花胶囊对慢性肾功能衰竭大鼠肾组织炎症因子的影响[J].中国中医药信息杂志,2014,21(12):63-65.

[237] 黄中迪,何立群,黄迪,等.益肾止衰颗粒改善5/6肾切除肾衰模型大鼠肾功能的作用机制研究[J].四川中医,2014,32(12):44-49.

[238] 费秀丽,刘琨,于昊新,等.从结缔组织生长因子、α-平滑肌肌动蛋白表达观察益肾解毒汤对肾组织纤维化的影响[J].上海医学,2014,37(11):978-981,898.

[239] 李雯雯,杨雪军,何立群,等.固本调免方治疗气阴两虚型IgA肾病临床研究[J].上海中医药大学学报,2014,28(6):33-36.

[240] 孙成力,肖静,高建东,等.中医诊断中相关性思维浅谈[J].辽宁中医杂志,2014,41(11):2317-2318.

[241] 祝婷婷,范德生,杨婧,等.AngⅡ拮抗剂对慢性肾衰大鼠肾血流量和肾内氧耗的影响[J].中国实验动物学报,2014,22(5):1-6,15.

[242] 陈晛,何立群.健脾清化方在肾小球硬化大鼠中抗肾纤维化的作用及其机制[J].中国医学科学院学报,2014,36(5):461-465.

[243] 严嘉伟,何立群,顾燕萍,等.透析液电导率对肾纤维化终末期透析患者电解质平衡的重要性[J].中国医学装备,2014,11(10):28-32.

[244] 孙峰俐,曹和欣,何立群.糖肾宁对糖尿病肾病大鼠肾组织AGEs与ROS的影响[J].上海中医药大学学报,2014,28(5):57-60.

[245] 张新志,曹和欣,吴锋,等.糖肾宁保护糖尿病肾病大鼠肾小管功能的研究[J].上海中医药杂志,2014,48(9):80-83.

[246] 蒋宇峰,唐英,曹和欣,等.健脾清化汤干预脾虚湿热型慢性肾衰竭微炎症状态的临床随

机对照研究[J]. 上海中医药杂志,2014,48(9):57-59,92.

[247] 章诚杰,杨雪军,何立群. 从尿浊辨证运用大方论治泌尿系结石[J]. 新中医,2014,46(9):214-215.

[248] 张新志,曹和欣,吴锋,等. 从糖肾宁对糖尿病肾病大鼠糖脂代谢的影响研究其肾脏保护作用[J]. 中国中西医结合肾病杂志,2014,15(8):672-675.

[249] 陈晛,何立群. 陈宏生运用补中益气汤撷萃[J]. 时珍国医国药,2014,25(8):1969-1970.

[250] 吴锋,吴卿,何立群. 肾衰冲剂对慢性肾脏病3-5期患者血钾及尿钾的影响[J]. 中医杂志,2014,55(15):1292-1294.

[251] 朱祎,唐英,何立群. 大黄酚对单侧输尿管梗阻模型大鼠肾组织CTGF、α-SMA和FN的影响[J]. 中南药学,2014,12(7):631-634.

[252] 杜义斌,吴晓,吴锋,等. 云南灯盏花胶囊对慢性肾功能衰竭大鼠TGF-$β_1$与PAI-1 mRNA表达及肾功能的影响[J]. 上海中医药大学学报,2014,28(4):70-73.

[253] 吴锋,陈刚,何立群. 中成药内服治疗慢性肾衰竭的临床研究进展[J]. 中国中西医结合肾病杂志,2014,15(7):637-638.

[254] 吴锋,丁小强,王怡,等. 224例慢性肾炎蛋白尿CKD 1～2期患者的血脂水平和中医证型的关系[J]. 中华中医药学刊,2014,32(7):1561-1563.

[255] 霍正强,张瑾,杨雪军,等. "胃不和则卧不安"在失眠症诊治中的应用[J]. 新中医,2014,46(7):9-12.

[256] 马晓红,何立群. 从抑制肾纤维化角度研究健脾清化方对阿霉素肾病大鼠肾功能的作用与机制[J]. 中国中西医结合杂志,2014,34(6):733-738.

[257] 李屹,曹和欣,张新志,等. 糖肾宁对糖尿病肾病大鼠肾组织AT1R及细胞因子表达的影响[J]. 上海中医药杂志,2014,48(6):83-85.

[258] 沈烨渠,廖顺花,孙悦,等. 黄葵胶囊治疗慢性肾炎CKDⅢ期37例[J]. 中国实验方剂学杂志,2014,20(10):205-208.

[259] 谢婷婷,何立群,邵命海,等. 采用UUO模型观察7种中药复方对慢性肾衰大鼠的疗效[J]. 中华中医药学刊,2014,32(5):1021-1023.

[260] 唐英,何立群. 从脾论治糖尿病肾病[J]. 江苏中医药,2014,46(5):70-71.

[261] 方东行,何立群,郑贤国. IgA肾病的治疗与研究[J]. 中国中医基础医学杂志,2014,20(4):502-504.

[262] 苏行,何立群. 88例慢性肾脏病肾活检患者病理类型与中医证型转归关系的研究[J]. 辽宁中医杂志,2014,41(4):616-618,829.

[263] 李屹,何立群,丁小强,等. 上海地区127例慢性肾脏病蛋白尿多中心前瞻性临床研究[J]. 中华中医药杂志,2014,29(4):1261-1265.

[264] 唐英,朱祎,何立群,等. 抗纤灵方有效单体对5/6肾切除大鼠细胞外基质成分的影响[J]. 中国中医药信息杂志,2014,21(3):43-46.

[265] 马晓红,何立群. 健脾清化方对局灶节段性肾小球硬化大鼠NF-κB及下游分子的影响

[J].细胞与分子免疫学杂志,2014,30(2):164-166.

[266] 张长明,周家俊,何立群,等.从血管活性因子角度研究抗纤灵方改善肾功能抑制肾纤维化的作用机制[J].中华中医药杂志,2014,29(2):405-407.

[267] 唐英,朱祎,王东,等.黄芪、丹参有效单体对慢性肾功能衰竭大鼠肾组织转化生长因子β_1和结缔组织生长因子mRNA的影响[J].中医杂志,2014,55(2):144-147.

[268] 马晓红,何立群.健脾清化方对阿霉素肾病大鼠免疫炎症损伤的作用机制[J].四川大学学报(医学版),2014,45(1):19-23.

[269] 唐英,陈刚,曹和欣,等.糖尿病肾病抗氧化治疗的中医药研究进展[J].中华中医药杂志,2014,29(1):202-204.

[270] 王国馨,唐英,王琛,等.糖肾宁2号方治疗Ⅳ期糖尿病肾病临床疗效及其对氧化应激指标的影响[J].中国中医药信息杂志,2014,21(5):40-42,49.

[271] 马晓红,何立群.健脾清化方对局灶节段硬化模型大鼠α平滑肌肌动蛋白和Ⅳ型胶原的影响[J].临床肾脏病杂志,2013,13(12):564-566.

[272] 唐英,何立群.骨形态发生蛋白7与肾纤维化及中药干预作用的研究进展[J].临床肾脏病杂志,2013,13(12):571-573.

[273] 严嘉伟,张飞鸿,赵丽萍,等.血透临床工程师对血透机的日常管理及维护保养[J].中国医疗设备,2013,28(12):86-88.

[274] 陈建,何立群.童少伯"阳损及阴"学术思想在临床上论治慢性肾炎应用研究[J].中国中西医结合肾病杂志,2013,14(12):1038-1039.

[275] 王东,张江,何立群.活血化瘀方有效单体对活化的肾成纤维细胞株和系膜细胞株增殖的影响[J].北京中医药大学学报,2013,36(11):762-767.

[276] 苏行,何立群.有关糖尿病肾脏保护的研究进展[J].临床肾脏病杂志,2013,13(11):523-526.

[277] 何立群,孙峰俐.海派名医童少伯从脾论治慢性肾炎经验之我见[J].中国中西医结合肾病杂志,2013,14(11):941-943.

[278] 陈建中,黄迪,张珏,等.慢性肾脏病患者血清SCC和CYFRA21-1水平及其临床意义的研究[J].国际检验医学杂志,2013,34(21):2814-2815.

[279] 马晓红,何立群.健脾清化方调节局灶节段硬化大鼠炎症信号通路的机制[J].南方医科大学学报,2013,33(11):1577-1582.

[280] 王永钧,何立群,孙伟,等.中药辨证组方对慢性肾脏病3期的肾保护作用——315例多中心、前瞻性、双盲、随机对照试验[J].世界中医药,2013,8(9):1001-1005,1009.

[281] 陈晛,何立群.健脾清化方对肾纤维化大鼠肾功能、蛋白尿及肾组织Col-Ⅳ表达的影响[J].南京中医药大学学报,2013,29(6):548-552.

[282] 陈刚,吴同茹,朱祎,等.益气养阴方治疗原发性慢性肾小球疾病蛋白尿的临床观察[J].中国中西医结合肾病杂志,2013,14(10):868-871.

[283] 邓跃毅,杨洪涛,孙伟,等.慢性肾脏病主要证型的中医辨证与治疗[J].中华肾病研究电子杂志,2013,2(5):228-231.

[284] 马晓红,邹赟,张悦,等.丝裂原活化的蛋白激酶 p38 在健脾清化方改善大鼠慢性肾衰竭中的意义[J].浙江大学学报(医学版),2013,42(5):567-572.

[285] 朱邦贤,周强,李明,等.基于"方证相对"原理抗肝肾纤维化方药筛选平台的构建与应用[J].上海中医药杂志,2013,47(9):8-10,24.

[286] 王东,张江,谢婷婷,等.抗纤灵有效单体对活化的肾成纤维细胞株和系膜细胞株的影响[J].中华中医药杂志,2013,28(9):2554-2559.

[287] 吴锋,唐英,张新志,等.中西医结合治疗慢性肾脏病-矿物质和骨代谢异常的 Meta 分析[J].临床肾脏病杂志,2013,13(8):367-370.

[288] 邹赟,朱祎,邵命海,等.健脾清化方对 5/6 肾切除大鼠 AT Ⅱ/NADPH 氧化应激通路的干预作用[J].中南大学学报(医学版),2013,38(8):779-784.

[289] 李颉,黄迪,何立群.温阳益气方治疗慢性肾脏疾病肾阳虚证的临床观察[J].上海中医药大学学报,2013,27(4):42-45.

[290] 吴锋,何立群.何立群教授治疗慢性肾脏病学术思想及经验浅析[J].中国中西医结合肾病杂志,2013,14(7):568-569.

[291] 杨雪军,张瑾,黄晓瑾,等.辨证与辨病治疗糖尿病肾病体会[J].中医杂志,2013,54(13):1152-1153.

[292] 张昕贤,陈刚,黄迪,等.中医治疗慢性肾脏病3期合并高尿酸血症137例疗效观察[J].临床肾脏病杂志,2013,13(6):250-253.

[293] 邹赟,何立群,蒋宇峰,等.黄芪注射液联合还原型谷胱甘肽注射液对糖尿病肾病Ⅳ期肾小管标志蛋白的影响[J].上海中医药杂志,2013,47(6):41-43.

[294] 朱祎,王东,何立群.肾小管上皮间充质转化发病机制的研究进展[J].临床肾脏病杂志,2013,13(5):238-240.

[295] 邹赟,朱祎,王东,等.健脾清化方对肾衰大鼠磷酸化 p38 丝裂原活化蛋白激酶介导的炎症因子的调控作用[J].上海中医药大学学报,2013,27(3):73-76.

[296] 陈觅,何立群.中药复方治疗不同模型致肾纤维化的实验研究进展[J].中国中西医结合肾病杂志,2013,14(5):454-457.

[297] 张昕贤,唐英,陈刚,等.慢性肾脏病3期合并高尿酸血症的临床分析[J].临床肾脏病杂志,2013,13(4):165-167.

[298] 胡晓颖,张成亮,何立群.耳穴埋豆改善血液透析患者失眠症120例疗效观察[J].中国中西医结合肾病杂志,2013,14(4):345-346.

[299] 王东,吴同茹,谢婷婷,等.中医辨证治疗慢性肾脏病蛋白尿的多中心前瞻性临床研究[J].南方医科大学学报,2013,33(4):502-506.

[300] 吴锋,何立群.五苓散加减治疗膀胱过度活动症临床研究[J].新中医,2013,45(4):46-48.

[301] 沈烨渠,黄迪,孙悦,等.何立群教授运用药对治疗慢性肾炎经验[J].时珍国医国药,2013,24(3):744-746.

[302] 马晓红,王东,王云满,等.健脾清化方对慢性肾衰大鼠肾组织 TGF-β_1mRNA 及

CTGFmRNA 表达的影响[J].中国中医药科技,2013,20(2):122-123,128.

[303] 孙雅婷,刘伟芳,黄晓瑾,等.硅酸盐类矿物中药的临床研究进展[J].江苏中医药,2013,45(3):75-77.

[304] 王东,张长明,王云满,等.抗纤灵方药物血清对骨髓来源成纤维细胞表型转化的影响[J].中医杂志,2013,54(5):420-423.

[305] 张新志,王东,何立群,等.肾炎康复片联合氯沙坦钾治疗原发性 IgA 肾病(气阴两虚证)的临床观察[J].临床肾脏病杂志,2013,13(2):83-86.

[306] 曹蓓,王琛,何立群.血尿宁治疗慢性肾小球肾炎血尿的临床观察[J].上海中医药杂志,2013,47(2):34-37.

[307] 张长明,周家俊,何立群,等.抗纤灵方治疗慢性肾脏病 3 期患者 110 例临床研究[J].中医杂志,2013,54(3):214-217.

[308] 马晓红,何立群.不同剂量阿霉素致大鼠局灶节段硬化肾病模型的建立比较[J].中国比较医学杂志,2013,23(1):37-42,82-83.

[309] 丁世永,郑平东,何立群,等.小柴胡汤改善慢性肾小球肾炎患者炎症及减轻蛋白尿的作用研究[J].中国中西医结合杂志,2013,33(1):21-26.

[310] 张长明,周家俊,何立群,等.抗纤灵方对 CKD 3~4 期患者疗效及机制的临床多中心随机对照研究[J].辽宁中医杂志,2013,40(1):122-124.

[311] 沈烨渠,孙悦,蒋宇峰,等.以恶心、呕吐、血肌酐升高为主要表现的多发性骨髓瘤 1 例报告[J].山东医药,2013,53(2):99-100.

[312] 王东,吴同茹,谢婷婷,等.糖肾宁对早期糖尿病肾病大鼠肾组织非酶糖基化终产物的影响[J].四川中医,2013,31(1):53-55.

[313] 沈烨渠,孙悦,黄迪,等.何立群教授治疗肾脏病常用药对举隅[J].中国中西医结合肾病杂志,2012,13(12):1043-1045.

[314] 郭华伟,周家俊,何立群.补肾活血祛风法治疗脾肾气虚兼痰瘀型Ⅳ、Ⅴ期糖尿病肾病临床研究[J].辽宁中医杂志,2012,39(12):2411-2413.

[315] 张权,陈刚,王怡,等.抗纤灵二号方对慢性肾脏病肾小管间质损伤的影响[J].中医杂志,2012,53(24):2100-2104.

[316] 王东,王云满,彭文,等.抗纤灵对 5/6 肾切除大鼠肾组织 α-SMA 和 Ⅰ 型胶原的影响[J].中华临床医师杂志(电子版),2012,6(23):7790-7793.

[317] 张长明,顾耀东,符丹,等.活血化瘀通络方对 5/6 肾切除大鼠肾功能及肾组织 p38MAPK 信号转导途径的干预作用[J].河北中医,2012,34(11):1704-1706.

[318] 王东,张江,何立群.体外培养大鼠肾脏组织骨髓来源的成纤维细胞[J].上海中医药大学学报,2012,26(6):101-104.

[319] 王东,张江,吴同茹,等.淫羊藿有效单体对活化的肾成纤维细胞株和系膜细胞株的影响[J].中国中西医结合肾病杂志,2012,13(11):956-959.

[320] 方东行,何立群,郑贤国.慢性肾炎的治疗与研究[J].中国中医基础医学杂志,2012,18(10):1104-1106.

[321] 王东,张江,陈刚,等.抗纤灵药物血清对骨髓来源的成纤维细胞转化生长因子-β和Ⅰ型胶原的抑制作用[J].中国中医药信息杂志,2012,19(10):29-32.

[322] 王东,张江,陈刚,等.人参有效单体对活化的肾系膜细胞株的影响[J].四川中医,2012,30(10):54-57.

[323] 张新志,刘琨,沈冰,等.补中益气汤治疗中气下陷型尿道综合征的临床观察[J].浙江中医药大学学报,2012,36(10):1074-1076.

[324] 张昕贤,吴锋,林日阳,等.从肺脾肾不同组织水通道蛋白变化研究中医"水液代谢理论"的实验基础[J].南方医科大学学报,2012,32(10):1507-1510.

[325] 张新志,刘琨,沈冰,等.丹栀逍遥散加减治疗肝气郁结型尿道综合征32例[J].安徽中医学院学报,2012,31(5):17-19.

[326] 沈沛成,王庆,曹和欣,等.慢性肾脏疾病合并高尿酸血症的中医证型分析[J].上海中医药大学学报,2012,26(5):53-57.

[327] 秦军燕,王琛,杨婧,等.AngⅡ抑制剂对HIF-1α在慢性肾衰大鼠肾组织中表达的影响[J].第二军医大学学报,2012,33(9):965-968.

[328] 王东,何立群.健脾清化方有效单体对活化的肾成纤维细胞株和系膜细胞株增殖的影响[J].细胞与分子免疫学杂志,2012,28(9):948-951.

[329] 王东,张江,陈刚,等.抗纤灵对5/6肾切除大鼠骨髓来源的成纤维细胞表型转化的影响[J].中国中医药信息杂志,2012,19(9):33-35.

[330] 李屹,黄迪,何立群.灸药结合对脾肾气虚型慢性肾脏病患者肾功能及尿β-痕迹蛋白的影响[J].上海中医药杂志,2012,46(9):41-43.

[331] 张长明,顾耀东,何立群.抗纤灵冲剂对5/6肾切除大鼠尿微量蛋白干预作用[J].辽宁中医药大学学报,2012,14(9):52-54.

[332] 杨雪军,何立群,沈庆法."阳中求阴"在IgA肾病治疗中的应用举隅[J].新中医,2012,44(8):227-228.

[333] 陈刚,张权,何立群.肾小球疾病中肾小管间质损伤的临床诊疗研究[J].求医问药(下半月),2012,10(8):457-458.

[334] 何立群,张长明.活血化瘀法在慢性肾衰竭临床应用中研究进展[J].中国中西医结合肾病杂志,2012,13(7):565-567.

[335] 林日阳,何立群.中医发展"中医西化"与"西医中化"[J].辽宁中医杂志,2012,39(7):1289-1290.

[336] 邵命海,何立群,谢婷婷,等.应用5/6肾切除模型研究7首临床有效验方抗肾纤维化作用[J].中国中医基础医学杂志,2012,18(6):662-664.

[337] 吴锋,孙悦,张彤,等.健脾清化方对CKD 2~3期患者慢性微炎症状态的随机对照多中心研究[J].中国中西医结合肾病杂志,2012,13(6):504-506.

[338] 林日阳,吴锋,何立群.肾系膜细胞在补肾药物基础上进一步上调成骨细胞collagen Ⅰ和cbfα1基因表达[J].中华中医药杂志,2012,27(6):1665-1668.

[339] 邵命海,王琛,杨婧,等.丹参多酚酸盐对慢性肾功能衰竭大鼠肾功能和肾内氧耗的影响

[J].上海中医药大学学报,2012,26(3):66-69.

[340] 张昕贤,黄迪,刘楠楠,等.雷公藤多苷诱导小鼠睾丸生殖相关基因异常表达及补肾中药的干预作用[J].中华男科学杂志,2012,18(5):466-471.

[341] 林日阳,吴锋,何立群.熟地黄鳖甲与系膜细胞协同上调成骨细胞骨钙素基因及蛋白表达[J].中国组织工程研究,2012,16(20):3725-3729.

[342] 吴锋,林日阳,何立群.体外肾系膜细胞对成骨细胞增殖及功能的影响[J].中国骨伤,2012,25(4):324-327.

[343] 孙悦,何立群.清热化湿改善慢性肾功能衰竭微炎症状态研究进展[J].中国医药指南,2012,10(10):440-442.

[344] 林日阳,秦军燕,吴锋,等.熟地黄、鳖甲对大鼠成骨细胞增殖、碱性磷酸酶蛋白和核心结合因子α1 mRNA表达的影响[J].北京中医药大学学报,2012,35(3):194-197.

[345] 刘伟芳,黄晓瑾,夏淋霞,等.中药拮抗肾素-血管紧张素-醛固酮系统研究概况[J].中医杂志,2012,53(6):527-531.

[346] 杨雪军,刘伟芳,黄晓瑾,等.肾心宁方干预AT1-KO小鼠慢性肾功能不全心室重塑的实验研究[J].上海中医药杂志,2012,46(3):73-76.

[347] 吴锋,林日阳,何立群.基于肾主骨理论观察肾小球系膜细胞对成骨细胞增殖及功能的影响[J].中国中医基础医学杂志,2012,18(2):164-165,168.

[348] 董飞侠,张新志,吴锋,等.CHIP调节UUO再通大鼠肾组织TGF-β1/Smads信号通路的研究[J].中华中医药学刊,2012,30(2):245-248,451.

[349] 张昕贤,张新志,林日阳,等.从内分泌激素改变研究补肾中药对雷公藤小鼠生殖功能的干预作用[J].辽宁中医药大学学报,2012,14(2):37-40.

[350] 王东,何立群.单味活血化瘀中药及其有效成分防治肾纤维化的实验研究进展[J].上海中医药大学学报,2012,26(1):96-100.

[351] 黄晓瑾,刘伟芳,孙雅婷,等.具有抗高血压作用中药的规律探讨[J].上海中医药杂志,2012,46(1):75-78.

[352] 张新志,吴锋,何立群.抗纤灵冲剂对单侧输尿管梗阻大鼠CTGF基因调控的影响[J].时珍国医国药,2011,22(12):2853-2855.

[353] 吴锋,林日阳,何立群.经熟地黄鳖甲煎剂含药血清培养的肾系膜细胞对成骨细胞增殖和分化的影响[J].西安交通大学学报(医学版),2012,33(3):374-377.

[354] 陈刚,张权,张昕贤.何立群教授应用抗纤灵系列方治疗肾脏纤维化经验[J].中国当代医药,2012,19(26):115-116.

[355] 毛丹丹,陈刚,陆聆韵,等.黄芪有效组分改善低血糖所致模型大鼠内分泌反向调节受损的机制研究[J].上海中医药杂志,2012,46(2):64-66.

[356] 郝俊杰,张新志,唐春雷,等.急性卒中后感染的危险因素对照研究[J].中华医院感染学杂志,2012,22(14):3063-3065.

[357] 唐新妹,曹和欣.黄葵胶囊治疗湿热型慢性肾炎的疗效观察[J].中国医药指南,2012,10(16):280-281.

[358] 黄晓瑾,刘伟芳,夏淋霞,等.中药钙拮抗剂的研究概况[J].中医杂志,2011,52(20):1789-1792.

[359] 林日阳,何立群.解剖学的肾脏与藏象理论中的"肾"[J].中医杂志,2011,52(18):1617-1619.

[360] 张昕贤,陈刚,何立群.何立群教授从瘀论治慢性肾脏病经验撷菁[J].中医药信息,2011,28(5):72-73.

[361] 毕月萍,何立群.上海殷行社区835例血尿患者临床资料分析[J].中华中医药学刊,2011,29(9):2057-2059.

[362] 李屹,何立群.矢志方治疗痰浊瘀阻型高尿酸血症肾病33例[J].上海中医药杂志,2011,45(9):41-43.

[363] 刘伟芳,黄晓瑾,夏淋霞,等.中药利尿降压作用的研究进展[J].上海中医药杂志,2011,45(9):73-78.

[364] 何立群,沈烨渠,黄迪.中医药对在慢性肾衰竭辨证治疗中的应用与研究[J].中国中西医结合肾病杂志,2011,12(8):659-662.

[365] 吴锋,孙悦,何立群.中医药治疗慢性肾衰竭疗效的系统评价[J].中国中西医结合肾病杂志,2011,12(8):687-689.

[366] 方东行,何立群,娄国菁.中医肾与其他四脏关系的研究与思考[J].上海中医药大学学报,2011,25(4):23-27.DOI:10.16306/j.1008-861x.2011.04.010.

[367] 周圆,王琛,庞欣,等.肾衰Ⅱ号方治疗CKD 3～4期患者的临床疗效观察[J].上海中医药大学学报,2011,25(4):37-40.

[368] 沈沛成,何立群,汪维.雷公藤免煎剂对IgA肾病患者尿蛋白及尿足细胞的影响[J].上海中医药大学学报,2011,25(4):41-44.

[369] 王毅兴,高建东,郑平东,等.矢志方对高尿酸血症大鼠尿酸代谢的影响及相关机制研究[J].上海中医药大学学报,2011,25(4):74-78,103.

[370] 杨婧,王琛,邵命海,等.肾衰Ⅱ号方对5/6肾切除大鼠肾血流量和肾内氧耗影响及其作用机制[J].中国中西医结合肾病杂志,2011,12(7):578-581.

[371] 段晓虹,董竞成,何立群,等.补肾活血方对慢性肾炎肾虚血瘀证患者蛋白尿、尿IL-6、$TGF-\beta_1$及MCP-1的影响[J].中国中西医结合杂志,2011,31(6):765-768.

[372] 钱璐,傅晓骏,何立群.肾毒宁冲剂对慢性肾衰竭患者血管活性物质的影响[J].浙江中西医结合杂志,2011,21(4):219-221,224.

[373] 钱璐,傅晓骏,何立群.肾毒宁冲剂对慢性肾衰竭患者自由基损伤的临床研究[J].浙江中医杂志,2011,46(4):235-237.

[374] 吴锋,张新志,黄迪,等.动态观察抗纤灵冲剂对单侧输尿管梗阻及再通后大鼠血脂变化的影响[J].中华中医药杂志,2011,26(4):675-678.

[375] 张新志,黄迪,吴锋,等.$TGF-\beta_1$/p38MAPK通路对肾间质纤维化影响及抗纤灵冲剂干预机制的实验研究[J].中华中医药杂志,2011,26(2):245-248.

[376] 钱璐,傅晓骏,何立群.肾毒宁冲剂对慢性肾衰竭大鼠肾组织细胞外基质的影响[J].中

国中西医结合肾病杂志,2011,12(1):55-57,96.

[377] 李屹,高月求.乙型肝炎病毒相关性肾炎的中医辨证论治[J].中西医结合肝病杂志,2011,21(6):379-380.

[378] 周庆华,何立群,邓跃毅,等.中药内服及穴位敷贴对慢性肾衰竭肾脏动脉血流动力学的影响[J].上海中医药杂志,2010,44(12):50-52.

[379] 杨雪军,郭晶磊,沈庆法,等.肾性血尿论治偶得[J].新中医,2010,42(12):155-156.

[380] 段晓虹,董竞成,何立群,等.补肾活血方对肾小球硬化大鼠细胞外基质状态的影响[J].中国中西医结合杂志,2010,30(11):1197-1200.

[381] 沈烨渠,周健淞,何立群.活血祛瘀方对单侧输尿管梗阻大鼠TGF-β_1和CTGF表达的影响[J].中草药,2010,41(11):1859-1862.

[382] 杨雪军,刘伟芳,何立群.肾心宁方结合西医常规疗法治疗慢性肾功能不全心脏病变的临床研究[J].上海中医药杂志,2010,44(11):39-42.

[383] 何立群,黄迪,王云满,等.丹酚酸B改善马兜铃酸肾病作用机制的研究[J].西安交通大学学报(医学版),2010,31(6):766-769.

[384] 方东行,何立群,娄国菁.历代医家对中医肾和肾病的认识[J].中国中医基础医学杂志,2010,16(10):965-967.

[385] 张新志,吴锋,黄迪,等.抗纤灵冲剂对单侧输尿管梗阻模型大鼠肾功能的影响[J].时珍国医国药,2010,21(10):2451-2453.

[386] 唐英,何立群,沈沛成.肾病2号方治疗早中期慢性肾功能衰竭的临床研究[J].中国中医基础医学杂志,2010,16(9):794-795.

[387] 方东行,何立群,娄国菁.《古今医统大全》肾病诊治学术思想浅析[J].上海中医药大学学报,2010,24(5):26-28.

[388] 沈烨渠,周健淞,沈丽萍,等.活血祛瘀方对单侧输尿管梗阻大鼠肾间质细胞外基质的调节[J].辽宁中医杂志,2010,37(9):1831-1834.

[389] 沈沛成,何立群,汪维.IgA肾病患者尿足细胞的临床意义[J].临床荟萃,2010,25(16):1397-1400.

[390] 熊荣兵,傅晓骏,何立群.肾糖颗粒对糖尿病肾病大鼠C-Ⅳ与FN表达的影响[J].中国中西医结合肾病杂志,2010,11(8):677-680,754.

[391] 李颉,黄迪,何立群.雷公藤多苷致雄性生殖功能损害研究进展[J].辽宁中医杂志,2010,37(8):1626-1629.

[392] 张新志,黄迪,何立群,等.抗纤灵颗粒对单侧输尿管梗阻模型大鼠肾组织NO cNOS iNOS的影响[J].辽宁中医杂志,2010,37(7):1382-1384.

[393] 董飞侠,张新志,吴锋,等.抗纤灵对单侧输尿管梗阻大鼠肾脏纤维化基因与蛋白表达的影响[J].中华中医药学刊,2010,28(7):1380-1382.

[394] 关鑫,高建东,王琛,等.温针联合氯沙坦钾治疗慢性肾炎临床观察[J].上海针灸杂志,2010,29(6):347-349.

[395] 唐英,何立群,沈沛成,等.黄芪注射液合脉络宁注射液治疗慢性肾炎血尿临床观察[J].

中国中西医结合肾病杂志,2010,11(6):524-525.

[396] 吴锋,何立群.单侧输尿管梗阻模型肾纤维化的中医药研究进展[J].辽宁中医杂志,2010,37(6):1168-1171.

[397] 曹和欣,何立群,黄迪.糖肾宁结合西医常规疗法治疗气阴两虚型早期糖尿病肾病35例[J].上海中医药杂志,2010,44(6):65-67.

[398] 曹和欣,何立群,侯卫国,等.补肾活血法治疗慢性肾盂肾炎的临床研究[J].上海中医药大学学报,2010,24(3):37-39.

[399] 吴锋,沈丽萍,张新志,等.抗纤灵冲剂对单侧输尿管梗阻及再通后大鼠尿微量蛋白的影响[J].时珍国医国药,2010,21(5):1038-1040.

[400] 沈烨渠,何立群.补肾益气法防治肾间质纤维化机制研究概况[J].中医杂志,2010,51(5):468-470.

[401] 唐英,沈沛成,张文君,等.IgA肾病中医证型与临床预后指标的相关性分析[J].上海中医药杂志,2010,44(5):27-30.

[402] 张新志,何立群.肾小管间质纤维化动物模型的研究进展[J].时珍国医国药,2010,21(4):969-971.

[403] 龚学忠,郑平东,杨践,等.泰淋方对慢性逆行性肾盂肾炎大鼠肾皮质瘢痕的影响[J].上海中医药杂志,2010,44(4):72-75,83.

[404] 蒋宇峰,何立群,沈丽萍.灯盏花素联合氯沙坦治疗早期糖尿病肾病的临床观察[J].辽宁中医药大学学报,2010,12(4):43-45.

[405] 董飞侠,何立群,黄迪,等.单侧输尿管结扎再通大鼠模型的建立方法及其评价[J].中国比较医学杂志,2010,20(3):30-34,85.

[406] 周健淞,陈刚,沈液渠,等.缬沙坦对单侧输尿管梗阻大鼠肾间质纤维化的影响[J].第二军医大学学报,2010,31(3):278-282.

[407] 沈烨渠,何立群.活血祛瘀法在肾间质纤维化中的防治机制研究进展[J].中国中西医结合肾病杂志,2010,11(2):178-180.

[408] 王毅兴,段君毅,李晓刚,等.中医药治疗高尿酸血症的实验研究进展[J].上海中医药大学学报,2010,24(1):81-84.

[409] 陆海英,刘克剑,张悦,等.中药抗纤灵方含药血清对TGF-β_1刺激的HK-2细胞c-Met及其下游MAPK信号分子的调控作用[J].中国病理生理杂志,2010,26(1):154-157.

[410] 符强,何立群.抗纤灵对5/6肾切除大鼠肾组织核因子κB、血管紧张素Ⅱ及其受体表达的影响[J].中医药信息,2010,27(1):65-68.

[411] 吴锋,何立群,张新志,等.抗纤灵冲剂对单侧输尿管梗阻大鼠肾组织氧化应激反应的影响[J].中国中西医结合肾病杂志,2009,10(12):1042-1045.

[412] 刘楠楠,何立群.糖肾宁对糖尿病肾病大鼠血浆ET、CGRP含量的影响[J].中国医药指南,2009,7(23):5-7.

[413] 董飞侠,黄迪,何立群,等.抗纤灵冲剂干预单侧输尿管梗阻模型大鼠血清胱抑素C改变

的实验研究[J]. 中国医药指南,2009,7(21):5-7.

[414] 蒲冠军,王琛,郑平东,等. 肾衰2号方对慢性肾衰大鼠肾皮质环氧化酶2及环氧化酶1 mRNA 表达的影响(英文)[J]. 中西医结合学报,2009,7(11):1067-1072.

[415] 蒋宇峰,何立群,杨雪军,等. 抗纤灵颗粒剂对尿毒症维持性血液透析患者微炎症状态的影响[J]. 中医杂志,2009,50(10):902-904.

[416] 刘克剑,张悦,李靖,等. 抗纤灵方对大鼠单侧输尿管梗阻所致肾纤维化的防治作用[J]. 上海中医药大学学报,2009,23(5):44-47.

[417] 金亚明,殷敏,邓跃毅,等. 大黄䗪虫丸治疗肾纤维化血瘀证的临床研究[J]. 中国中西医结合肾病杂志,2009,10(9):788-790.

[418] 黄迪,李颉,何立群. 雷公藤多甙对小鼠生精功能相关基因 Herc4、Ipo11 和 Mrto4 表达的影响[J]. 遗传,2009,31(9):941-946.

[419] 董飞侠,李颉,黄迪,等. 雷公藤多苷对小鼠生殖功能的影响及肉苁蓉的干预作用[J]. 上海中医药杂志,2009,43(8):64-66.

[420] 李颉,黄迪,何立群. 雷公藤多甙对小鼠生育的影响及肉苁蓉干预作用的研究[J]. 中华男科学杂志,2009,15(6):569-572.

[421] 邵命海,蒋宇峰,邹赟,等. 939例慢性肾脏病患者的临床诊疗现状分析[J]. 中国中西医结合肾病杂志,2009,10(5):448-449.

[422] 周健淞,邵命海,何立群. 系统性红斑狼疮合并产后溶血性尿毒症综合征1例报告[J]. 第二军医大学学报,2009,30(4):462-463.

[423] 方东行,何立群,徐敏. 张锡纯学术特色的研究与思考[J]. 上海中医药大学学报,2009,23(2):16-18.

[424] 邵命海,何立群,杨雪军. 939例慢性肾衰竭患者中医证候临床调查研究[J]. 上海中医药杂志,2009,43(3):20-22.

[425] 周健淞,邵命海,何立群. 一例伪热患者诊治分析[J]. 中国全科医学,2009,12(5):414-415.

[426] 陈刚,周健淞,吴美,等. 抗纤灵二号方对单侧输尿管梗阻大鼠肾间质细胞外基质的调节[J]. 江苏中医药,2009,41(2):75-77.

[427] 邵命海,蒋宇峰,邹赟,等. 939例慢性肾脏病患者的临床诊疗现状分析[J]. 中国中西医结合肾病杂志,2009,10(5):448-449.

[428] 刘煜敏,张悦,何立群,等. 抗纤灵方对单侧输尿管梗阻大鼠 TGF-β_1-Smad 通路的影响[J]. 中国病理生理杂志,2008,24(12):2423-2427.

[429] 董飞侠,黄迪,何立群,等. Ⅲ期慢性肾脏病肾阳虚证患者尿液代谢组学特征的研究[J]. 中华中医药杂志,2008,(12):1109-1113.

[430] 符强,何立群. 抗纤灵对5/6肾切除大鼠肾组织核因子 κB 及肿瘤坏死因子 α、白细胞介素6 mRNA 表达的影响[J]. 时珍国医国药,2008,(11):2684-2686.

[431] 周健淞,陈刚,吴美,等. 抗纤灵二号方对单侧输尿管梗阻大鼠肾小管上皮细胞转分化的调节作用[J]. 中国中西医结合肾病杂志,2008,(11):961-965,1037.

[432] 舒静,王怡,陈刚,等.维持性腹膜透析患者中医证型研究和相关因素分析[J].中国中西医结合肾病杂志,2008,(10):892-894.

[433] 刘克剑,张悦,李靖,等.单侧输尿管梗阻法制作大鼠肾间质纤维化模型的改进[J].中国实验动物学报,2007,(6):410-412,487.

[434] 张悦,李靖,刘克剑,等.抗纤灵对阿霉素肾病大鼠Smads信号通路分子的影响[J].中国中西医结合杂志,2007,(12):1094-1098.

[435] 王云满,何立群,陈灵.改良慢性马兜铃酸肾病大鼠模型的建立[J].实验动物与比较医学,2007,(4):222-225.

[436] 张悦,刘煜敏,陆海英,等.抗纤灵方对单侧输尿管梗阻大鼠肾组织肝细胞生长因子mRNA及细胞外信号调控蛋白激酶1/2和p38磷酸化的影响[J].中西医结合学报,2007,(6):656-660.

[437] 刘煜敏,张悦,何立群,等.抗纤灵抗大鼠肾间质纤维化的实验研究[J].中国中西医结合杂志,2007,(10):901-904.

[438] 郎旭军,傅晓骏,成栋,等.肾毒宁冲剂抗慢性肾衰大鼠自由基损伤的实验研究[J].浙江中医杂志,2007,(10):602-604.

[439] 沈沛成,何立群,秦秀芳.单纯镜下血尿患者肾活检必要性的临床研究[J].临床荟萃,2007,(18):1307-1310.

[440] 何立群,邵命海,侯卫国,等.活血化瘀法对血瘀型早、中期慢性肾衰竭疗效评价及作用途径[J].医学研究杂志,2007,(7):70.

[441] 何立群.丹酚酸B对马兜铃酸诱导的大鼠肾纤维化的拮抗研究[J].上海中医药杂志,2007,(7):3-6.

[442] 杨雪军,秦秀芳,何立群.肾心宁及其拆方改善CRF大鼠心脏重塑的机理研究[J].江苏中医药,2007,(7):59-61.

[443] 王丽莉,王琛,郑平东,等.肾衰2号方对5/6肾切除大鼠肾组织形态学的影响[J].中国中西医结合肾病杂志,2007,(6):320-323,308.

[444] 陈刚,何立群.健脾清化方对不同蛋白饲料喂养慢性肾衰竭大鼠肾功能及血脂的影响[J].上海中医药大学学报,2007,(3):66-68.

[445] 何立群,李均,李屹.高蛋白饮食及大量蛋白尿对慢性肾功能衰竭大鼠的加重损害作用[J].中西医结合学报,2007,(3):333-337.

[446] 侯卫国,何立群,沈沛成,等.健脾清化方对不同饮食喂养的CRF大鼠胃动素、胃泌素的影响[J].上海中医药杂志,2007,(5):66-69.

[447] 聂莉芳,余仁欢,于大君,等.223例IgA肾病气阴两虚证患者证候特征分析[J].中医杂志,2007,(4):345-347.

[448] 杨雪军,何立群.慢性肾衰竭大鼠心脏重塑与肾心宁及其拆方的干预作用[J].上海中医药杂志,2007,(3):63-67.

[449] 蒋宇峰,何立群,沈沛成.红花注射液对家兔动静脉内瘘术后血中内皮素及一氧化氮水平的影响[J].中国中西医结合急救杂志,2006,(6):345-347.

[450] 沈沛成,邹斌贝,何立群.2型糖尿病合并非糖尿病性肾病1例及文献复习[J].中国中西医结合肾病杂志,2006,(11):648-650.

[451] 王琛,何立群,高建东,等.消白冲剂对阿霉素肾病大鼠肾组织的影响[J].上海中医药杂志,2006,(11):60-62.

[452] 陈刚,何立群.健脾清化方治疗慢性肾衰竭53例临床观察[J].中国中西医结合肾病杂志,2006,(10):591-593.

[453] 蒋宇峰,何立群,沈沛成.生脉注射液联合管通治疗血透相关性低血压的疗效观察[J].新中医,2006,(10):61-62.

[454] 徐贵华,袁利,王忆勤,等.慢性肾衰竭患者不同肾功能分期舌象客观化研究[J].中国中西医结合肾病杂志,2006,(9):530-531.

[455] 杨雪军,何立群.慢性肾衰竭心血管并发症及其中医证候分析[J].上海中医药杂志,2006,(9):39-42.

[456] 何立群.慢性肾衰竭的诊断、辨证分型及疗效评定(试行方案)[J].上海中医药杂志,2006,(8):8-9.

[457] 符强,何立群,曹和欣.健脾清化方对慢性肾功能衰竭高脂血症大鼠肾组织氧自由基和转化生长因子$β_1$ mRNA表达的影响[J].中西医结合学报,2006,(4):408-412.

[458] 徐贵华,王忆勤,李福凤,等.慢性肾衰竭虚证患者临床辨证舌象客观化研究[J].上海中医药大学学报,2006,(2):14-17.

[459] 李均,何立群,李屹.扶正活血方对慢性肾功能衰竭大鼠血生长激素和胰岛素生长因子的影响[J].中医杂志,2006,(6):456-458.

[460] 钟建,何立群,丁小强.146例慢性肾功能衰竭患者临床分型及相关生化指标研究[J].中医杂志,2006,(5):374-377.

[461] 聂莉芳,余仁欢,于大君,等.益气滋肾颗粒控制IgA肾病血尿的多中心临床疗效评价[J].中国中西医结合肾病杂志,2006,(4):215-218.

[462] 何立群,侯卫国,沈沛成,等.健脾清化方治疗脾虚湿热型慢性肾衰的临床疗效及细胞分子机制研究[J].上海中医药杂志,2006,(4):6-8.

[463] 李屹,何立群.针刺结合活血扶正中药干预大量蛋白尿致早中期慢性肾衰的研究[J].上海中医药杂志,2006,(2):26-28.

[464] 侯卫国,王琛,唐英,等.血府逐瘀胶囊治疗糖尿病肾病的临床观察[J].上海中医药杂志,2006,(6):35-37.

[465] 李均,何立群,李屹.黄芪对慢性肾衰大量蛋白尿大鼠血肿瘤坏死因子α的影响[J].辽宁中医杂志,2005,(12):1331-1332.

[466] 杨雪军,何立群.慢性肾功能衰竭心脏病变的研究进展[J].上海中医药杂志,2005,(12):58-61.

[467] 符强,何立群.益气化湿清热中药对慢性肾功能衰竭高脂血症大鼠血脂及肾组织OX-LDL的影响[J].中医药学报,2005,(5):34-36.

[468] 符强,何立群,曹和欣.糖肾宁对糖尿病肾病大鼠脂质代谢及氧自由基的影响[J].上海

中医药大学学报,2005,(3):54-56.

[469] 何立群,杨雪军.中医肾病内涵与外延的理论研究[J].上海中医药大学学报,2005,(3):60-61.

[470] 蒋宇峰,何立群,邵命海.红花注射液对动静脉内瘘成形术的影响[J].中国血液净化,2005,(8):434-436.

[471] 聂莉芳,于大君,余仁欢,等.308例IgA肾病中医证候分布多中心前瞻性研究[J].北京中医药大学学报,2005,(4):66-68.

[472] 何立群,蔡淦.健脾清化方治疗脾虚湿热型慢性肾衰的临床观察[J].中西医结合学报,2005,(4):270-273.

[473] 何立群,李均,李屹.扶正活血方对5/6肾切除大鼠肾组织Fn和TGF-β_1mRNA表达的影响[J].中医杂志,2005,(6):454-457.

[474] 何立群,李均,曹和欣,等.高蛋白饮食对慢性肾衰模型大鼠NO和NOS的影响[J].上海中医药大学学报,2005,(1):44-46.

[475] 何立群,李均,李屹.有大量蛋白尿的慢性肾衰大鼠模型的建立[J].上海实验动物科学,2005,(1):17-20,33.

[476] 马济佩,何立群,郑平东.慢性肾衰患者尿毒症毒素水平与中医辨证分型之间关系的临床研究[J].四川中医,2005,(2):21-22.

[477] 聂莉芳,于大君,孙建实,等.308例IgA肾病临床资料分析[J].中华中医药杂志,2005,(2):95-97.

[478] 何立群.肾病防治三要素[J].求医问药,2005,(2):12-13.

[479] 唐英,樊建开.下肢丹毒的中医外治疗法[J].中医外治杂志,2005,(3):48-50.

[480] 李福凤,王忆勤,李果刚,等.肾炎后慢性肾衰虚证患者Upro、IgA、PTH、FN变化研究[J].上海中医药杂志,2004,(10):3-5.

[481] 李福凤,王忆勤,李果刚,等.慢性肾衰舌脉象与肾功能的相关性分析[J].中医药学刊,2003,(12):2042-2043,2050.

[482] 王怡,何立群,郑平东.抗纤灵冲剂治疗慢性肾功能衰竭60例疗效研究[J].中医杂志,2003,(12):925-927.

[483] 聂莉芳,于大君,余仁欢,等.IgA肾病综合临床疗效评价标准研究[J].中国中西医结合肾病杂志,2003,(11):671-672.

[484] 何立群,肖黎,郑平东,等.纤溶酶原激活物抑制剂-1基因启动子区4G/5G多态性与IgA肾病肾小球硬化的相关性研究[J].上海医学,2003,(11):815-817.

[485] 龚学忠,孟秋,杨践,等.益肾清利化瘀汤对急性肾盂肾炎大鼠病理改变的影响[J].深圳中西医结合杂志,2003,(5):280-282.

[486] 何立群,王怡,曹和欣,等.抗纤灵冲剂对慢性肾衰模型肾组织TNF-mRNA、PDGF-mRNA的影响[J].中国实验方剂学杂志,2003,(5):29-32.

[487] 周家俊,高建东,何立群,等.固本通络冲剂治疗IgA肾病的实验研究[J].中国中西医结合肾病杂志,2003,(8):442-444.

[488] 高祥福,季菊珍,黄曼,等.护肾合剂治疗中晚期糖尿病肾病临床疗效观察[J].中国中西医结合肾病杂志,2003,(7):404-405.

[489] 何立群,王怡,高建东.抗纤灵冲剂对慢性肾衰肾纤维化及其影响因素的研究[J].医学研究通讯,2003,(7):20.

[490] 周家俊,高建东,郑平东,等.固本通络冲剂治疗 IgA 肾病的疗效特点分析[J].中国中西医结合肾病杂志,2003,(6):334-335.

[491] 龚学忠,杨践,孟秋,等.两种急性肾盂肾炎大鼠模型病理形态学比较[J].深圳中西医结合杂志,2003,(2):74-77.

[492] 高建东,何立群,郑平东.肾衰冲剂调节慢性肾衰竭大鼠血液动力学改善肾功能的研究[J].中国中西医结合肾病杂志,2003,(4):223-224.

[493] 高建东,周家俊,何立群,等.固本通络冲剂对实验性 IgA 肾病肾组织 6K-PGF$_{1\alpha}$、TXB$_2$ 的调节作用[J].中国中医药科技,2003,(2):63-64,76-77.

[494] 郑平东,周家俊,高建东,等.固本通络冲剂治疗 IgA 肾病的临床疗效观察[J].中国中西医结合肾病杂志,2003,(3):150-152.

[495] 何立群,曹和欣,沈雅静.糖肾宁对早期糖尿病肾病大鼠微量白蛋白尿的作用及其机制研究[J].中西医结合学报,2003,(2):119-121.

[496] 王琛,郑平东,何立群.消白冲剂对阿霉素肾病大鼠治疗机理的实验研究[J].浙江中西医结合杂志,2003,(2):21-22.

[497] 高建东,何立群,郑平东.肾衰冲剂抑制残余肾转化生长因子-β_1 与组织金属蛋白酶抑制剂-1mRNA 的表达[J].中国中西医结合杂志,2003,(1):40-43.

[498] 龚学忠,孟秋,杨践,等.益肾清利化瘀汤对急性肾盂肾炎大鼠病理改变的影响[J].深圳中西医结合杂志,2003,(5):280-282.

[499] 黄中迪,何立群,张长明.抗纤灵冲剂对肾脏急性缺血再灌注大鼠血流动力学的影响[J].上海实验动物科学,2002,(4):218-222.

[500] 王忆勤,李福凤,何立群,等.不同证型慢性肾功能衰竭患者舌象的定量分析[J].上海中医药大学学报,2002,(4):38-40.

[501] 何立群.治疗肾结石中药也有效[J].家庭医药,2002,(12):17.

[502] 蔡雁萍,何立群.抗纤灵治疗慢性肾衰 30 例临床观察[J].中国临床医生,2002,(11):41.

[503] 李福凤,王忆勤,郭丽,等.慢性肾功能衰竭中医证型与实验室指标相互关系的研究[J].上海中医药大学学报,2002,(3):33-36.

[504] 何立群.损害肾脏的药物有哪些[J].家庭医药,2002,(8):27.

[505] 王怡,王琛,何立群.黄芪胶囊对慢性肾炎蛋白尿大鼠血浆蛋白及免疫功能的影响[J].中国中医药科技,2002,(4):257.

[506] 王怡,何立群,郑平东.抗纤灵冲剂对慢性肾衰竭肾功能及纤维化指标影响的临床研究[J].中国中西医结合肾病杂志,2002,(7):396-398.

[507] 谢琦琦,何立群,黄中迪,等.用化学发光法检测抗纤灵颗粒中生药的体外抗氧自由基作

用[J].中成药,2002,(6):54-56.

[508] 何立群.中医药治疗慢性肾功能衰竭临床和实验研究述评[J].中医药通报,2002,(2):6-8.

[509] 张长明,何立群,黄中迪.抗纤灵冲剂对肾缺血-再灌注大鼠抗氧化系统的影响[J].中国中西医结合肾病杂志,2002,(2):74-76.

[510] 何立群,高建东,郑平东.肾衰冲剂缓解5/6肾切除大鼠肾小球硬化的实验研究[J].中国中医药信息杂志,2002,(2):22-23.

[511] 李福凤,王忆勤,郭丽,等.慢性肾功能衰竭中医证型与实验室指标相互关系的研究[J].上海中医药大学学报,2002,(3):33-36.

[512] 李果刚,王忆勤,李福凤,等.99例慢性肾功能衰竭患者虚证和虚实夹杂证的脉图参数分析[J].贵阳中医学院学报,2001,(4):61-62.

[513] 吴锦美,马济佩,何立群,等.降氮汤影响慢性肾衰竭患者红细胞免疫功能状况的临床研究[J].中国中西医结合肾病杂志,2001,(11):648-649.

[514] 何立群,高建东,郑平东.抗纤灵冲剂对成纤维细胞增殖及其分泌ECM与TNF-α的影响[J].中国中西医结合肾病杂志,2001,(9):511-514.

[515] 郑平东,何立群,高建东.肾衰冲剂改善慢肾衰大鼠毒素潴留等作用研究[J].辽宁中医杂志,2001,(6):342-343.DOI:10.13192/j.ljtcm.2001.06.22.zhengpd.014.

[516] 高建东,何立群,郑平东.肾衰冲剂对大鼠残余肾系膜细胞重塑的影响[J].辽宁中医杂志,2001,(6):344-345.DOI:10.13192/j.ljtcm.2001.06.24.gaojd.015.

[517] 王琛,郑平东,何立群.肾衰冲剂对慢性肾功能衰竭细胞免疫的影响[J].实用中医药杂志,2001,(6):6-7.

[518] 屠立茵,何立群.慢性肾衰的中医辨证分型与治疗[J].中国医刊,2001,(6):56-57.

[519] 曹和欣,何立群.糖肾宁对早期糖尿病肾病大鼠肾脏高滤过的影响[J].上海中医药杂志,2001,(5):19-21.

[520] 何立群,侯卫国,王怡,等.保肾康治疗慢性肾小球肾炎的疗效及改善肾血液动力学临床观察[J].上海中医药杂志,2001,(4):14-16.

[521] 马济佩,张长明,何立群,等.不同处理方法对中药微量元素含量影响研究[J].时珍国医国药,2001,(3):196-197.

[522] 何立群,张长明,马济佩,等.不同加工方法对中药微量元素变化的研究[J].微量元素与健康研究,2001,(1):43-44.

[523] 马济佩,何立群,郑平东.慢性肾衰患者红细胞免疫功能状况及其与中医辨证分型关系的临床研究[J].浙江中医杂志,2001,(3):44-45.

[524] 何立群,聂永红,邹士林.新型尿酸性肾病动物模型的建立[J].上海实验动物科学,2001,(1):22-25,63.

[525] 郑平东,何立群,王琛,等.肾衰冲剂对尿毒症毒素作用的临床研究[J].上海中医药大学学报,2001,(1):37-39.DOI:10.16306/j.1008-861x.2001.01.013.

[526] 王琛,郑平东,何立群,等.肾衰冲剂对尿毒症毒素作用的实验研究[J].中国中西医结合

杂志,2000,(S1):50-52.

[527] 王忆勤,李福凤,李果刚,等.101例慢性肾功能衰竭患者脉图参数分析[J].上海中医药大学学报,2000,(4):33-34.

[528] 陆晓东,何立群.抗纤灵冲剂对肾缺血再灌注的实验研究[J].中医药研究,2000,(6):40-41.

[529] 林芝韵,侯卫国,何立群,等.通络益肾合剂治疗糖尿病肾病临床观察[J].上海中医药杂志,2000,(8):10-12.

[530] 王怡,何立群,郑平东.抗纤灵冲剂改善慢性肾衰实验兔血液动力学及肾小球硬化的研究[J].上海中医药大学学报,2000,(2):47-49.

[531] 何立群,郑平东,朱燕俐,等.肾衰冲剂对慢性肾功能衰竭动物肾组织的影响[J].上海中医药大学学报,2000,(2):50-52.

[532] 王怡,何立群,邹士林.郑平东教授治疗肾病水肿经验介绍[J].中国医刊,2000,(6):43.

[533] 王琛,何立群.郑平东教授治疗慢性肾功能不全的临床思路[J].新中医,2000,(5):9-10.

[534] 何立群,郑平东,陈刚.大鼠肾大部切除诱发慢性肾衰模型的建立[J].上海实验动物科学,2000,(1):11-13.

[535] 董兴刚,杨海春,曹和欣,等.汉防己甲素对肾小球硬化大鼠肾脏转化生长因子β_1的影响[J].中医药学报,2000,(5):47-49.

[536] 董兴刚,卢明,杨海春,等.汉防己甲素延缓肾小球硬化机理的实验研究[J].中国临床药理学与治疗学,2000,(3):204-206.

[537] 杨爱东,何立群,周家骏,等.肾衰91冲剂对不同慢性肾衰大鼠毒素作用的实验研究[J].中国中医基础医学杂志,1999,(9):26-29,69.

[538] 王琛,郑平东,何立群,等.肾衰冲剂对慢性肾功能衰竭的甲状旁腺素及钙磷代谢的调节作用[J].上海中医药杂志,1999,(9):7-9.

[539] 何立群,王怡,郑平东.阳离子化牛血清白蛋白制作慢性肾衰动物模型[J].安徽中医临床杂志,1998,(6):356.

[540] 何立群."四蚕汤"治疗肾病综合征的临床观察[J].上海中医药杂志,1998,(10):11-12.

[541] 朱燕俐,何立群,郑平东.慢性肾功能衰竭患者中药与透析治疗前后甲状旁腺素和胃泌素的变化[J].上海中医药杂志,1997,(12):24-26.

[542] 郑平东,高建东,朱燕俐,等.化瘀排石汤治疗上尿路结石的临床研究[J].中国中医药科技,1997,(6):361-363.

[543] 侯卫国,何立群,王琛.扶正降浊法对晚期肾功能衰竭患者生存期的临床观察[J].上海中医药杂志,1997,(5):21-22.

[544] 何立群,郑平东.慢性肾炎中医辨证客观化研究思路探讨[J].中医杂志,1997,(5):305-306.

[545] 何立群,郑平东.尿毒宁治疗慢性肾功能衰竭60例临床研究[J].中国医药学报,1997,

(2): 31 - 33.

[546] 杨爱东,何立群.肾衰 91 冲剂对尿毒症毒素作用的实验研究[J].中国中医药科技,1996,(1): 31 - 33.

[547] 朱燕俐,邹士林,陆剑萍,等.血尿灵加减治疗隐匿性肾炎单纯血尿 30 例[J].上海中医药杂志,1995,(8): 26 - 27.

二、获奖(1995—2024 年)

1. 慢性肾脏病个体化精准防治新策略系列研究及临床应用,中华医学科技奖三等奖,2021 年。
2. 清化祛瘀法防治慢性肾脏病的理论构建和临床实践,上海市科学技术奖一等奖,2020 年。
3. 慢性肾脏病系列方药临床疗效评价及关键机制,上海医学科技奖二等奖,2017 年。
4. 《张大宁学术思想文集》,中华中医药学会学术著作奖二等奖,2017 年。
5. 基于循证医学评价健脾清化方治疗慢性肾衰临床疗效及抑制肾纤维化关键机制,中国中西医结合学会科学技术奖二等奖,2016 年。
6. 健脾清化方调节免疫炎症抑制肾纤维化关键机制及治疗慢性肾脏病临床转化应用,上海中西医结合科学技术奖一等奖,2015 年。
7. 益气活血组方、有效成分抑制肾纤维化关键机制及临床转化应用,中国中西医结合学会科学技术奖二等奖,2014 年。
8. 益气活血方及有效成分干预慢性肾脏病纤维化关键机制及临床转化应用,国家教育部科学技术进步奖二等奖,2014 年。
9. 基于整体、器官和细胞基因水平建立和评价肾阳虚证客观化诊断平台及临床转化应用,上海中医药科技奖成果推广奖,2014 年。
10. 抗纤灵方治疗慢性肾脏病 3 期临床多中心疗效评价及组方和有效组分体内外抑制肾纤维化的作用,中华中医药学会科技进步奖二等奖,2013 年。
11. 抗纤灵复方治疗慢性肾衰多中心临床疗效评价和作用机制研究,国家教育部科学技术奖二等奖,2012 年。
12. 抗纤灵复方治疗慢性肾衰多中心临床疗效评价和作用机制研究,上海市中医药学会科技进步奖一等奖,2012 年。
13. 活血温阳抗纤灵及衍生复方多靶点改善肾纤维化延缓慢性肾衰进展作用新机制,上海市科技进步奖二等奖,2011 年。
14. 活血温阳抗纤灵及衍生复方多靶点改善肾纤维化延缓慢性肾衰进展作用新机制,中华中医药学会科技进步奖二等奖,2011 年。
15. 抗纤灵及衍生复方延缓慢性肾衰进展临床疗效评价和多靶点作用途径,上海市科技进步奖二等奖,2011 年。
16. 抗纤灵颗粒剂对血瘀型早、中期慢性肾衰的疗效评价及作用途径,中华中医药学会科学技术奖二等奖,2008 年。
17. 活血化瘀法对血瘀型早中期慢性肾衰的疗效评价及作用途径,上海市科技进步奖二等奖,2006 年。
18. 大量蛋白尿加重慢性肾衰进展的机制和针药结合的干预作用,上海市医学奖三等奖,2005 年。
19. 大量蛋白尿加重慢性肾衰进展的机制和针药结合的干预作用,中国中西医结合学会科学技术奖,2005 年。

20. 活血扶正中药干预慢性肾衰进展因素及延缓肾纤维化的作用,上海市医学奖三等奖,2004 年。
21. 抗纤灵冲剂对慢性肾衰肾纤维化及其影响因素的分子生物学研究,上海市科技进步奖三等奖,2002 年。
22. 化瘀排石汤治疗尿路结石的临床与实验研究,上海市科技进步奖三等奖,1999 年。
23. 对板层素、纤维联结蛋白观察研究抗纤灵冲剂对慢性肾衰肾纤维化的影响,上海市卫生局科技进步奖三等奖,1998 年。
24. 91 肾衰冲剂治疗慢性肾衰临床与实验研究,上海市科技进步奖二等奖,1996 年。

三、专利(1995—2024 年)

[1] 何立群,蔡淦,王云满.一种治疗慢性肾衰的药物复合物:CN200510028973.7[P].2007-12-19.
[2] 何立群.一种治疗高尿酸血症及尿酸性肾病的药物复合物:CN200510026468.9[P].2009-05-27.
[3] 王琛,郑平东,何立群,等.一种治疗早、中期慢性肾功能衰竭的中药组合物:CN200610119268.2[P].2011-04-06.
[4] 何立群.一种防、治慢性肾脏病肾纤维化的中药复方制剂及制备方法:CN201010257471.2[P].2015-04-15.
[5] 何立群,林日阳,吴锋.用体外细胞培养方式鉴定"肾主骨"效应的测定方法:CN201110151163.6[P].2015-08-26.
[6] 何立群,郑平东,邵命海,等.一种改善肾功能并抑制肾组织纤维化的中药组合物:CN201110446157.3[P].2014-01-01.
[7] 何立群,董飞侠,黄迪,等.一种单侧输尿管结扎再通动物模型及其建立方法:CN200910057757.3[P].2012-08-22.
[8] 李屹,孙玉霞,李林.实验动物艾灸装置:CN201520785366.4[P].2016-03-30.
[9] 李屹,孙玉霞,李林.实验动物固定装置及实验动物艾灸装置:CN201520785367.9[P].2016-08-03.
[10] 李屹,宁思思,杨绍政.一种实验动物针刺固定装置:CN201921766172.4[P].2020-08-11.